Archives of

Oto-Rhino-Laryngology

Supplement 1989/II

Archiv für

Ohren-, Nasen- und Kehlkopfheilkunde

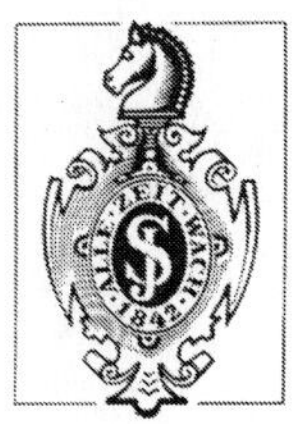

Verhandlungsbericht 1989

der Deutschen Gesellschaft
für Hals-Nasen-Ohren-Heilkunde,
Kopf- und Hals-Chirurgie

Teil II: Sitzungsbericht

Schriftleitung K. Fleischer
Herausgeber H. Rudert

Mit 110 Abbildungen

Springer-Verlag Berlin Heidelberg New York
London Paris Tokyo Hong Kong

Prof. Dr. med. Konrad Fleischer, Universitäts-HNO-Klinik
Feulgenstr. 10, 6300 Gießen

Prof. Dr. med. Heinrich Rudert, Universitäts-HNO-Klinik
Arnold-Heller-Str. 14, 2300 Kiel

ISBN 978-3-540-51657-6   ISBN 978-3-642-83931-3 (eBook)
DOI 10.1007/978-3-642-83931-3

CIP-Titelaufnahme der Deutschen Bibliothek:
Deutsche Gesellschaft für Hals-Nasen-Ohren-Heilkunde, Kopf- und Hals-Chirurgie:
Verhandlungsbericht ... der Deutschen Gesellschaft für Hals-Nasen-Ohrenheilkunde. Kopf- und
Hals-Chirurgie. – Berlin; Heidelberg; New York; London; Paris; Tokyo; Hong Kong: Springer.
  Teilw. mit d. Erscheinungsorten Berlin, Heidelberg, New York. –
  Teilw. mit d. Erscheinungsorten Berlin, Heidelberg, New York, Tokyo. –
  Teilw. mit d. Erscheinungsorten Berlin, Heidelberg, New York, London, Paris, Tokyo
  ISSN 0934-2400
1989.
  T. 2. Sitzungsbericht. – 1989
  (Archives of oto-rhino-laryngology: Supplement; 1989, 2)

NE: Archives of oto-rhino-laryngology/Supplement

Die Wiedergabe von Gebrauchsnamen, Handelsnamen, Warenbezeichnungen usw. in diesem
Werk berechtigt auch ohne besondere Kennzeichnung nicht zu der Annahme, daß solche Namen
im Sinne der Warenzeichen- und Markenschutz-Gesetzgebung als frei zu betrachten wären und
daher von jedermann benutzt werden dürften.

Produkthaftung: Für Angaben über Dosierungsanweisungen und Applikationsformen kann vom
Verlag keine Gewähr übernommen werden. Derartige Angaben müssen vom jeweiligen Anwender
im Einzelfall anhand anderer Literaturstellen auf ihre Richtigkeit überprüft werden.

Gesamtherstellung: Brühlsche Universitätsdruckerei, Gießen
2122/3130-543210 – Gedruckt auf säurefreiem Papier

Inhaltsverzeichnis Teil II: Sitzungsbericht

Eröffnungsansprache des Präsidenten

Referatethemen: Bildgebende Verfahren in der Hals-Nasen-Ohren-Heilkunde, Kopf- und Hals-Chirurgie

Erläuterungen zu den Referaten

Mees, K., Vogl, Th.: Computertomographie und Kernspintomographie des Gesichtsschädels und des Halses 7

Valavanis, A.: Computertomographie, Kernspintomographie und digitale Subtraktionsangiographie des Felsenbeins und seiner Umgebung 7

Mann, W.: Ultraschalldiagnostik 8

Hauptvortrag I

Tillmann, B., Schünke, M.: Untersuchungen zur Struktur der Plica vocalis des Menschen . 11

Kehlkopf

1. Friedrich, G., Kainz, J., Freidl, W.: Das Kehlkopfskelett: Morphologische Abweichungen und deren klinische Bedeutung . 19
2. Kurzeja, A.: Behandlung von kindlichen Interarytaenoidfibrosen 20
3. Loennecken, I.: Der Warthintumor des Larynx als mögliches Fehlbildungssyndrom . 21
4. Arnhold-Schneider, M., Schall, H.: Nichtmetaplastisches Plattenepithelvorkommen im Kehlkopfinneren und seine Beziehung zur Karzinomentstehung 22

Speicheldrüsen

5. Bumm, P., Bannert, Ch.: Ein neuer Speichel- und Schleimersatz für die oberen Luft- und Speisewege 24
6. Müller, W., Lobeck, H., Wild, G.A., Mischke, D.: Keratin-Expression im Epithel der menschlichen Glandula submandibularis . 25
7. Riederer, A., Zietz, C., Wilmes, E., Vogl, Th., et al.: Speicheldrüsenveränderungen bei der HIV 1-Infektion 27

8. Heller, U., Hoppe, F., Sprotte, G., Schedel, R.: Morbus Sjögren als Ursache von chronischem Gesichtsschmerz 28
9. Kempf, H.-G., Steinbach, E., Ebert, G., Kaiserling, E.: Immunsialadenitis und Non-Hodgkin-Lymphom der Parotis 28
10. Glaß, W. von, Braun, R., Krause, J.: Partielle oder komplette Parotidektomie bei gutartigen Ohrspeicheldrüsentumoren? 29
11. Brauneis, J., Schröder, M., Laskawi, R.: Plattenepithelkarzinome im Bereich der Glandula parotis – Metastase oder Primärtumor? 31

Innenohr

12. Kuchler, W.W., Winkler, L., Semmelrock, H.J., Moser, M., et al.: Die Bedeutung des Vitamin-A-Mangels für das menschliche Hörvermögen – Eine Studie anhand von Untersuchungen bei Patienten mit äthylischer Leberzirrhose 33
13. Jolk, A., Holtmann, S., Büttner, M.: Die transkranielle Dopplersonographie bei Hörsturzpatienten 34
14. Steuer, M.K., Gross, M., Matthias, R., Mauff, G.: Kindliche Schallempfindungsschwerhörigkeit und MHC Klasse III-Antigene 34
15. Eichhorn, Th., Roos, M.: Über die plötzlich gleichzeitig auftretende Minderung der Hör- und Gleichgewichtsfunktion unbekannter Genese 35
16. Erlach, A.: Hörverluste bei Schwindelpatienten 36
17. Michel, O., Brusis, T., Matthias, R.: Innenohrschwerhörigkeit nach Liquorpunktion . 38
18. Pilgramm, M.: Hat der Bundeswehrdienst einen Einfluß auf die Innenohrfunktion des jungen Mannes? 39
19. Westhofen, M., Koch, U.: Gentamicintherapie des Morbus Menière mit Hilfe automatischer Nystagmusanalyse 39
20. Silberzahn, J., Jahnke, K., Bauer, G.: Ergebnisse der transtympanalen Gentamicintherapie mit Cochlea-Protektion 40

21. Blessing, R., Schlenter, W.W., Beck, Chl.:
    Langzeitergebnisse der intratympanalen
    Gentamicintherapie des Morbus Menière . 40
22. Lamprecht, J., Plum, J.: Atriales natriureti-
    sches Peptid (ANP) im Plasma von Patienten
    mit Menièrescher Erkrankung während der
    Glycerol-Belastungsprobe 40
23. Vollrath, M., Marangos, N., Hesse, G.: Die
    Dehydratationstherapie des Tieftonhörver-
    lustes – Eine Alternative zur rheologischen
    Therapie? 41
24. Stoiber, L., Stanek, G.: Hörsturz und Vesti-
    bularisstörungen bei serologisch gesicherter
    Lyme-Borreliose. 42
25. Riechelmann, H., Hauser, R., Vogt, A.,
    Mann, W.: Der Borrelien-Titer in der Hals-
    Nasen-Ohren-Heilkunde – Untersuchung in
    einem endemischen Gebiet 43
26. Preyer, S., Schmidt, K., Matthias, R.: Erste
    Ergebnisse einer Studie zur Untersuchung
    des Herzinfarktrisikos bei Hörsturzpatienten 44
27. Zanetti, F., Bursa-Zanetti, Z., Klein, R.,
    Berg, P.A.: Der zelluläre Immunstatus als
    Kriterium zur Therapieauswahl bei Patien-
    ten mit Innenohrerkrankungen 44

Videopräsentation I

28. Schroeder, H.-G., Albanese, S., Eichhorn,
    Th.: Real-time-Sonographie bei Speichel-
    drüsenerkrankungen 46
29. Koch, A., Kurt, P., Federspil, P.: Ultra-
    schalldiagnostik im HNO-Bereich – Metho-
    de und Anwendungsbeispiele 46
30. Samec, P., Swoboda, H.: Die superselektive
    digitale Subtraktionsangiographie gefäßrei-
    cher Läsionen des HNO-Bereiches 46
31. Goertzen, W., Haid, T., Meier, T., Wigand,
    M.E.: Frühdiagnostik des Akustikusneuri-
    noms – Eine Herausforderung an den
    HNO-Arzt 46
32. Clasen, B.P.E., Hannig, C., Böhme, G.,
    Wuttge-Hannig, A.: Der Schluckakt nach
    Laryngektomie – Eine röntgenkinemato-
    graphische Studie der Morphologie und
    Funktion des pharyngoösophagealen Über-
    gangs 46
33. Erlach, A., Glajcar, N., Pinzker, H., Türk,
    R.: Amplitudenkumulation bei thermischer
    und Pendelprüfung – Eine einfache Form
    der Vestibularisprüfung. 47
34. Deitmer, Th.: Flimmertransport im subglot-
    tischen Raum bei Larynxkarzinomen . . . 47
35. Pau, H.-W., Limberg, W.: Zur Strömungs-
    kinetik im Vestibularissystem 48

Onkologie

36. Steinhoff, H.-J., Clasen, B.P.E., Janssen, Th.:
    Trends und Veränderungen im Register der
    Arbeitsgemeinschaft Klinische Onkologie . 49

Hauptvortrag II

    Snow, G.B.: Klinische Krebsforschung bei
    Kopf- und Halstumoren im Rahmen der
    EORTC 50
37. Vries, N. de: EUROSCAN: Intensives
    Screening und/oder Chemoprävention mit
    Vitamin A und/oder N-Acetylcystein von
    Zweitkarzinomen nach kurativer Behand-
    lung von Erstkarzinomen des Larynx, der
    Mundhöhle und der Lunge 55
38. Meyer-Breiting, E., Bettinger, R., Rotman,
    A.: Zur T-Klassifikation glottischer Kar-
    zinome 57
39. Ganzer, U.: Zur Prognose des Kehlkopf-
    karzinoms – Vorstellung und Realität . . 58
40. Kleinsasser, O., Glanz, H., Kimmich, T.:
    Zur Behandlung der Karzinome des Sinus
    piriformis 58
41. Oeken, F.-W., Kamprad, F., Michalski, H.:
    Therapieergebnisse bei Oropharynxtumoren
    mit kombiniert operativem und computer-
    gestütztem radiologischem Vorgehen . . . 59
42. Clasen, B.P.E., Töpfer, M., Kneschaurek,
    P., Bonkowsky, V.: High-Dose-Rate-After-
    loading kombiniert mit interstitieller Hyper-
    thermie bei der Rezidivbehandlung maligner
    Kopf-Hals-Tumoren 59
43. Glanz, H., Brandau, P.: Zunehmende Inzi-
    denz von Mehrfachkarzinomen der oberen
    Luft- und Speisewege – Bedeutung für die
    Nachsorge 60
44. Laubert, A., Mausolf, A., Bernhards, J.,
    Le Blanc, S.: Ungewöhnliche extranodale
    Lokalisationen von Non-Hodgkin-Lym-
    phomen (NHL) in der Hals-Nasen-Ohren-
    heilkunde. 60
45. Diehl, G.E., Grevers, G., Kastenbauer, E.:
    Zur Koinzidenz von Plattenepithelkarzi-
    nomen und Basaliomen des Kopf-Hals-
    Gebietes mit malignen Non-Hodgkin-Lym-
    phomen 61
46. Welkoborsky, H.-J., Wissen-Siegert, I.,
    Dienes, H.P., Reck, R.: Der Einfluß von
    Epitheldysplasien auf die Tumorrezidivent-
    stehung nach radikalchirurgischer Entfer-
    nung und anschließender Bestrahlung von
    Hypopharynxkarzinomen 62

47. Gerlach, R., Bartsch, H.H., Schröder, M.:
Intratumorale Applikation von rekombinan-
tem Tumornekrose-Faktor alpha (r TNF-
alpha) bei Patienten mit fortgeschrittenen
Rezidiven bei Kopf-Hals-Tumoren   64

48. Adler, D., Stell, P.M.: Phase-I-Studie zur
Toxizität eines Cisplatin-Albumin-Komplexes bei vorbehandelten Plattenepithelkarzinomen im Kopf-Hals-Bereich   65

49. Szmeja, Z., Szyfter, W., Kruk-Zagajewska,
A.: Ergebnisse der erweiterten frontolateralen
Laryngektomie nach Larynxrekonstruktion
mit Hilfe eines Nasenseptum-Schleimhauttransplantates bei Larynxkrebs   66

50. Volling, P., Ebeling, O.: Überlebenszeiten
nach neoadjuvanter Chemotherapie bei primär operablen, fortgeschrittenen Kopf-
Halskarzinomen   66

51. Meier-Lenschow, Th., Clasen, B.P.E., Lukas,
P., Hasenau, Ch., et al.: Simultane Radio-
chemotherapie fortgeschrittener Kopf-Hals-
Malignome – Eine Phase-III-Studie . . .   67

52. Maier, H., Dietz, H., Zielinski, D., Heller,
G.: Chronischer Tabak- und Alkoholkonsum
sowie berufliche Einflüsse als Risikofaktoren
für die Entstehung von Plattenepithelkarzinomen des oberen Aerodigestivtraktes . .   68

53. Lenders, H., Hecht, M.: Ergebnisse dezentraler Bestrahlung von Tumoren im HNO-
Fachgebiet der Univ.-HNO-Klinik Ulm .   69

Experimentelle Otologie

54. Löhle, E., Schölmerich, J., Baumgartner, U.:
Ultrastrukturelle Veränderungen im Ganglion spirale cochleae nach einem Zinkmangel   71

55. Krmpotić-Nemanić, J., Valković, V., Jakšić,
M., Bunarević, A.: Spurenelemente im Labyrinth der Personen mit Down-Syndrom .   72

56. Ptok, M., Orozco, C., Zajic, G., Rajan, T., et
al.: Antikörper gegen Innenohrstrukturen:
Vorläufige Ergebnisse tierexperimenteller
Untersuchungen   73

57. Giebel, W., Galić, M., Bart, Th., Kazmaier,
F.: Morphometrie extrasensorischer Zellgruppen des Cortischen Organs   74

58. Wei, N.-R., Giebel, W., Klein, R., Berg,
P.-A.: Immunhistochemische Befunde an
Schnitten des Goldhamsterkopfes   75

59. Meyer zum Gottesberge, A.M., Gagelmann,
M., Forssmann, W.: Lokalisation der im-
munreaktiven Zellen des atrialen natriureti-
schen Peptides (ANP) im Innenohrgewebe
des Meerschweinchens   75

60. Matthias, R.: Wie unterscheidet sich die
ototoxische Wirkung verschiedener Schmerzmittel? – Eine tierexperimentelle Untersuchung   76

61. Kurt, P., Federspil, P., Schätzle, W.: Veränderungen der Cisplatin-Ototoxizität unter
Furosemid   77

62. Plinkert, P.K., Zenner, H.P.: Zelluläre
Grundlagen und klinische Relevanz otoakustischer Emissionen   79

63. Berger, P., Koja, S., Rogowski, M., Vollrath, M.: Der Lymphozytenstimulationstest
(LST) mit Kollagen Typ II als Antigen zum
Nachweis autoimmun bedingter Innenohrschwerhörigkeit (IOS)   79

64. Probst, R., Pieren, C.: Durch cochleäre
Distorsionsprodukte hervorgerufene otoakustische Emissionen beim Menschen . .   80

65. Lamm, K., Lamm, Ch.; Lamm, H., Heinrich, A.: Simultane Laser-Doppler-Flow-
metry zur Bestimmung des kochleären Blutflusses, Sauerstoffpartialdruckmessungen
und Elektrokochleographie während Hämodilution   82

66. Kellner, J., Lutz, F., Hoersch, C., Jahnke,
K.: Wirkungsmechanismus einer porenbil-
denden Komponente aus Pseudomonas aeruginosa: Effekte an der Meerschweinchen-
Kochlea   83

67. Schöttke, H., Kehrl, W., Rauchfuss, A.,
Lierse, W.: Zur Histogenese des Musculus
stapedius   84

68. Schrader, M., Weber, B., Kellner, J.: Kollagen-II-Verteilung bei der Otosklerose . . .   86

69. Reiss, G., Vollrath, M.: Mißbildung des
Corti-Organs bei kongenitaler Taubheit –
Eine raster- und transmissionselektronen-
mikroskopische Untersuchung   87

70. Schmitz, K.C., Pere, P.: Kochleare Implantate: Auswahl von Ertaubungsmethoden für
ein tierexperimentelles Modell   89

Videopräsentation II

71. Wigand, M.E., Iro, H.: Mikrochirurgische
Anatomie des Felsenbeins. I. Endaurale
Mastoidektomie, Tympanotomie und Frei-
legung des Nervus facialis   90

72. Weisemann, J.A., Gundlach, P.: Die Topodiagnostik der peripheren Fazialisparese –
Ein Lehrfilm mit klinischen Beispielen . .   90

73. Haid, T., Wigand, M.E.: Neurektomie des
Nervus vestibularis mit Neurolyse des Nervus VIII bei Morbus Menière   90

74. Herberhold, C.: Tympano-Mastoid-Plastik . 90
75. Schlöndorff, G., Mösges, R.: Intraoperative Bildverarbeitung – Neue Aspekte computerunterstützten Operierens 90
76. Brunner, F.X., Sold, J., Buschmann, W., Müller, J.: Chirurgische Orbitadekompression durch erweiterte Ethmoidektomie bei endokriner Orbitopathie 90
77. Heermann, J.: Intranasale Mikrochirurgie des Siebbeins und der Tränenwege mit Resektion präsaccaler Stenosen 90
78. Federspil, P.: Osteoplastische Stirnhöhlenchirurgie heute 90

Plastische Chirurgie I

79. Meyer, H.-J.: Plastische Rekonstruktion von Mundhöhle, Pharynx und Larynx mit mikrovaskulär anastomosierten Transplantaten 91
80. Grasl, M.Ch., Ehrenberger, K., Neuwirth, K., Piza, H., et al.: Hypopharynxrekonstruktion mit frei transplantiertem Jejunum 92
81. Beigel, A.: Myokutane Pectoralis-major-Insellappenplastik und gefäßgestieltes Dünndarmtransplantat – Ein Langzeitvergleich zweier bewährter Methoden zur Defektrekonstruktion im Pharynx 92
82. Mees, K., Baumeister, R., Kastenbauer, E.: Mikrovaskuläre kutane und osteokutane Transplantate in der rekonstruktiven Kopf- und Halschirurgie 93
83. Bootz, F., Müller, G.H.: Der radiale Unterarmlappen – Seine vielseitige Anwendbarkeit in der plastischen Rekonstruktion des Kopf-Hals-Bereiches 94
84. Walter, C.: Die Entwicklung der Rhinoplastik und ihre Beziehung zur ästhetischen Gesichtschirurgie 95
85. Mang, W.-L.: Einsatz des Gewebeexpanders in der plastischen Chirurgie des Kopf-Halsbereiches 98
86. Stell, P.M., Adler, D., Bowdler, D.: Die Rekonstruktion des Hypopharynx 99
87. Gundlach, P., Berghaus, A.: Der myokutane Platysmalappen für die Defektdeckung nach tumorchirurgischen Eingriffen 99
88. Wünsche, B., Berghaus, A.: Amnion zur Deckung von Tumorresektionsdefekten . . 100
89. Mayer, B., Rocha, J., Draf, W., Nassif, T.: Systematik und Indikation verschiedener freier Transferlappen im Kopf- und Halsbereich 101

90. Filipponi, K., Draf, W.: Spätergebnisse nach rekonstruktiven Eingriffen an der Nase . . 102
91. Rettinger, G., Prem, B.: Spätergebnisse nach Septumersatzplastik 103
92. Jovanović, S., Berghaus, A.: Erfahrungen mit dem Konchaknorpeltransplantat für die korrektive Rhinoplastik 105

Audiologie und Neurootologie

93. Eysholdt, U., Gerlach, R.: Die Bedeutung der auditorischen Hirnstammpotentiale (ERA) für die Tinnitus-Diagnostik 107
94. Kießling, J., Steffens, T.: BERA-Parameter und ihre Korrelation mit einer psychoakustischen Lautheitsskalierung 108
95. Augspach, F., Carmona, S.: Die späten akustisch-evozierten Potentiale bei nicht kooperativen Industriearbeitern 109
96. Hauser, R., Löhle, E., Pedersen, P.: Evozierte otoakustische Emissionen – Ein Vergleich mit der Verhaltens- und Spielaudiometrie 109
97. Aust, G., Lohrer, R., Waiß, E., Obladen, M.: Frühe akustisch evozierte Potentiale als Hörscreening bei gefährdeten Neugeborenen . 111
98. Höhmann, D., Jurklies, B., Krech, S.: Akustisches „Biasing" – Eine neue Technik zur Diagnostik des Morbus Menière . . . 111
99. Wedel, H. von, Walger, M., Laska, M., Schneider, I.: Einfluß schalleitungsbedingter Deprivation auf die Reifung der Potentiale mittlerer Latenz (MLR) beim Meerschweinchen 113
100. Schäfer, J., Fischer, W.: Richtungsbestimmende Frequenzbänder bei Mensch und Meerschweinchen 114
101. Matschke, R.G., Hasenburg, A., Plath, P.: Zur Wertigkeit der 40 Hz-MLR in der pädaudiologischen Diagnostik 115
102. Schorn, K., Zwicker, E.: Zusammenhänge zwischen gestörtem Frequenz- und gestörtem Zeitauflösungsvermögen bei Innenohrschwerhörigkeiten 116
103. Marangos, N., Mausolf, A., Ziesmann, B.: Elektrokochleographische Möglichkeiten zur Differentialdiagnose zwischen hydropischer und neuraler Schwerhörigkeit . . . 118
104. Krausen, Ch., Hamann, K.-F.: Zur richtigen Durchführung des Gellé-Versuchs 119
105. Schunicht, R., Esser, G.: Wirkung von Störgeräuschen und Geräuschunterdrückung bei der Sprachübertragung durch Hörgeräte . 119

106. Kobal, G., Hummel, Th., Pietsch, H.: Chemosensorisch evozierte Potentiale (CSEP) bei Patienten mit Geruchsstörungen . . . 120
107. Hamann, K.-F., Hesse, C., Svoboda, M., Strauss, K.: Stabilisierung der Körperhaltung durch visuelles Bio-Feedback 122
108. Kühn, A.G., Lamprecht, J.: Das subjektive Schwindelerleben – Eine prospektive Studie 123
109. Holtmann, S., Reiman, V., Schöps, P.: Zervikookuläre Reaktionen bei Gesunden und bei Patienten mit einem oberen Zervikalsyndrom unter quantifizierten Reizbedingungen 123
110. Strutz, J.: Der Reflexbogen des Stapediusreflexes: Experimentelle Anatomie 124
111. Welzl-Müller, K., Stephan, K., Stiglbrunner, H.: Stapediusreflex bei Patienten mit Cochlea-Implantat 126
112. Gnadeberg, D., Battmer, R.-D., Laszig, R.: Der elektrisch ausgelöste Stapediusreflex bei Cochlear-Implant-Patienten 127

Videopräsentation III

113. Brunner, F.X., Hagen, R., Müller, J.: Möglichkeiten und Techniken mikrovaskulärer Defektrekonstruktion 128
114. Bootz, F.: Der radiale Unterarmlappen: Anwendung, modifizierte Entnahmetechnik und Verschluß des Entnahmedefektes. . . 128
115. Beimert, U., Behbehani, A.A., Walser, E., Holtmann, S.: Zur operativen Therapie des Blepharospasmus gravis 128
116. Milewski, Ch., Müller, J.: Problemfall „unstillbares Nasenbluten" – Eine Alternative zur Bellocq-Tamponade 128
117. Meuser, W.: Adenektomie unter Sicht . . 129

Videopräsentation IV

118. Kleinsasser, O., Kruse, E., Albanese, S.: Subtotale Laryngektomie 130
119. Glanz, H., Kruse, E., Albanese, S., Kleinsasser, O.: Funktionelle Ergebnisse nach vertikalen Larynxteilresektionen wegen Stimmlippenkarzinomen 130
120. Thumfart, W.F., Eckel, H., Pototschnig, C.: Endolaryngeale Laser-Chirurgie von Kehlkopftumoren 130
121. Müller, G., Loweg, Ch.: Freies Jejunumtransplantat nach Laryngektomie beim Hypopharynxkarzinom 130

Nase und Nasennebenhöhlen I

122. Weich, C., Kurt, P., Federspil, P.: Spätergebnisse nach Tränenwegsoperationen . 131
123. Keßler, L.: Spätergebnisse nach Rhinobasisfrakturen 132
124. Rochels, R.: Traumatisches Orbitahämatom mit akuter Erblindung 133
125. Segschneider, P.: Therapiesystem gegen die vasomotorischen Funktionsstörungen im HNO-Eingeweidebereich – Bericht über 10 Jahre manuelle Erfahrung 134
126. Strauss, P., Pult, P., Loske, Ch.: Nasale Provokation bei ganzjähriger allergischer Rhinitis – Watteträger oder Spray? 134
127. Wolf, G., Saria, A.: Die Behandlung der hyperreflektorischen Rhinopathie mit Capsaicin 136
128. Loidolt, D., Mangge, H., Wilders-Truschnig, M., Beaufort, F., et al.: Suppression der Lymphozytenfunktion bei Nebenhöhlenmykosen 137
129. Knöbber, D., Federspil, P., Feidt, H.: Erregerspektrum bei akuter und chronischer Nasennebenhöhlenentzündung: Vergleich Direktpräparat – mikrobiologische Kultur . 137
130. Eckstein, M.H., Brunner, F.X., Döll, W.: Untersuchungen zur bakteriellen Belastung von Rhinomanometriemasken 138

Mittelohr

131. Heumann, H., Guggenberger, H.: Die Lokalanästhesie des Ohres 139
132. Schilling, V., Mischke, D., Lobeck, H., Wild, G.A.: Das Cholesteatom – Ein autonomes, hyperproliferatives Krankheitsbild? 139
133. Ferekidis, E., Papafrangos, K., Adamopoulos, G.: Über die Rekonstruktion der Gehörknöchelchenkette – Eigene Erfahrung . . 141
134. Geyer, G., Helms, J.: Rekonstruktion der hinteren Gehörgangswand mit einem Biozement – Vorläufige klinische Resultate . . 142
135. Milewski, Ch.: Ergebnisse nach Tympanoplastik mit Faszie oder Perichondrium-Knorpel 143
136. Handrock, M.: Langzeitergebnisse nach Stapedektomie 144
137. Schobel, H.: Eine neue Technik in der Otosklerosechirurgie – Erste Erfahrungen bei rund 600 Fällen mit Prothesen ohne Draht oder Bügel 146
138. Stoll, W.: Klassifizierung und Prognose von Fenster- und Bogengangsfisteln 147

139. Pau, H.W., Hartwein, J.: Lufttemperatur im äußeren Gehörgang – normale Ohren, Radikalhöhlen, operative Konsequenzen . . . 149

140. Hartwein, J., Mensing, H., Schaeg, G.: Elektronenmikroskopische Untersuchungen zur Kollagenfaserstruktur des menschlichen Trommelfells beim Adhäsivprozeß 151

141. Rauchfuss, A., Langer, L.: Spannungsoptische Untersuchungen zur Ermittlung der Hauptspannungsrichtungen im Stapes und in 7 Interponaten bei Tympanoplastik . . 152

142. Mahran, A., Samii, M., Penkert, G., Ostertag, H.: Hämangiome des inneren Gehörgangs 153

143. Gürsel, B., Kecik, C., Güngör, A.: Transdermales Scopolamine in der vestibulären Symptomatik – Behandlung nach der Stapedektomie 154

Plastische Chirurgie II

144. Münker, R.: Nasenrekonstruktion mit dem expandervorbereiteten paramedialen Stirnlappen 156

145. Gubisch, W., Greulich, M.: Orbitarekonstruktion mit gefäßgestielten mikrovaskulär anastomosierten Transplantaten 156

146. Straehler-Pohl, H.-J., Schreiber, J.: Rekonstruktion von Orbitabodendefekten mit PDS-Schalen 157

147. Berghaus, A., Hellmich, S., Staindl, O.: Jacques Josephs Elfenbeinspäne für die Sattelnasenkorrektur – Spätergebnisse nach über 40 Jahren 158

148. Brunner, F.X., Hagen, R., Müller, J.: Möglichkeiten und Techniken mikrovaskulärer Defektrekonstruktion 158

149. Grevers, G., Vogl, Th., Wilimzig, C.: Operationsplanung im Kopf-Hals-Bereich mittels 3D-Rekonstruktionen – Erste Ergebnisse . 159

Nase und Nasennebenhöhlen II

150. Gorgulla, H.T., Walther, E.K., Reinke, W.: Peri- und postoperative Antibiotikaprophylaxe bei Eingriffen an der Nase 161

151. Hosemann, W., Göde, U., Wigand, M.E.: Die Wundheilung der Nasennebenhöhlen – Klinische und tierexperimentelle Untersuchungen 162

152. Deitmer, T., Phadhana-anek, S., Anger, Ch., Bömmel, Th. von: Verhalten des respiratorischen Flimmerepithels unter Narkose . . . 163

153. Bachert, C., Möller, P., Ganzer, U.: Ist die Nasenschleimhaut zu einer selbständigen Immunglobulinsynthese fähig? 163

154. Enzmann, H., Daum, B.: Zephalgie bei Rhinosinusitis – Eine immunologische Pathogenese 164

155. Moldenhauer, H., Schlenter, W.W., Ahrens, K.-H.: Rhinomanometrische Untersuchungen zum Schwellverhalten der Nasenmuscheln nach endonasalen Nasennebenhöhlenoperationen und isolierten Muscheleingriffen 165

156. Gammert, Ch., Battle, E., Weihe, W.H.: Rhinomanometrisch erfaßte Veränderungen des Nasenwiderstandes in Abhängigkeit von der Temperatur der Atemluft 166

157. Vogt, K., Wernecke, K., Sachse, D.: Rhinomanometrische Untersuchungen zur Funktion der Nasenklappe 166

158. Rasp, G., Behbehani, A.A.: Die diagnostische Wertigkeit der verschiedenen IgE-Klassen in Serum und Nasensekret bei der Rhinopathia allergica – Eine retrospektive Untersuchung bei 286 Patienten 167

159. Aurbach, G.: Anleitung zur Entnahme der mittleren und hinteren Anteile des Nasennebenhöhlenkomplexes aus dem Leichenschädel 168

160. Aero, R.: Zur Rolle von Nasennebenhöhlenkrankheiten bei allgemeinen HNO-Erkrankungen 169

161. Waitz, G., Wigand, M.E.: Endoskopische, endonasale Abtragung invertierter Papillome der Nase und ihrer Nebenhöhlen 169

Tag der Praxis

162. Greven, Chr.O., Hommerich, Chr.P., Frey, K.: Die Kompensation bei einseitigen Vestibularisausfällen 172

163. Siegert, R., Hörmann, K.: Otologische Symptome beim chronischen Gesichtsschmerz . 173

164. Meuser, W.: Stellatumblockade – stationär, ambulant, überhaupt? 174

165. Heise, E.: Änderung im Erregerspektrum und der Resistenzentwicklung bei HNO-Erkrankungen 176

166. Luckhaupt, H., Bertram, G.: Medikamentöse Therapie der Neuralgien im Kopf- und Halsbereich. Aktuelles Therapiekonzept für den HNO-Arzt 177

167. Rossbach, Th., Herzeg, R., Würtemberger, G.: Neue Erkenntnisse in der Inhalationstherapie 178

168. Schlenter, W.W., Ahrens, K.-H., Blessing, R.: Chronische Sinusitis – Erfolge einer konservativen Therapie mit bakteriellen Extrakten 178

Podiumsgespräch:
Nebenhöhlenchirurgie heute – Wandlung durch die mikrochirurgischen und endoskopischen Operationsmethoden

Teilnehmer: W. Draf, Fulda; C. Herberhold, Bonn; W. Messerklinger, Graz; H. Stammberger, Graz; M.E. Wigand, Erlangen; J. Zinreich, Baltimore

Sitzungsleiter: H. Rudert, Kiel

Experimentelle Onkologie I

169. Bettinger, R., Knecht, R., Lörz, M., Ilberg, Ch. von: Zur Bedeutung des lymphophagozytären Zellinfiltrates bei Plattenepithelkarzinomen der Mundhöhle und des Pharynx . 180
170. Mischke, D., Wild, G.A.: Herstellung und Charakterisierung einer cDNA-Genbank aus dem Plattenepithel des Kopf-Hals-Bereiches 180
171. Kürten, Ch., Kau, R.J., Kumazawa, H., Koldovsky, P.: Morphologische Studien zur Effektor-Zielzell-Interaktion 182
172. Kau, R.J., Kürten, Ch., Kumazawa, H., Koldovsky, P.: Morphologische Studien zur zytotoxischen Aktivität menschlicher Lymphozyten in dreidimensional gewachsenen Tumorzellinien 183
173. Zöller, E., Kießling, S.: Wie verhält sich die Leukozytenelastase bei Tumoren im Kopf-Hals-Bereich? 184
174. Bergler, W., Bier, H., Ganzer, U.: Cisplatininduzierte EGF-Rezeptorenverminderung . 185
175. Wustrow, T.P.U.: Antigenspezifische Antikörperproduktion zur Analyse des Immunstatus bei Kopf-Halskarzinomen 185
176. Bier, H., Stoll, Ch., Bergler, W., Ganzer, U.: Serumfreie Wachstumsmedia für die humane Plattenepithelkarzinomlinie HLac 79 . . 187

Experimentelle Onkologie II

177. Koch, Th., Eiffert, H., Spindler, M.B.: Squamous Cell Carcinoma Antigen (SCC) – Ein neuer Tumormarker für Plattenepithelkarzinome im Kopf- und Halsbereich 188

178. Péré, P., Clasen, B.P.E., Senekowitsch, R., Menz, E.: Was leistet der neue Tumormarker SCC (Squamous Cell Carcinoma Antigen) bei der Initialdiagnostik von Kopf-Halskarzinomen? – Ergebnisse einer zweijährigen Studie 189
179. Wilmes, E., Funke, I., Hempel, D., Bock, B., et al.: Epitheliale Zellen im Knochenmark von Patienten mit Plattenepithelkarzinomen im Kopf-Hals-Bereich 189
180. Nowak, R., Friemel, H., Loebe, P., Schock, J., et al.: Interleukin 2-Inhibitor-Aktivität im Serum von Patienten mit ausgewählten Erkrankungen der HNO-Heilkunde . . . 190
181. Hagen, R., Köcknitz, G., Schweikert, U.: Androgenrezeptorenbestimmung beim juvenilen Nasenrachenfibrom (JNF) 191
182. Wustrow, J., Hansmann, M.-L., Werner, J.A.: Neurogene Marker bei Glomustumoren 192
183. Knecht, R., Bettinger, R., Meyer-Breiting, E., Ilberg, Ch. von: Die Bedeutung der Immunhistochemie für die pN-Klassifikation von Kopf-Halskarzinomen 192
184. Bertram, G., Luckhaupt, H., Krueger, G.R.F.: Das nasopharyngeale Karzinom (NPC) – Beeinflussung peripherer zellulärer Parameter durch Applikation von Interferon (IFN) 192
185. Desloovere, Chr., Gerein, V., Lodemann, E., Draf, W., et al.: Langzeit-alpha-Interferon-Therapie bei rezidivierender Larynxpapillomatose nach einem individuell ermittelten Dosierungsschema 193
186. Damenz, W., Laskawi, R., Schröder, M., Unger, C.: Hexadecylphosphocholin in der topischen Therapie von Tumoren im Kopf-Hals-Bereich 194
187. Hess, M., Lamprecht, J.: Beobachtung der Atemströmung durch den Nasopharynx . 195

Schlafapnoe

188. Mahlo, H.-W., Hannig, Chr., Hannig-Wuttke, A.: Anwendung der Fernweichteilaufnahme des Schädels bei der Diagnose des Schnarchens und des Schlaf-Apnoe-Syndroms 196
189. Mayer-Brix, J., Müller-Marschhausen, U., Becker, H., Peter, J.H.: Die Häufigkeit pathologischer HNO-Befunde bei Patienten mit Verdacht auf obstruktives Schlaf-Apnoe-Syndrom 197

Hauptvortrag III

Lehnhardt, E.: Derzeitiger Stand der Cochlear Implants 198

190. Harnisch, Ch., Hartmann, R., Klinke, R.: Die Aktivierbarkeit von Einzelfasern des Hörnervs durch verschiedenartige Elektrodensysteme 209

191. Laszig, R., Battmer, R.D., Laubert, A., Becker, D.: Erste Erfahrungen mit teilimplantierbaren Knochenleitungshörern . . . 209

Laser

192. Rolfs, F., Kottysch, A., Schröder, M., Schauer, A.: Photodynamische Therapie mittels Excimer-gepumpten Dye-Lasers . . 212

193. Scherer, H., Gundlach, P., Hopf, J., Babaka, W., et al.: Laserlithotrypsie von Speichelsteinen – In vitro-Untersuchungen und ihre ersten Ergebnisse 213

194. Werner, J.A., Rudert, H.: CO_2- und Nd: YAG-Laser – Beschreibung und Vergleich ihres Wirkungsgrades am biologischen Gewebe. 214

195. Thumfart, W.F., Eckel, H.E.: Neue Techniken in der Laser-Chirurgie von Larynxkarzinomen 215

196. Eckel. H.E., Zorowka, P., Thumfart, W.F.: Onkologische und funktionelle Ergebnisse nach endolaryngealer Laserresektion von Kehlkopfkarzinomen 216

197. Reker, U., Detlef, M., Wesselmann, U., Rudert, H.: Stimmqualität nach Laserresektion und nach vertikaler Teilresektion . . 217

Nervus facialis und andere Hirnnerven

198. Rödel, R., Herberhold, C., Reinhardt, U.: Evozierte Potentiale bei antidromer Fazialisreizung 219

199. Schröder, M., Volling, P., Loibnegger, E., Stennert, E.: Fazialisrekonstruktion bei Parotismalignomen – Funktionelle Resultate . 219

200. Roggenkämper, P., Nüßgens, Z.: Behandlung des essentiellen Blepharospasmus und des Spasmus hemifacialis mit Botulinus-Toxin 220

201. Laskawi, R., Damenz, W., Roggenkämper, P., Schröder, M.: Hemispasmus facialis/ Blepharospasmus und Botulinus-Toxin – Eine elektrophysiologische Untersuchung . 221

202. Strenge, H., Benz, B., Weber, H.: Elektrophysiologische Differenzierung von pathologischen Mitbewegungen nach Fazialisparese 223

203. Pototschnig, C., Stennert, E., Thumfart, W.F.: Magnetstimulation – Eine umfassende Methode zur Diagnostik von Schädigungen der kaudalen Hirnnerven 224

204. Bonkowsky, V.M., Hamann, K.F., Clasen, B.: Neurogene Tumoren im Kopf- und Halsgebiet 225

205. Disselbeck, Th., Stennert, E., Thumfart, W.F., Zanella, F., et al.: Familiäre Chemodektome am Beispiel von 3 Geschwistern mit Glomustumoren 225

Tumorbehandlung

206. Klima, A., Bettinger, R., Desloovere, Chr., Knecht, R.: Zur Frage inkompletter Tumorresektionen im Oro-Hypopharynxbereich . 227

207. Kehrl, W., Zschaber, R., Rauchfuß, A.: Phase-II-Therapiestudie mit Carboplatin/5-FU bei Patienten mit fortgeschrittenem Karzinom im Kopf-Hals-Bereich 227

208. Beigel, A., Solich, R., Schubert, C., Henseler, T.: Die mikroskopisch kontrollierte Chirurgie des Basalioms im Kopf-Hals-Bereich. 229

209. Walther, E.K., Rödel, R.: Die Rehabilitation der Schluckfunktion bei Patienten mit Pharynxkarzinomen 229

210. Kellermann, S., Clasen, B.P.E., Böhme, G., Hannig, C., et al.: Schluck- und Stimmfunktion nach Laryngektomie – Ein interdisziplinäres Untersuchungsprogramm 230

211. Manni, J.J., van den Broek, P.: Ergebnisse und Komplikationen der Groningen-Prothese für Sprachrehabilitation nach Laryngektomie 231

Varia

212. Müller, J., Aydin, H., Brunner, F.X.: Rezidivierende Halsabszesse und persistierende Schluckbeschwerden – Das klinische Erscheinungsbild der Sinus-piriformis-Fistel als seltene Hypopharynxmißbildung . . . 233

213. Ahrens, K.-H., Schlenter, W.W., Weerda, H.: Zenkersches Divertikel – Endoskopische Schwellenspaltung oder äußerer Zugang 233

214. Gavalas, G., Dokianakis, G., Chatzimanolis, E.: Kongenitale Fistel der 4. Kiemenfurche und Pharynxtasche 234
215. Schauer, R., Reuter, G., Bumm, P.: Die Rolle O-azetylierter Sialinsäuren in menschlichem Nasenmuzin bei einer Infektion mit Influenza-C-Viren 235
216. Scherlacher, A., Beaufort-Spontin, F.: Sucralfat-Behandlung zur Prophylaxe bestrahlungsbedingter Entzündungsreaktionen der Mund-Rachenschleimhaut 236
217. Hörmann, K., Bernecker, F., Donath, K.: Biokompatibilität von Hydroxylapatit-Implantaten – Tierexperimentelle Untersuchungen 237
218. Polsak, R., Reck, R., Störkel, St.: Histologische Untersuchungen an Ceravital-Titan-Keramik im Kaninchenmittelohr 237
219. Hüttenbrink, K.B.: Die Bewegung der Gehörknöchelchen durch die Mittelohrmuskelkontraktion 238
220. Neumann, H., Zan, W., Hildmann, H., Opferkuch, W.: Perioperative Antibiotikaprophylaxe mit Cefazedon bei der Tonsillektomie 239
221. Schenk, P., Konrad, K.: HIV-Viruspartikel im Tonsillengewebe 240
222. Wild, G.A., Schulz, P., Wolf, H.: Expression viraler DNA im Plattenepithel von lateralen Halszysten 241
223. Breimeier, I., Berghaus, A.: Langzeitergebnisse nach tierexperimentellem Trachealersatz 241
224. Bleier, R., Rochels, R., Ettemeyer, A.: Holographische Deformationsanalyse der Schädelbasis 241

Posterausstellung

225. Plinkert, B., Plinkert, P.K., Zenner, H.P.: Lektinbindungsstudien zur Charakterisierung der Glykokalix an der kochleären äußeren Haarzelle 243
226. Galić, M., Giebel, W., Brunner, C.: Quantitative Morphometrie zur Degeneration der Stria vascularis und des Ligamentum spirale bei Verschluß der Kochleagefäße 243
227. Schünke, M., Werner, J.A., Rudert, H.: Das Epithel der Crista ampullaris des Meerschweinchenlabyrinths – elektronenmikroskopische Untersuchungen 243
228. Rudert, M., Gitter, A.H., Plinkert, P.K., Zenner, H.P.: Über die zelluläre Grundlage der kochleären Verstärkungsprozesse . . . 243
229. Müller-Deile, J., Wesselmann, U., Tholen, G.: Der Einfluß des Cochlear-Implants auf das Sprechen 244
230. Schmidt, B., Müller-Deile, J.: Elektrisch ausgelöster Stapediusreflex bei Cochlear-Implant-Patienten 244
231. Schramm, A., Grevers, G., Beimert, U.: Bilaterale Hypakusis als Erstsymptom bei schwerer Aspirinvergiftung mit Hirnödem 244
232. Kempf, H.-G.: Hörsturz als Erstsymptom eines Hypophysentumors 245
233. Ganz, H., Niehaus, H.: Artefakte bei der Tympanometrie 245
234. Hüttenbrink, K.B.: Ein dreidimensionales bewegliches Modell der Ossikelkette . . . 245
235. Hövelmann, B., Rauchfuss, A.: Untersuchungen zu Struktur und Histogenese der Gehörknöchelchen 245
236. Benz, B.: Minimalpaukenröhrchen – Ein neues Konzept zur kurzzeitigen Paukenbelüftung 246
237. Hartwein, J., Stamer, F., Pau, H.-W.: Untersuchungen zur akustischen Resonanz des äußeren Ohres beim Ohrgesunden 247
238. Palm, Ch., Goebel, G., Abeken, H., Bräuherr, M.: Gestaltungstherapie bei Patienten mit chronischem Tinnitus – Integration in ein verhaltenstherapeutisch orientiertes stationäres Behandlungskonzept 247
239. Hart, H., Beimert, U., Vogl, Th.: Vestibulärer Schwindel als Initialsymptome eines Parotisrezidivtumors 247
240. Wesselmann, U., Reker, U., Wolschendorf, K.: Objektive Analyse von Rauhigkeit und Verhauchung einer Stimme 247
241. Werner, J.A., Schade, W., Helbig, V., Rudert, H.: Vergleichende Untersuchungen zum Verhalten von Endotracheallasertuben unter CO_2-Laserbestrahlung 248
242. Schrader, M., Guggenberger, H.: Pulsoxymetrie als Indikator zum Tracheostomaverschluß nach Lateralfixation 248
243. Gundlach, P., Radtke, Chr., Weisemann, J.A.: Seltener Fall eines kongenitalen Larynxchondroms – Eine Fallbeschreibung 248
244. Kainz, J., Friedrich, G., Anderhuber, F.: Morphologische Charakteristika einer komplexen Hemmungsmißbildung des Kehlkopfskelettes 248
245. Werner, J.A., Schünke, M., Rudert, H.: Das submuköse Lymphgefäßsystem des Sinus Morgagni – Struktur und deren Analyse aus onkologischer Sicht 249

246. Gerein, V., Zapf, B., Zenner, H.-P., Schlöndorff, G., et al.: Humana Papilloma Virus (HPV)-Nachweis im Verlauf der alpha-Interferon (IFN)-Therapie der juvenilen Larynxpapillomatose und dessen Bedeutung für die Prognose 249
247. Lörz, M., Bettinger, R., Steegmüller, M., Albrecht, M.: Untersuchungen zum Tumormarker SCC – Bestimmungen im Serum und im Zytosol von Tumorpatienten 250
248. Kraus, P., Weirauch, I., Brunner, F.X.: Retrospektive Studie verschiedener primär und sekundär eingesetzter Zytostaseschemata bei Kopf-Halstumoren 250
249. Welkoborsky, H.-J., Wissen-Siegert, I., Bernal-Spekrelsen, M.: Ergebnisse und unerwünschte Nebenwirkungen der Polychemotherapie ausgedehnter Oro-Hypopharynxkarzinome mit Carboplatin/5-Fluorouracil . 250
250. Höhmann, D.: Vorstellung einer kombinierten Nähr- und Saugsonde zur Hypopharynx- und Ösophagusdrainage 251
251. Goertzen, W., Jach, K.: Simultane Manometrie und Elektromyographie – Funktionsdiagnostik pharyngealer Schluckstörungen . 251
252. Beimert, U., Grevers, G., Vogl, Th.: Differentialdiagnose zervikaler Schwellungen – Thrombose der Vena subclavia 251
253. Schuknecht, B., Ratzka, M., Müller, J.: Sinusthrombose-Hirnabszeß. Stellenwert neuer bildgebender Verfahren in der Diagnostik endokranieller Komplikationen entzündlicher Nebenhöhlen- und Ohrenerkrankungen 251
254. Kehrl, W., Rauchfuss, A., Freckmann, N.: Die Neurofibromatose im Kopf-Hals-Bereich 252
255. Posawetz, W., Einspieler, R., Scherlacher, A., Ebner, F.: Zum Einsatz der Magnetresonanztomographie in der Diagnostik von malignen Expansionen der Mundhöhle und des Pharynx 252

256. Quetz, J.U.: Ultraschalldiagnostik bei Indikation und Planung operativer Eingriffe . 252
257. Riederer, A., Vogl, Th., Wilmes, E., Grevers, G., et al.: Wertigkeit der Kernspin-Tomographie bei Erkrankungen der HIV 1-Infektion im Kopf-Hals-Bereich 252
258. Weber, B., Schrader, M., Iniger, R.: Das maligne Hämangioperizytom 252
259. Hosemann, W., Kammel, M., Röckelein, G.: Ist die Grundlamelle der mittleren Nasenmuschel eine verläßliche anatomische Struktur? 253
260. Grevers, G., Heinzmann, U.: Ultrastrukturelle Gefäßveränderungen der pathologischen Nasenschleimhaut 253
261. Härle, F., Hoffmann, C.: Die Geschichte der Kieferhöhlenoperation 254
262. Heinzmann, U., Grevers, G., Plendl, J.: Prä- und perinataler Entwicklungsstand olfaktorischer Rezeptoren 254
263. Kuchler, W.W., Kleinert, R.: Immunhistochemische Darstellung der Riechbahn des Menschen 255
264. Reiman, V., Holtmann, S., Beimert, U., Vogl, Th., et al.: Nicht-invasive Beurteilung von Tumoren im Kopf-Hals-Bereich mittels der in vivo-MR-Spektroskopie . . 255

Verzeichnis der Vorträge 257

Um den Umfang des Verhandlungsberichtes nicht zu groß werden zu lassen, mußte auf Literaturangaben nach den einzelnen Beiträgen verzichtet werden. Sie stehen bei den Autoren zur Verfügung. Anfragen kann der Schriftleiter weitergeben.

Aus dem gleichen Grund konnten nicht alle Diskussionsbemerkungen abgedruckt werden, insbesondere dann, wenn Anfragen unbeantwortet blieben oder die Bemerkung keine wesentliche Ergänzung oder Kontroverse darstellte.

Bei der redaktionellen Bearbeitung des Verhandlungsberichtes hat Prof. Dr. K. Dietzel (Rostock) den Schriftleiter dankenswerterweise unterstützt.

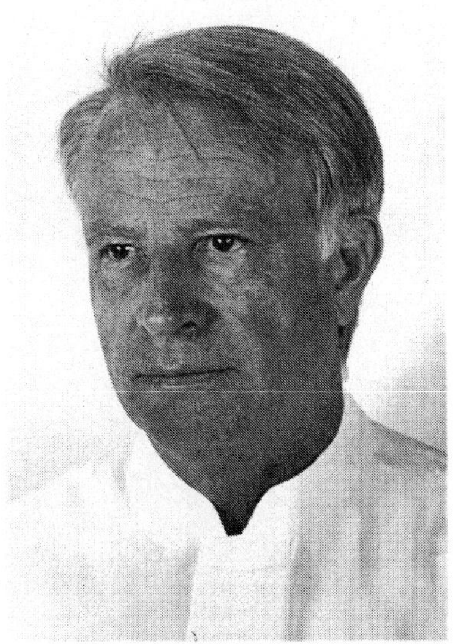

Ansprache des Präsidenten der Deutschen Gesellschaft für Hals-Nasen-Ohren-Heilkunde, Kopf- und Hals-Chirurgie, Prof. Dr. Heinrich Rudert, zur Eröffnung der 60. Jahresversammlung der Gesellschaft am 7.5.1989 im Kieler Schloß

Meine Damen und Herren,

es wird heutzutage erwartet, daß sich der Präsident einer wissenschaftlichen Gesellschaft in seiner Ansprache mit dem Rahmen beschäftigt, in dem sich die Disziplin, die er repräsentiert, befindet. Dieser Rahmen ist einmal die Universität, die unsere wissenschaftliche Heimat ist, und zum anderen, da wir auch Ärzte sind, das Gesundheitswesen. Beide, die Universität und das Gesundheitswesen, befinden sich in einer Krise, und da beide entweder staatliche Institutionen sind, wie die Universität, oder vom Staat zunehmend gelenkt werden, wie das Gesundheitswesen, müssen wir uns auch kritisch mit den Maßnahmen des Staates auseinandersetzen, so wie der Staat selbst ja auch die in beiden Institutionen Tätigen kritisiert. Solange Kritik sachlich bleibt und mit dem Ziel geübt wird, einen schlechten Zustand zu verbessern, sollten wir sie begrüßen, gleich auf welcher Seite wir stehen, und so möchte ich auch meine folgenden Ausführungen verstanden wissen.

Wir Universitätsprofessoren müssen akzeptieren, daß die Zeiten der alten „Alma mater" vorbei sind, in denen wenige berufene Professoren wenige Studenten gelehrt haben, ohne vom Staat dirigiert zu werden.

Aber der Staat sollte auch erkennen, daß kreative Forscher Individualisten sind, die sich schwer in Schemata pressen lassen, und daß die Wissenschaft eine zarte Pflanze ist, die zum Gedeihen ein gewisses Maß an Freiheit braucht.

Bemerkenswert in diesem Zusammenhang ist, daß amerikanische Universitäten von Weltrang, die eine Zeitlang, um die Jahrhundertwende, nach dem Vorbild deutscher Universitäten gegründet wurden, sich heute noch den Humboldtschen Idealen der Freiheit von Lehre und Forschung verpflichtet fühlen, wie mir amerikanische Freunde versichert haben. Die Warnung Wilhelm von Humboldts, daß der Staat in der Wissenschaft nur hinderlich sei, wurde in den USA besser verstanden als bei uns.

Wir deutschen Universitätslehrer sollten allerdings auch erkennen, daß die amerikanischen Kollegen sich durch ihre Zeitverträge dem steifen Wind des freien Marktes viel mehr unterwerfen müssen wir als. Dafür leidet hier durch die verordneten hohen Studentenzahlen die Qualität der Ausbildung und durch die permanente Überlastung die Motivation der Lehrenden.

Wenn heute der Bundesarbeitsminister eine drastische Drosselung der Zulassung zum Medizinstudium fordert, dann können wir nur sagen: Auch hier hat man 20 Jahre lang die konstruktiven Vorschläge der Sachverständigen, nämlich der Hochschullehrer, in den Wind geschlagen.

Es ist nicht erstaunlich, daß die Forschung unter dieser Lehrmisere leiden muß und es sollte zu denken geben, daß in einer Interviewserie befragte deutsche Nobelpreisträger, von Mößbauer bis Fischer, auf die

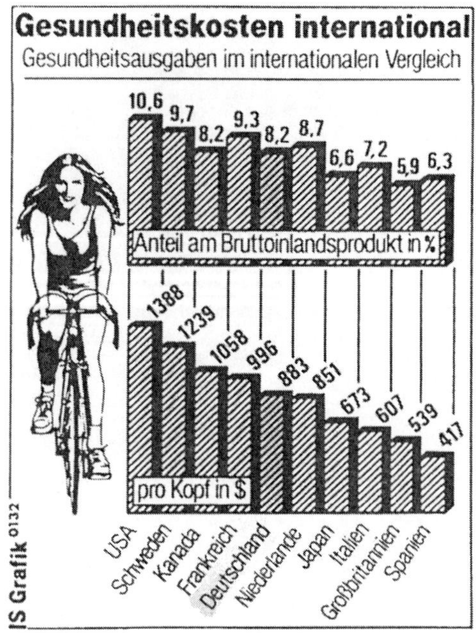

Abb. 1

Ausgaben für die Gesundheitssicherung

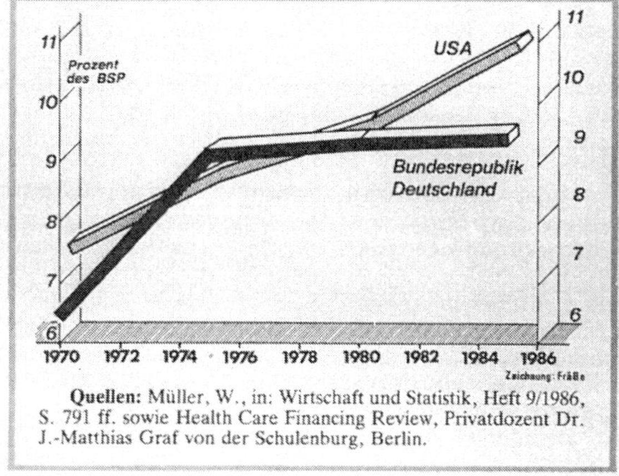

Quellen: Müller, W., in: Wirtschaft und Statistik, Heft 9/1986, S. 791 ff. sowie Health Care Financing Review, Privatdozent Dr. J.-Matthias Graf von der Schulenburg, Berlin.

Abb. 2

Frage, worin sie das Haupthindernis für die Forschung sähen, das sie in andere Länder und in die Industrie abwandern ließ, unisono geantwortet haben: In der Einengung der Universitäten durch die Hochschulgesetze, die die Eigenentwicklung der unterschiedlichsten Fächer durch das Einpressen in spröde Strukturen und die Unterwerfung unter Gremien mit zum Teil geringer Sachkompetenz behindern.

Diejenigen Länder, deren Universitäten in der Welt eine Spitzenstellung haben, wie England und die USA, kennen überhaupt keine Hochschulgesetze. Hier in Schleswig-Holstein wird seit 1974 das 4.

Hochschulgesetz gemacht, auch in Berlin ist ein neues angekündigt worden. Man sollte, so meine ich, den Universitäten eine Ruhepause gönnen, in der sich ihre so verwundbaren Einrichtungen an ein Gesetz gewöhnen können, bevor man ihnen das nächste verordnet! Müssen denn nach jedem Regierungswechsel eines Bundeslandes die Hochschulen neu organisiert werden? Hier muß man dem Altbundeskanzler Helmut Schmidt Recht geben, der kürzlich die Kulturhoheit der Länder mit der Bemerkung in Frage stellte, daß bis auf Bayern kein Bundesland auf eine Geschichte zurückblicken kann, die über das Ende des letzten Krieges zurückreicht. Die sehr unterschiedlichen Hochschulgesetze schaffen auch hier ein Gefälle zwischen den einzelnen Ländern.

Gerade die Studentenunruhen der letzten Monate haben gezeigt, daß die im Grunde auf dem Universitätssektor unpolitischen und deshalb gremienwahlmüden Studenten viel mehr daran interessiert sind, ordentliche Studienbedingungen gestellt zu bekommen, als studentischen Funktionären häufig extremer Gruppierungen, die aufgrund der geringen Wahlbeteiligung überrepräsentiert sind, die Gelegenheit zu geben, die sowieso schwerfälligen Entscheidungsgremien der Universität zur Spielwiese ihrer politischen Ambitionen zu machen.

Zu diesen universitären Problemen kommen im Bereich der Medizin die fast noch schwerer wiegenden Finanzierungsprobleme des Gesundheitswesens. Hier treffen sich die Sorgen der Univ.-Mediziner mit den Sorgen der Mitglieder unserer wissenschaftlichen Gesellschaften, die als Chefärzte und Fachärzte tätig sind. Die Kostenentwicklung, die von vielen tendenziös als Kostenexplosion bezeichnet wird, ist ein Trend, der alle hochentwickelten Industriestaaten trifft. Im Verhältnis zum Bruttosozialprodukt liegt die Quote der Kosten in der Bundesrepublik Deutschland geringgradig über dem Durchschnitt der UECD-Länder, während sie in Frankreich, Kanada, Schweden und in den USA deutlich höher liegen, wie Sie der Abb. 1 entnehmen können. Das Kostenwachstum, gemessen an der Wirtschaftskraft, verlief bei uns wesentlich weniger dramatisch als in vielen anderen Ländern, z. B. in den USA, wie die nächste Graphik zeigt (Abb. 2). Es besteht damit weder ein deutschlandspezifischer Mißstand noch ein nationaler Notstand, wie dies immer wieder behauptet wird.

Wer ist nun für die Kostensteigerungen verantwortlich? Zunächst einmal werden bei den Zahlenspielen die *Preissteigerungen* vergessen. Die stärkste Erhöhung der Ausgaben lag zwischen 1970 und 1978, wie Sie dieser Graphik auch entnehmen können. Davon waren alleine 42% auf Preissteigerungen zurückzuführen. 58% gingen auf qualitative und quantitative Ausweitungen der Gesundheitsleistungen zurück, die zu einem großen Teil vom Gesetzgeber verordnet wurden:

So z. B. 1970 – die Kostenübernahme für Vorsorge- und Früherkennungsuntersuchungen,
– die volle Übernahme aller kieferorthopädischen Behandlungen,
1973 – der Wegfall der Aussteuerung bei Krankenhausaufenthalt und der Anspruch auf bezahlte Haushaltshilfe.

Die Liste ließe sich beliebig verlängern, auch durch die Wahlgeschenke überflüssiger Leistungen, deren Rücknahme durch das in weiten Bereichen schwer interpretierbare, im Endeffekt sicher kostentreibende Gesundheitsreformgesetz (GRG) natürlich Schmerzen bereitet.

Vergessen wird auch gerne, daß die gesetzlichen Krankenkassen *ein Drittel* ihres Beitragsaufkommens zur Finanzierung von Aufgaben abzweigen müssen, die nicht der Krankenbehandlung ihrer Mitglieder dienen (Abb. 3). Dazu gehört die Subventionierung der Krankenversicherung der Rentner, in Zukunft die Übernahme der Pflegekosten, für die die Sozialämter der Kommunen 1987 8 Milliarden DM aufbringen mußten. Man muß einmal ganz deutlich sagen, daß die Sanierung des Staatshaushaltes, vor allem der Renten- und der Arbeitslosenversicherung, unter zwei Bundesregierungen der letzten Jahre zu Lasten der gesetzlichen Krankenversicherung durchgeführt wurde.

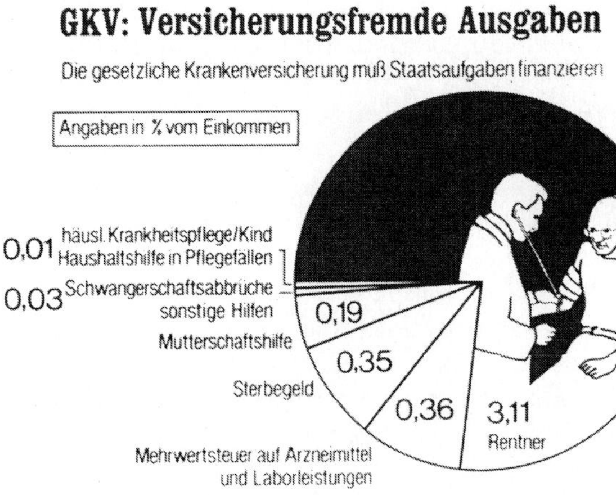

Wo liegen nun speziell im *Krankenhaussektor*, der ja den größten Anteil ausmacht, die Kostensteigerungen? Das ist vor allem der *Personalsektor*. 70% der Kosten (der Krankenhäuser) sind Personalkosten. Daher auch die Weigerung der Träger, zusätzlich notwendiges Personal einzusetzen, obwohl jeder weiß, daß die heute noch geltenden Anhaltszahlen des Jahres 1969 durch Arbeitszeitverkürzungen, Urlaubsverlängerungen und kostentreibende Verordnungen, wie die zugegebenermaßen die Sicherheit erhöhende MedGV, unrealistisch geworden sind.

Damit zeichnet sich auf dem Pflegesektor eine gefährliche Entwicklung ab. Trotz hoher Arbeitslosenzahlen lassen sich nicht mehr genügend Jugendliche zu Krankenschwestern und -pflegern ausbilden. Die durchschnittliche Berufsarbeitszeit nach Beendigung der Ausbildung beträgt heute lediglich vier Jahre. Ich kann dies auch verstehen. Wie kann eine Gesellschaft, die den ideellen Wert der Arbeit negiert und die Arbeitszeit permanent verkürzt, einer einzigen Gruppe von Arbeitnehmern zumuten, eine so schwere Arbeit zu ungünstigen Zeiten – nachts und an Wochenenden – die zudem auch die persönliche Zuwendung zum Kranken verlangt, zu leisten, und das, was sie dafür mehr bezahlt bekommt, durch die Steuer zum größten

Abb. 3

Teil wieder zu nehmen? Auch ein merkwürdiger Effekt der Steuerreform.

Möglicherweise wird dieses Personalproblem den ungewollten Schlüssel zur Kostendämpfung bieten, nämlich wenn wir aus Personalmangel gezwungen werden, Krankenhäuser zu schließen. Allerdings sollte man sich heute bereits darauf vorbereiten, zu sagen, ab welchem Alter und ab welchem Schweregrad einer Erkrankung dem Patienten nicht mehr geholfen werden darf. Das wird aber dann eine politische Entscheidung und keine ärztliche Entscheidung mehr sein. Alarmierende Nachrichten aus dem Ausland sollten zu denken geben. Gerade ging eine Meldung durch die Presse, nach der das renommierte „Guys Hospital" in London 450 Krebskranke wegen vom Staate verordneter Personal- und Bettenreduzierungen abweisen mußte. In England, das das billigste Gesundheitswesen der Industriestaaten hat, sollen Patienten über 65 nicht mehr mit der künstlichen Niere behandelt werden. Ich fürchte, daß auch wir bald vor ähnlichen Problemen stehen werden, z. B. in Schleswig-Holstein, wenn das Kieler Klinikum 250 Betten schließen muß. Die Hals-Nasen-Ohren-Klinik hat heute bereits Vormerklisten bis zum Herbst, ein Beweis dafür, daß es keine Ausweichmöglichkeiten für die Patienten gibt. Die als Lösung des Kostenproblems anvisierte Bettenreduzierung wird, solange *diese* Bundespflegesatzverordnung gilt, bei der nicht nach Leistung, sondern das belegte Bett pauschal bezahlt wird, keine Kostenersparnis, sondern im Gegenteil eine Kostensteigerung erzeugen, da die verbleibenden Betten um so intensiver genutzt werden müssen und damit teurer werden. Übrigens hat die 1975–1982 vorgenommene Reduzierung um 46000 Betten keine Kostenreduzierung gebracht, im Gegenteil, trotz Absenkung der Liegezeiten um fast die Hälfte sind die Kosten gestiegen.

Das Problem der Kostenexpansion wird man aber auch nicht durch Einführung eines diagnosebezogenen Pflegesatzes lösen können. Die Kosten werden nur transparenter, wie das Beispiel USA zeigt. Sie erinnern sich an die Kurve der Gesundheitskostentwicklung in den USA und in der Bundesrepublik Deutschland, die in den USA stärker angestiegen ist als bei uns.

Der Ansatz unserer Überlegungen, die auf der einen Seite dem Anbieter, nämlich uns Ärzten, auf der anderen Seite dem Gesetzgeber die Schuld zuweisen und damit die Atmosphäre vergiften, ist ganz einfach falsch. Die Kostenexpansion ist weder durch Verschwendung auf der Seite der Anbieter noch durch besondere Begehrlichkeit auf der Seite der Konsumenten, wie vielfach behauptet wird, bedingt, jedenfalls höchstens marginal. Es ist der *gewaltige medizinische Fortschritt* und nichts sonst, der die Kosten exponentiell hochtreibt. Es ist nach Krämer die *Explosion des Machbaren* durch die Möglichkeiten der modernen Medizin.

Wir erleben zudem das Paradoxon, daß mit jeder Verbesserung der medizinischen Versorgung die Zahl der Behandlungsbedürftigen ansteigt. Denn wir schaffen mit jedem Menschen, dem wir das Leben erhalten, vor allem wenn er bereits älter ist, jemanden, der für den Rest seines Lebens das Gesundheitswesen wesentlich stärker als vorher belastet. Durch gewonnene Lebensjahre werden zusätzliche Kosten erzeugt, jedenfalls solange die Medizin kein Jungbrunnen und der Mensch sterblich ist. Nach Gori und Richter verbraucht ein 80jähriger zehnmal so viele Gesundheitsgüter wie ein 40jähriger. Das geht auch eindeutig aus dem wachsenden Zuschuß hervor, den die gesetzliche Krankenversicherung an die Krankenversicherung

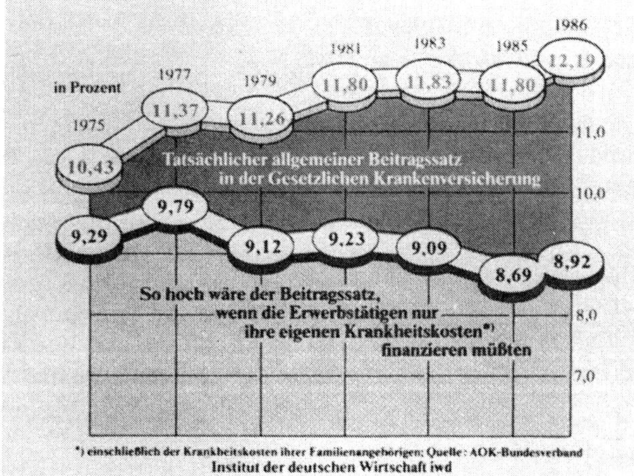

Abb. 4

der Rentner überweisen muß (Abb. 4). Der Beitragssatz der gesetzlichen Krankenversicherung könnte möglicherweise sogar gesenkt werden, wenn die Krankenversicherung der Rentner nicht bezuschußt werden müßte. Und da der Anteil der Alten steigen wird, muß sich diese Schere weiter öffnen. Wir müssen zur Kenntnis nehmen und damit fertig werden, daß mit der Zunahme der Individualgesundheit die Kollektivgesundheit abnimmt. Trotzdem oder gerade deswegen wird es notwendig sein, unter dem Gesichtspunkt der Mengenexpansion die Ausgaben zu überprüfen. Gesundheitspolitik darf aber nicht zur „Verwaltung des Mangels" werden. Sie darf auch nicht unter die Maxime gestellt werden, daß vor allem den Kassen Kosten erspart werden, sondern sie soll uns Individuen möglichst lang am Leben und gesund erhalten.

Wir müssen natürlich alles versuchen, die Behandlungskosten zu senken. Unter diesem Gesichtspunkt müssen z. B. auch die Präventivprogramme überprüft werden, die gewaltige Kosten verursachen. Louise Roussell ist zuzustimmen, daß nur wenige Präventivprogramme, falls überhaupt, zur Kostensenkung beitragen. Die einzigen langfristig kostensparenden Präventivprogramme, nämlich die Fluorierung des Trinkwassers zur Kariesprophylaxe und die Jodierung des Kochsalzes zur Vermeidung von Schilddrüsenerkrankungen werden aus unerfindlichen Gründen nicht realisiert.

Praktisch alle Kuren, ein Luxus von 6 Milliarden pro Jahr, sparen den Kassen keine Mark. In der Regel werden die zunächst gesparten Kosten, sofern überhaupt Kosten gespart werden, im weiteren Verlauf des Lebens durch andere Krankheiten wieder aufgezehrt oder es ist die Prävention sogar teurer als die Behandlung der Erkrankung, die man zu vermeiden sucht. Wahrscheinlich ist Prävention aus der Sicht der Kosten nur da sinnvoll, wo es sich um Krankheiten handelt, an denen man nicht stirbt (Kariesprophylaxe).

Auch der Nutzen der Krebsvorsorge inklusive der Kampagnen gegen das Rauchen, ist unter Kostengesichtspunkten allein gering oder gleich Null. Trotzdem wird man sie weiter betreiben. Wir wollen schließlich den einzelnen Menschen behandeln und nicht das Kollektiv. Nur zeigt gerade dieses Beispiel, daß die Interessen des Individuums nicht den Interessen des Kollektivs an Kosteneinsparung geopfert werden dürfen.

Und an *diesem Punkt* müssen wir spätestens die Betrachtung von der Kostenseite aus der Perspektive des Kollektivs, sprich des Staates, beenden und seinen Nutzen für das Individuum, für uns selbst, ins Auge fassen. Fast jedem von uns ist im Laufe seines Lebens wenigstens einmal durch die Medizin im wahrsten Sinne des Worten „das Leben gerettet" worden.

Sehen Sie, dies ist ein Bild des 15jährigen Picasso mit dem Titel „Wissenschaft und Nächstenliebe" (Abb. 5). Die Wissenschaft, verkörpert durch den Hausarzt, konnte damals im Jahre 1897 die an einer Lungenentzündung sterbende Frau nicht retten. Das war preiswerte Medizin.

Die Sterblichkeit der Lungenentzündung ging seit Einführung der Antibiotika um 87% zurück. 24 000 chronisch Nierenkranke verdanken zur Zeit ihr Leben der Dialyse. 1 800 Nierentransplantationen wurden im letzten Jahr vorgenommen, wesentlich mehr könnten es sein, wenn die Gesetzgebung die Organentnahme von gerade Verstorbenen erleichtern würde. Die akute lymphoblastische Leukämie des Kindesalters verlief vor 20 Jahren tödlich. Heute werden 70% der Kinder geheilt. Die Zahl der geretteten Lebensjahre je Kind beträgt statistisch 43 Jahre. Patienten mit Kehlkopfkrebs, die früher keine Überlebenschance hatten, werden heute zu 70% geheilt. Schwerhörige können wieder hören, sogar Ertaubten kann heute durch die Implantation einer elektronischen Hörhilfe geholfen werden. Die bildgebenden Verfahren – Computertomographie, Kernspintomographie, Ultraschalldiagnostik –, unser Referatethema, haben den Menschen fast durchsichtig gemacht. Wir sehen pathologische Strukturen, die wir früher nur ahnen konnten, so plastisch vor uns, daß wir mit wesentlich größerer Sicherheit und Effizienz als früher operieren und behandeln können. Die Effizienz unseres Gesundheitswesens zeigt sich im übrigen auch in der Steigerung der Lebenserwartung. Wir müssen uns aber darüber im klaren sein, daß diese Fortschritte ihren Preis haben, der nicht mehr über einen politisch festgemauerten Beitragssatz zur gesetzlichen Krankenversicherung bezahlt werden kann.

Die Forderung des Bundesarbeitsministers, die Kosten des Gesundheitswesens an die Lohnentwicklung anzugleichen, und, wie er kürzlich verkündete, sogar den Beitragssatz der gesetzlichen Krankenversicherung abzusenken, ist daher absolut unrealistisch, es sei denn, der Standard der medizinischen Versorgung wird bewußt reduziert – das muß man aber der Bevölkerung auch sagen – oder die Kosten werden aus einem anderen Topf bezahlt. Warum sollen nur die Bauern und die Werften subventioniert werden? Wenn man bedenkt, daß heute über Sinn und Zweck von wirtschaftlichem Wachstum der Industriegesellschaft heftig diskutiert wird und neue Arbeitsplätze gesucht werden, die man zur Zeit vorwiegend in ökologischen Programmen zu finden glaubt: Im Gesundheitswesen und besonders im Krankenhaus könnte man Arbeitsplätze in einem schon funktionierenden Wirtschaftszweig anbieten, dem die Bevölkerung, wie alle Umfragen gerade der letzten Zeit zeigen, höchste Priorität zuweist. Dabei leistet sich die Gesellschaft

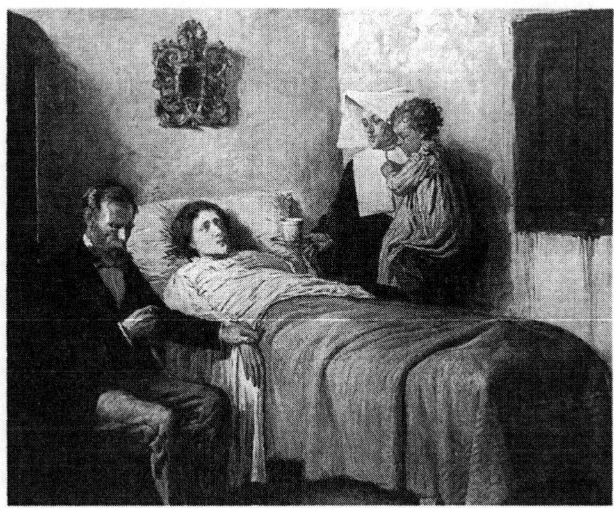

Abb. 5

ein qualitatives Wachstum mit hohem gesellschaftlichen Nutzen. Außerdem werden jungen Menschen Chancen und berufliche Zukunftsperspektiven geboten.

Interessant sind dazu auch einige Zahlen des Statistischen Bundesamtes. Die Aufwendungen für die Krankenhausbehandlung im letzten Jahr lagen bei 41 Milliarden, während die Ausgaben der Bundesbürger im Weihnachtsgeschäft 25 Milliarden und die Ausgaben an Devisen, die sie im letzten Jahr für Auslandsurlaube ausgegeben haben, 41 Milliarden betrugen. Hier muß man sich fragen, was ist uns die Gesundheit wert und wieviel wollen die Politiker dafür ausgeben? Meines Erachtens könnte keine Regierung mehr für ihr Ansehen bei den Wählern tun, als durch die Ermöglichung einer hervorragenden medizinischen Versorgung, die es nicht notwendig macht, wegen zu geringer Kapazitäten Kranke anderswohin schicken.

Nach diesem Ausflug in die Gesundheitspolitik möchte ich auch noch etwas zu dem eigentlichen Zweck dieses Kongresses sagen. Er soll wie jedes Jahr dazu dienen, unseren Standort zu bestimmen, neue Entwicklungen darstellen und Gewachsenes zusammenfassend präsentieren. Den Nicht-Hals-Nasen-Ohrenarzt erstaunt immer wieder die Spannweite dieses Faches, das vier Sinnesorgane umfaßt (nämlich Gehör, Gleichgewicht, Geruch und Geschmack), das vor allem nach dem Zweiten Weltkrieg auf chirurgischem Gebiet eine enorme Entwicklung durchgemacht hat durch die Einführung der Mikrochirurgie in die Medizin und die Notwendigkeiten der großen Tumorchirurgie, die aufgrund der demographischen Entwicklung weiterhin zunehmen wird. Die Frequenz der chirurgischen Eingriffe und der Narkosen an

HNO-Kliniken hat die Zahlen der Allgemeinchirurgie erreicht.

Wir müssen damit rechnen, daß unsere klinische Arbeit durch die Zunahme tumorkranker Patienten, – Rachenkrebse sind Alterskrebse – immer mehr in Anspruch genommen wird. (An dieser Stelle ist es mir ein Bedürfnis, der schleswig-holsteinischen Landesregierung dafür zu danken, daß die HNO-Klinik in Kiel einen großzügig geplanten Operationsneubau mit Intensivstation bekommt.) Die Krebsbehandlung und Krebsforschung muß noch mehr als früher ein besonderes Anliegen unserer wissenschaftlichen Gesellschaft sein. Ich freue mich deshalb besonders, daß uns Herr Prof. Snow aus Amsterdam, führender europäischer Onkologe unseres Fachs, einen Hauptvortrag über die im Rahmen der EORTC länderübergreifenden Tumorstudien berichten wird, in denen versucht wird, durch die Kombination verschiedener Therapiemethoden bessere Erfolge in der Tumorbehandlung als bisher zu erzielen.

Trotz dieses Übergewichts der Tumorbehandlung müssen wir bestrebt sein, weiter Pionierarbeit auf den Gebieten zu leisten, die die operative HNO-Heilkunde der übrigen operativen Medizin einmal erschlossen hat: nämlich auf dem Gebiet der Mikrochirurgie und dem Gebiet der endoskopischen Operationen.

Ein großer Teil dieses Kongresses wird der Grundlagenforschung gewidmet sein, und zwar auf dem Gebiet der experimentellen Tumorforschung, der Anatomie und der Physiologie der in der Obhut unseres Faches liegenden Sinnesorgane. Das Engagement der jungen Forscher sehen Sie an der großen Zahl der angemeldeten Vorträge, die längst nicht alle berücksichtigt werden konnten. Ich sehe daraus, daß trotz der *Verschlechterung der Rahmenbedingungen* und damit komme ich auf den Beginn meiner Ansprache zurück, noch genügend Enthusiasmus vorhanden ist, um auch unser Fach voranzubringen. Ich wünsche Ihnen einen fruchtbaren Kongreß und bedanke mich dafür, daß Sie so lange zugehört haben.

Referatethemen: Bildgebende Verfahren in der Hals-Nasen-Ohren-Heilkunde, Kopf- und Hals-Chirurgie
Erläuterungen zu den Referaten

K. Mees, Th. Vogl (München):
Computertomographie und Kernspintomographie des Gesichtsschädels und des Halses

Die bildgebende Diagnostik ist aus der täglichen Routine unseres Faches nicht mehr wegzudenken. Gegenwärtige Indikationen sind vornehmlich die Abklärung von gutartigen und bösartigen Raumforderungen, von entzündlichen Komplikationen und deren Folgezuständen sowie in erster Linie traumatologische Notfälle.

Es stellt sich häufig die Frage, welchem der bildgebenden Verfahren, der Kernspintomographie oder der Computertomographie, jeweils der Vorzug zu geben ist.

Das bildgebende Verfahren der Wahl ist, was Sensitivität und Spezifität anbelangt, heute bereits vielfach schon die Kernspintomographie. Überlegen ist die Computertomographie allerdings noch bei der Abklärung akuter sinugener, orbitaler und endokranieller Komplikationen und insbesondere noch bei traumatologischen Fragestellungen. In der klinischen Routine ist jedoch auch die Computertomographie bei der Abklärung bösartiger Tumoren oft ausreichend.

Absolute Indikationen für die Kernspintomographie sehen wir, abgesehen von den Tumoren des inneren Gehörganges und des Kleinhirnbrückenwinkels, die in dem Referat von Herrn Valavanis besprochen werden, in der Diagnostik von Zungengrundtumoren, supraglottischen Larynxkarzinomen und primären sowie sekundären Nasopharynxtumoren. Einen großen Stellenwert nimmt die Kernspintomographie inzwischen auch bei der Primärtumorsuche ein. Eine seltenere Indikation ist der Versuch einer prähistologischen Gewebedifferenzierung bei seltenen oder versteckten Tumorlokalisationen. Von großer Bedeutung ist sie auch bei der Abgrenzung von Residualtumoren bzw. von Rezidiven, wenn die sonographische Diagnostik keine ausreichende Beurteilung zuläßt, ebenso bei den Verlaufskontrollen nach Radiotherapie oder Chemo-Radiotherapie, wenn auch hier eine sonographische Abklärung unbefriedigend bleibt.

Die hohe Sensitivität der Kernspintomographie bei der Darstellung von Tumoren hat dieses Verfahren prädisponiert zum Nachweis klinisch okkulter Primärtumoren, insbesondere im Nasopharynx und im Oropharynx. Kleine, klinisch okkulte Raumforderung ab einer Größe von etwa 5 mm können mit der Kernspintomographie sichtbar gemacht werden. Eine überragende Bedeutung kommt der Kernspintomographie auch bei der Rezidivdiagnostik zu. Bei Verwendung des paramagnetischen Kontrastmittels kann ein Rezidiv von Narbengewebe einerseits sowie von einer entzündlichen Raumforderung andererseits abgegrenzt werden. Bei Verwendung von Oberflächenspulen mit einem verbesserten Signal – Rauschverhältnis wird durch den „Lupeneffekt" auch eine Verbesserung der anatomischen Detailerkennbarkeit erzielt. Raumforderungen können bereits ab einer Größe von etwa 3–4 mm sichtbar gemacht werden.

A. Valavanis (Zürich):
Computertomographie, Kernspintomographie und digitale Subtraktionsangiographie des Felsenbeins und seiner Umgebung

In Vertretung des erkrankten Referenten führt *W. Wichmann* (Zürich) weitere bildliche Beispiele vor. Zusätzlich zum Referat von Valavanis wird noch ein MRJ-Bild eines Zoster oticus mit geschwollenem Ganglion geniculi gezeigt.

W. Mann (Mainz):
Ultraschalldiagnostik

Die ständige Verbesserung der Auflösung und Bildqualität von Computer- und Kernspintomographie verführen leicht zu übersehen, daß sich auf dem Gebiet der Ultraschalldiagnostik eine ebenso rasante Weiterentwicklung vollzieht. Beispiele hierfür sind die Doppler-Sonographie, die unter Verwendung von 20 MHz Schallköpfen die Kontrolle von mikrovaskulären Anastomosen erlaubt, der Duplex-Scan, der die gleichzeitige Darstellung eines Gefäßes im B-Bild und die Messung der Flußgeschwindigkeit im Doppler erlaubt, die sogenannten farbcodierten Doppler, die genauen Aufschluß über die Strömungsrichtung und Strömungsmenge erlauben, das B-Bild-Verfahren mit gleichzeitiger Darstellung im M-Mode, die die Bewegungsanalyse des Pharynx oder des Kehlkopfes ermöglicht, die Endo-Sonographie, ein Verfahren, daß sich bei Verwendung adäquater Schallköpfe, z. B. zur Bestimmung des Penetrationsverhaltens von Tumoren des Oesophagus eignet, die sogenannte interventionelle Sonographie, die die Ultraschall-gezielte Biopsie im Bereich der Parotis oder des Halses erlaubt und zuletzt als neuestes Verfahren die intraoperative Sonographie, die mit steril abgedecktem Schallkopf die Untersuchung von Strukturen oder Organen während eines operativen Eingriffes ermöglicht.

In den Ergänzungen zum Referat möchte ich auf Möglichkeiten hinweisen, die die Ultraschalldiagnostik als klinische Methode dem Untersucher bietet und damit einen direkten Einfluß auf seine therapeutische Strategie gewinnt.

Bei entzündlichen Prozessen im Bereich des Halses ist es ultrasonographisch möglich, zwischen einer Lymphadenitis, einer infizierten Halszyste oder einem Abszeß zu unterscheiden. Dies hat therapeutische Konsequenzen. Handelt es sich um einen Abszeß, erkennt man ohne großen diagnostischen Aufwand und ohne Schmerzen für den Patienten, in welcher topographischer Beziehung zu den Strukturen des Halses sich der Abszeß befindet, ob er oberflächlich oder tief ist, unter welchem Muskel er liegt und wie seine Beziehung zu den Halsgefäßen ist. Entstand der Abszeß aus einer konfluierenden Lymphadenitis? Wie ist sein Reifegrad, ist er uni- oder multilokulär? Der Schallkopf läßt sich selbst intraoperativ während der Abszeßeröffnung aufsetzen, um zu kontrollieren, ob auch wirklich alle tiefen Abszeßtaschen eröffnet und drainiert wurden. Im weiteren postoperativen Verlauf besteht auch die Möglichkeit, die Verkleinerung der drainierten Abszeßhöhle zu kontrollieren.

Noch größere Relevanz für die therapeutische Strategie hat die Ultraschalldiagnostik bei onkologischen Erkrankungen. Bei klinisch und endoskopisch unbekanntem Primärtumor mit Halslymphknotenmetastasen erlaubt die Ultraschalldiagnostik mit 95%iger Sicherheit den Ausschluß, daß es sich bei dem unauffindbaren Primärtumor um keinen occulten Tumor der Parotis oder der Schilddrüse handelt. Auch hierfür gibt es kein sichereres und kostengünstigeres bildgebendes Verfahren. Ist ein Primärtumor im oberen Aerodigestivtrakt bekannt, die ipsi- und kontralaterale Halsseite aber sowohl palpatorisch als auch ultrasonographisch ohne Lymphknotenvergrößerung, so besitzt die Ultrasonographie eine derart hohe Sensitivität, daß auf eine elektive Halsausräumung unter cancerologischen Gesichtspunkten verzichtet werden kann. Dies um so mehr, wenn eine postoperative Radiotherapie geplant ist. Durch diese therapeutische Strategie werden weder das Auftreten von Halslymphknotenrezidiven noch die Überlebenszeit des Patienten beeinflußt. Dies haben unsere Untersuchungen an der Freiburger Hals-Nasen-Ohrenklinik in den letzten 8 Jahren klar bewiesen.

Handelt es sich um einen palpatorisch unauffälligen Hals, bei dem aber ultrasonographisch vergrößerte Lymphknoten nachgewiesen werden, so ist die Spezifität der Ultraschalldiagnostik nicht ausreichend, um einen erkrankten Lymphknoten als sicher tumorbefallen oder tumorfrei zu definieren. Es besteht aber die Möglichkeit, den fraglichen Lymphknoten ultraschallgesteuert zu biopsieren und dadurch die Spezifität der Aussage auf etwa 85% zu erhöhen. Auch im positiven Fall kann dieser Hals einer alleinigen Radiotherapie überantwortet werden. Das heißt: ultrasonographisch identifizierte, histologisch gesicherte, aber nicht palpable Halslymphknoten sind radiotherapeutisch beherrschbar. Sie sind in der Regel kleiner als 1 cm. Fletchers und auch eigene Untersuchungen haben gezeigt, daß die alleinige Radiotherapie dieses Halsbefundes zu einer lokoregionalen Rezidivquote von 4% bis 10% führt und damit in gleicher Größenordnung liegt wie nach einer elektiven Halsausräumung mit Nachbestrahlung. Dies gilt für den Patienten mit schlankem und gut palpablem Hals. Unsere Aussage muß eingeschränkt werden für Patienten, bei denen aufgrund eines dicken und gedrungenen Halses auch größere Lymphknoten bis zu 2 cm Größe palpatorisch nicht entdeckt werden können.

Bei bilateralem Lymphknotenbefall läßt sich ultrasonographisch so genau wie mit keinem anderen Verfahren bestimmen, welche Seite sich zur Durchführung einer konservierenden Halsausräumung eignet. Die Ultraschalldiagnostik bestimmt also die therapeutische Strategie, auf welcher Seite mit der Operation begonnen wird. Die Gegenseite kann dann in gleicher Sitzung radikal operiert werden. Da die Ultraschalldiagnostik ein dynamisches Verfahren ist, in das die Palpation einfließt, ist es präoperativ genauer als mit jeder anderen Methode möglich, die Verschieblichkeit einer Metastase gegenüber der A. carotis zu beurteilen. Hierdurch können dem Patienten eine Arteriographie und ein Okklusionsversuch gelegentlich erspart werden. Erfahrungsgemäß ist die Rezidiverkennung am voroperierten und nachbestrahlten Hals sowohl palpatorisch als auch computertomographisch schwierig. Die interventionelle Ultrasonographie und die gezielte Punktion fraglicher Prozesse gibt mit hoher Sicherheit Aufschluß, ob es sich um ein Rezidiv, um eine Entzündung oder um ein Fadengranulom handelt.

Aber nicht nur am Hals, sondern auch an der Parotis leistet die Ultraschalldiagnostik wertvolle Dienste. Bei jeder peripheren Fazialisparese betreiben wir aufwendige diagnostische und therapeutische Maßnahmen. Nach meiner Auffassung sollte eine Ultraschalluntersuchung der Glandula parotis ebenso zur Routineuntersuchung dazugehören, um ein Malignom im Bereich der Parotis oder am Foramen stylomastoideum auszuschließen. Ultrasonographisch kann man die Lokalisation eines Tumors in der Parotis sehr genau bestimmen. Dies erlaubt bereits präoperativ abzuschätzen, ob eine laterale, eine totale, oder nur eine kaudale Parotidektomie durchgeführt werden muß. Kein anderes Verfahren als die Ultraschalldiagnostik ist in der Lage, auch multiple Mischtumorrezidive mit einer derartigen Sensitivität zu erkennen.

Auch bei der Versorgung von ausgedehnten Glassplitterverletzungen des lateralen Gesichtes erlaubt die Ultraschalldiagnostik die intraoperative Lokalisation von Glassplittern sehr viel genauer als durch palpatorisches Sondieren mit einem Glasstab, wie es heute üblich ist. Bei Auftreten eines Melanoms des seitlichen Gesichtsschädels ist die gleichseitige Parotidektomie heute integrierter Bestandteil unseres therapeutischen Konzeptes. Ultrasonographisch läßt sich aber eine Beteiligung von Lymphknoten in der Speicheldrüse ausschließen. Eventuell vorhandene Knoten können per Feinnadelpunktion als tumorfrei oder tumorpositiv identifiziert werden. Es ist die Frage, ob man manchem Patienten bei negativem Lymphknotenbefall der Parotis eine Parotidektomie nicht ersparen kann.

Die ultraschallgesteuerte Feinnadelbiopsie zur Gewinnung eines zytologischen Präparates oder eines histologischen Stanzzylinders kann auch bei tieferliegenden Prozessen der computertomographisch gesteuerten Feinnadelbiopsie überlegen sein. Die ultraschallgesteuerte Feinnadelbiopsie erfolgt in der Regel am wachen Patienten, die Schnittebenen lassen sich ohne großen Zeitaufwand beliebig justieren. Die computertomographisch gesteuerte Feinnadelbiopsie dagegen wird in der Regel in Narkose durchgeführt, die Justierung der Nadel und der Schnittebenen ist zeitaufwendig. Korrekturen der Nadelposition sind mühsam und erfordern neue Bildserien.

Auch die neuen diagnostischen Verfahren wie die Endosonographie und die gepulste Dopplersonographie mit hochfrequenten Schallköpfen bestimmen unsere therapeutische Strategie. Endosonographisch läßt sich bei Läsionen des Oesophagus zeigen, ob die Wand partiell, zirkulär und vor allem auf welcher Distanz ergriffen ist und auch ob der Tumor die Wand durchbrochen hat. Dies hat Konsequenzen hinsichtlich der Operationsindikation und auch hinsichtlich der Operationstechnik.

Die gepulste Doppler-Sonographie unter Verwendung hochfrequenter Schallköpfe bis zu 20 MHz eignet sich hervorragend zur Überprüfung von Anastomosen bei Verpflanzungen frei gestielter Lappen bzw. Dünndarminterponaten. Auch bei der Überprüfung der Durchblutung der A. carotis interna bei der Felsenbeinchirurgie hat sie sich in unseren Händen bewährt.

Zusammenfassend kann man sagen: die Ultraschalldiagnostik ist heute eine in den meisten Kopf-Hals-Kliniken verfügbare Methode. Sie ist in erfahrenen Händen verläßlich und äußerst kostengünstig und fördert die Unabhängigkeit des Behandlers bei der Festlegung seiner therapeutischen Strategie.

Diskussionsbemerkungen

L. Keßler (Dresden): Welche Indikationen hat das CT bei der Beurteilung von Rhinobasisfrakturen?

W. F. Thumfart (Köln): Wie sind die bildgebenden Verfahren einsetzbar zur Darstellung von kinetischen, also Funktionsabläufen, z. B. im Kehlkopf und Pharynx? Wie ist insbesondere die Darstellungsmöglichkeit im sogenannten M-Mode-Verfahren?

M. Tos (Kopenhagen): Es wurde erwähnt, daß die MR dem CT bei der Akustikusneurinomdiagnostik überlegen ist und daß MR die Methode der Wahl auch auf diesem Gebiet sein soll. Obwohl die Vorteile, der MR bei Gehirntumoren evident sind, sind die Vorteile bei Akustikusneurinomen gegenüber der CT nach meiner Meinung zu klein, um die MR zur Methode der Wahl zu ernennen. Bei 500 operierten Akustikusneurinomen sind wir mit CT und ohne MR gut ausgekommen und die Tumoren, die mit CT diagnostiziert worden sind, werden immer kleiner. In Dänemark haben jetzt alle großen Spitäler ein CT und die primäre Diagnostik – asymmetrischer Gehörverlust, Verdacht auf Akustikusneurinom, CT-Untersuchung – funktioniert im ganzen Lande ganz gut. Eine ähnliche Anzahl ist mit MR in Dänemark, wo es jetzt nur eine MR gibt, in den nächsten 15 Jahren undenkbar und es wäre auch ungeheuer teuer. Der Vorteil der MR ist ja nur, daß die intrakanalikulären Tumoren nicht invasiv gefunden werden können, diese sind aber sehr selten, weil die Patienten entweder keine Symptome haben oder mit leichten Symptomen nicht zum Otologen kommen. In Dänemark haben wir während der letzten 12 Jahre trotz des intensiven Suchens nach kleinen Tumoren nur einen intrakanalikulären Tumor operiert und auch in diesem Fall konnte man mit der Operation warten. Eine „cost-benefit" Analyse, die wir Ärzte auch machen sollen, fällt nach meiner Meinung bei Akustikusneurinomen nicht zugunsten der MR aus.

W. Schlenter (Lübeck):
Zu Herrn Valavanis: Kann ich Ihre Ausführungen so verstehen, daß zur Diagnostik eines Glomus-Tympanicus-Tumors sowohl ein CT als auch ein Kernspin nötig sind?

J. U. Quetz (Kiel): Die sonographische Suche nach vergrößerten Halslymphknoten bei Malignomen gehört in Kiel zur therapeutischen Routinediagnostik. Ein Vergleich mit den meist auch computer- und kernspintomographisch ermittelten Halsbefunden seit Oktober 1987 zeigt, daß mit dem B-scan in keinem Fall Lymphknoten übersehen wurden. Vielmehr wurden in rund 15% der Fälle zusätzlich suspekte Lymphknoten entdeckt, die zytologisch oder histologisch mehrfach positiv waren. Damit erweist sich die hochauflösende B-Mode-Sonographie derzeit bei uns als zuverlässigste Methode zum Nachweis vergrößerter Halslymphknoten.

Th. Vogl (Schlußwort):
Unsere Erfahrungen mit neuen bildgebenden Verfahren, wie der Computertomographie und der Kernspintomographie haben gezeigt, daß die Diagnostik in der Kopf-Halsregion enorm verbessert werden konnte. Neueste Entwicklungen wie die KST-Spektroskopie und 3D-Techniken lassen weitere Verbesserungen erwarten. Durch enge Kooperation zwischen Kliniker und klinischem Radiologen muß im Einzelfall entschieden werden, welches bildgebende Verfahren eingesetzt werden sollte.

K. Mees (Schlußwort):
Bei frisch traumatisierten Patienten ist die CT das Verfahren der Wahl zur Abklärung von Rhinobasisfrakturen, da neben den Frakturen auch begleitende mögliche endocranielle und orbitale Verletzungen gut erkannt werden können. Steht jedoch ausschließlich die Abklärung von knöchernen Basisdefekten im Vordergrund, ist alternativ auch die konventionelle Tomographie ausreichend.

W. Wichmann (Schlußwort):
Bei der Diskussion wurde nach Primärmethoden bei Tumoren des IGG und des KHBW sowie kleinen Glomustumoren gefragt. Für die beiden ersten Indikationen empfehlen wir das MRI, für letzteres das CT.

W. Mann (Schlußwort):
Manuskript nicht eingegangen.

Hauptvortrag I

B. Tillmann, M. Schünke (Kiel):
Untersuchungen zur Struktur der Plica vocalis des Menschen

Plica vocalis ist eine makroskopische Beschreibung für die den intermembranösen Teil der Rima glottidis begrenzenden paarigen Stimmfalten. In den Plicae vocales sind Epithel, Propriabindegewebe mit dem Ligamentum vocale und dem Conus elasticus sowie der M. vocalis zu einer Funktionseinheit zusammengeschlossen.

Die nachfolgende Besprechung muß sich auf das Epithel mit der Basalmembran und auf das Propriabindegewebe beschränken. Zum Abschluß wird noch auf biomechanische Gesichtspunkte bei der Insertion des Ligamentum vocale eingegangen.

Epithel

Die Stimmfalten werden größtenteils von mehrschichtigem, normalerweise unverhorntem, Plattenepithel bedeckt, das sich dorsal auf die Schleimhaut über den Stellknorpeln ausdehnt und von hier in den Hypopharynx fortsetzt. Der angrenzende kaudale und kraniale Abschnitt der Stimmfalten hat einen für den Respirationstrakt typischen Überzug von mehrreihigem Flimmerepithel [18, 11].

Die Verteilung der beiden Epithelarten kann man makroskopisch durch eine Oberflächenanfärbung mit Phloxin und Alzianblau sichtbar machen, dabei erscheint das Plattenepithel rosa und respiratorisches Epithel blau [19]. Die Ausdehnung des Plattenepithels variiert im höheren Alter an der Plica vocalis sowie im gesamten Larynx individuell stark. Im mittleren Teil der Stimmfalte ist die vertikale Ausdehnung am größten [20]. Das Plattenepithel ragt vom freien Rand der Stimmfalten etwas weiter in den subglottischen Raum als in Richtung der Ventriculi larynges [10]. Plattenepithel kleidet die hintere und meistens auch die vordere Kommissur aus. Der Übergang von Plattenepithel in mehrreihiges Flimmerepithel erfolgt an der Plica vocalis nicht abrupt, sondern allmählich. In der Grenzzone werden die oberflächlichen Zellen des Plattenepithels höher, so daß ein mehrschichtiges Zylinderepithel entsteht, das man auch als Übergangsepithel bezeichnet [22].

Das Plattenepithel zeigt die typische Schichtung im Stratum basale, Stratum spinosum und Stratum superficiale. Im mittleren Abschnitt der Stimmfalten liegen bis zu 8 Zellen übereinander (Abb. 1 a). Die Zahl der Zellschichten ist u. a. lage-, alters- und geschlechtsabhängig. Die Epithelzellen sind ineinander verzahnt und durch Desmosomen miteinander verbunden, deren Haftplatten im Stratum basale und im Stratum spinosum kräftig entwickelt sind [23]. An den Zellen des Stratum superficiale kommen schmale Zellhaften vor.

Bei rasterelektronenmikroskopischen Untersuchungen der apikalen Oberfläche der lumenwärtigen Seite heben sich die Zellgrenzen deutlich ab (Abb. 2). Die Zellen haben polygonale Konturen. Als Oberflächendifferenzierung sind außer Mikroplicae wenige Mikrovilli vorhanden. Das Muster der Mikroplicae variiert; es kommen parallel zu den Zellgrenzen ausgerichtete Leisten sowie labyrinthähnliche Strukturen vor. Die funktionelle Bedeutung der Mikroplicae dürfte in einer gleichmäßigen Verteilung und Haftung des aus den Drüsen der angrenzenden Schleimhaut stammenden Sekretes bestehen [21].

Basalmembran

Die Epithelzellen liegen auf einer Basalmembran, die in weiten Teilen des Atemtraktes so dick ist, daß sie lichtmikroskopisch zu erkennen ist. Aufgrund der im Typ IV-Kollagen der Basalmembran reichlich vorkommenden Kohlenhydrate kann sie mit der PAS-Reaktion sichtbar gemacht werden [1].

Die Basalmembran grenzt das Epithel vom Propriabindegewebe ab und stellt gleichzeitig die feste Verbindung zwischen Epithel und Bindegewebe her. Eine Basalmembran ist zwar keine Diffusionsbarriere, aber sie erfüllt aufgrund ihres Gehaltes an Proteoglykanen eine gewisse „Siebfunktion" zwischen Epithel und subepithelialem Bindegewebe [7]. Ihre Permeabilität ist Voraussetzung für die Ernährung des Epithels.

Ultrastrukturell kann man an der Basalmembran 3 Schichten abgrenzen (Abb. 1 b, c) [15]. Unmittelbar unter dem Epithel liegt die Lamina lucida; auf sie folgt die elektronendichte Lamina densa, die 40–60 nm dick ist. An die Lamina densa schließt sich die Lamina fibroreticularis an. Die basale Oberfläche der untersten Zellschicht ist über Hemidesmosomen mit der Basalmembran verbunden. In den von den Epithelzellen gebildeten Anteilen der Basalmembran, der Lamina lucida und der Lamina densa, kommen vor allem Laminin und Kollagen Typ IV sowie Proteoglykane vor.

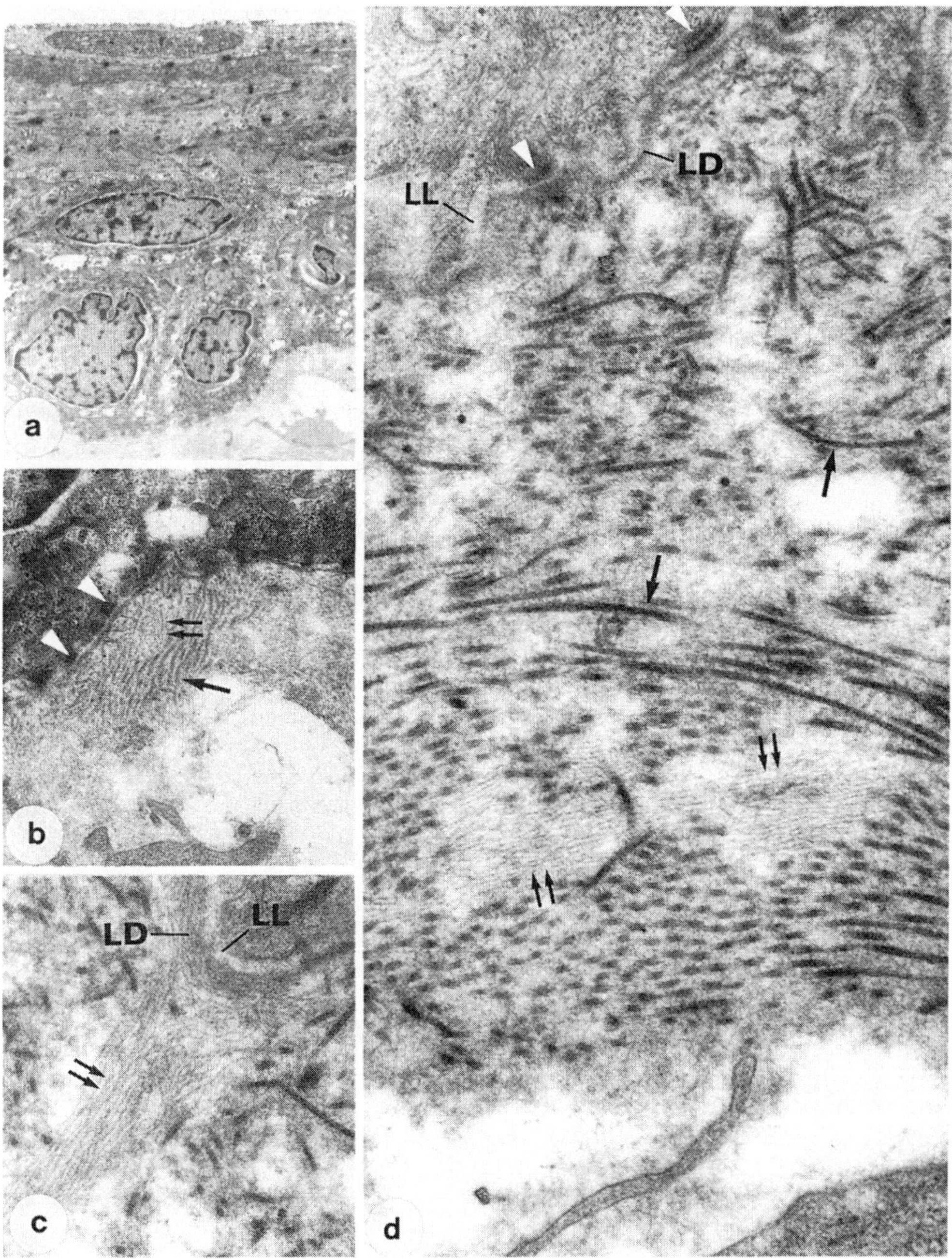

Abb. 1 a–d. Transmissionselektronenmikroskopische Bilder aus dem mit Plattenepithel bedeckten Teil der Plica vocalis von Erwachsenen. **a** Mehrschichtiges unverhorntes Plattenepithel. Übersichtsaufnahme, × 3000. **b, c** Ausschnitte aus dem Übergangsbereich zwischen Epithel und Propriabindegewebe. Die basalen Zellen sind über Hemidesmosomen (*Pfeilköpfe*) mit der Basalmembran verbunden. An der Basalmembran sind Lamina lucida (*LL*) und Lamina densa (*LD*) zu erkennen. Aus dem Propriabindegewebe ziehen Mikrofibrillen (*Doppelpfeile*) und Kollagenfibrillen (*Pfeile*) epithelwärts und verankern sich in der Basalmembran. b: × 12000, c: × 30000. **d** Subepitheliale Zone des Propriabindegewebes mit Kollagenfibrillen (*Pfeile*) und Mikrofibrillen (*Doppelpfeile*) *LL* Lamina lucida, *LD* Lamina densa, Hemidesmosomen (*Pfeilköpfe*). × 28400

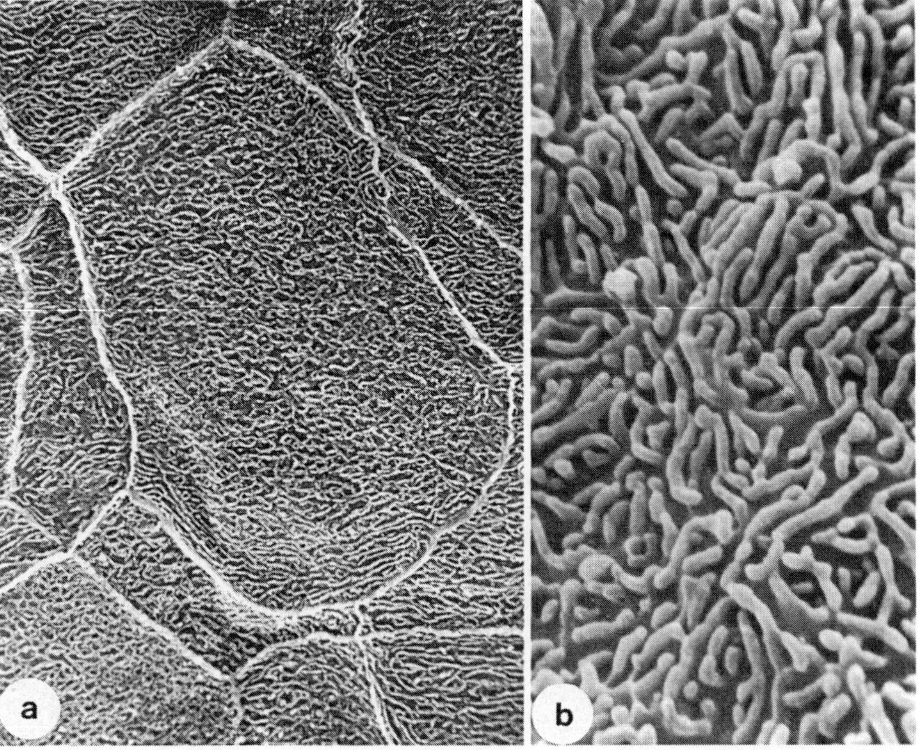

Abb. 2 a, b. Apikale Oberfläche von Plattenepithelzellen der Plica vocalis des Menschen. Rasterelektronenmikroskopische Aufnahmen. **a** Die Grenzen der polygonalen Zellen heben sich deutlich ab. × 2400. **b** Als Zelloberflächendifferenzierung kommen Mikroplicae und Mikrovilli vor. × 12000

Laminin, ein Glykoprotein, das als Verbindungs- oder Klebeprotein innerhalb der Basalmembran eine wichtige mechanische Funktion erfüllt, läßt sich immunhistochemisch sichtbar machen [5] (Abb. 3 d).

In der Lamina fibroreticularis kommen u. a. Fibronektin sowie Typ III-Kollagen vor, das den Gitterfasern oder Retikulinfasern der Lichtmikroskopie entspricht [9]. Die Lamina fibroreticularis ist Produkt der subepithelialen Bindegewebszellen. Retikulinfasern oder Typ III-Kollagenfibrillen bilden den Übergang zum Propriabindegewebe.

Lichtmikroskopisch erscheinen die Retikulinfasern in der Gomorifärbung als schwarzes, dichtes subepitheliales Netz. Von ihm dringen Fibrillen in die darunterliegenden Bindegewebsschichten bis in das Perimysium des M. vocalis vor. Die lichtmikroskopischen Befunde decken sich mit immunhistochemischen Untersuchungen bei Anwendung eines Antikörpers gegen Typ III-Kollagen[1] (Abb. 3 a, b). Durch rasterelektronenmikroskopische Untersuchungen läßt sich die netzartige Struktur der Retikulinfasern dreidimensional nachweisen (Abb. 3 c). Zur Freilegung der Kollagenfibrillen wurde die Kehlkopfoberfläche mit 10% NaOH-Lösung mazeriert [16].

Mechanisch erfüllen die Retikulinfasern in der Lamina fibroreticularis die Funktion der plastischen Anpassung an die wechselnde Form der Stimmfalten bei der Phonation. Durch ihre netzartige Anordnung können sie Zugkräfte unterschiedlicher Richtungen aufnehmen. Die aus dem Retikulinfasernetz der Lamina fibroreticularis in das Propriabindegewebe ziehenden Fibrillen tragen zur Verankerung von Epithel und Bindegewebe bei und schließen die elastischen und kollagenen Fasern zum Stimmband zusammen.

Propriabindegewebe

Das Propriabindegewebe kann man in 3 Zonen gliedern [10] (Abb. 4 b). Die subepitheliale Zone besteht aus lockerem gefäß- und nervenreichem Bindegewebe. Es folgt darauf eine mittlere Zone, die viel elastisches Material enthält. In der dritten Zone liegen vorwiegend kollagene Fibrillen, aber auch elastische Fasern. Das Propriabindegewebe der tiefen Zone ist über Retikulinfasern mit dem Perimysium des M. vocalis verbunden. Die mittlere und tiefe Schicht des Propriabindegewebes sind Teil der Grundmembran des Larynx [26]. Sie bilden in der Plica vocalis den Conus elasticus und das Ligamentum vocale (Abb. 4 a).

Das subepitheliale lockere Bindegewebe entspricht dem sogenannten Reinkeschen Raum [17]. Die zahlreichen Blut- und Lymphgefäße sind in eine locker angeordnete Extrazellulärmatrix eingebettet, deren fibrilläre Anteile aus Kollagen und aus Mikrofibrillen besteht (Abb. 1 d). Mikrofibrillen sind Be-

---

[1] Für die Überlassung des Antikörpers danken wir Herrn Professor Dr. S. Gay, Birmingham/Alabama.

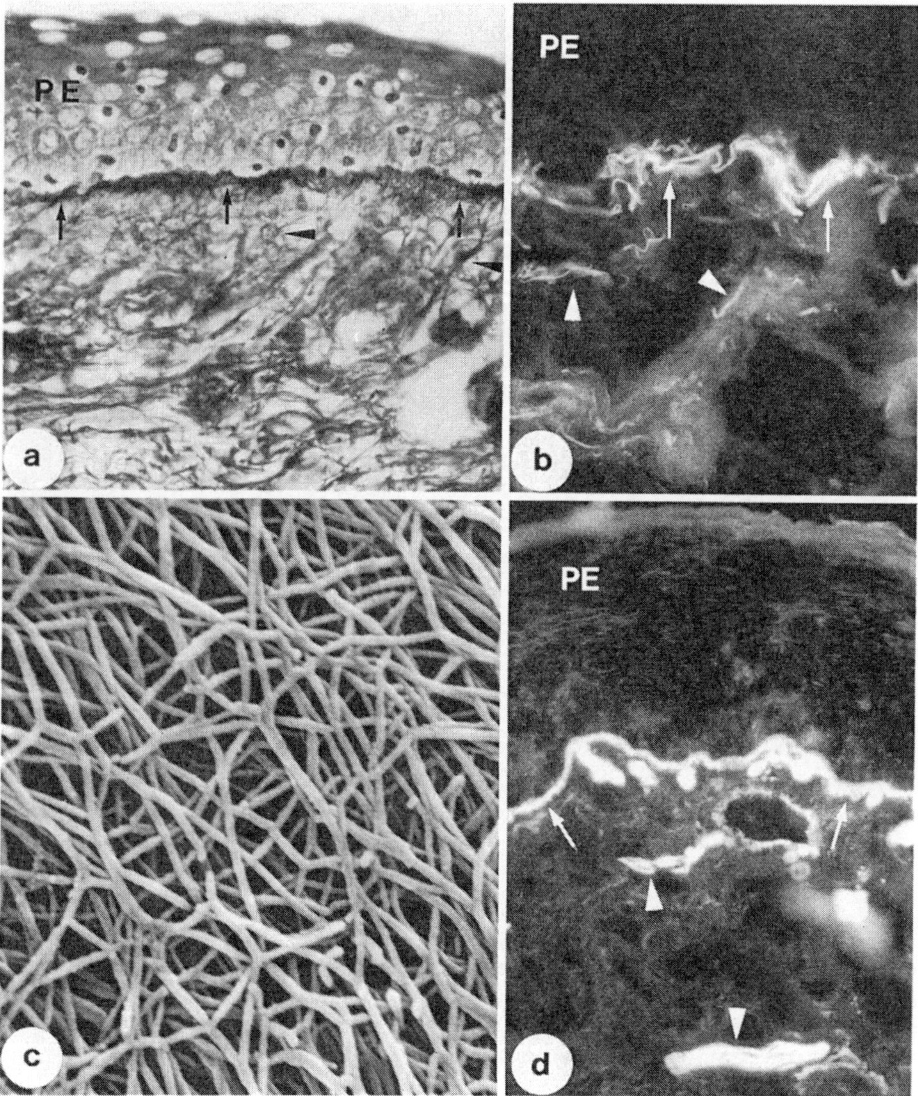

Abb. 3. a Ausschnitt aus der Plica vocalis des Menschen. Gomorifärbung, × 225. Unter dem Plattenepithel (*PE*) erscheinen die Retikulinfasern in der Lamina fibroreticularis der Basalmembran als schwarzes Netz (*Pfeile*). Von der Basalmembran ziehen Retikulinfasern in das Propriabindegewebe (*Pfeilköpfe*). b Immunhistochemische Darstellung von Typ III-Kollagen. Die positive Reaktion (*Pfeile*) deckt sich mit der Darstellung der Retikulinfasern in der Gomorifärbung. Die *Pfeilköpfe* weisen auf Typ III-Kollagen im Propriabindegewebe. *PE* Plattenepithel. × 350. c Rasterelektronenmikroskopische Aufnahme von Retikulinfasern in der Lamina fibroreticularis der Plica vocalis eines Erwachsenen. × 10000. d Immunhistochemische Darstellung von Laminin in der Basalmembran unter dem Plattenepithel (*PE*) (*Pfeile*) sowie in Gefäßwänden (*Pfeilköpfe*). × 140

standteil des elastischen Materials. Man bezeichnet isolierte Mikrofibrillen auch als Oxytalanfasern [6]. Sie kommen im Bindegewebe dort vor, wo hohe mechanische Beanspruchungen auftreten [8].

Vom subepithelialen Bindegewebe ziehen Fibrillen unterschiedlicher Natur epithelwärts und verankern sich in der Basalmembran (Abb. 1 b, c). Diese Bestandteile der extrazellulären Matrix des Propriabindegewebes tragen zur mechanischen Anheftung von Epithel und Bindegewebe bei [4]. Außer Mikrofibrillen strahlen auch Kollagenfibrillen in die Basalmembran ein. Hierbei dürfte es sich um sog. Ankerfilamente handeln, die dem Kollagen Typ VII entsprechen [12].

Die Verteilung von Lymphgefäßen im subepithelialen Propriabindegewebe wurde histochemisch und elektronmikroskopisch untersucht [24]. Im Bereich der menschlichen Stimmfalte bilden die Lymphgefäße ein zusammenhängendes Netz. Die Trennung in ein supraglottisches und in ein subglottisches System konnte nicht bestätigt werden [25]. Die Dichte der in Längsrichtung der Stimmfalte ausgerichteten Lymphgefäße nimmt von ventral nach dorsal zu.

Ligamentum vocale und Conus elasticus wurden lichtmikroskopisch, transmissionselektronenmikroskopisch und rasterelektronenmikroskopisch untersucht. Die in Richtung der Plica vocalis verlaufenden Kollagenfaserbündel werden von Retikulinfasern netzartig umhüllt und zusammengefügt (Abb. 5). Die elastischen Fasern verlaufen ebenfalls in Längsrichtung der Plica vocalis (Abb. 4c). Elektronenmikroskopisch zeigt das elastische Material des Stimmbandes den typischen Aufbau von reifen elastischen Fasern, die sich aus Elastin und aus Mikrofibrillen zusammensetzen.

Abb. 4. a Histologischer Frontalschnitt durch den Kehlkopf eines Erwachsenen. In der Elastikafärbung hebt sich das elastische Material der Grundmembran des Larynx dunkel ab. Der Pfeil weist auf das Ligamentum vocale. *MV* M. vocalis, *CC* Cartilago cricoidea. **b** Histologischer Ausschnitt aus der Plica vocalis eines Erwachsenen. Das Propriabindegewebe gliedert sich in 3 Zonen. Auf die subepitheliale Zone (*I*) aus gefäß- und nervenreichem lockerem Bindegewebe folgt die Grundmembran des Larynx (*II* und *III*), die in der Zone II überwiegend aus elastischen und in der Zone III überwiegend aus kollagenen Fasern besteht. *MV* M. vocalis. Elastikafärbung (Verhoff) × 160. **c** Ausschnitt aus Zone II. Das elastische Material ist, wie die Kollagenfasern (vgl. Abb. 5), sagittal ausgerichtet. × 350

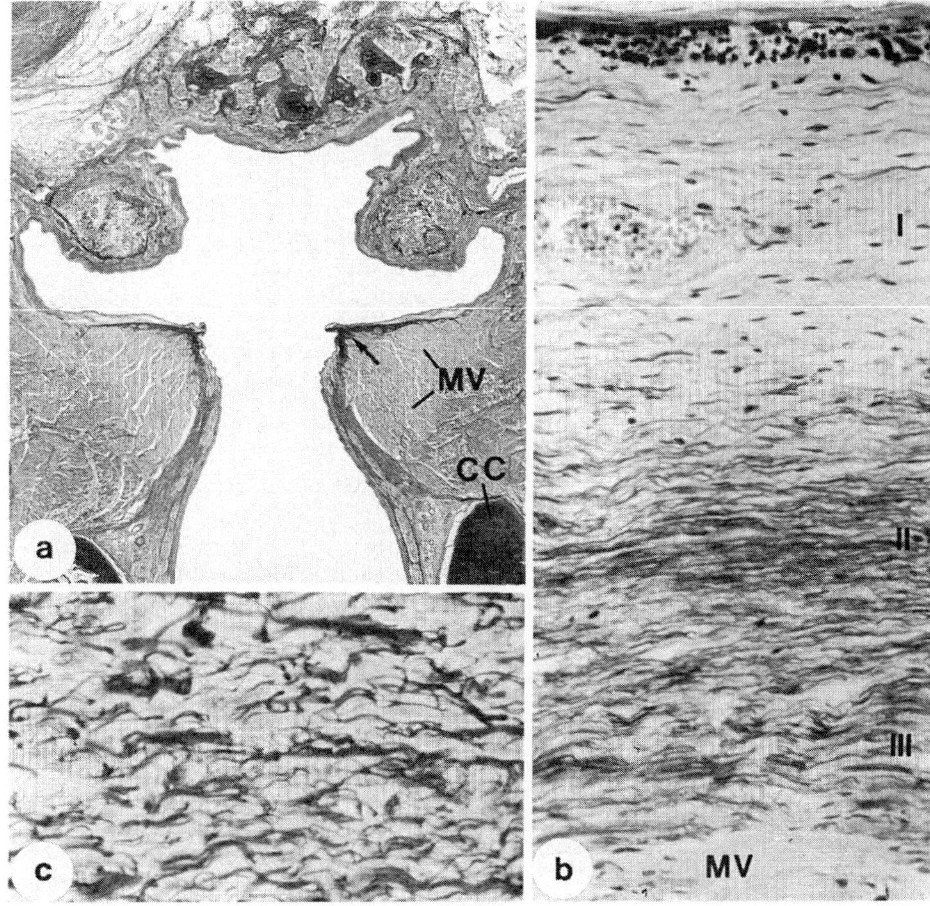

Abb. 5. a–c Rasterelektronenmikroskopische Aufnahmen von Kollagenfasern im Ligamentum vocale Erwachsener. Die in sagittaler Richtung verlaufenden Kollagenfaserbündel (Typ I-Kollagen) werden netzartig von Typ III-Kollagen umhüllt. **a** × 5000, **c** × 10000. **b** Lichtmikroskopischer Ausschnitt aus dem Ligamentum vocale. Netzartige Anordnung der Retikulinfasern. Die *Pfeile* weisen auf Kollagenfaserbündel. Gomorifärbung, × 350

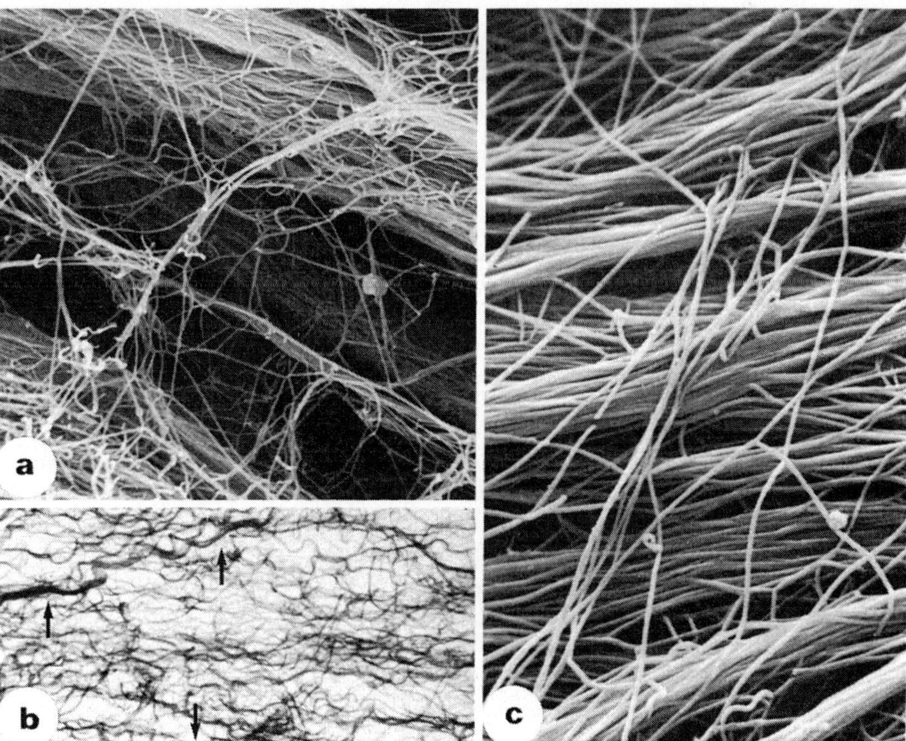

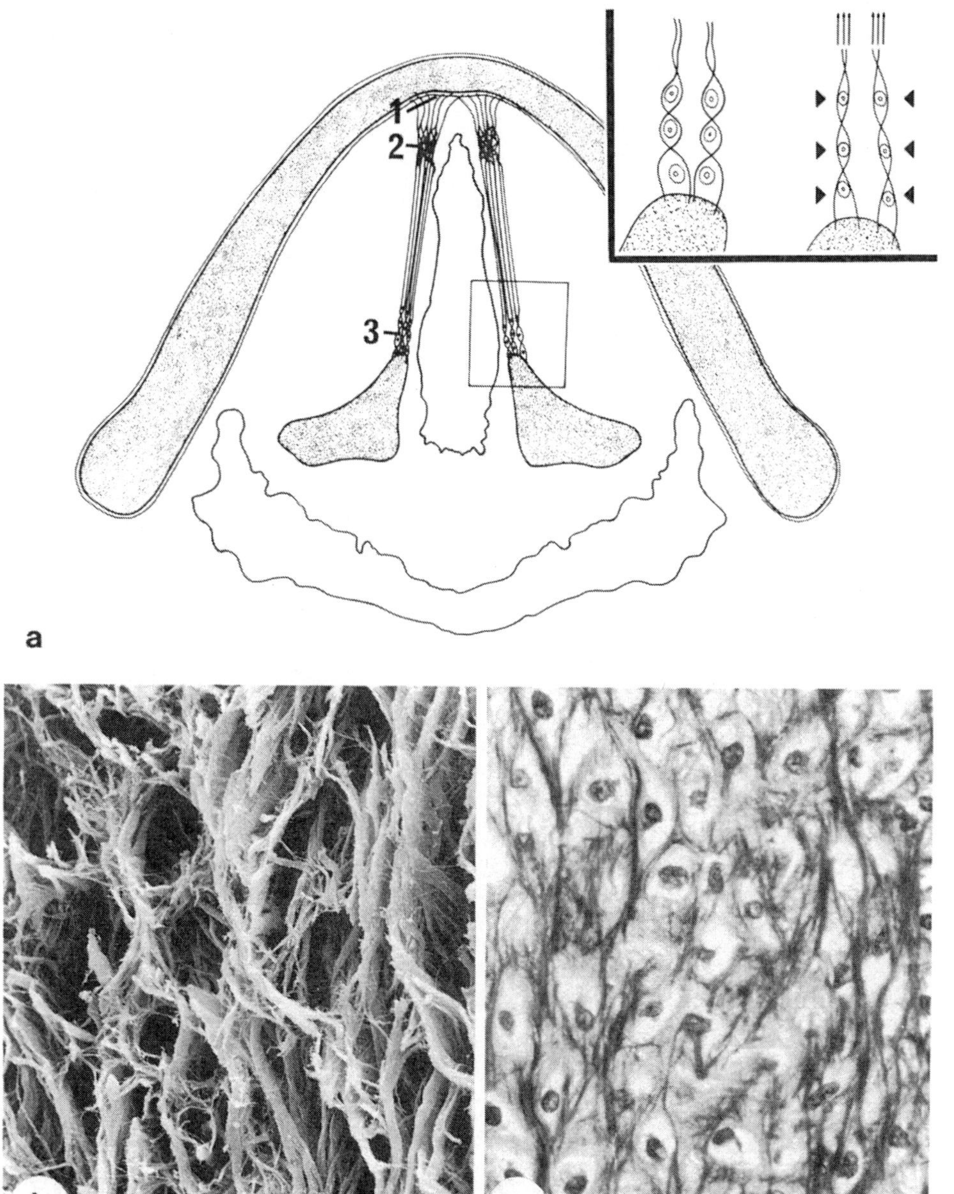

Abb. 6. a Schematischer Horizontalschnitt durch den Kehlkopf in Höhe des Stimmbandes mit Markierung der Ansatzstrukturen im Bereich der Incisura thyreoidea (*1*) des Nodulus elasticus (*2*) und des Processus vocalis (*3*). Ausschnitt: Insertionsbereich am Processus vocalis. *Links* im entspannten, *rechts* im gespannten Zustand des Stimmbandes. Durch den scherengitterartigen Verlauf der Fasern um die eingelagerten Knorpelzellen wird die mit der Längsdehnung einhergehende Querkürzung der Fasern durch die eingelagerten Knorpelzellen herabgesetzt; daraus resultiert eine Dehnungsdämpfung im Ansatzbereich. **b** Rasterelektronenmikroskopische Aufnahme aus dem Ansatzbereich des Ligamentum vocale am Stellknorpel. Scherengitterartiger Verlauf der Fasern. Die Knorpelzellen wurden bei der Präparation herausgelöst. × 500. **c** Lichtmikroskopischer Ausschnitt aus einem Horizontalschnitt durch die Ansatzzone am Processus vocalis. Scherengitterartiger Verlauf der Fasern um die Knorpelzellen. Elastikafärbung (Verhoff), × 420

Insertion des Ligamentum vocale

Die einzelnen Komponenten der am Aufbau des Ligamentum vocale beteiligten Extrazellulärmatrixbestandteile, wie Knorpel, Kollagenfasern und elastische Fasern, verfügen über unterschiedlich große Elastizitätsmodule, deren Ausgleich für den Phonationsmechanismus funktionell von Bedeutung ist. Im Ligamentum vocale wird das mechanische Problem durch unterschiedliche Strukturen gelöst.

Vor seiner Insertion am Processus vocalis des Stellknorpels sind zwischen elastischen und kollagenen Fasern des Ligamentum vocale Knorpelzellen eingelagert. Die Knorpelzellen werden von den Fasern scherengitterartig umhüllt (Abb. 6 b, c). Die Struktur dieser Zone gleicht den chondral-apophysären Sehnenansätzen der Skelettmuskeln, mit denen man sie auch funktionell vergleichen kann. Die Ansatzstruktur hat die Funktion einer Dehnungsdämpfung im Ausgleich der Elastizitätsmodule von Knorpel- und Bindegewebe [13]. Eine Anspannung der Stimmbänder geht mit einer Längsdehnung seiner Fasern einher, dabei kommt es gleichzeitig zu einer Querkürzung des Materials senkrecht zur Zugrichtung (Abb. 6 a). Im Insertionsbereich des Processus vocalis wird die Querkürzung durch die eingelagerten

Abb. 7. a Horizontalschnitt durch den Kehlkopf eines Kindes in Höhe der Stimmbänder. Ansatzstrukturen im Bereich der Incisura thyreoidea (*1*; s. **c**), des Nodulus elasticus (*2*; s. **b**) und des Stellknorpels (*3*). Alzianblau- und Kernechtrotfärbung. **b** Horizontalschnitt durch das Ligamentum vocale eines Erwachsenen; der Ausschnitt zeigt die Noduli elastici. Gomorifärbung, ×25. **c** Horizontalschnitt durch den Kehlkopf eines Erwachsenen; Ausschnitt mit Incisura thyreoidea und Insertion des Ligamentum vocale im Periost des verknöcherten Schildknorpels. Goldnerfärbung, ×30

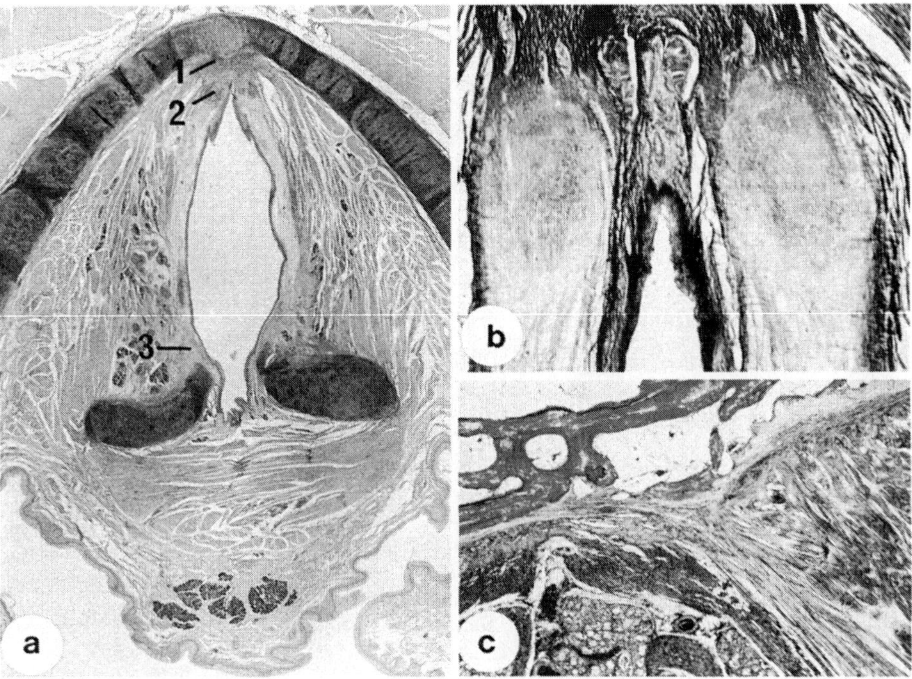

Knorpelzellen herabgesetzt; dies führt gleichzeitig zu einer Minderung der Längsdehnung in der Ansatzzone [2].

Im Ansatzbereich des Ligamentum vocale am Schildknorpel läßt sich die Dehnungsdämpfung durch zwei Strukturen mechanisch erklären. Unmittelbar vor der Insertion in der Incisura thyreoidea liegt der Nodulus elasticus, in dem sich die elastischen Fasern in einem umschriebenen Bereich filzartig durchflechten (Abb. 7 b). Die elastischen Fasern des Stimmbandes enden größtenteils im Nodulus elasticus. Man kann seine Funktion mit einer in zugfestes Material eingelagerten Feder vergleichen, die einer Abbremsung von brüsken Zugspannungen dient.

Die kollagenen Fasern des Ligamentum vocale ziehen vom Nodulus elasticus zur Incisura thyreoidea, wo sie in unterschiedlichen Verlaufsrichtungen breitflächig in das Perichondrium oder Periost der Schildknorpelplatte einstrahlen (Abb. 7 c) [14]. Dieser Insertionsmodus ist unter mechanischen Gesichtspunkten mit den flächenhaften periostalen Ansätzen von Skelettmuskeln an den Diaphysen der Röhrenknochen zu vergleichen, wo die Dehnungsdämpfung vom Periost übernommen wird [3].

Danksagung. Für technische Hilfe danken wir Frau R. Worm, Frau D. Weinstein und Herrn H. Mrohs.

Literatur

1. Abrahamson DR (1986) Recent studies on the structure and pathology of basement membranes. J Pathol 149:257–278
2. Becker W, Krahl H (1978) Die Tendopathien. Thieme, Stuttgart
3. Biermann H (1957) Die Knochenbildung im Bereich periostaler-diaphysärer Sehnen- und Bandansätze. Z Zellforsch 46:635–671
4. Böck P (1983) Elastic fiber microfibrils: filaments that anchor the epithelium of the epiglottis. Arch histol jap 46:307–314
5. Campbell JH, Terranova VP (1988) Laminin: molecular organization and biological function. J Oral Pathol 17:309–323
6. Cotta-Pereira G, Rodrigo FG, David-Ferreira JF (1977) The elastic system fibers. In: Sanberg CB, Gray WR, Franzbalu C (eds) Elastin and elastic tissue. Plenum Press, New York London, pp 19–30
7. Farquhar MG (1978) Structure and function in glomerular capillaries: role of the basement membrane in glomerular filtration. In: Kefalides NA (ed) Biology and chemistry of basement membranes. Academic Press, New York
8. Fullmer HM, Lilie RD (1958) The oxytalan fiber: a previously undescribed connective tissue fiber. J Histochem Cytochem 6:425–430
9. Gay S, Rhodes RK (1986) Immunolocalization of genetically distinct collagen types in the pathology of connective tissue. In: Spicer SS (ed) Histochemistry in pathologic diagnosis. Dekker, New York Basel, pp 755–789
10. Hirano M (1981) Structure of the vocal fold in normal and disease states anatomical and physical studies. ASHA Reports 11:11–30
11. Holliday JA (1971) Light and electron microscopy of the epithelium of the human true vocal cord. Laryngoscope 81:1596–1601
12. Keene DR, Sakai LY, Lunstrum GP, Morris NP, Burgeson RE (1987) Type VII collagen forms an extended network of anchoring fibrils. J Cell Biol 104:611–621
13. Knese KH, Biermann H (1958) Die Knochenbildung an Sehnen- und Bandansätzen im Bereich ursprünglich chondraler Apophysen. Z Zellforsch 49:142–187

14. Krahn V (1976) Beitrag zur Struktur des Stimmbandansatzes am Perichondrium des Schildknorpels. Anat Anz 139:468–479
15. Martinez-Hernandez A, Amenta PS (1983) The basement membrane in pathology. Lab Invest 48:656–677
16. Ohtani O, Ushiki T, Taguchi T, Kikuta A (1988) Collagen fibrillar networks as skeletal frameworks: a demonstration by cell-maceration/scanning electron microscope method. Arch Histol Cytol 51:249–261
17. Reinke F (1897) Über die funktionelle Struktur der menschlichen Stimmlippe. Mit besonderer Berücksichtigung des elastischen Gewebes. Anat Hefte 9:104–115
18. Schumacher S (1925) Histologie des Kehlkopfes. In: Handbuch der Hals-Nasen-Ohren-Heilkunde. Bd I, hrsg. von Denker/Kahler. Springer, Berlin; Bergmann, München
19. Stell PM, Gregory I, Watt J (1972) Techniques for demonstrating the epithelial lining of the larynx. J Laryng Otol 86:589–594
20. Stell PM, Gregory I, Watt J (1978) Morphometry of the epithelial lining of the human larynx. Clin Otolaryngol 3:13–20
21. Tillmann B, Pietsch-Rohrschneider I, Huenges HL (1977) The human vocal cord surface. Cell Tissue Res 185:279–283
22. Tillmann B, Wustrow F (1982) Kehlkopf. In: Hals-Nasen-Ohrenheilkunde, Handbuch in sechs Bänden. Bd 4, Teil I, Berendes J, Link R, Zöllner F (Hrsg). Thieme, Stuttgart, pp 1.1–1.101
23. Treeck HH (1970) Elektronenmikroskopische Untersuchungen am menschlichen Kehlkopf. Über das Epithel der plica vocalis im nicht verhornenden und keratotisch veränderten Zustand. Arch Ohr-Nas-Kehlkopfheilkd 196: 335–347
24. Werner JA, Schünke M, Tillmann B (1987) Histochemical visualization of lymphatic capillaries in the rat: a comparison of methods demonstrated at the posterior pharyngeal surface. Arch histol jap 50:505–514
25. Werner JA, Schünke M, Tillmann B, Rudert H (1988) Verteilung der Lymphgefäße in der Plica vocalis des Menschen. Eine lichtmikroskopische, enzymhistochemische und elektronenmikroskopische Untersuchung. Laryng Rhinol Otol 67:126–231
26. Zenker W (1958) Über die Bindegewebsstrukturen des Kehlkopfes und seines Aufhängesystems und deren funktionelle Bedeutung für den Kehlraum. Mschr Ohrenheilk 92:269–307

G. Kittel (Erlangen): Die beeindruckenden histologischen und elektronenoptischen Präparate führen zu der Frage, ob heute schon Aussagen möglich sind über Tonusstörungen der Stimmlippen nicht nur bei myogenen Paresen und Myasthenia gravis, sondern auch bei makroskopisch noch nicht, höchstfalls stroboskopisch verifizierbaren Spannungsveränderungen in vivo.

O. Kleinsasser (Marburg): Die seromucösen Drüsen sind auch Bestandteil des Epithels. Fraglich ist, wie immer wieder behauptet wird, daß unter dem Plattenepithel wirklich keine Drüsen liegen. Sicher gibt es Ausnahmen, die die Entstehung von Cysten dieses Gebietes erklären könnten.

Kehlkopf

1. G. Friedrich, J. Kainz, W. Freidl (Graz):
Das Kehlkopfskelett: Morphologische Abweichungen und deren klinische Bedeutung

Laryngoskopisch und/oder palpatorisch auffällige Abweichungen der Kehlkopfmorphologie sind häufige Befunde und werden meist mit Störungen der phonatorischen Kehlkopffunktion in Zusammenhang gebracht. Trotz umfangreicher sowohl laryngologisch-phoniatrischer als auch anatomischer Literatur zu diesem Thema gibt es bis jetzt weder eine einheitliche Auffassung über die Ursachen und Folgen laryngealer Anomalien, noch eine einheitliche Klassifikation.

Um eine Korrelation zwischen klinisch sicht- und tastbaren Larynxanomalien, anatomisch-morphologischen Befunden und funktionellen Störungen herstellen zu können, haben wir bei 74 Patienten mit Stimmstörungen eine CT des Larynx durchgeführt und morphometrisch ausgewertet.

Die Verteilung der klinisch festgestellten Asymmetrien (Tabelle) wie auch der morphometrisch erfaßten relativen Längenunterschiede der Schildknorpelplatten (Abb.) zeigt jeweils auffällige und großteils statistisch signifikante Seitenunterschiede.

Bei der Aufteilung des Patientengutes nach der Seite der längeren Schildknorpelplatte (Abb. 1) ergibt sich ein spiegelbildliches Verhalten der klinischen Asymmetrien und der Lageveränderungen des Gesamtkehlkopfes, wobei sich diese Zusammenhänge statistisch absichern ließen. Die Ausbildung klinischer Asymmetrien wie auch Lageveränderungen des Gesamtkehlkopfes korrelieren somit signifikant mit Asymmetrien des Schildknorpels.

Tabelle 1

N		Männer 52	Frauen 22	Insgesamt 74
Einseitige Taschen-	rechts	9	4	13
faltenvorwölbung	insgesamt	26	7	33
	links	17	3	20
Überkreuzen der	rechts	18	5	23
Arytaenoidknorpel	insgesamt	26	10	36
	links	8	5	13
Glottisschiefstand	rechts	7	1	8
hintere Kommisur	insgesamt	25	7	32
	links	18	6	24
Extramediane Lage	rechts	11	1	12
des Pomum Adami	insgesamt	12	2	15
	links	2	1	3
Impression der	rechts	4	0	4
Schildknorpelplatte	insgesamt	19	1	20
	links	15	1	16

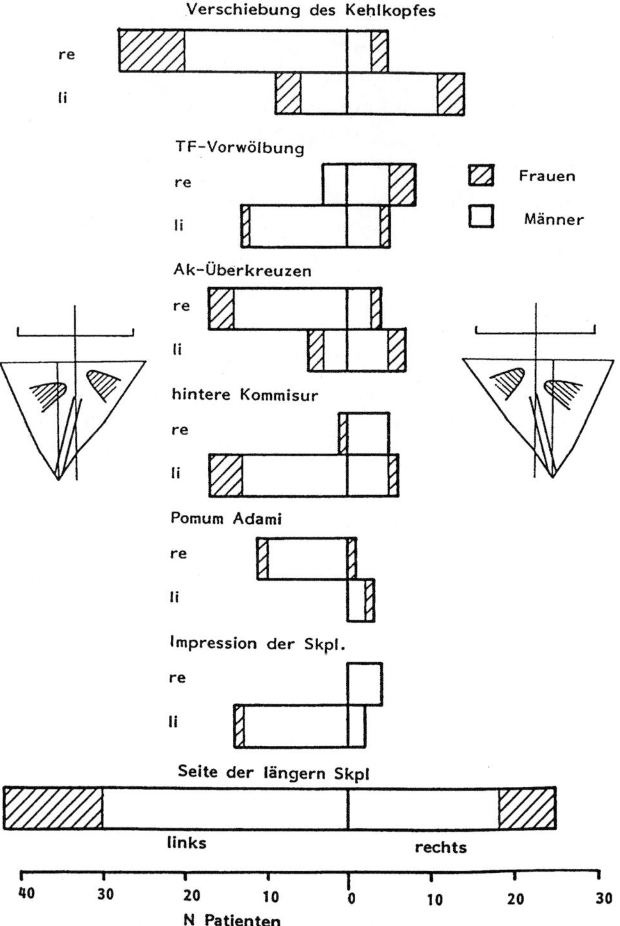

Abb. 1. Verteilung der klinischen Asymmetrien sowie der Lageasymmetrie des Kehlkopfes aufgeteilt in zwei Patientengruppen, jeweils nach der Seite der längeren Schildknorpelplatte (Skpl). Die Graphiken deuten jeweils schematisch die spiegelbildliche Larynxkonfiguration an (Schildknorpelkonfiguration, Glottisschiefstand, Lage der aryepiglottischen Falten, extramediane Lage des Pomum Adami)

Bei Frauen finden sich insgesamt deutlich seltener Kehlkopfasymmetrien, darüber hinaus ist die ungleiche Seitenverteilung der Asymmetrien weniger ausgeprägt als bei den Männern. Das häufigere Vorkommen von asymmetrischen Bildungen bei Männern wird meist mit dem starken Wachstum des männlichen Kehlkopfes in Verbindung gebracht. Unsere Untersuchungen zur Größenentwicklung des Schildknorpels ergaben jedoch keine Korrelation mit den Asymmetrien, so daß Größenabweichungen des Schildknorpels als unabhängige Anomalien aufgefaßt werden müssen.

Über die funktionellen Auswirkungen der beschriebenen Veränderungen kann nur bedingt eine Aussage getroffen werden, da es sich um ein selektioniertes Patientengut handelt. Im Stimmstatus fanden sich durchwegs dysfunktionelle Zeichen mit einem starken Überwiegen der hyperfunktionellen Komponente. Insgesamt waren die stimmlichen Symptome uncharakteristisch und entwickelten sich in strenger Abhängigkeit von stimmlichen Anforderungen. Bei 33 Patienten fanden sich sekundär organische Veränderungen (Knötchen, Kontaktgranulome, Ödeme, Polypen), wobei die Häufigkeit des Auftretens signifikant mit dem Grad der Seitenasymmetrie des Schildknorpels korrelierte. Wir interpretieren dies als Ausdruck vermehrter hyperfunktioneller Kompensationsversuche in der Folge morphologischer Abweichungen.

Es zeigt sich somit ein signifikanter Zusammenhang zwischen Größendifferenzen der Schildknorpelplatten und klinisch feststellbaren Larynxasymmetrien. In Abhängigkeit von der Seitendifferenz der Schildknorpelplatten kommt es dabei zur Ausbildung einer typischen Larynxkonfiguration:

- die aryepiglottische Falte liegt auf der Seite der längeren Schildknorpelplatte weiter dorsal und überkreuzt bei der Phonation dorsal

- die Glottis steht schief mit der hinteren Kommissur auf der Seite der längeren Schildknorpelplatte
- die Sagittalachse des Schildknorpels ist gegenüber der Mediansagittalen der HWS zur Seite der kürzeren Schildknorpelplatte verschoben
- das Pomum Adami liegt extramedian auf der Seite der kürzeren Schildknorpelplatte
- die längere Schildknorpelplatte wird angulusnahe lumenwärts eingebogen (Impression)
- die Taschenfalte auf der Seite der längeren Schildknorpelplatte wird dadurch passiv medialverlagert.

Zahlreiche klinische Asymmetrien des Kehlkopfes lassen sich somit in ihrer formalen Genese auf Asymmetrien des Schildknorpels zurückführen. Die große Variabilität des individuellen klinischen Erscheinungsbildes kommt durch die unterschiedliche Ausprägung und Kombination der einzelnen Merkmale zustande. Die skeletale Konfiguration ist dabei als Grundlage der individuellen morphologischen und funktionellen Kehlkopfentwicklung aufzufassen, deren endgültige Ausprägung jedoch wesentlich von neuromuskulären Kompensations- und Adaptationsmechanismen beeinflußt wird.

F. Frank (Wien): Haben Sie bei den von Ihnen vorgestellten Fällen die stimmlichen Leistungen in Abhängigkeit zu verschiedenen Tonhöhen geprüft und haben Sie die vorgestellten Patienten einer Stimmbelastung zugeführt?

G. Rosemann (Frankfurt a. M.): Können Sie bei den von Ihnen als morphologische Abweichungen bezeichneten Anomalien des Kehlkopfskeletts Traumen mit einiger Sicherheit ausschließen?

G. Friedrich (Graz): Bei allen Patienten wurde ein Stimmstatus (Stimmfeldmessung, mittlere Sprechstimmlage, Grundtonanalyse u. a) durchgeführt. Es konnte dabei kein typisches Stimmfunktionsdefizit festgestellt werden. Entscheidend für das Auftreten stimmlicher Probleme war die Stimmbelastung. Kehlkopftraumen wurden ausgeschlossen.

2. A. Kurzeja (Aachen):
Behandlung von kindlichen Interarytaenoidfibrosen

Über die Interarytaenoidfibrose haben bereits Rethi und Uffenorde referiert, in den letzten Jahren Minnigerode, Berend, Schlöndorff und Elies. Ich möchte über 7 Kinder aus den letzten 1½ Jahren mit der Diagnose „Interarytaenoidfibrose" berichten.

Auffällig bei diesen 7 Patienten war die in den entscheidenden Punkten gemeinsame Anamnese:

Alle 7 Patienten waren Kinder, Alter 3 bis 12 Jahre, alle hatten einen schweren Unfall mitgemacht oder eine neurochirurgische Operation, alle wurden langzeitbeatmet mittels Intubation.

Alle Patienten entwickelten eine Trachealstenose, welche die problemlose Extubation verhinderte – und somit mußten alle 7 Patienten im unmittelbaren Anschluß tracheotomiert werden.

Zum Zeitpunkt der Tracheotomie zwischen dem 14. Tag und der 5. Woche nach Intubation konnte nur eine Trachealstenose, kein morphologischer Schaden am Kehlkopf beobachtet werden. Die Trachealstenose wurde bei den 7 Kindern je nach Lage und Schweregrad mit verschiedenen Techniken behandelt: End-zu-End-Anastomose, Tracheopexie und/oder Entfernung eines stenotischen Segels mit dem Laserstrahl.

Nach erfolgreicher Therapie war bei diesen 7 Kindern trotz stabiler und weiterer Trachea ein Dekanülement nicht möglich. Eine Interarythaenoidfibrose hatte sich ausgebildet, die hochgradige Einschränkungen der Ventilation bewirkte.

Nach Erprobung verschiedener Modifikationen hat sich bei uns folgendes Vorgehen bei Erwachsenen bewährt, das wir auf Kinder übertragen haben:

1. Schritt: Durchtrennen der Fibrose von anterior nach posterior, paramedial. Entfernung der fibrotischen Narbe mit Wegnahme eines kleinen Stückes des Processus vocalis des Stellknorpels und eines Stücks Stimmlippe aus dem hinteren Anteil. Diese Excision erfolgt mit einem CO2-Laser.

2. Schritt: Einsatz eines möglichst großen, nach oben hin verlängerten Montgomery-Röhrchens, wobei der obere Teil offen zwischen die Glottis plaziert wurde.

3. Schritt: Nachdem wir die Erfahrung gemacht haben, daß Kinder sehr viel mehr – und vor allem längere Zeit zur Wiederverwachsung und narbigen Struktur neigen als Erwachsene, erfolgte die Entfernung des Röhrchens erst nach 3 bis 6 Monaten, wobei durch direkte und indirekte Laryngoskopie regelmäßig die Epithelisierung des Wundlagers und eine mögliche neue Narbenbildung kontrolliert wurde. (Im Idealfall reicht beim Erwachsenen dazu bereits eine Woche.)

Von den 7 genannten Kindern tragen 4 noch das verlängerte, in der Glottis liegende Montgomery-Röhrchen, bei 3 Patienten konnten wir es ohne Probleme entfernen.

Am 1. postoperativen Tag begannen wir mit einem Eßtraining, ähnlich wie Patienten mit einer horizontalen Kehlkopfteilsektion. Alle Kinder lernten innerhalb von 3 Tagen komplikationslos zu essen und trinken, ohne sich zu verschlucken. Eine Aspiration oder Folgen einer Aspiration haben wir bei unseren 7 Patienten nicht beobachtet.

Interarythaenoidfibrosen imponieren als Dekanülementproblem. Vorher ist die Atmung infolge des Tracheostomas gewährleistet und die Stimme mit einer Sprechkanüle oder dem zuhaltenden Finger nur wenig oder gar nicht beeinträchtigt. Es wird also zunächst nicht erkannt. Wir vermuten auch, daß manche Interarythaenoidfibrose für eine beidseitige Recurrensparese gehalten und deshalb nicht der adäquaten Behandlung zugeführt wird. Wir halten es für möglich, daß diese Fehldiagnose uns selbst in früheren Jahren unterlaufen sein könnte.

O. Kleinsasser (Marburg): Die vorgeschlagene Methodik erscheint mir doch traumatisierend. Was wird aus einem Kehlkopf bei einem Kind, wenn der Arytaenoidknorpel, Teile der Stimmlippe und der Hinterwand entfernt worden und wenn noch ein Dilatator eingesetzt wird. Die Modifikation der Methode von Rethi erscheint sinnvoller, indem man nach Laminotomie der Ringknorpelplatte einen Rippenknorpelspan interponiert. Damit wurden z. B. von Cotton schon größere Serien erfolgreich operiert.

W. Schlenter (Lübeck): Die bekannten Granulationen nach laserchirurgischer Entfernung der Narbenplatte lassen sich durch das Montgomery-Rohr wohl zurückdrängen. Wie lange postoperativ haben Sie diese Granulationen noch beobachtet?

A. Kurzeja (Schlußwort):
Die geschilderte Methode (Operation enoral ohne Eröffnung von außen) erscheint uns für kleinere Kinder weniger traumatisch. Vom Arytaenoidknorpel wurde nur ein sehr kleines Stück entfernt. Granulationen wurden maximal 14 Tage nach dem Einsetzen beobachtet.

3. I. Loennecken (Köln):
Der Warthintumor des Larynx als mögliches Fehlbildungssyndrom

An der Kölner Universitäts-HNO-Klinik wurden in den Jahren 1985 und 1988 zwei Warthintumoren des Larynx diagnostiziert. Beide Male befand sich der Tumor im linken Taschenbandbereich. Die Patientinnen waren 77 und 42 Jahre alt. In der verfügbaren Literatur stellen Warthintumoren des Larynx eine Rarität dar. Bisher wurden vier Fälle beschrieben.

Zur Genese der Cystadenolymphome wurden verschiedene Hypothesen angeführt, von denen drei jedoch intensiver diskutiert werden: Warthintumoren als Einschluß von Speicheldrüsengewebe in intra- oder paraglandulären Lymphknoten, als Überbleibsel des Kiemengangsapparates oder als verzögerte Immunreaktion.

Die ersten beiden Theorien werden in letzter Zeit häufig miteinander kombiniert, speziell zur Erklärung extraparotidealer Warthintumoren. Die dritte These wird von verschiedenen Autoren (u. a. Seifert, Hamburg) in Zweifel gezogen. Zur Erklärung der von uns im Taschenbandbereich gefundenen Tumoren nach den obigen Theorien müßte heterotopes Speicheldrüsengewebe oder sich aus dem Sinus cervicalis entwickelndes Speicheldrüsengewebe (vgl. Youngs, Scofield 1967) sich im Bereich der dritten Kiemenfalte entwickelt oder angelagert haben. Dieser Bereich steht in enger räumlicher Beziehung zur dritten und vierten Kiementasche, welche unter anderem der Innenauskleidung des Larynx dient. Ein Einschluß des Speicheldrüsengewebes in lymphatisches Gewebe scheint nach unserer Meinung jedoch erst zu einem späteren Zeitpunkt stattgefunden zu haben (hohes Alter der Patientin Nr. 1).

Vergleicht man die in der Literatur beschriebenen Fälle miteinander, so fällt auf, daß das Geschlechtsverhältnis 5 Frauen: 1 Mann ist. Das Durchschnittsalter beträgt 64 Jahre. Bei allen 6 Fällen war das linke Taschenband und einmal sowohl Stimm- wie Taschenband betroffen. Weshalb die linke Seite bevorzugt wird konnte nicht erklärt werden. In unserem Fall (Patientin Nr. 1) fand sich ein Warthintumor in der linken Parotis und im linken Taschenband. Rechtsseitig befand sich eine kombinierte Laryngocele. Dieser Befund deutet auf die Möglichkeit einer Fehlbildung im Larynx hin.

4. M. Arnhold-Schneider (Ulm), H. Schall (Radolfzell): Nichtmetaplastisches Plattenepithelvorkommen im Kehlkopfinneren und seine Beziehung zur Karzinomentstehung

Die Studie befaßt sich mit dem Vorkommen und der Verteilung von Plattenepithelarealen im menschlichen Kehlkopf, sowie mit der Frage, ob sich aus deren Lokalisation Rückschlüsse auf die Entstehung innerer Larynxcarcinome ziehen lassen. Dazu wurden makroskopische Epithelanfärbungen an 104 Leichenkehlköpfen vorgenommen und diese Ergebnisse mit den an 100 Operationspräparaten exstirpierter Kehlköpfe an makroskopischen Serienschnitten ermittelten Tumorlokalisationen in Beziehung gesetzt. Das besondere Interesse richtete sich dabei vor allem auf das Plattenepithelvorkommen außerhalb der Stimmlippenebene.

Wir fanden besondere Prädilektionsstellen der Carcinomentstehung in erstaunlich auffälliger Übereinstimmung mit der gefundenen Verteilung des Plattenepithels im Kehlkopfinneren, und zwar in jedem Lebensalter (Tabelle 1, 2). Es wird sowohl die unvermittelte Carcinogenese aus gesundem Plattenepithel diskutiert als auch die Krebsentstehung aus einer metaplastischen Umbildung von Flimmerepithel in Plattenepithel. Die erkennbare Regelmäßigkeit in der Anordnung der Plattenepithelareale setzt regelmäßige, immer wiederkehrende und nicht zufällige Gegebenheiten voraus. Mit einem hohen Grad an Wahrscheinlichkeit kann daher angenommen werden, daß die Wachstumsvorgänge innerhalb der embryonalen Epithelverklebung des Kehlkopfes einen bestimmenden Einfluß auf das Vorkommen von Plattenepithelinseln innerhalb des Flimmerepithels in der Oberflächenauskleidung des Kehlkopfinneren hat.

Tabelle 1. Plattenepithelverteilung im Kehlkopf von 104 „Normalpersonen" nach makroskopischer Epithelanfärbung nach der Methode von *Zilliacus*

104 normale Leichenkehlköpfe Alter der Patienten 18–70 Jahre			
n = Anzahl der Patienten	Plattenepithelvorkommen	Altersabhängigkeit	Geschlechtsunterschiede	Seitenunterschiede
n = 13 18–45 Jahre (10 männlich) (3 weiblich)	Übergang von Epiglottis zur Taschenfalte; Winkel, an dem die vordere Begrenzung der Taschenbänder mit der Epiglottis aneinandergrenzt	→	K	K
	Kehlkopfeingang, d. h. Epiglottisrand unterschiedlicher Breite und Begrenzung		E	E
n = 42 45–65 Jahre (30 männlich) (12 weiblich)	Gesamte Breite der laryngealen Epiglottis-Fläche in Verbindung mit der medialen Fläche der Aryepiglottischen Falte auf die Membrana quadrangularis übergreifend	→	I N E	I N E
	Überall im Bereich der Membrana quadrangularis			
n = 49 über 65 Jahre (23 männlich) (2 weiblich)	Durchgehende Plattenepithelbedeckung im Bereich der Glottis			
	Vereinzelt subglottische Epithelinseln			

Tabelle 2. Tumorlokalisation der Plattenepithelcarcinome von 100 exstirpierten Kehlköpfen nach makroskopischen Stufenschnitten nach der Methode von *Müller* und *Kleinsasser*.

100 exstirpierte Kehlköpfe Alter der Patienten 38–71 Jahre					
n = Anzahl der Patienten		Tumorlokalisation	Altersab-hängigkeit	Geschlechts-unterschiede	Seiten-unterschiede
n = 59 (58 männlich) (1 weiblich) oberes und mittleres Drittel der Epiglottis	n = 25	Winkel zwischen Epiglottis und vorderem Taschenfalteanteil	K	K	K
	n = 22	Epiglottisrand bzw. Übergang vom oberen zum mittleren Drittel der laryngealen Epiglottisfläche	E	E	E
	n = 12	Petiolus, bzw. rechts und links davon	I	I	I
n = 41 (37 männlich) (4 weiblich) oberhalb und unterhalb der Glottisebene	n = 21	Freier Taschenbandrand auf die Membrana quadrangularis, Sinus Morgagni übergreifend	N	N	N
	n = 16	Hinteres Taschenfaltedrittel	E	E	E
	n = 12	Unmittelbar unterhalb der Stimmlippenebene			
	n = 8	Weit subglottischen Ursprungs			

Auch wenn klinische und histologische Verlaufsbeobachtungen darauf hindeuten, daß Carcinome einen sehr langsamen, manchmal sich über Jahre hinziehenden mehrstufigen Entwicklungsweg einschlagen, läßt sich jedoch nicht ausschließen, daß aus einem morphologisch gesunden Plattenepithel unvermittelt ein Carcinom entstünde, in dem eine oder mehrere Basalzellen plötzlich zu wuchern beginnen und infiltrierend in die Tiefe wachsen. Durch die in den vorliegenden Untersuchungen festgestellte große Übereinstimmung zwischen normalem Vorkommen von Plattenepithel bzw. Plattenepithelinseln innerhalb des Flimmerepithels des Kehlkopfinneren mit der Lokalisation infiltrierender Kehlkopfcarcinome könnte nun dem Anschein nach eine derartige formale Genese unterstützt werden. Man kann zwar darauf die Aussage gründen, daß Kehlkopfcarcinome immer da zu entstehen pflegen, wo sich im gesunden Kehlkopf ein regelrecht aufgebautes normales Plattenepithel findet, also vor allem im Bereiche der Stimmlippen, der Taschenfalten sowie der mittleren und seitlichen Epiglottisanteile und der hier vorgefundenen Plattenepithelareale, daß aber mit an Sicherheit grenzender Wahrscheinlichkeit die Einwirkung verschiedener Noxen erforderlich ist, damit aus dem Normalepithel eine einfache Plattenepithelhyperplasie, weiter eine Plattenepithelhyperplasie mit vereinzelten örtlichen Zellatypien und schließlich ein präcanceröses Epithel entstehen kann, das dann schließlich zur Ausbildung eines Carcinoms überleitet. Die Ergebnisse stellen einen Beitrag zur Frühdiagnose der inneren Kehlkopftumoren dar, da es aufgrund der Resultate angezeigt erscheint, bei der Mikrolaryngoskopie verstärkt besondere Aufmerksamkeit auf die Schleimhautpartien zu richten, die in einer gewissen Regelmäßigkeit Plattenepithelbezirke aufweisen.

Speicheldrüsen

5. P. Bumm, Ch. Bannert (Augsburg):
Ein neuer Speichel- und Schleimersatz für die oberen Luft- und Speisewege

Bei der Entwicklung eines wirksamen Speichel-Schleimersatzes müssen die physiologischen Besonderheiten des Schleimes berücksichtigt werden, der das Epithel des Aerodigestivtraktes bedeckt. Von großer biologischer Bedeutung ist die elektronegative Ladung der Neuraminsäure, die für die protektive Funktion der Muzine verantwortlich ist. Dadurch erhält das Epithel ein elektronegatives Ladungsschild, das es gegenüber der Umgebung schützt (Abb. 1). Als Neuraminsäureersatz wurde aus der Gruppe der Uronsäuren die Alginsäure ausgewählt. Daraus ergeben sich mehrere biologische Vorteile:

1. Die Alginsäure besitzt eine elektronegative, terminale Ladung für die protektive Muzinfunktion.
2. Durch die Zugabe von Kalziumionen ist die Alginsäure zur Gelbildung fähig. Daraus resultiert eine bessere Haftung des Präparates auf den Schleimhäuten.
3. Die physiologischen Schleimschichten der oberen Luftwege werden imitiert. Zuerst wird eine Kalziumlösung als Solphase auf die Schleimhäute appliziert. Durch die anschließende getrennte Hinzugabe von Alginsäure entsteht ein Gel, das die Schleimhäute durch die oberflächliche Gelschicht abdeckt und dadurch gegen die Umgebung schützt.

4. Die Alginsäure ist atoxisch. Sie ist als Lebensmittelzusatzstoff zugelassen und befindet sich daher als Quellmittel in zahlreichen Nahrungsmitteln.
5. Sie ist preiswert und in beliebiger Menge erhältlich.

Neben der Schutzfunktion müssen auch die anderen Muzinfunktionen, wie die Transportfunktion, berücksichtigt werden, die alle an eine ausreichende Schleimhautfeuchtigkeit gebunden sind.

Der neu entwickelte Speichel-Schleimersatz wird seit drei Jahren mit verschiedenen pH-Werten bei Patienten mit Xerostomie unterschiedlicher Genese getestet. Patienten mit Morbus Sjögren bevorzugen das Muzin in einer sauren Lösung, Patienten mit radiogen bedingter Xerostomie benötigen während und längere Zeit nach der Radiatio eine alkalische Lösung.

Die Schleimhautfeuchtigkeit der Patienten wurde vor und nach Anwendung des neuen Speichel-

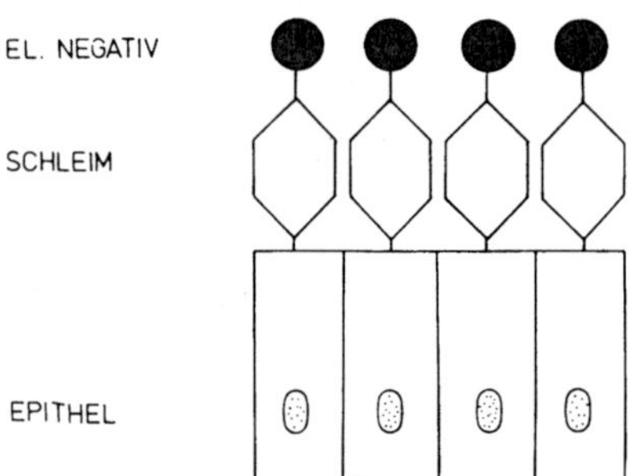

Abb. 1. Schematische Darstellung der schützenden elektronischen Ladung eines Uronsäureschleimes auf einer Epithelschicht. Dieser Ladungsschild schützt das Epithel des Aerodigestivtraktes gegenüber der Umwelt

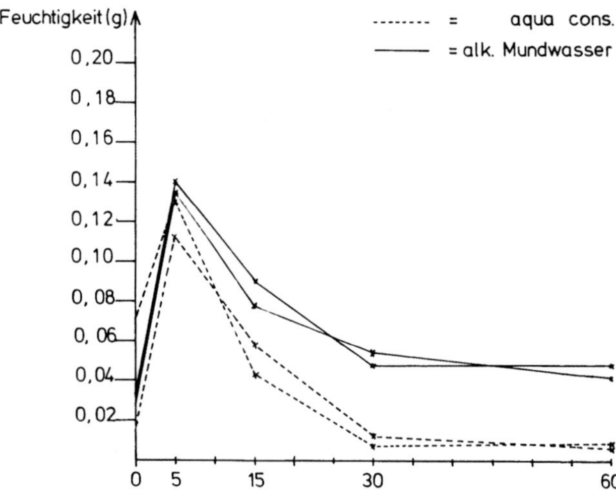

Abb. 2. Auf der Y-Achse ist die Gewichtszunahme eines Filterpapieres aufgetragen, das auf die Zungenschleimhaut eines Patienten während der Hartstrahlenbehandlung gelegt wurde. Gewichtszunahme wurde vor und zu vier Zeitpunkten nach Applikation von Wasser (– – –) und dem neuen Speichel-Schleimersatz (————) an zwei verschiedenen Tagen gemessen. Da diese Gewichtszunahme durch Wasserabsorption aus der Schleimhaut bedingt ist, kann sie als Maß für die Schleimhautfeuchtigkeit betrachtet werden

Schleimersatzes durch Gewichtsbestimmungen eines auf die Schleimhäute aufgelegten hydrophilen Filterpapiers gemessen. Auf den Ordinaten in Abb. 2 ist die Gewichtszunahme dieses Filterpapieres durch die Flüssigkeitsaufnahme aus der Schleimhaut als Funktion der Zeit aufgetragen. Bei einer radiogen bedingten Xerostomie wird die Schleimhautfeuchtigkeit durch das neu entwickelte Calciumalginatpräparat (durchgezogene Linie) stärker erhöht, als nach reiner Wasserapplikation (gestrichelte Linie).

Während der Radiatio war neben der verbesserten Schleimhautfeuchtigkeit eine geringere Mukositis auffällig. Besonders erfreulich ist, daß Soorinfektionen bei konsequenter Anwendung des alkalischen Speichel-Schleimersatzes während der Radiatio sehr selten geworden sind. Dies gilt auch für Patienten, die sich wegen hämatologischer onkologischer Erkrankungen einer aggressiven Chemotherapie unterziehen müssen. Bei diesen Patienten wird zusätzlich lokal Amphotericin B gegeben. Eine parenterale antimykotische Therapie ist dann in der Regel nicht mehr notwendig.

Prospektive, randomisierte Studien werden augenblicklich durchgeführt.

6. W. Müller, H. Lobeck, G. A. Wild, D. Mischke (Berlin/München): Keratin-Expression im Epithel der menschlichen Glandula submandibularis

Keratine sind sensitive molekulare Marker für Epithelgewebe, deren differentielle, d. h. zelltypspezifische Verteilung Aussagen über Differenzierungsstatus und möglichen histogenetischen Ursprung der Epithelzelle erlauben. Während die bisherigen Kenntnisse über Keratine in Speicheldrüsen hauptsächlich auf immunhistochemischen Untersuchungen beruhten, haben wir die Keratin-Expression in den großen Kopf-Speicheldrüsen biochemisch, d. h. mittels hochauflösender ein- und zweidimensionaler Polyacrylamid-Gelelektrophorese und anschließender Immunoblot-Analyse untersucht.

Abbildung 1 zeigt die zwei-dimensionale Auftrennung der Speicheldrüsen-Proteine und ihre Identifizierung mittels spezifischer Antikörper. So weist ein gegen das sogen. „Tissue Polypeptide Antigen (TPA)" gerichtetes Antiserum die Keratine (K) K8, K18 und K19 nach (Abb. 1 b). Die Reaktion desselben Filters mit dem für die basische Unterfamilie der Keratine spezifischen Antiserum 10-2/2 bringt ergänzend K5b (Abb. 1 c) und die Reaktion mit einem gegen saure Keratine gerichteten Antiserum bringt K14 und K17 (Abb. 1 e) zur Darstellung. Damit kann das

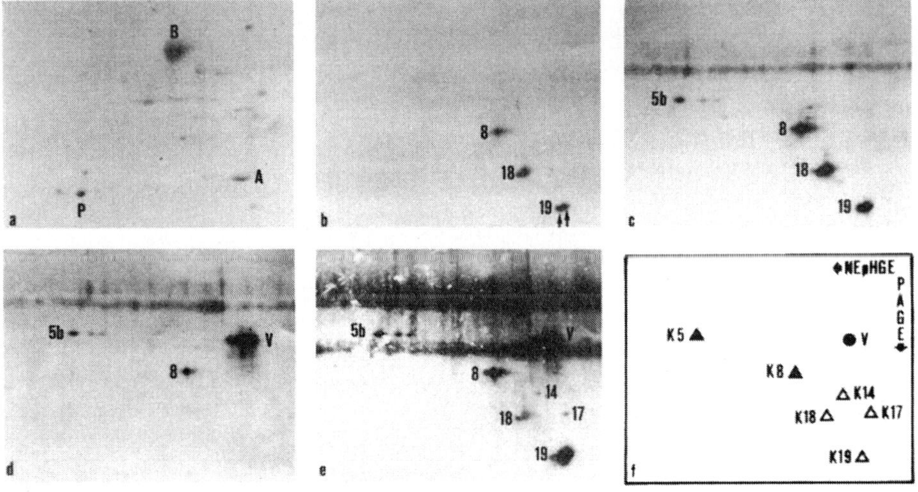

Abb. 1 a–f. Zwei-dimensionale Auftrennung der Proteine einer menschlichen Glandula submandibularis. 1. Dimension: Trennung der Proteine nach Ladung (NEpHGE: non equilibrium pH gradient electrophoresis); 2. Dimension: Trennung der Proteine nach Molekulargewicht [PAGE: Polyacrylamid-Gel-Elektrophorese in Gegenwart von Natriumdodecylsulphat (SDS)]. Coomassie-Blau gefärbtes Gel (**a**) und korrespondierende Immuno-Blots nach Reaktion mit den Antikörpern „TPA" (**b**), „TPA" und 10-2/2 (**c**), 10-2/2 und Vimentin (**d**), „TPA", 10-2/2, Vimentin und 15-2/2 (**e**). Zusammenfassende schematische Darstellung der in Speicheldrüsen nachgewiesenen Intermediärfilament-Proteine (**f**). Die Bezeichnung der Keratine (*K*) erfolgte gemäß der von Moll und Franke eingeführten und von Wild und Mischke erweiterten Nomenklatur. *V* bezeichnet Vimentin, *A* benennt Aktin und *B* und *P* die zur Eichung des Gels zugesetzten Proteine Rinderserumalbumin (67 kD/pI 6.35) und Phosphoglycerat-Kinase (43 kD/pI 7.40)

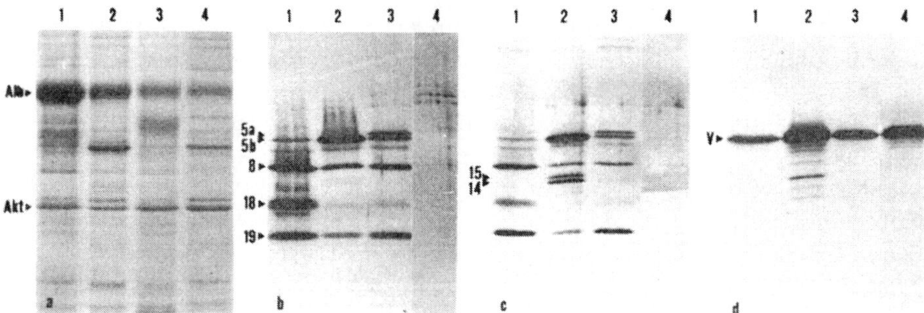

Abb. 2 a–d. Vergleich von normalen und onkozytären Speicheldrüsen. Ein-dimensionale Auftrennungen der Proteine mittels Polyacrylamid-Gel-Elektrophorese in Gegenwart von SDS. Coomassie-Blau gefärbtes Gel (**a**) und korrespondierende Immunno-Blots mit den Antikörpern „TPA" und 10-2/2 (**b**), „TPA", 10-2/2 und 15-2/2 (**c**), und Vimentin (**d**). Die Proben entstammen einer normalen Gl. submandibularis (Bahn 1), einem pleomorphen Adenom der Gl. submandibularis (Bahn 2), einem Zystadenolymphom der Gl. parotis (Bahn 3) und einem Fibrosarkom der Parotis (Bahn 4). Die *Zahlen* bezeichnen die Keratine und *V* entspricht Vimentin. *Alb* und *Akt* stehen für Serumalbumin und Aktin. Um weitgehend proteolysefreie Proben zu erhalten mußten kleine Gewebeblöcke aus frischen Drüsen entnommen und direkt in Elektrophoresepuffer homogenisiert werden, weil die physiologischerweise in den Drüsen hochkonzentriert enthaltenen proteolytischen Enzyme beim Zellausschluß freigesetzt werden und die gewebeeigenen Polypeptide angreifen und partiell verdauen [vgl. z. B. in (**d**) Bahn 2]

Gesamtspektrum der Keratine von Speicheldrüsen wie in Abb. 1 f dargestellt werden. Vimentin, das spezifische Intermediärfilament-Protein des mesenchymalen Stromas, läßt sich ebenfalls an seiner charakteristischen Position im zweidimensionalen Immuno-Blot (Abb. 1 d) mit einem Anti-Vimentin Antikörper identifizieren.

Auffallend ist die Beobachtung, daß K19 mit zwei Protein-Varianten auftritt (Pfeile in Abb. 1 b). Dieser von uns erstmalig erhobene, in allen untersuchten Drüsengeweben zu beobachtende Befund, scheint ein drüsen-typisches Phänomen zu sein. Ob es bei der Klärung der Frage nach dem histogenetischen Ursprung von malignen Speicheldrüsen-Tumoren ausgenutzt werden kann, muß in weiteren Untersuchungen erforscht werden.

Bei der von uns eingesetzten Methode der Aufarbeitung des Gewebes werden immer auch die Proteine der interlobulären Gangabschnitte miterfaßt. Solche, durch Mikrodissektion erhaltene, Gangabschnitte weisen im Vergleich zum Drüsenparenchym ein um K18 reduziertes Muster auf. Eine Ausnahme bildet das Muster des Ductus submandibularis in seinem proximalen Anteil, wo zusätzlich die Keratine K4 und K13 nachzuweisen sind und erklärt sich durch den dort erfolgenden Übergang zum unverhornenden Plattenepithel der Mundschleimhaut, dessen terminaler Differenzierungsstatus biochemisch durch dieses Keratinpaar charakterisiert wird.

In Abb. 2 werden normales Speicheldrüsengewebe (Bahn 1) mit Neubildungen der Drüsen verglichen. Das in Bahn 2 dargestellte pleomorphe Adenom der Gl. submandibularis zeigt K5b, K8 und K19 (Abb. 2b) und darüber hinaus eine vermehrte Synthese von K14 und K15 (Abb. 2c) bei stark reduziertem Anteil von K18. Auch K8 und K19 erscheinen vermindert. In einem anderen – hier nicht gezeigten – pleomorphen Adenom wurde hingegen ein der normalen Drüse entsprechendes Muster gefunden, so daß diese beiden Tumoren von unterschiedlichen Ursprungszellen (Gangepithel im ersten, sekretorische Zellen im zweiten Fall) herzuleiten wären. Als ein Mischtumor mit epithelialen und bindegewebigen Anteilen war auch Vimentin, das Marker-Protein der mesenchymalen Komponente, verstärkt nachzuweisen (Abb. 2 d). In einem Zystadenolymphom der Gl. parotis (Bahn 3) wurden K5a + 5b, K8 und K19 und damit ein dem duktalen Epithel verwandtes Muster gefunden. Bei dem in Bahn 4 vorgestellten Tumor der Parotis wurde zunächst ein epithelialer Tumor vermutet. Die Reaktion mit Anti-Keratin Antikörpern blieb allerdings völlig negativ (Abb. 2 b, c), nur Vimentin ließ sich nachweisen (Abb. 2 d), so daß ein mesenchymaler Tumor angenommen werden mußte. Dies konnte immunhistochemisch bestätigt und die Diagnose Fibrosarkom gestellt werden.

Vergleichen wir unsere Analysen mit vorliegenden immunhistochemischen Ergebnissen, so können wir weitgehende Übereinstimmung feststellen. Solche Untersuchungen haben den Vorteil, daß sie – bei Erhaltung der Morphologie – die Keratine einzelner Zellen nachweisen können. Sie sind jedoch von der Verläßlichkeit und Spezifität – und hier besonders der Monospezifität – der verwendeten Antikörper abhängig. Mit biochemischen Methoden hingegen können die Proteinzusammensetzung eines Gewebes bestimmt und ihre Komponenten exakt identifiziert werden, so daß auch Veränderungen und Modifikationen wie das Vorhandensein der beiden, möglicherweise drüsentypischen K19-Varianten zu Tage treten.

Die Verbindung von biochemischen und immunhistochemischen Untersuchungen kann uns so in die Lage versetzen, genauere diagnostische Verfahren zu entwickeln und damit letztlich zu einer Verbesserung unserer therapeutischen Möglichkeiten beitragen.

7.　A. Riederer, C. Zietz, E. Wilmes, Th. Vogl, et al. (München):
　　Speicheldrüsenveränderungen bei der HIV 1-Infektion

In einer prospektiven Studie untersuchten wir 105 HIV-infizierte Patienten, davon wiesen 10 Patienten Veränderungen im Bereich der großen Speicheldrüsen auf. Die Mehrzahl dieser HIV-Infizierten wurde fortgeschrittenen Krankheitsstadien zugeordnet (Centers for Disease Control- Stadium III und IV). Bei vier Patienten waren Speichelerkrankungen der erste Hinweis auf die HIV-Infektion. Achtmal war die Gl. parotis und zweimal die Gl. submandibularis betroffen. Der Häufigkeit nach beobachteten wir folgende Krankheitsbilder: lymphoepitheliale Zysten (n = 3), Burkitt-Lymphome (n = 2) und je einmal eine Sialadenitis, eine Lymphadenitis, eine Sialolithiasis, ein pleomorphes Adenom und eine Hyperplasie.

Lymphoepitheliale Zysten im Bereich der Ohrspeicheldrüse traten am häufigsten auf. In allen Fällen lag ein intraglandulärer (Abb. 1) und multilokulärer Befall vor. Zweimal waren diese Veränderungen bilateral lokalisiert. Die Zysten waren durch ein mehrschichtiges, abgeflachtes, teilweise verhornendes Plattenepithel begrenzt. Sie waren von lymphoiden Stroma mit hyperplastischen Lymphfollikeln umgeben (Abb. 2). Der Inhalt bestand aus seröser Flüssigkeit mit Zelldetritus. Intra- und periglanduläre Lymphknotenveränderungen zeigten dasselbe histologische Bild wie sonstige zervikale *Lymphadenopathien* bei HIV-Infizierten. Bei einer Biopsie sah man die typi-

sche *follikuläre Hyperplasie* eines intraglandulären LK's der Ohrspeicheldrüse.

Zwei *Burkitt-Lymphome* wurden diagnostiziert. Diese Non-Hodgkin-Lymphome vom hohem Malignitätsgrad waren periglandulär der Gl. submandibularis und intraglandulär der Gl. parotis lokalisiert.

Einmal lag eine *chronische rezidivierende Parotitis* mit periduktaler Lymphozytenanreicherung vor. Im Drüsensekret fanden sich Candida albicans und Enterobacter cloacae.

Lymphoepitheliale Zysten sind bei nicht HIV-Infizierten selten (nach Seifert 1984, 0,4% aller Speicheldrüsenläsionen) anzutreffen, zudem selten bilateral lokalisiert, durchschnittlich nur 1 cm groß und der Altersgipfel liegt um das 8. Lebensjahrzehnt. All diese

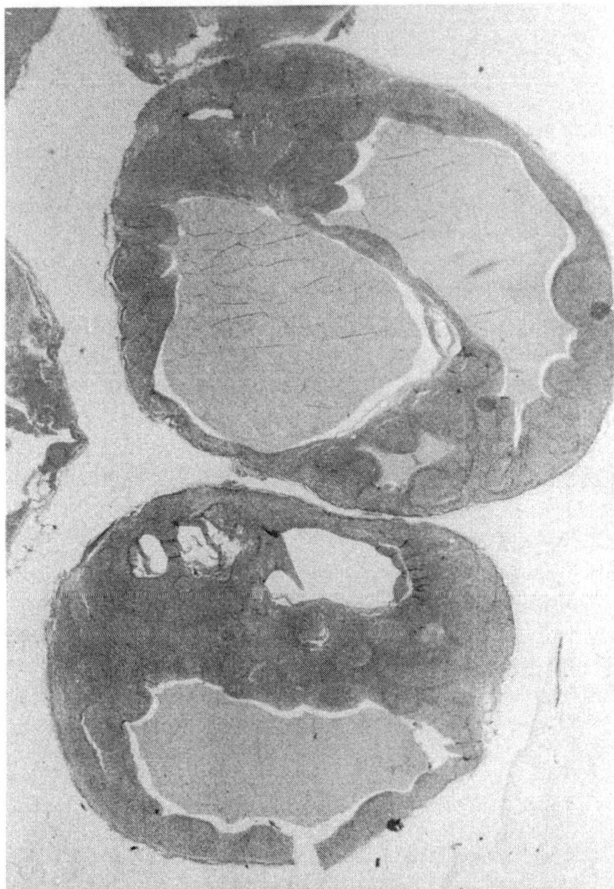

Abb. 1. Patient männlich, 57 Jahre, Hämophilie A; Centers for Disease Control (*CDC*)-Stadium IV A; Walter-Reed-Stadium (*WR*) 6. Transversale Darstellung (Kernspin-Tomographie) *lymphoepithelialer Zysten* mit Begleitsialadenitis der Gl. parotis und kontralateraler *subakuter Sinusitis maxillaris*

Abb. 2. Patient weiblich, 34 Jahre, drogensüchtig, CDC-Stadium III B, WR-Stadium 3. Histologische Darstellung (Lupenübersicht; Hämatoxylin-Eosin-Färbung) *lymphoepithelialer Zysten* im Bereich der Ohrspeicheldrüse. Man sieht drei gefüllte Zysten ausgekleidet mit flachem Epithel und umgeben von lymphatischem Stroma mit follikulärer Hyperplasie

Charakteristika treffen bei unseren Patienten nicht zu. Auch bei den beiden *Burkitt-Lymphom*-Patienten sind Unregelmäßigkeiten festzustellen. Das Alter der Patienten und die Lokalisation sind atypisch für das Krankheitsbild. Bei den beiden zuletzt aufgeführten Speicheldrüsenerkrankungen und intra- bzw. periglandulären *Lymphknotenveränderungen* kann eine *Korrelation zur HIV-Infektion* angenommen werden. In der Literatur werden auch gehäuft *Sialadenitiden* beschrieben.

Auffällige Speicheldrüsenschwellungen bei HIV-Infizierten sollten nach einer entsprechenden radiologischen Untersuchung (B-Scan und Kernspin-Tomographie) Anlaß für eine histologische Abklärung (Feinnadelpunktion, besser Biopsie) sein, da es sich hier um Malignome handeln kann. Gerade beid-

seitige zystische Veränderungen in der Gl. parotis sollten eine HIV-Infektion vermuten lassen.

Auch bei Speicheldrüsenerkrankungen im Rahmen der HIV-Infektion sind atypische Krankheitsbilder charakteristisch.

Ausführlich in „Laryngologie, Rhinologie, Otologie".

Ch v. Ilberg (Frankfurt): Ich möchte davor warnen, nicht unbedingt lebensnotwendige Eingriffe bei HIV-positiven Patienten durchzuführen wegen der damit verbundenen Gefahr erheblicher lokaler postoperativer Probleme.

A. Riederer (Schlußwort):
Bei HIV-Infizierten muß die Op-Indikation sehr sorgfältig gestellt werden, da das Klinikpersonal auch bei Vorsichtsmaßnahmen gefährdet ist. In unseren Fällen lagen dringende Op-Indikationen vor (rezidivierende Fazialisparesen, Tumorverdacht).

8. U. Heller, F. Hoppe, G. Sprotte, R. Schedel (Würzburg): Morbus Sjögren als Ursache von chronischem Gesichtsschmerz

Dem chronischen Gesichtsschmerz können viele Ursachen zugrunde liegen. Differentialdiagnostisch kommen neurologische, HNO-ärztliche, zahnärztliche, internistische und psychiatrische Erkrankungen in Frage.
Es wird von 9 Patienten mit chronischem Gesichtsschmerz berichtet, bei denen während einer Schmerzdauer bis zu 8 Jahren die Ursache nicht gefunden werden konnte.

Die Patienten klagten über ein- oder auch beidseitigen Dauerschmerz von brennendem, bohrendem Charakter, von einem Hitzegefühl und z. T. von Parästhesien begleitet. Außerdem gaben sie auf weiteres intensives Befragen ein Trockenheitsgefühl der Augen und des Mundes, rezidivierende Schwellungen der Speicheldrüsen, Arthralgien, Oberbauchkoliken mit Durchfällen und Depressionen an. Da eine Siccasymptomatik und Arthralgien Leitsymptome beim M. Sjögren sind, wurden folgende Untersuchungen zur weiteren Abklärung veranlaßt: Schirmer-Test, Sonographie der Speicheldrüsen, Speicheldrüsenfunktionsszintigramm, serologische Untersuchungen, Speicheldrüsenbiopsie aus der Unterlippe und eine cerebrale MR-Tomographie. Die Untersuchungsbefunde er-

härteten bei allen 9 Patienten den Verdacht auf einen M. Sjögren.

Der M. Sjögren ist eine Autoimmunopathie, deren Leitsymptome ein Siccasyndrom der Tränen- und Speicheldrüsen, außerdem Arthralgien sind. Darüber hinaus können auch eine Siccasymptomatik der oberen Luftwege, Schwellungen, vor allem der Ohrspeicheldrüsen, Oberbauchkoliken mit Durchfällen, Depressionen und Gesichtsschmerzen auftreten.

Der Gesichtsschmerz beim M. Sjögren ist atypisch, da sich die Schmerzsymptomatik den sonstigen Schmerzsyndromen nicht zuordnen läßt. Die Schmerzen können durch eine Neuropathie der Vasa nervorum erklärt werden. Für eine Immunopathogenese spricht der häufige Nachweis von antinukleären Autoantikörpern, wie ANA, anti-SS-A und anti-SS-B. Weiterhin können eine Complementerhöhung oder -erniedrigung, eine Immunglobulinerhöhung, BSG-Beschleunigung oder Leukopenie vorliegen. Die Rheumafaktoren sind fakultativ positiv. Therapeutisch werden Immunsuppressiva, Cortison oder Enzympräparate eingesetzt. Bei chronischem Gesichtsschmerz unklarer Genese sollte immer nach einem M. Sjögren gefahndet werden, wenn sich zusätzlich Hinweise auf ein Sicca-Syndrom oder Arthralgien zeigen. Dadurch kann vermieden werden, daß die Beschwerden voreilig psychogen eingestuft werden.

9. H.-G. Kempf, E. Steinbach, G. Ebert, E. Kaiserling (Tübingen): Immunsialadenitis und Non-Hodgkin-Lymphom der Parotis

Die klinischen und morphologischen Befunde von 25 Patienten mit myoepithelialer Sialadenitis (MESA) und 17 Patienten mit Non-Hodgkin-Lymphom (NHL) der Parotis wurden ausgewertet. Auffallend

war die unterschiedliche Altersstruktur der beiden Patientengruppen (MESA durchschnittlich 51,7 Jahre, NHL durchschnittlich 65,9 Jahre) sowie die unterschiedliche Geschlechtsverteilung (männlich zu weib-

Tabelle 1. Zusammenstellung der morphologischen Befunde bei Immunsialadenitis (myoepitheliale Sialadenitis) der Glandula parotis (n = 25)

Morphologische Befunde Immunsialadenitis	Parotis (n = 25)	
Ausprägung myoepitheliale Sialadenitis	leicht	1 (4%)
	mittel	19 (76%)
	schwer	5 (20%)
Immunhistologie (n = 4)	– polyklonaler Verteilungsmarker von IgM und IgG sowie von kappa- und lambda-Ketten	
	– T- und B-Zellen in homogener Verteilung	
Begleitendes Parotisgewebe	– sialektatische Parotitits	6 (24%)
	– Lipomatose	5 (20%)
	– ausgeprägte Zerstörung	5 (20%)
	– Atrophie des Parenchyms	2 (8%)
	– Fibrose	1 (4%)
	– normal	3 (12%)
	– keine Beurteilung	3 (12%)

lich für MESA 3:22 und NHL 11:6). Die durchschnittliche Anamnesedauer bis zur Diagnosestellung betrug in der MESA-Gruppe 3,9 Jahre, bei der NHL-Gruppe 9 Monate.

Die Lymphome ließen sich morphologisch in 11 centrocytisch-centroblastische und 4 lymphoblastische Lymphome sowie 2 chronisch lymphatische Leukämien subklassifizieren. Fünfmal fand sich dabei im angrenzenden Parotisgewebe eine myoepitheliale Sialadenitis. Bei morphologisch unterschiedlich schwerer Ausprägung der MESA (Tabelle 1) konnten immunhistologisch IgM, IgG sowie Kappa- und Lambda-Ketten in polyklonaler Verteilung nachgewiesen werden. Bemerkenswert ist, daß in ¾ der MESA-

Präparate weitere pathologische Befunde im befallenen Speicheldrüsengewebe gefunden werden konnten.

Die immunologische Untersuchung der Seren von 17 MESA-Patienten erbrachte den Nachweis von Antikörpern gegen Kerne (10 Patienten), gegen glatte Muskulatur (4 Patienten), gegen Herzmuskelgewebe (3 Patienten) sowie gegen extrahierbares nukleäres Antigen (4 Patienten).

Faßt man die beiden Patientengruppen zusammen, entwickelten 16,6% (5/30) der MESA-Patienten ein malignes Lymphom. Bei vier dieser fünf Patienten bestand Stadium I_E, also ausschließlicher Parotisbefall. Da nur für diese Patienten eine NHL-Entstehung in der Parotis postuliert werden kann, ergibt sich eine NHL-Inzidenz bei MESA in der Parotis von 13,3% im vorgestellten Kollektiv, was den Angaben der Literatur entspricht.

Von den 25 MESA-Patienten sind bei einer durchschnittlichen Beobachtungsdauer seit Diagnosestellung von 7,2 Jahren drei Patienten ohne Hinweise für eine Lymphom-Manifestation verstorben. Sechs der NHL-Patienten sind verstorben, davon vier Lymphom-unabhängig. Die stadiengerechte Behandlung der Non-Hodgkin-Lymphome mit Parotisbefall zeigt, daß ein ausschließliches Parotis-NHL (n = 10) mit einer Kombination aus Operation und Bestrahlung (50 Gy Herddosis) gut zu therapieren ist.

K. Vogt (Berlin, Charité): Die Langzeitbeobachtung des M. Sjögren weist häufig tumoröse Neubildungen aus, die nach unserer Erfahrung histologisch viel häufiger als benigne lymphoepitheliale Läsion vom Pathologen identifiziert werden.

H.-G. Kempf (Schlußwort):
In der Literatur werden die morphologischen Begriffe – myoepitheliale Sialadenitis, lymphoepitheliale Läsion, chronische lympho-retikuläre Sialadenitis-Synonym verwendet. Rezidive müssen wohl auf ein Weiterbestehen der Erkrankung zurückgeführt werden, was sich auch an den 6 Revisionsoperationen im vorgestellten Patientengut ablesen läßt.

10. W. von Glaß, R. Braun, J. Krause (Erlangen): Partielle oder komplette Parotidektomie bei gutartigen Ohrspeicheldrüsentumoren?

Die beiden häufigsten Tumoren der Ohrspeicheldrüse, das pleomorphe Adenom und das Zystadenolymphom, sind meist im lateral des Facialisfächers gelegenen Teil der Parotis, dem sogenannten äußeren Lappen, lokalisiert. Bei der Therapie von Ersttumoren werden in der Literatur keine einheitlichen Richtlinien zum chirurgischen Vorgehen angegeben. Von einem Teil der Autoren wird eine laterale Parotidektomie, das heißt die Entfernung des äußeren Drüsenlappens mitsamt des Tumors, für ausreichend erachtet,

andere sind der Ansicht, daß grundsätzlich die gesamte Drüse, also auch der medial des Facialisfächers gelegene sogenannte innere Lappen, reseziert werden sollte. Als Argument für diesen Standpunkt wird angegeben, daß durch eine vollständige Parotidektomie das Risiko, Tumorteile zurückzulassen, deutlich gesenkt wird. Als möglicher Nachteil der kompletten Drüsenentfernung kann gelten, daß die Gefahr der Verletzung des N. facialis durch die Präparation des inneren Lappens erhöht wird.

An der Universitäts-HNO-Klinik Erlangen wird bei gutartigen Ohrspeicheldrüsentumoren grundsätzlich eine komplette Parotidektomie angestrebt. Zur Untersuchung der Frage, wie oft in Drüsenteilen, die vom Operateur makroskopisch als tumorfrei eingeschätzt worden waren, histologisch doch Tumor nachweisbar war, wurden Operationssitus und histologischer Befund von 123 Patienten, bei denen wegen eines pleomorphen Adenoms der Ohrspeicheldrüse, und von 48 Patienten, bei denen wegen eines Zystadenolymphoms eine komplette Parotidektomie als Ersteingriff durchgeführt worden war, retrospektiv verglichen. Zusätzlich wurden die Operationspräparate von 35 Patienten mit pleomorphem Adenom und 15 Patienten mit Zystadenolymphom prospektiv in histologischen Serienschnitten daraufhin untersucht, ob sich dort Tumorteile finden, die einer pathologischen Routineuntersuchung wegen ihrer Kleinheit vielleicht entgangen wären.

Bei den 123 retrospektiv analysierten Patienten mit pleomorphem Adenom wurde in 100 Fällen der Tumor vom Operateur in den äußeren Drüsenlappen lokalisiert und der innere Lappen als tumorfrei angesehen. In 6 Fällen davon (6,0%) konnte die histologische Routineuntersuchung Tumor im inneren Lappen nachweisen. 18mal wurde der Tumor allein in den inneren Lappen lokalisiert und der äußere Drüsenteil als tumorfrei angesehen. In einem dieser Fälle (5,6%) wurde histologisch im äußeren Lappen Tumor gefunden. In 5 Fällen wurde der Tumor vom Operateur sowohl in den inneren, als auch den äußeren Lappen lokalisiert.

Von den 35 prospektiv untersuchten Fällen mit pleomorphem Adenom wurde der Tumor vom Operateur 28mal in den äußeren Lappen lokalisiert, in 3 Fällen (11%) war Geschwulstgewebe im inneren Lappen nachweisbar. In 5 Fällen wurde der Tumor in den inneren Lappen lokalisiert, wobei sich in den Serienschnitten in einem Fall im makroskopisch tumorfreien äußeren Lappen Tumor fand. In 2 Fällen wurde der Tumor vom Operateur sowohl in den inneren, als auch den äußeren Lappen lokalisiert.

Von den 48 retrospektiv analysierten Fällen eines Zystadenolymphoms wurde 44mal der Tumor vom Operateur in den äußeren Drüsenlappen lokalisiert und der innere Lappen als tumorfrei angesehen. Bei davon 2 Patienten (4,6%) konnte die histologische Routineuntersuchung Tumor im inneren Lappen nachweisen. In 4 Fällen wurde der Tumor allein in den inneren Lappen lokalisiert und der äußere Drüsenteil als tumorfrei angesehen, wobei einmal histologisch im äußeren Lappen Tumor gefunden werden konnte. Von den 15 retrospektiv untersuchten Fällen mit Zystadenolymphom wurde der Tumor vom Operateur 12mal in den äußeren Lappen und dreimal in äußeren und inneren Lappen lokalisiert, in keinem Fall waren nicht erkannte Tumorausläufer nachweisbar.

Zur Fahndung nach Tumorrezidiven und zur Feststellung der funktionellen Resultate wurden die 107 Patienten, bei denen zwischen dem 1.1.1977 und dem 31.12.1983 wegen eines pleomorphen Adenoms eine komplette Parotidektormie als Ersteingriff durchgeführt worden war, und die 38 Patienten, die wegen eines Zystadenolymphoms während des gleichen Zeitraums operiert worden waren, zu einer Nachuntersuchung aufgefordert.

Von den 107 in die Studie einbezogenen Patienten mit pleomorphem Adenom konnten 85 (79,5%) nachkontrolliert werden. Die durchschnittliche Nachbeobachtungszeit betrug 7 Jahre 11 Monate. 82 (96,5%) der 85 nachuntersuchten Patienten waren zum Untersuchungszeitpunkt tumorfrei. In drei Fällen (3,5%) war es zu einem Rezidiv gekommen. Bei 78 (91,8%) Patienten war die Funktion des N. facialis auf der operierten Seite klinisch unauffällig, in 7 Fällen (8,2%) bestand eine Schwäche des Mundastes, die meist sehr diskret ausgebildet war. Bleibende Paresen anderer Nervenäste waren nicht zu beobachten.

Von den 38 Patienten mit Zystadenolymphom konnten 25 (66,8%) nachuntersucht werden. Die Nachbeobachtungszeit betrug im Durchschnitt 8 Jahre 6 Monate. Ein Rezidiv war nicht nachweisbar. In 24 Fällen (96,0%) war die Funktion des N. facialis auf der operierten Seite klinisch unauffällig, einmal (4,0%) fand sich eine Schwäche des Mundastes.

Innerer und äußerer Parotislappen sind nicht durch eine bindegewebige Grenzschicht voneinander getrennt, sondern gehen neben den Facialisästen nahtlos ineinander über. Der Operateur muß also bei einer Teilparotidektomie in jedem Einzelfall entscheiden, ob die Drüsenteile, die er zurückläßt, tumorfrei sind. Nach den vorliegenden Ergebnissen kann dies aber nur ungenau abgeschätzt werden. Durch eine komplette Parotidektomie hingegen wird die Sicherheit einer vollständigen Tumorentfernung deutlich erhöht.

J. Helms (Würzburg): Wie häufig wächst ein pleomorphes Adenom mit weiten „gefährlichen" Ausläufern? Welche Ursache hat die Differenz von 10% tiefen Tumorausläufern in der prospektiven Studie gegenüber 6% Rezidiven in retrospektiven Studien?

K. Vogt (Berlin, Charité): Bei Berücksichtigung der modernen Techniken der Parotidektomie sind Rezidive nach der Entfernung von pleomorphen Adenomen oder Cystadenolymphomen selten. Relativ häufig bekommen wir jedoch Patienten zur Nachoperation angeboten, welche multilokuläre Rezidive haben. Diese sind eher auf eine nicht sorgfältige Präparation der Haut bei subkutaner oder intradermaler Lokalisation des Primärtumors zurückzuführen, da die Glandula parotis keine Kapsel hat.

G. Rosemann (Frankfurt a. M.): Wie häufig konnten Sie bei Ihren kompletten Parotidektomien ein Freysches Syndrom (gustatorisches Schwitzen) beobachten und konnten Sie im Vergleich zur partiellen Parotidektomie dabei eine größere Häufigkeit feststellen?

K. Koegel (Essen): Wegen der bekannten Schwierigkeiten bei einer Parotisrezidivoperation sollte immer die totale Parotidektomie angestrebt werden, weil sich so die Gefahr einer Facialisläsion bei Rezidivoperation vermeiden läßt, und weil andererseits für den geübten Operateur die totale Ektomie bei der Erstoperation keine besondere Schwierigkeit macht.

W. v. Glaß (Schlußwort):
Zu Herrn Helms: In den Fällen, in denen wir unerkannte Tumorteile im inneren Lappen fanden, handelt es sich überwiegend um lobuliert gewachsene Tumore. Wie häufig diese Wachstumsform insgesamt kollektiv war, haben wir nicht untersucht. In der prospektiven Serie fanden sich wohl mehr Tumorausläufer, da in pathologischen Routineuntersuchungen der retrospektiven Serie das Material nicht vollständig aufgearbeitet wird.

Zu Herrn Vogt: Rezidive können nicht nur aus Tumorteilen im inneren Lappen entstehen, sondern auch aus verschleppten Tumorteilen nach Inzision oder ungenügender Präparation des Hautlappens.

Zu Herrn Rosemann: Das Frey-Syndrom haben wir etwa genauso häufig beobachtet, wie in der Literatur für die laterale Parotidektomie beschrieben.

11. J. Brauneis, M. Schröder, R. Laskawi (Göttingen): Plattenepithelkarzinome im Bereich der Glandula parotis – Metastase oder Primärtumor?

In den Jahren 1964–1988 wurden an der HNO-Klinik der Universität Göttingen 61 Patienten wegen eines Plattenepithelcarcinoms der Regio parotidea behandelt. 43 Männer; 18 Frauen. Das Durchschnittsalter bei Auftreten des Parotistumors betrug 70,5 Jahre; das mediane Alter lag bei 72 Jahren. Die Mehrzahl der Patienten erkrankte im 7. und 8. Lebensjahrzehnt.

Bei 34 Patienten (55%) war anamnestisch oder klinisch ein Primärtumor im Kopf-Hals-Bereich außerhalb der Glandula parotis nachweisbar.

Die Mehrzahl dieser extraglandulären Primärtumoren (26,5%) waren an der Ohrmuschel lokalisiert; 17,7% waren Hautcarcinome der Regio parotidea mit per continuitatem oder metastatischem Einwachsen in die Drüse.

Es folgten in der Häufigkeit:
- Carcinome des Mittelohres und des
  äußeren Gehörganges   11,8%
- Carcinome der Schläfenhaut   11,8%
- Carcinome der Stirnhaut   8,8%
- Carcinome der Kopfschwarte   5,9%
- Carcinome der Wangenhaut   5,9%
- Oberlid/retroaurikuläre Haut/
  Nasenhaupthöhle/Nasenrachen   je 2,9%

Bei weiteren 6 Patienten äußerte der Pathologe den Verdacht auf eine intraparotideale Metastase, ohne daß klinisch ein Primärtumor nachgewiesen werden konnte.

Damit kann nur bei 21 Patienten ($=34\%$) eine Entstehung des Plattenepithelcarcinoms in der Drüse selbst angenommen werden, d.h. bei nahezu $^2/_3$ der Patienten war eine extraglanduläre Genese des Tumors wahrscheinlich.

Die zeitliche Differenz zwischen der Diagnose des Primärtumors und der intraglandulären Manifestation betrug bei 24 Patienten im Durchschnitt 2,1 Jahre (3 Monate bis 7 Jahre).

Bemerkenswert scheint uns die Krankengeschichte eines 77jährigen Patienten, bei dem 32 Jahre zuvor ein Carcinom der Schläfenhaut radiotherapeutisch behandelt worden war, bevor er eine Lymphknotenmetastase eines Plattenepithelcarcinoms in der Parotis entwickelte.

Bei 10 Patienten wurde der Primärtumor gleichzeitig mit den Lymphknotenmetastasen in der Parotis diagnostiziert.

Bei 2 Patienten war Jahre vor der Entstehung eines Plattenepithelcarcinoms der Parotis eine myoepitheliale Sialadenitis bekannt; und bei je einem Patienten bestand eine chronische Parotitis bzw. eine Sialolithiasis.

Ein Patient entwickelte ca. 12 Monate nach totaler Parotidektomie wegen der Lymphknotenmetastase eines Schläfenhautcarcinoms ein Mucoepidermoidcarcinom der ipsilateralen Fossa retromandibularis.

Bei immerhin 3 Patienten bestanden gleichzeitig weitere maligne Erkrankungen:

- einmal ein Adenocarcinom des Larynx mit Halslymphknotenmetastase,
- einmal ein ipsilaterales T_2-Stimmlippencarcinom und ein kontralaterales Adenocarcinom der Lunge,
- einmal eine chronisch lymphatische Leukämie mit immunsuppressiver Behandlung.

Zusammenfassend ergibt sich aus den vorgelegten Ergebnissen die Konsequenz, daß bei Manifestation eines Plattenepithelcarcinoms in der Glandula parotis intensiv nach einem Primärtumor im Kopf-Hals-Bereich gesucht werden muß. Umgekehrt hat sich an die lokale Therapie eines Primärtumors im Drainagegebiet der Parotislymphknoten eine intensive Tumornachsorge unter Einbeziehung der Regio parotidea anzuschließen.

Ch. v. Ilberg (Frankfurt): Zur Ergänzung Ihres Krankengutes möchte ich einen Fall einer Hypernephrommetastase in der Parotis beitragen. Nach operativer Entfernung kam es zu zweimaligem Lokalrezidiv. Erst eine totale Parotidektomie zeigte die Pathogenese auf: eine Tumorthrombosierung eines Astes der A.

temporalis, von der eine lokale Metastasierung ihren Ausgang nahm.

J. Brauneis (Schlußwort):
Die Parotis ist selten Zielorgan für Fernmetastasen, besonders aber Hypernephrom- und Mammacarcinom-Metastasen sind beschrieben. Eine Assoziation zwischen pleomorphem Adenom und *Platten*epithelca. haben wir nicht gefunden, handelt es sich doch beim Ca. im pleomorphen Adenom nicht um Plattenepithelcarcinom. Die Patienten stellen sich häufig mit fortgeschrittenen Tumoren vor, so daß eine sichere Abgrenzung zwischen intra- und paraparotidealen Metastasen nicht möglich ist.

Innenohr

12. W. W. Kuchler, L. Winkler, H. J. Semmelrock, M. Moser et al. (Graz): Die Bedeutung des Vitamin-A-Mangels für das menschliche Hörvermögen – Eine Studie anhand von Untersuchungen bei Patienten mit äthylischer Leberzirrhose

Alkoholische Leberschädigungen verursachen eine Reihe von Stoffwechselstörungen. Unter anderem leiden die Patienten an einem Vitamin-A-Mangel, der auf ungenügende Bildung von retinolbindendem Protein (RBP) zurückgeführt wird. Eine Reihe von experimentellen Arbeiten zeigte bei Vitamin-A-Mangel unterschiedliche morphologische Veränderungen im Innenohr und ergab auch Störungen der auditiven Wahrnehmung (Löhle 1982, 1986, 1988).

Wir untersuchten in den Jahren 1987 und 1988 ein Kollektiv von 45 leberkranken Patienten (LKP; m=39, w=6). Davon hatten 19 einen äthylischen Leberschaden (LPS; m=16, w=3) und 26 eine äthylisch bedingte Zirrhose (C; m=23, w=3). Das Durchschnittsalter betrug bei den Zirrhosepatienten 55,8 Jahre, bei Patienten mit LPS 53,3 und bei der Kontrollgruppe (KG; n=25, m=13, w=12) 46,8. Patienten mit Lärmtraumen, chronischen Otitiden, familiärer Schwerhörigkeit und ototoxischen Läsionen wurden exkludiert.

Die Unterscheidung zwischen LPS und C erfolgte durch eine Ultraschalluntersuchung und durch die Erhebung folgender Laborparameter: GOT, GPT, μ-GT, Bilirubin, Cholinesterase und Gallensäuren. Als Parameter des Vitamin-A-Stoffwechsels bestimmten wir RBP quantitativ mittels radialer Immundiffusion nach Mancini (Normalwert: 3,5–5,8), Vitamin A mittels Hochdruckflüssigkeitschromatographie (NW: 366–700). RBP und Vitamin A waren in der Gruppe der Zirrhosepatienten signifikant erniedrigt (RBP 1,9±1,4; Vit A 256,6±169,3), jedoch normal in der Gruppe der Patienten mit LPS und in der Kontrollgruppe.

Zur Beurteilung des Hörvermögens wurden die Hörschwellen der Frequenzen 1,2 und 4 kHz herangezogen. Dabei zeigten die LKP (=LPS+C) in jeder Frequenz eine signifikant (p=0,001–0,008) schlechtere Hörleistung als die KG (1 kHz Δ2,9 dB; 2 kHz Δ4,3 dB; 4 kHz Δ10,3 dB). Die Aufschlüsselung der LKP ergab eine verminderte, aber nicht signifikante Hörleistung bei Zirrhosepatienten (1 kHz Δ2,4 dB; 2 kHz Δ3,6 dB, 4 kHz Δ11,8) im Vergleich zum Normalkollektiv. Signifikante Unterschiede zeigten die Hörleistungen von Patienten mit LPS und der KG in den Frequenzen 2 und 4 kHz (Δ4,2 bzw. Δ8,3 dB).

Aus den bisherigen Untersuchungsergebnissen kann geschlossen werden:

– Äthylische Leberschäden verursachen, wie auch andere Untersuchungen zeigten, eine Hörminderung.
– Bei der Aufschlüsselung der untersuchten LKP zeigte sich:
  Beim Leberparenchymschaden waren die Transaminasen erhöht, die Cholinesterase, das RBP und das Vitamin A jedoch normal. Die Hörleistung war gegenüber der KG in den Frequenzen 2 und 4 kHz vermindert.
  Bei der Zirrhose waren alle Laborparameter einschließlich RBP pathologisch, Vitamin A signifikant erniedrigt. Die Hörleistung war vermindert, aber gegenüber der KG nicht signifikant.
– Die bisherigen Resultate lassen vermuten, daß bei den äthylisch bedingten Lebererkrankungen für die Ursache der Hörverschlechterung primär der Alkohol als toxisches Agens anzunehmen ist.

Chl. Beck (Freiburg i. Br.): Wurden Ihre Patienten mit Vitamin A und Zink behandelt? Wenn ja, wie hat sich das Gehör danach verhalten?

W. Ristow (Nieste): Halten Sie es für sicher, daß bei diesen Fällen die Hörminderungen immer durch den Vitamin-A-Mangel zu erklären sind oder handelt es sich evtl. auch um direkte Hörnervenschädigung durch den Alkohol?

S. Takahishi (Gunma, Japan): Ist bei einer Patientengruppe die Sehstörung vor der Hörverminderung aufgetreten?

W. W. Kuchler (Schlußwort):
Zu Herrn Beck: Wir führten keine Verlaufskontrollen durch, d. h. auch keine Vitamin-A- und Zinksubstitutionen.

Zu Herrn Ristow: Nach den bisher vorliegenden Untersuchungen scheint Vit. A keine Rolle bezüglich der entstehenden Hyperaemie zu spielen. Ob die Alkoholtoxizität – sei es direkt, sei es indirekt – das Agens darstellt, kann z. Z. nicht beantwortet werden.

Zu Frau Takahishi: Ophthalmologische Untersuchungen führten wir nicht durch.

13. A. Jolk, S. Holtmann, M. Büttner (München):
Die transkranielle Dopplersonographie bei Hörsturzpatienten

Im Hinblick auf die letztlich unklare Ätiologie des Hörsturzes wird besonders in der deutschsprachigen Literatur überwiegend eine hämodynamisch-vaskuläre Genese diskutiert. Somit erscheint die Frage nach Gefäßstatus bzw. Gefäßrisikofaktoren durchaus sinnvoll. Bildgebende Verfahren zur genauen Diagnostik des hier besonders interessierenden vertebrobasilären Gefäßsystems stehen nicht zur Verfügung. So bietet sich die Dopplersonographie bei der Frage nach dem Gefäßstatus dieses Gefäßabschnittes als nichtinvasive Methode an. Aufgrund der anatomischen Verhältnisse können die Vertebralarterien mit der konventionellen CW-Dopplersonographie nur an 2 kurzen extrakraniell gelegenen Gefäßabschnitten direkt untersucht werden. Mit der transkraniellen Dopplersonographie ist jedoch eine direkte Untersuchung des intrakraniell gelegenen Gefäßsegmentes des vertebrobasilären Gefäßsystems möglich. Ziel der Untersuchung war festzustellen, inwieweit sich Hörsturzpatienten durch evtl. veränderte Strömungsverhältnisse von Hörgesunden unterscheiden.

Durchgeführt wurden die Untersuchungen mit einem gepulsten Doppler-Gerät mit einer Sendefrequenz von 2 MHz der Firma Eden (TC 2-64 B). Die Strömungsverhältnisse im Gefäßabschnitt können so durch die Angabe der Strömungsgeschwindigkeit sowie der Strömungsrichtung beschrieben werden. Die Untersuchung des intrakraniell gelegenen Abschnittes der beiden Vertebralarterien, des vertebrobasilären Übergangsbereiches, sowie der A. basilaris erfolgt durch eine transnuchale Beschallung durch das Foramen magnum. Untersucht wurden mit dieser Methode 25 Patienten mit einem idiopathischen Hörsturz (Durchschnittsalter 52 Jahre) sowie als Vergleichsgruppe 30 normalhörende Personen.

Mit dieser Methode konnten wir bei allen von uns untersuchten Personen die Strömungsverhältnisse des intrakraniell gelegenen vertebrobasilären Gefäßabschnittes untersuchen. Es wurde die systolische und enddiastolische maximale sowie die mittlere Strömungsgeschwindigkeit ermittelt. Zwischen beiden Kollektiven wurden keine signifikanten Unterschiede festgestellt, ferner wurde in keinem Fall eine signifikante Seitendifferenz der Strömungssignale der beiden Vertebralarterien gefunden. Ein pathologisch verändertes Strömungsprofil wurde bei keiner von uns untersuchten Person gesehen.

Hinweise, die auf einen möglichen Zusammenhang zwischen makrovaskulären, pathologischen Gefäßveränderungen und dem Hörsturz deuten könnten, wurden von uns nicht gefunden. Die Ergebnisse dieser Untersuchung ergaben somit keinen relevanten Hinweis für eine hämodynamisch wirksame Gefäßveränderung im intrakraniellen Gefäßsystem der beiden Vertebralarterien bzw. der A. basilaris als prädisponierenden Faktor für einen Hörsturz.

14. M. K. Steuer, M. Gross, R. Matthias, G. Mauff (Köln):
Kindliche Schallempfindungsschwerhörigkeit und MHC Klasse III-Antigene

Immunologische Fehlregulation bzw. Immunerkennung und Immunantwort werden nach heutiger Kenntnis durch Gene innerhalb des Haupthistokompatibilitätskomplexes („major histocompatibility complex", MHC) auf dem kurzen Arm des sechsten Chromosoms (6p) beeinflußt. Zahlreiche Erkrankungen mit ungeklärter Ätiologie sowie solche, bei denen Autoimmunprozesse vermutet wurden, aber auch gesicherte Infektionserkrankungen wurden auf eine MHC-Assoziation hin untersucht. Die Mehrzahl MHC-assoziierter Krankheiten weisen einen Bezug zu Infektionen auf. Nicht die Infektion an sich, sondern Entwicklung, Verlauf und insbesondere Immunantwort sind mit den betreffenden MHC-Genprodukten beziehungsweise MHC-Allotypen assoziiert. Als Beispiele seien Lepra, Masernpneumonie, subakute sklerosierende Panenzephalitis oder juveniler Diabetes mellitus erwähnt.

Der MHC läßt sich in drei Regionen unterteilen: Als Klasse I-Gene bzw. -Antigene werden die HLA-A, B und C-Spezifitäten, als Klasse II die HLA D/DR-Komponenten zusammengefaßt; die Klasse III besteht aus den drei folgenden Serumfaktoren des Komplementsystems: dem Faktor B (BF), der zweiten (C2) und vierten (C4) Komplementkomponente.

Klasse III-Antigene wurden bei 39 Familien mit mindestens einem an mittel- bis hochgradiger Schallempfindungsschwerhörigkeit leidenden Kind anhand unterschiedlicher elektrophoretischer Verfahren untersucht. Hierbei wurde erstmals auch an einem Patientenkollektiv der von uns beschriebene β-Ketten-Polymorphismus der vierten Komplementkomponente (Mauff et al. 1983) zur genaueren Bestimmung stummer sowie duplizierter C4-Allele herangezogen. Die Seren stammten von Patienten der Klinik für Kommunikationsstörungen der Universität Mainz sowie deren Familienangehörigen; Untersuchungen der Klasse I-Antigene lagen bereits vor (Gross und Arndt-Hanser 1982). Sämtliche Familien waren bezüglich der beschriebenen HLA-B16 sowie B18-Assoziation selektiert. Folgende Diagnosen ergaben sich nach Anamneseerhebung und ausführlicher klinischer Untersuchung: 14mal wurde die Diagnose Hörstörung unklarer Genese ohne weitere Anomalien gestellt, je einmal fand sich bei einem Kind eine Hörstörung bei Verdacht auf Rötelnembryopathie bzw. auf konnatale Zytomegalie (Titerbestimmungen lagen nicht vor). Eine familiäre Schwerhörigkeit ohne weitere Anomalien wurde bei 11 Patienten angenommen. Je zweimal bestand der Verdacht auf ein Pendred-Syndrom sowie auf ein Usher-Syndrom. Somit handelte es sich teilweise um sog. erworbene, teilweise um genetische Formen der kindlichen Schallempfindungsschwerhörigkeit.

31 unverwandte Patienten 16 weiblich, 15 männlich mit einem durchschnittlichen Alter von 8 Jahren und 11 Monaten wurden mittels Fishers exaktem Test gegen eine von uns im gleichen Zeitraum untersuchte gesunde Kontrollpopulation (Steuer et al. 1989) ausgewertet:

Für BF (Faktor B) sowie für C2 konnten Hinweise auf eine Assoziation nicht gefunden werden. Demgegenüber zeigten sich bei Patienten mit angenommener genetischer Disposition der Schallempfindungsschwerhörigkeit mit und ohne weitere Anomalien Assoziationshinweise für duplizierte sowie stumme C4A-Allele (C4"DA": $p = 0,03$, C4A$\star$Q0: $p = 0,003$), für das

relativ selten vorkommende C4B$\star$3-Allel (C4B$\star$3: $p = 0,046$), für duplizierte C4β-Ketten (C4"DHH": $p = 0,004$) und schließlich für das stumme C4β-Allel (C4$\beta\star$Q0: $p = 0,02$). Sowohl die stummen als auch die duplizierten C4-Allele waren im Vergleich zur Kontrollpopulation deutlich unterrepräsentiert. Unter Berücksichtigung der Anzahl untersuchter Allotypen lagen die Ergebnisse nach Korrektur bei diesen selektierten Familien nicht im signifikanten Bereich. Bei Patienten mit unklarer Ursache der Erkrankung konnte keine Assoziation gefunden werden, was an der Heterogenität dieses Krankheitsbildes liegen kann.

Der in der vorliegenden Untersuchung gefundene Hinweis auf eine Klasse III-MHC-Assoziation müßte in Folgeuntersuchungen an nicht-selektierten Familien unter Berücksichtigung der stummen C4-Allele als Zeichen eines Schutzfaktors gegenüber genetisch bedingten Formen der Innenohrschwerhörigkeit sowie der weiteren positiven Assoziationen bestätigt werden. Zudem ergibt sich die Notwendigkeit, durch exakte Titerbestimmungen die Hypothese einer bakteriellen oder viralen Genese der genetisch determinierten Schallempfindungsschwerhörigkeit zu verifizieren.

15. Th. Eichhorn, M. Roos (Marburg/Lahn): Über die plötzlich gleichzeitig auftretende Minderung der Hör- und Gleichgewichtsfunktion unbekannter Genese

In der vorliegenden Studie werden aus der Gruppe unserer Hörsturzpatienten und der an einem sog. Vestibularisausfall Erkrankten 47 Patienten zusammengefaßt, bei denen es gleichzeitig zu einer Hörminderung und objektivierbaren Vestibularisläsion gekommen war. Diese Patienten werden denen mit monosymptomatischen Funktionsverlusten gegenübergestellt.

Die Zusammensetzung des Patientengutes (Geschlechtsverteilung, mittleres Alter bei Krankheitsauftreten und Seitenbevorzugung) differierte in den drei Untersuchungsgruppen nur geringfügig.

Ähnlich wie beim Vestibularisausfall kündigte sich auch bei kombinierten Läsionen das Ereignis in über 30% der Fälle durch vorausgehende kurzzeitige Hörverluste oder Schwindelsensationen an.

Neben den Hör- und/oder Gleichgewichtsschäden bestanden bei den Patienten mit nur geringen Unterschieden zwischen den einzelnen Untersuchungsgruppen als Begleiterkrankungen gehäuft akute Infekte der oberen Atemwege oder des Verdauungstraktes, Hypertonien sowie altersbedingte HWS-Schäden.

Während die Hörminderung recht konstant von Hörsturzpatienten und jenen mit kombinierten Läsio-

nen angegeben wurde, erwies sich der Schwindel als weniger verläßliches Symptom. Nur 55% der Patienten mit kombinierten Defekten klagten über Gleichgewichtsstörungen. Umgekehrt gaben 16% der Hörsturzpatienten Schwindel als Begleitsymptom an, ohne daß diese mit pathologischen ENG-Befunden einhergingen.

Patienten mit gemischten Schädigungen zeigten besonders häufig Rezidive (17%), meist in Form eines monosymptomatischen weiteren Hörsturzes.

Überschwellige Hörtests wiesen bei Hörsturzpatienten wie auch bei denen mit kombinierten Läsionen in jeweils über 90% der Fälle auf eine cochleäre Schädigung hin. Pathognomonische tonschwellenaudiometrische Schädigungsmuster wurden nicht beobachtet. Der Hörverlust war bei den Patienten mit kombinierten Funktionsstörungen im Mittel um 14,8 dB stärker ausgeprägt als bei monosymptomatischen Hörverlusten. Dieser von vornherein größere Schaden konnte auch langfristig nicht durch bessere Hörerholung ausgeglichen werden.

Beim Vestibularisausfall lag bezüglich der nystagmographischen Befunde eine homogene Zusammensetzung des Patientengutes vor. In 85% der Fälle fielen der rotatorische Test und auch die Kalorisation gleichzeitig pathologisch aus. Bei Patienten mit kombinierten Läsionen wurden Ausfallnystagmen (80%) neben Reiznystagmen (20%) beobachtet; zudem waren die vestibulären Funktionsschädigungen uneinheitlicher und weniger ausgeprägt als in der Vergleichsgruppe. Die Rückbildung differierte in beiden Untersuchungsgruppen. Von günstigeren Ausgangswerten ausgehend, kam es trotzdem bei den Patienten mit kombinierten Schädigungen gegenüber denen mit Vestibularisausfall nur seltener zur Erholung oder Kompensation.

Zusammenfassend scheint es sich beim plötzlich eintretenden Hörverlust mit synchroner Vestibularisbeteiligung unter Berücksichtigung der epidemiologischen Daten, der Anamnese, dem gleichzeitigen Vorliegen weiterer Erkrankungen wie auch dem Beschwerdebild am ehesten um eine Übergangsform zwischen dem Hörsturz und Vestibularisausfall zu handeln. Vom Krankheitsverlauf her unterscheidet sich jedoch die cochleovestibuläre Läsion durch ihre geringere Hörerholung und verminderte vestibuläre Restitution von den monosymptomatischen Funktionsausfällen.

K. F. Hamann (München): Wie haben Sie die Vestibularisbeteiligung definiert? Wie war die Schwindelcharakteristik? Wie häufig bestand Tinnitus bei Ihren Patienten? Wie geschah die Trennung zwischen peripheren und zentralen vertikalen Störungen?

J. Lamprecht (Düsseldorf): Bei plötzlich aufgetretenem Hörsturz mit Beteiligung des Gleichgewichtsorgans „unbekannter Genese" sollte das Vorliegen einer Perilymphfistel in die differentialdiagnostischen Überlegungen einbezogen werden.

J. Heermann (Essen): Eine „relativ weite Tube" beobachten wir *regelmäßig* bei Hörstürzen und Labyrinthausfall. Die Shrapnellsche Membran ist nach außen verstrichen und der Umbo steht weiter im Gehörgang. Bei schneller Normalisierung des Gehörs nach dem Hörsturz wird der Weber in das kranke Ohr lateralisiert. Bei Labyrinthausfällen kann anfänglich eine diskrete Mittelohrdifferenz in den unteren Frequenzen und später eine in den hohen Frequenzen festgestellt werden. Haben Sie ähnliche Beobachtungen gemacht?

Th. Eichhorn (Schlußwort):
Es war nicht Ziel der Studie, einen weiteren Beitrag zur Ätiopathogenese des Hörsturzes/Vestibularisausfalles zu liefern. Es ging vielmehr darum, zu zeigen, daß sich unser Patientengut mit kombinierten Läsionen hinsichtlich der epidemiologischen Daten und der Häufigkeit des Vorliegens der in der Literatur als potentiell bei der Entstehung des Hörsturzes/Vestibularisausfalles diskutierten Faktoren von den beiden Gruppen mit isolierten Funktionsausfällen nicht wesentlich unterscheidet.

Eine Abgrenzung des beschriebenen Krankheitsbildes vom M. Menière glauben wir aus mehreren Gründen vornehmen zu können: 1. Bei einer mittleren Nachbeobachtungzeit von 6,6 Jahren haben sich nur in 17% der Fälle Rezidive in Form eines weiteren und dann monosymptomatischen Hörverlustes eingestellt. Ansonsten blieb es bei dem einmaligen Ereignis. 2. Die Erkrankung trat nie anfallsweise auf. Die Hörerholung wie auch die Restitution des Gleichgewichtes verlief kontinuierlich und nahm, korrelierend zu den Beschwerden, Tage bis Wochen in Anspruch. Selbst nach Monaten kam es noch zu geringfügigen weiteren Befundbesserungen. 3. Die Schwindelbeschwerden waren weit weniger ausgeprägt als man dies beim M. Menière sieht. Nur bei 13% der Patienten kam es zu Erbrechen. 4. Der gerade zu Beginn eines M. Menière zu erwartende Reiznystagmus wurde bei unseren Patienten nur in 20% der Fälle beobachtet, es überwogen deutlich Ausfallnystagmen, so wie man sie beim Vestibularisausfall antrifft. 5. Es bestanden recht gleichmäßig verteilt bei jeweils etwa $^1/_3$ der Patienten apico-, baso- und pancochleäre Hörkurvenverläufe. Nur in einem Fall mit kombinierter Läsion hatte sich eine mediocochleäre Hörminderung entwickelt.

Für invasivere diagnostische Vorgehensweisen (Tympanoskopie, ECoG) sahen wir bei unseren Patienten keine Indikation, zumal sich nach unserer Literaturauswertung aus derartigen Maßnahmen keine eindeutig prognoseverbessernden Therapien ergeben hätten. Eine Umkehr der Lateralisation im Stimmgabelversuch nach Weber im Rahmen der Hörerholung wurde, zumal wir diesem Phänomen nicht gezielt nachgingen, bislang nicht beobachtet.

Hörsturzpatienten berichteten in 74% der Fälle über begleitenden Tinnitus, beim Vestibularisausfall wurde er bei 12% der Patienten registriert. Dazwischenliegend kam er bei 55% der Patienten mit kombinierten Läsionen zur Beobachtung.

Zwei Patienten, bei denen lediglich der rotatorische Test pathologische Ergebnisse lieferte, wurden bewußt nicht aus der Untersuchungsgruppe herausgenommen, da sie von ihrem Beschwerdebild zu unserem Krankengut paßten und die Kriterien einer plötzlich aufgetretenen Schallempfindungsschwerhörigkeit mit pathologischen Nystagmusreaktionen erfüllten. Selbst wenn es sich hier um zentrale Vestibularisläsionen handeln sollte, was u. E. nicht eindeutig gesichert ist, käme eine Korrektur nicht in Frage, da unter der Diagnose Vestibularisausfall möglicherweise ohnehin zentrale und periphere Gleichgewichtsstörungen zusammengefaßt werden.

16. A. Erlach (Wien): Hörverluste bei Schwindelpatienten

Die audiologische Untersuchung ist unverzichtbarer Teil jeder otoneurologischen Begutachtung. Bei jedem Gleichgewichtstest muß auch eine Hörprüfung durchgeführt werden. Wir wollten nun an einer größeren Zahl von Patienten versuchen, welche Beziehungen zwischen gut abgesicherten vestibulären Diagnosen und der Reintonschwelle, natürlich unter Berücksichtigung etwaiger Störungen der Schalleitungsfähigkeit, bestehen und ob statistisch signifikante Aussagen möglich sind. Ergebnisse zusätzlicher Untersuchungen bleiben hierbei unberücksichtigt, wenn wir auch betonen möchten, daß sich natürlich eine audiologische Untersuchung nicht mit der Ermittlung der Reintonschwelle erschöpfen kann.

Die Auswertung der Audiogramme erfolgte durch Bestimmung des durchschnittlichen Hörverlustes bei Berücksichtigung des Frequenzbereiches von 125 bis 8000 Hz. Auch die Form des Innenohrschadens wurde durch klinische Beurteilung festgehalten. Als zweckmäßig erachteten wir eine Differenzierung in symmetrische Hörverluste und seitendifferentes Gehör, wobei die Differenz mindestens 10 dB betragen mußte. Hochtonverluste ausschließlich bei 4000 bis 8000 Hz haben wir gesondert dargestellt.

Die Hörverluste wurden zu folgenden vestibulären Diagnosen in Beziehung gesetzt:

- Thermische Seitendifferenz,
- Richtungsüberwiegen (= bei thermischer und/oder Pendelprüfung mit gleichgerichtetem Spontannystagmus),
- Geminderte Kompensationsleistung (= Gesamtamplitude) bei der Pendelprüfung,
- Kleine Schrift,
- Zentrale Schrift,
- Normales ENG, kein Spontannystagmus.

In der folgenden Tabelle 1 ist die Häufigkeit der verschiedenen Hörstörungen bei den angeführten vestibulären Befunden dargestellt:

Die mit Sternchen bezeichneten Prozentwerte zeigen signifikante Unterschiede. So waren bei der thermischen Seitendifferenz normale Audiogramme seltener, dementsprechend sowohl symmetrische als auch seitendifferente Hörverluste signifikant häufiger als bei symmetrischer thermischer Reaktion. Weiter sind symmetrische Hörverluste bei kleiner Schrift häufiger als bei normalem Kurvenbild und bei der Vergleichsgruppe war seitendifferentes Gehör seltener anzutreffen. Alle anderen Verschiebungen der Prozentwerte zeigten keine signifikanten Unterschiede. Auch Trends sind nicht erkennbar, wenn man davon absieht, daß bei der Kontrollgruppe normales Gehör häufiger zu diagnostizieren war.

Die Tabelle 2 zeigt die quantitative Analyse der symmetrischen Hörverluste.

Verglichen mit dem Gesamtkollektiv zeigte sich bei der statistischen Analyse (Student t-Test) keine signifikanten Unterschiede. Lediglich der Vergleich der Hörverluste bei thermischer Seitendifferenz und bei kleiner Schrift war signifikant auf 5%-Niveau.

Die Tabelle 3 zeigt die Ergebnisse bei seitendifferentem Gehör. Wir haben hierbei die Schwelle des schlechteren Ohres und die Seitendifferenz dargestellt.

Abgesehen von den hochsignifikanten Unterschieden zwischen ipsi- und kontralateralen Hörverlusten bei der thermischen Seitendifferenz sind keine signifikanten Unterschiede oder Trends erkennbar.

Zusammenfassend und vereinfachend kann festgestellt werden, daß nur bei zwei pathologischen Veränderungen im Rahmen der Vestibularisprüfung

Tabelle 1

Gehör	Normal [%]	Hoch-ton [%]	Symm. HV [%]	Seit. diff. [%]	n =
Gesamtkollektiv	50	13	16	21	514
Ohne pathol. Befund	66	21	8	5	38
Therm. Seitendiff.	40	10	22	33	215
Richtungsüberwiegen	46	8	19	27	78
Gemind. Komplstg.	47	10	17	26	157
Kleine Schrift	40	13	23	24	148
Zentrale Schrift	44	12	18	26	120

Tabelle 2

	Durchschnitt [dB]	Standardabw. [dB]	n =
Gesamtkollektiv	35,8	(13,0)	79
Therm. Seitendiff.	31,6	(12,3)	46
Richtungsüberwiegen	35,8	(16,4)	15
Geminderte Komplstg.	37,3	(12,1)	26
Kleine Schrift	39,0	(14,9)	34
Zentrale Schrift	34,3	(8,9)	21

Tabelle 3

	Schwelle [dB]	Differenz [dB]	n =
Gesamtkollektiv	52,3 (20,1)	30,4 (21,4)	109
Therm. Seitendiff.			70
ipsilateral	55,6 (24,2) *	36,3 (22,5) *	54 *
contralateral	42,5 (14,1) *	23,1 (10,8) *	16 *
Richtungsüberwiegen	46,0 (24,5)	33,3 (22,6)	21
Geminderte Komplstg.	50,7 (20,6)	31,0 (22,5)	41
Kleine Schrift	52,1 (21,0)	28,5 (18,0)	36
Zentrale Schrift	51,6 (20,7)	26,9 (17,9)	31

(Standardabweichungen in Klammern)

Hörstörungen häufiger anzutreffen sind. Zum einen sind es bei seitendifferenter thermischer Reaktion die gleichseitigen Hörverminderungen, die statistisch hochsignifikante Zusammenhänge zeigen. Dies entspricht völlig den klinischen Erfahrungen und war zu erwarten. Von Interesse ist aber, daß symmetrische Hörverluste sowohl bei thermischer Seitendifferenz als auch bei kleiner Schrift signifikant häufiger anzutreffen sind. Die Annahme von Durchblutungsstörungen im Vertebralisstromgebiet als gemeinsame Ursache erscheint auch deshalb als berechtigt, da Hypoxie im vestibulären Kerngebiet als auslösender Faktor bei der kleinen Schrift experimentell bewiesen ist. Bei anderen pathologischen Befunden konnten keine Zusammenhänge gefunden werden.

K. Schorn (München): Geht in Ihre Statistik auch die beidseitige vestibuläre Untererregbarkeit ein, die in Verbindung mit Hörstörungen einen Krankheitswert darstellt und mitberücksichtigt werden soll?

H. Jakobi (Halle/S.): Es wird um Aufklärung über Altersverteilung der Patienten gebeten, da möglicherweise die Störungen durch Altersabbau bedingt sind, wie die Audiogramme teilweise vermuten lassen.

Diskussionsbemerkungen zu Vortrag Nr. 16 u. 17

A. Erlach (Schlußwort):
Zur Statistik: es wurden verwendet der Chi-Quadrat-Vierfeldertest und der T-Test (nach Student) – natürlich sind beide Veränderungen (kleine Schrift und thermische Seitendifferenz) stark altersabhängig, daher sind hier Zusammenhänge sicher gegeben.

17. O. Michel, T. Brusis, R. Matthias (Köln): Innenohrschwerhörigkeit nach Liquorpunktion

Über Hörstörungen nach Lumbalpunktionen existieren wenige Fallbeschreibungen, obwohl schon 1914 erstmals eine Kasuistik erschien (Terrien, Prélat). 1983 berichteten Panning et al. über 3 von 100 Patienten, die einen passageren Tieftonhörverlust nach Spinalanästhesie erlitten.

Im Krankengut der Universitäts-HNO-Klinik Köln fanden sich in den Jahren 1982–1987 8 Fälle von Hörminderungen nach Myelographie (4/8), Lumbalpunktion (1/8) und Spinalanästhesie (3/8). 3 dieser Patienten sahen wir im Rahmen einer gutachterlichen Untersuchung, da sie nach aufgetretener Hörstörung auf Falschbehandlung geklagt hatten. Die Hörverluste waren mit Betonung auf den Tieftonbereich (6/8), meist beidseitig (6/8) und erholten sich meist vollständig (6/8).

Zur Ätiologie solcher Hörstörungen existiert bisher keine einheitliche Lehrmeinung. Uns erscheint das Vorliegen eines ungenügend verschlossenen Aquaeductus cochleae am wahrscheinlichsten. Der Aquaeductus cochleae (Schneckenwassergang) ist eine Verbindung mit einem mittleren Durchmesser von 0,09 mm und einer Länge von 6,3 mm zwischen den Flüssigkeitskompartimenten Liquorraum (100–150 ml) und Perilymphraum (12–16 ml). Normalerweise ist er beim erwachsenen Menschen bindegewebig verschlossen. Ist er nicht verschlossen, so ist es denkbar, daß es zu einem Abfluß von Perilymphe in den Liquorraum kommt, wenn über eine postpunktionelle Stichlochdrainage weiter Liquor austritt. Verluste über das Stichloch bis zu 20 ml Liquor sind beschrieben. Es ist denkbar, daß über einen geringen Perilymphverlust ein vorübergehender endolymphatischer Hydrops entsteht, der die Tieftonminderungen erklären würde (Abb. 1). Wenn der Verdacht auf eine Hörstörung besteht, sollte eine Infusionsbehandlung durchgeführt werden. Auch ein epidurales „blood-patching" kann versucht werden, um einem weiteren Liquorverlust vorzubeugen. Bei noch liegender Nadel kann auch ein Auffüllen des Liquorraumes mit Kochsalzlösung zu einer Behebung der Hörstörung führen.

Da es sich bei der Hörstörung nach Liquorpunktion zwar um eine sehr seltene, aber dennoch typische Komplikation zu handeln scheint, die trotz guter spontaner Erholungstendenz auch zu einem bleibenden Hörschaden führen kann, empfiehlt sich die ärztliche Aufklärung vor einer Liquorpunktion.

A. Meyer zum Gottesberge (Düsseldorf): Vor langer Zeit wurde aus der Würzburger Klinik unter Max Meyer über Hörverbesserungen bei Otosklerose nach Liquorpunktion berichtet. Diese konnten aber nicht genau bestätigt werden. Besteht auch hier die Möglichkeit einer Erklärung durch einen offenen Aquaedukt?

S. Takahashi (Gunma, Japan): Haben Sie bei den Patienten, bei denen ein Hörsturz nach der Liquorpunktion aufgetreten war, eine high resolution CT oder MNR (Kernspintomographie) Untersuchung durchgeführt?

O. Michel/T. Brusis (Schlußwort):
Ich möchte meinem Schlußwort vorausschicken, daß der Aquaeductus cochleae in den letzten 20 Jahren zu Unrecht von der Forschung vernachlässigt wurde, während noch Anfang des Jahrhunderts Forscher wie Bezold, Dencker und Wittmaack daran arbeiteten.

Zu Herrn Meyer zum Gottesberge: In der Tat wurde schon von Bárány oder Babinski das Ablassen von Liquor zur Behebung von Hörstörungen empfohlen. Aber wie eben in der Diskussionsbemerkung schon klar gesagt wurde, in größeren Studien konnte kein therapeutischer Benefit gezeigt werden, so daß Ende der fünfziger Jahre diese Behandlung eingestellt wurde.

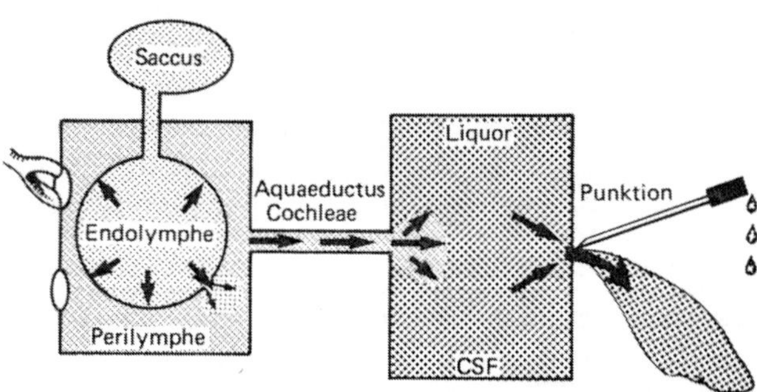

Abb. 1

Zu Frau Takahashi: Wir haben auch bei einem Teil der Patienten zur Darstellung des Aquaeductus cochleae hochauflösende Computertomogramme erstellt. Eine Aufweitung konnten wir dabei nicht feststellen – sie muß auch nicht vorliegen, wenn das Innere des Ganges ungenügend verschlossen ist.

Natürlich handelt es sich nicht um eine prospektive Studie, bei der bei jedem Patienten ein Audiogramm vor dem Eingriff angefertigt werden konnte. Die Patienten berichteten jedoch glaubhaft, daß vor dem Eingriff jeweils ein normales Hörvermögen und keine andersartigen Hörstörungen vorgelegen hätten. Nach Erholung auf Normalhörvermögen sahen wir auch bei Kontrollen kein erneutes Absinken der Hörschwelle; ein fluktuierendes Gehör haben wir nicht beobachtet.

Es existieren prospektive Studien zum Thema Hörminderung und Spinalanästhesie, aber auch Kasuistiken über Hörminderungen nach Lumbalpunktion und Myelographie zumeist in nicht-otologischen Zeitschriften. Wir glauben, daß die Stichlochdrainage nach Punktion des Liquorraumes, die zu allen diesen Eingriffen durchgeführt werden muß, der entscheidende Faktor ist. Zudem ist unser Kollektiv groß genug, um zu zeigen, daß auch bleibende Hörstörungen resultieren können. Und das erscheint uns aus medikolegalen Gründen wichtig zu erwähnen.

18. M. Pilgramm (Ulm): Hat der Bundeswehrdienst einen Einfluß auf die Innenohrfunktion des jungen Mannes?

Vortrag zurückgezogen

19. M. Westhofen, U. Koch (Hamburg): Gentamicintherapie des Morbus Menière mit Hilfe automatischer Nystagmusanalyse

Die Gentamicintherapie des Morbus Menière wird an der Hamburger Klinik in den Fällen praktiziert, in denen die Saccotomie (endolymphatische Shunt Operation) erfolglos bleibt. Über einen Katheter in der runden Fensternische wird 5-stdl. je 0,1 ml Gentamicinsulfatlösung (= 10 mg) Gentamicinbase appliziert.

Der Erfolg der Therapie, d. h. Labyrinthdestruktion und gleichzeitig Cochlea-Protektion wird von der korrekten Gentamicindosierung bestimmt, die hoher interindividueller Schwankungsbreite unterliegt. Nach früheren Empfehlungen (Lange 1976, 1985) wird die Therapie beim Auftreten von Spontannystagmus abgebrochen. Nach Erfahrung mit der eigenen vollautomatischen Nystagmusanalyse (Westhofen et al. 1987) und dem Therapiemonitoring mit der thermischen Nystagmusreaktion ist zu diesem Zeitpunkt der laterale Bogengang noch erregbar. Mit Hilfe der eigenen sensitiven automatischen Nystagmusanalyse kann die Gentamicintherapie fortgesetzt werden, bis die Ausschaltung des Bogengangs nachweisbar ist, ohne die Toxizitätsgrenze für die Cochlea zu überschreiten. Die automatische Nystagmusanalyse differenziert zuverlässiger als die manuelle Befundung eine minimale Restfunktion und vollständigen Labyrinthausfall bei nicht umkehrbarem Spontannystagmus und/oder insgesamt minimaler Nystagmusintensität, wie sie nach akuter Labyrinthläsion häufig zu beobachten sind. Die subjektive Schwindelempfindung tritt erst 12–24 Std nach dem nystagmographisch erkannten Labyrinthausfall auf. Erste eigene Erfahrungen mit dem neuartigen Therapiemonitoring über einen Zeitraum von 24 Monaten liegen derzeit vor. Alle Patienten sind frei von Schwindelattacken und ohne cochleäre Schädigung. Die eigene vollautomatische Nystagmusanalyse stellt damit eine weitere Verbesserung der chirurgischen (Jahnke 1985) und medikamentösen (Lange 1978) Cochlea-Protektion während der intratympanalen Gentamicintherapie dar.

20. J. Silberzahn, K. Jahnke, G. Bauer (Gießen/Tübingen):
Ergebnisse der transtympanalen Gentamicintherapie mit Cochlea-Protektion

Von Lange und Katzke wurde über therapiebedingten, zusätzlichen Hörverlust oder Taubheit bei Applikation vestibulo-toxischer Substanzen berichtet, die im Rahmen einer Morbus-Menière-Therapie ihren Einsatz finden.

Um das Resthörvermögen des erkrankten Ohres zu erhalten, wurde versucht, Gentamicin direkt in das Vestibularorgan zu applizieren.

Tierexperimentelle Studien zeigten, daß Substanzen nicht nur über das runde Fenster, sondern auch über andere Wege in das Innenohr gelangten.

Unter Berücksichtigung dieser Untersuchungen wurde die transtympanale Gentamicin-Therapie mit Cochlea-Protektion 1984 von Jahnke entwickelt und bei Patienten mit einseitiger Menièrescher Erkrankung und einer Hörschwelle von weniger als 50 dB angewandt.

Bei enauralem Vorgehen wurde die runde Fensternische nach Anfrischen der Schleimhaut mit Bindegewebe obliteriert, die Schleimhaut der hinteren Fußplattenanteile zur Seite präpariert, die Stapesfußplatte dorsal in der Nähe des Ligamentum annulare infrakturiert und wenige ml gelösten Gentamicins auf die Fußplatte appliziert. Danach wurde ein Paukenröhrchen eingesetzt und täglich Gentamicin instilliert, bis ein Ausfallsnystagmus auftrat.

Zwischen 1984 und 1989 konnten 26 Patienten mit dieser Technik behandelt werden.

Die Hörschwellen änderten sich von 63,8 dB – praeoperativ – auf 67,7 dB – postoperativ.

Diese 26 Patienten wurden mit 37 Patienten aus den Jahren 1978–1981 verglichen, die eine transtympanale Gentamicin-Therapie ohne Cochlea-Protektion erhielten.

In dieser zweiten Gruppe veränderte sich die Hörschwelle von 57,8 dB – praeoperativ – auf 70,3 dB – postoperativ.

Die Schwindelsymptomatik der Gruppe mit Cochlea-Protektion besserte sich deutlich um 81%, die der Gruppe ohne Protektion der runden Fenstermembran um 77%.

Die applizierte Gesamtdosis Gentamicin betrug mit Cochlea-Protektion 130 mg, ohne 99 mg.

Ein kalorischer peripherer Ausfall des Vestibularorgans fand sich bei 28% in der ersten und bei 29% in der zweiten Gruppe.

Die transtympanale Gentamicin-Applikation mit Cochlea-Protektion bietet folgenden Vorteil: Das Risiko einer zusätzlichen Hörminderung im Rahmen der Therapie wird vermindert. Das ist wichtig, da das erkrankte Innenohr bei Menièrescher Erkrankung sensibler auf toxische Substanzen, wie Gentamicin, reagiert als ein Nicht-Erkranktes. Nachteil der Methode ist der größere operative Aufwand als bei einer alleinigen Pauken-Röhrchen-Einlage zur Gentamicin-Instillation.

Aus den Ergebnissen geht hervor, daß der Therapieansatz mit Cochlea-Protektion dem ohne Schutz der Cochlea überlegen ist. Wir sind der Auffassung, daß sich der Mehraufwand bezüglich des Resthörvermögens für die Menière-Patienten lohnt, zumal bei 20–50% der Patienten das kontralaterale Ohr in späteren Jahren ebenfalls erkrankt.

21. R. Blessing, W. W. Schlenter, Chl. Beck (Lübeck/Freiburg):
Langzeitergebnisse der intratympanalen Gentamicintherapie des Morbus Menière

Manuskript nicht eingegangen

22. J. Lamprecht, J. Plum (Düsseldorf):
Atriales natriuretisches Peptid (ANP) im Plasma von Patienten mit Menièrescher Erkrankung während der Glycerol-Belastungsprobe

Das atriale natriuretische Peptid (ANP), ein Herzvorhofshormon, wirkt vasodilatierend, natriuretisch und steigert die Gefäßpermeabilität. 1988 fanden wir im Tierversuch erste Hinweise auf das Vorkommen von ANP-Rezeptoren im Innenohr. Wir vermuteten, daß ANP an der Regulation der Innenohrflüssigkeiten beteiligt sein könnte. In dieser Studie gehen wir daher zunächst der Frage nach, welchen Einfluß eine orale

Glycerolgabe auf die Plasmaspiegel von ANP und cGMP hat. Wir fanden keinen deutlichen Unterschied in den Ausgangswerten von 14 Patienten mit und 34 ohne Menièresche Erkrankung. Während der ersten Stunde nach Glycerolgabe konnten wir eine signifikante Änderung beobachten: ANP, sein second messenger cGMP und die Serum-Osmolalität stiegen an, während die Werte für Gesamteiweiß und Plasma-Renin abfielen. In 10 von 48 Fällen kam es zusätzlich zu einer Hörverbesserung. Nach der ersten Stunde kam es zu einer Umkehr der Parameter in Richtung auf ihre Ausgangswerte. Die Hörverbesserung erreichte ihr Maximum hingegen erst nach zwei Stun-

den. Wir halten die Blut-Perilymph-Schranke für die Ursache dieser Zeitverzögerung.

Weitere Untersuchungen sind erforderlich, um zu klären, ob Glycerol die Hörverbesserung auf direktem Wege bewirkt oder (auch) über eine Mobilisation von ANP.

R. Nowak (Rostock): Haben Sie in Ihre Diskussion auch das Angiotensin II einbezogen, welches für die Reaktion der Gefäße im Innenohr eine wichtige Rolle zu spielen scheint?

J. Lamprecht (Schlußwort):
Andere Peptide wie z. B. Angiotensin II haben wir nicht gemessen. Wir halten das atriale natriuretische Peptid für „eine Stimme im Konzert" der an der Flüssigkeitsregulation im Innenohr beteiligten Substanzen.

23. M. Vollrath, N. Marangos, G. Hesse (Hannover): Die Dehydratationstherapie des Tieftonhörverlustes – Eine Alternative zur rheologischen Therapie?

Für die Tieftoninnenohrschwerhörigkeit (TIS) wird ursächlich ein Endolymphhydrops angenommen, der mit der elektrocochleographischen Registrierung des Summations-(SP) und des Aktionspotentiales (AP) nachzuweisen ist. Ein SP/AP-Quotient von 0,4 und größer gilt als pathognomonisch. Wir stellten uns die Frage, ob die kurzfristige diagnostische Schwellenanhebung des Glyceroltestes bei Patienten mit einer TIS in modifizierter Form nicht therapeutisch zu nutzen sei.

Während der letzten 2 Jahre behandelten wir Patienten mit Tieftoninnenohrschwerhörigkeiten analog zur akuten Glaukomtherapie dehydrierend mit Osmofundin und Diamox und verglichen die Behandlungsergebnisse mit denen nach konventioneller rheologischer Therapie (Rheomakrodex und Trental für 10 Tage). Unterteilt man die Therapieergebnisse nach dem Zeitpunkt des Therapiebeginns unabhängig von der Art der Therapie, so sehen wir, daß die akut therapierten Patienten (TIS nicht älter als 8 Tage) in 90,4% (28 von 31) eine Besserung zeigten, während sich die länger zurückliegenden TIS nur in 27% der Fälle (4 von 11) besserten. Die gleiche pauschale Gegenüberstellung des Therapieerfolges in bezug auf den prätherapeutisch gemessenen SP/AP-Quotienten zeigt, daß sich beide Gruppen nur unwesentlich voneinander unterschieden: Die Patienten mit einem nachgewiesenen Hydrops (SP/AP > 0,4) besserten sich in 66,6%, diejenigen ohne electrocochleographisch nachweisbaren Hydrops (SP/AP < 0,4) besserten sich in 74% der Fälle.

Bei der Analyse der Art der Therapie (dehydrierend oder rheologisch) ergeben sich für beide Gruppen jedoch deutliche Unterschiede: 20 von 23 Patien-

ten (87%) mit akuter TIS zeigten eine Besserung nach der Dehydratationstherapie, während sich nur bei 8 von 14 Patienten (57%) die Schwelle nach Rheomakrodex-Infusionen besserte. Bei einer länger bestehenden TIS zeigte die rheologische Therapie überhaupt keinen Effekt mehr, im Gegensatz zu einer 36%igen Besserung (4 von 11 Patienten) nach Dehydratation.

Die Überlegenheit der Osmofundin/Diamox-Therapie ist besonders augenfällig bei den Patienten, deren TIS mit einem Endolymphhydrops einhergeht: Hier besserten sich unter dieser Therapie 18 von 23 Patienten (78,3%). Die mit der konventionellen Rheomakrodex-Therapie behandelten Patienten erwiesen sich in dieser Gruppe sämtlichst als Therapieversager. Zusätzlich ist bemerkenswert, daß 4 der Therapieversager dieser Gruppe anschließend eine Besserung unter der Dehydratationstherapie zeigten. Ist dagegen kein Endolymphhydrops mehr nachzuweisen, erscheint die rheologische Therapie der Dehydratation überlegen: 8 von 11 Patienten (72%) besserten sich nach Rheomakrodex-Infusionen gegenüber nur 50% der Patienten, die mit Osmofundin/Diamox behandelt wurden.

Zusammenfassend können wir feststellen, daß unsere Untersuchungen eine differenzierte Diagnostik und Therapie des Hörsturzes, besonders der akuten Tieftonschwerhörigkeit, nahelegen:

– Nicht bei allen Tieftonschwerhörigkeiten läßt sich ein erhöhter SP/AP-Quotient nachweisen: Auch bei akuter TIS fand sich nur in 55% der Fälle ein erhöhter Quotient.
– Diejenigen Tieftoninnenohrschwerhörigkeiten, die mit einem erhöhten SP/AP-Quotienten einherge-

hen, sprechen hochsignifikant besser auf eine Dehydratationstherapie an, als auf die übliche rheologische Therapie.

– Auch nach erfolgloser rheologischer Therapie kann bei Vorhandensein eines Endolymphhydrops noch mit einer Schwellenverbesserung unter Dehydratationstherapie gerechnet werden.

– Je länger die Tieftonschwerhörigkeit besteht, desto schlechter ist die Prognose. Therapieerfolge sahen wir in diesen Fällen nur unter Osmofundin/Diamox.

– Bei fehlendem Hydropszeichen (SP/AP <0,4), scheint die rheologische Therapie überlegen zu sein.

– Zur Untermauerung dieser Untersuchung ist eine randomisierte Studie geplant.

G. Gavalas (Athen): Nach meiner Auffassung sollte man nicht immer die Dehydrationstherapie als Alternative gegen die rheo-logische Therapie bevorzugen. – Tieftonschwerhörigkeiten können sich, wie z. B. Morbus Menière, bei jüngeren Patienten besser mit Dehydrationstherapie beeinflussen lassen. Im Gegensatz hat bei älteren Patienten die rheologische Therapie eine bessere Wirkung.

A. Keilmann (Mannheim): Haben Sie bei Ihren Patienten auch nach der Dehydralisierungstherapie eine Elektrocochleographie durchgeführt?

M. Vollrath (Schlußwort):
Blutviskositätsmessungen wurden nicht durchgeführt. Wesentlich ist jedoch eine prätherapeutische Bestimmung des Hämatokrits, da durch die Dehydratation eine Konzentration stattfindet, so daß Hämatokritwerte von 45 als obere Grenzwerte festgelegt werden. – Die Dehydratation wurde zunächst von uns nur für isolierte Tieftonschäden im Rahmen eines Hörsturzes, nicht bei Patienten mit einem Morbus Menière eingesetzt. – Nicht alle Patienten ließen sich nach erfolgter Therapie erneut elektro-cochleographisch untersuchen. Diejenigen, bei denen eine Kontrollmessung durchgeführt werden konnte, zeigten zumeist eine Normalisierung des SP/CAP-Quotienten oder zumindest eine drastische Abnahme des SP-Absolutwertes.

24. L. Stoiber (Mistelbach), G. Stanek (Wien):
Hörsturz und Vestibularisstörungen bei serologisch gesicherter Lyme-Borreliose

Neben den bereits aus unserem Krankengut vorgestellten Lähmungen der Gesichtsnerven, der Augenmuskelnerven oder der Hirnnerven IX–XII konnten wir in den vergangenen zwei Jahren auch Störungen des VIII. Hirnnerven beobachten.

In die Untersuchung wurden insgesamt 61 Patienten mit akuten Störungen des Gehörs oder des Vestibularapparates einbezogen.

Von diesen 61 Patienten fand sich bei 11 Patienten ein positiver Borreliose-Titer in IIFT und ELISA – IgG-Test, aber nur bei 8 dieser Patienten konnte auch im Borrelien-Immunoblot ein positiver Nachweis bestimmter Borrelienantigenmuster bewiesen werden. Von den 8 Patienten waren 5 Männer und 3 Frauen. Sie zeigten in fünf Fällen eine Hörstörung im Sinne eines Hörsturzes, 2× mit vestibulären Störungen, drei Patienten wiesen reine vestibuläre Manifestationen auf. Das Alter der Patienten betrug zwischen 46–75 Jahren, mittleres Alter 58,1 Jahre. 6× war das rechte Hör- oder Vestibularorgan betroffen, 2× das linke. Die Anamnesendauer reichte vom ersten Tag des Auftretens der Symptome bis maximal in einem Fall 11 Tage bis zum Therapiebeginn. Die Hörstürze betrafen bei 3 Patienten vorwiegend den Hoch- und Mitteltonbereich, bei 2 Patienten war der Tief- und Mitteltonbereich stärker betroffen. Die Therapie erfolgte neben der vasoaktiven Therapie mit Rheomakrodex, Pentoxifyllin, Naftidrofuryl und Multivit B, bei 5 Patienten mit jeweils 2×10 Mill. Penicillin G i. v. durch 10–14 Tage, 1× Ceftriaxon 1×2 g i. v., 1× Azidocillin 750 mg 2×1 Tablette und 1× Penicillin V 3×1,5 Mill. p. o. pro Tag durch 2 Wochen. Bei den Hörsturzpatienten kam es bei 2 Patienten fast zur vollständigen Wiederherstellung des Gehörs, bei 2 Patienten war eine deutliche Besserung des Hörvermögens, bei 1 Patienten, der zwar sofort vasoaktiv aber erst zwei Monate nach dem Hörsturz antibiotisch therapeutisiert wurde, kam es zu keiner Hörverbesserung.

Die Vestibularisstörungen bildeten sich bei drei der Patienten relativ rasch zurück, bei einem Patienten war erst nach 3,5 Monaten die volle Rekompensation zu beobachten. Bei allen Patienten wurden möglichst andere Ursachen für den Hörsturz oder die Vestibularisstörung serologisch-diagnostisch, als auch mit bildgebenden Verfahren ausgeschlossen; ebenso die audiometrische Abklärung, soweit möglich mit Hirnstammaudiometrie.

Die Borreliose-Diagnostik wurde einerseits durch Screening mittels IIFT und IgG – ELISA aus Serum und z. T. Liquor gewonnen. Die letztendlich entscheidende Untersuchung und der Beweis der durchgemachten Erkrankung wurde durch das spezifische Antigenmuster des Borrelien-Immunoblots geführt. Die Titerbewegung wurde zur Festlegung des Erkrankungsstadiums angewendet. Dabei fanden sich bei 1 Patienten sehr hohe konstante Titerwerte, was einer länger bestehenden Erkrankung zuzuordnen war. Bei diesem Patienten bestand auch anamnestisch Beschwerdesymptomatik verschiedener Art mehr als zwei Jahre. In allen anderen Fällen sprachen die serologischen Befunde für das Vorliegen eines akuten Borrelien-Infekts im Stadium II, der Neuroborreliose.

Insgesamt war bei den Hörstürzen und Vestibularisstörungen im Vergleich mit den Lähmungen des Nervus facialis oder der Augenmuskelnerven in unserem Krankengut ein deutlich schlechteres Ansprechen auf die spezifische antibiotische Therapie in Kombination mit vasoaktiver Therapie zu beobachten.

Seit Aufklärung der bakteriellen Genese der Lyme-Krankheit durch Barbour und Jonson häufen sich Literaturangaben zu diesem Krankheitsbild. Bei Aufarbeitung früherer Fälle aus dem eigenen Krankengut und bei Durchsicht der Literatur der letzten Jahrzehnte, lassen sich verschiedene Fälle und Mitteilungen gut in dieses charakteristische Krankheitsbild einordnen.

Die Lyme-Borreliose als eine differentialdiagnostische Möglichkeit bei Hörsturz und Vestibularisstörungen sollte ebenfalls, insbesondere in Endemiegebieten, immer in Erwägung gezogen werden.

25. H. Riechelmann, R. Hauser, A. Vogt, W. Mann (Freiburg): Der Borrelien-Titer in der Hals-Nasen-Ohren-Heilkunde – Untersuchung in einem endemischen Gebiet

Die Lyme-Krankheit ist eine Anthropozoonose. Der Erreger, Borrelia burgdorferi, wird durch Zeckenbiß auf den Menschen übertragen. Typische Manifestationen der stadienhaft verlaufenden Erkrankung sind unter anderem das Erythema chronicum migrans, Lymphadenitis und Fazialisparesen. Seltener treten Drehschwindel und Hörminderungen auf. Die klinische Diagnose kann schwierig sein, da der Zeckenbiß häufig nicht erinnert wird und das Erythema chronicum migrans abortiv verlaufen kann.

Wir haben bei 139 Patienten mit Fazialisparesen, Hörminderungen, Drehschwindel und Entzündungen im Kopf-Hals-Bereich in den Jahren 1987 und 1988 den Borrelien-Serostatus bestimmt. Die Seren der Patienten wurden im Immunfluoreszenstest (IFT) und im ELISA auf IgG-Antikörper, im IFT nach Absorption mit Reitertreponemen, im IFT auf IgM-Antikörper sowie im Western Blot auf IgG und IgM Antikörper untersucht. 6/22 Patienten mit Fazialisparese, 11/72 Patienten mit Hörminderungen, 8/45 Patienten mit Drehschwindel und 5/25 Patienten mit Entzündungen im Kopf-Hals-Bereich hatten Antikörper gegen Borrelia burgdorferi.

Um Anhaltspunkte über die Prävalenz symptomloser Antikörperträger gegen Borrelia burgdorferi in unserer Region zu gewinnen, haben wir eine Kontrollgruppe von 52 Patienten ohne anamnestische oder klinische Hinweise auf Lyme-Krankheit mit den gleichen Methoden untersucht. Es waren Patienten zur Septumplastik, zur Septorhinoplastik, mit Plattenepithelkarzinomen und mit pleomorphen Speicheldrüsenadenomen. Die Kontrollgruppe stimmte in Alters- und Geschlechtsverteilung sowie im Wohnort (Stadt, ländliches Gebiet) gut mit der Erkrankungsgruppe überein. 9/52 Patienten der Kontrollgruppe hatten Antikörper gegen Borrelia burgdorferi. Die Häufigkeit Seropositiver in Erkrankungs- und Kontrollgruppe zeigte im Fisher's exact Test keine signifikanten Unterschiede. Es zeigte sich weiter, daß der Immunfluoreszenstest und das ELISA zwar eine hohe Sensitivität, jedoch nur eine Spezifität von 56% hatten. Sie sind lediglich als Screening-Methode geeignet. Der IFT nach Absorption mit Reitertreponemen kann zu falsch negativen Ergebnissen führen. Sehr wichtig ist der Nachweis von IgM-Antikörpern gegen Borrelia burgdorferi, um frühe Krankheitsstadien nicht zu übersehen.

Zusammenfassend ist die serologische Diagnose einer Lyme-Krankheit ohne eindeutige Klinik aufgrund der oft unbekannten und teilweise hohen regionalen Durchseuchung problematisch.

D. Pellnitz (Berlin): Frage an beide Vortragenden nach der *Schmerzsymptomatik*, die bisher nicht erwähnt worden ist. Die Lyme-Borreliose ist in Berlin (West) wegen seiner Topographie eine Rarität. Im August 1988 untersuchte ich als Konsiliarius einer neurologischen Abteilung eine 58jährige Frau; erhebliche Schmerzen vor allem im Rücken-Abdominalbereich hatten zunächst an einen Bandscheibenvorfall denken lassen. Pat. war voller motorischer Unruhe und verbrachte auch die Nacht weitgehend auf dem Stationsflur. Nach Ausschluß krankhafter Organbefunde Annahme einer psychiatrischen Überlagerung und eines Suchtproblems. Erst eine nach ca. 4 Wochen auftretende Facialisparese führte zur diagnostischen Klärung. Hochdosierte Penicillin-Therapie, rasche Heilung. Wie häufig haben Sie vergleichbare Schmerzen bei Ihren Patienten beobachtet?

E. Lehnhardt (Hannover): Sie deuten die Hörverschlechterung als innenohrbedingt; haben Sie eine neurale Genese als Folge der Meningoradikulitis ausgeschlossen, z.B. anhand zusätzlicher audiometrischer Tests?

L. Stoiber (Schlußwort):
Die Schmerz-Symptomatik war bei den meisten der Patienten insbesondere im HWS-Bereich vorhanden. Es gibt Hinweise für retrocochleäre und cochleäre Störungen. Die Krankheitsdiagnose ist nicht nur serologisch, sondern aus dem Liquor verifiziert mit seröser Meningoradiculitis.

26. S. Preyer, K. Schmidt, R. Matthias (Köln):
Erste Ergebnisse einer Studie zur Untersuchung des Herzinfarktrisikos bei Hörsturzpatienten

Für die Entstehung des Hörsturzes werden im wesentlichen drei Mechanismen diskutiert: die vaskuläre und virale Genese, und die Perilymphfistel. Im deutschen Schrifttum wird, vor allem seit der Prägung des Begriffes „Otangina" durch Hesch 1982, die vaskuläre Genese favorisiert. Es liegen zahlreiche klinische Studien vor, in denen ein signifikanter Zusammenhang zwischen ausgewählten kardiovaskulären Risikofaktoren und Innenohrschwerhörigkeiten belegt und widerlegt werden.

Im folgenden berichten wir über die ersten Ergebnisse einer prospektiven Studie, die seit 1988 an der Universitäts-Hals-Nasen-Ohrenklinik Köln durchgeführt wird und das Herzinfarktrisiko von Hörsturzpatienten untersuchen soll. In die Studie aufgenommen wurden Patienten mit plötzlicher, ein- oder beidseitiger, sensorischer, kryptogener Hörstörung von mindestens 20 dB in einer Frequenz im Tonschwellenaudiogramm. Das Herzinfarktrisiko wurde mit Hilfe eines Computerprogrammes berechnet, das anhand der Ergebnisse der „Prospective Cardiovascular Münster Trial" (PROCAM-Studie) entwickelt wurde. Berücksichtigt wird in diesem Rechenprogramm: Gesamt Serum-Cholesterin und -Triglyzerid Wert, Serum-HDL, systolischer Blutdruck, Alter (40–65 Jahre), Nikotin (ja/nein), Diabetes mellitus (ja/nein), Angina pectoris (ja/nein) und positive Familienanamnese (ja/nein). Das Kontrollkollektiv bestand aus Patienten, bei denen aufgrund einer entzündlichen Erkrankung im Kopf-Hals-Gebiet (ausgenommen Otitiden) eine Operation durchgeführt wurde.

Das mittlere Risiko der Hörsturzpatienten in den nächsten 4 Jahren einen Herzinfarkt oder plötzlichen Herztod zu erleiden war um den Faktor 1,3 gegenüber der Durchschnittsbevölkerung gleichen Alters erhöht. Das ergab keinen wesentlichen Unterschied zum Kontrollkollektiv mit einem mittleren Herzinfarkt-Risikofaktor von 1,2.

Bei Abschluß der Studie sollen Kontroll-Patienten-Kollektiv und Hörsturzpatienten-Kollektiv nach Alter, Geschlecht und – wegen der unterschiedlichen Ernährungsgewohnheiten – nach nationaler Abstammung gepaart werden. Erst dann wird es möglich sein, bei ausreichender Patientenzahl eine statistisch signifikante Aussage über den Zusammenhang von Hörsturz und kardiovaskulärem Risiko zu treffen. Die oben angeführten Ergebnisse dürfen aufgrund der geringen Patientenzahl von n = 43 und des bislang unvollständigen Kontrollkollektivs nur als erster Hinweis angesehen werden, daß kein Zusammenhang zwischen kardiovaskulärem Risiko und Auftreten eines Hörsturzes bestehen. Eine Nachuntersuchung nach 4 Jahren soll die Herzinfarkt-Inzidenz der untersuchten Hörsturzpatienten und des Kontrollkollektivs feststellen.

27. F. Zanetti, Z. Bursa-Zanetti, R. Klein, P. A. Berg (Tübingen):
Der zelluläre Immunstatus als Kriterium zur Therapieauswahl bei Patienten mit Innenohrerkrankungen

In früheren Untersuchungen zur humoralen Immunität bei Patienten mit Innenohrerkrankungen unklarer Ätiologie (chronisch progrediente Innenohrschwerhörigkeit, Hörsturz, Morbus Menière), konnten wir bereits anhand des Antikörpermusters im Immunfluoreszenztest und ELISA Hinweise auf eine mögliche Ätiologie finden. Serologisch ließ sich eine sogenannte autoimmune Gruppe mit Nachweis vor allem von Autoantikörpern gegen Kerne (ANA) von einer Gruppe mit einer möglicherweise chronisch infektiösen Ätiologie mit Nachweis von Antikörpern gegen Sarkolemm (ASA) und Antikörpern gegen Laminin (ALA) abgrenzen.

Ausgehend von Untersuchungen zur humoralen Immunität haben wir bei ausgewählten Patienten mit Innenohrerkrankungen unbekannter Ätiologie den zellulären Immunstatus bestimmt, wobei der Prüfung der T-Suppressorzellaktivität eine besondere Bedeutung beigemessen wurde.

In bisher durchgeführten zahlreichen Untersuchungen auf dem Gebiet der klinischen Immunologie konnte eindeutig gezeigt werden, daß die Prüfung der T-Suppressorzellaktivität zwischen primären und sekundären Autoimmunreaktionen einerseits und möglichen persistierenden Infektionen andererseits zu unterscheiden hilft.

Untersucht wurden 108 ausgewählte Patienten mit Innenohrerkrankungen unbekannter Ätiologie (progrediente Innenohrschwerhörigkeit n = 61, Hörsturz n = 20 und Morbus Menière n = 27). Untersucht wurde die spontane Proliferation der Lymphozyten in der 3-Tage- bzw. 7-Tage-Kultur, ferner die Antigen- und Mitogen-induzierte Stimulierbarkeit der Patienten-Lymphozyten und die T-Suppressorzellaktivität, bestimmt an der Fähigkeit dieser Con-A-induzierten T-Suppressorzellen, die Proliferation normaler Lymphozyten zu unterdrücken bzw. die Pokeweed-Mitogen-induzierte Immunglobulinsynthese zu hemmen.

Durch die Bestimmung des zellulären Immunstatus konnten 2 Patientengruppen mit gegensätzlichem Verhalten in Lymphozytenkulturen identifiziert werden. Ein Großteil der Patienten, insbesondere mit chronisch progredienter Innenohrschwerhörigkeit (ALA positiv), zeigte eine erniedrigte Spontanproliferation der Lymphozyten bei einer deutlich erhöhten T-Suppressorzellaktivität. Im Serum dieser Patienten konnten inhibierende Faktoren (SIF) nachgewiesen werden. Demgegenüber stand eine kleinere Gruppe von Patienten, die mit erhöhter Spontanproliferation der Lymphozyten und stark erniedrigter T-Suppressorzellaktivität ein nahezu spiegelbildliches Verhalten aufwiesen. In dieser Patientengruppe konnten im IFL in einem hohen Prozentsatz Autoantikörper insbesondere gegen Kerne (ANA) nachgewiesen werden.

Anhand von klinisch-immunologischen Untersuchungen an Patienten mit chronischen Hepatitiden unterschiedlicher Ätiologie konnte eindeutig gezeigt werden, daß die Bestimmung der T-Suppressorzellfunktion eine Differenzierung zwischen einer autoimmunen Konstellation und einer möglichen Viruspersistenz sehr gut erkennen läßt. Bei Viruspersistenz ist die T-Suppressorzellaktivität normal oder eher erhöht, bei einer autoimmunen Konstellation hingegen ist die T-Suppressorzellaktivität deutlich vermindert. In Anlehnung an diese i. allg. Schrifttum akzeptierten immunpathologischen Zusammenhänge postulieren wir für Patienten mit Innenohrerkrankungen folgende ätiologische Vorstellungen:

Innenohrerkrankungen mit erhöhter T-Suppressorzellaktivität und Nachweis von Seruminhibitionsfaktoren (SIF) sind möglicherweise als chronisch entzündliche Erkrankungen mit Induktion einer sekundären Autoimmunreaktion aufgrund eines persistierenden infektiösen Agens (Virus?) anzusehen. Innenohrerkrankungen mit deutlich erniedrigter T-Suppressorzellaktivität und Nachweis von stimulierenden Faktoren im Serum und Autoantikörpern im IFL (z. B. ANA) wären in die Gruppe der klassischen Autoimmunerkrankungen, wie PBC, SLE, autoimmune Hepatitis einzuordnen (Tabelle 1).

Als therapeutische Konsequenz aus diesen Überlegungen begannen wir im Rahmen einer Pilotstudie bei ausgewählten Patienten aus dieser sogenannten autoimmunen Gruppe eine immunsuppressive Therapie mit Corticosteroiden. Nach ermutigenden ersten Ergebnissen sollte nun eine offene Therapiestudie bei diesen Patienten angestrebt werden. Als wichtigstes Kriterium zur Therapieauswahl sollte die Bestimmung der zellulären Immunität und hier vor allem die T-Suppressorzellaktivität herangezogen werden.

Tabelle 1. Immunologische Expressionsformen („viral" ⇄ autoimmun) bei Patienten mit Innenohrerkrankungen

Funktionelle Parameter	Chronisch-entzündlich (viral?)	autoimmun
T-Suppressorzellaktivität	Erhöht oder normal	Erniedrigt
Spontane Proliferation der Lymphozyten	Erniedrigt	Erhöht
Autoantikörper (ANA)	Meist nicht nachweisbar	Nachweisbar
Immunglobuline	Normal	Erhöht (IgG)
Immunregulative Faktoren Faktoren (SIF)	Nachweisbar	Nicht nachweisbar

Videopräsentation I

28. H.-G. Schroeder, S. Albanese, Th. Eichhorn (Marburg):
Real-time-Sonographie bei Speicheldrüsenerkrankungen

Die Sonographie ist zu einem festen Bestandteil der Hals-Weichteildiagnostik geworden. Besonders die oberflächlich gelegenen großen Speicheldrüsen lassen sich mit hochauflösenden Schallköpfen bis ins Detail darstellen. Besonders bei der Real-time-Sonographie erhält man ein gutes Bild bei der Topographie der Speicheldrüsen und ihrer krankhaften Veränderungen, da sich nur in bewegtem Bild Phänomene wie Gefäßpulsationen, Muskelkontraktionen, Tumorverschieblichkeit, Gewebskompression etc. darstellen lassen.

Nach Aufzeigen des normalen sonographischen Bildes der großen Speicheldrüsen wird anhand von Beispielen die Veränderung der Echomorphologie bei entzündlichen und tumorösen Erkrankungen der Speicheldrüsen demonstriert. Weiterhin werden exemplarisch Prozesse gezeigt, die vom klinischen Befund den Eindruck einer Speicheldrüsenerkrankung vortäuschen, sich aber sonographisch eindeutig als extraglandulär einstufen lassen.

Die Sonographie ist somit als nichtinvasives, nicht aufwendiges Verfahren nach der klinischen Untersuchung zum wichtigsten Diagnostikum bei Speicheldrüsenerkrankungen geworden und hat andere bildgebende Verfahren größtenteils überflüssig werden lassen.

29. A. Koch, P. Kurt, P. Federspil (Homburg):
Ultraschalldiagnostik im HNO-Bereich – Methode und Anwendungsbeispiele

30. P. Samec, H. Swoboda (Wien):
Die superselektive digitale Substraktionangiographie gefäßreicher Läsionen des HNO-Bereiches

31. W. Goertzen, T. Haid, T. Meier, M. E. Wigand (Erlangen):
Frühdiagnostik des Akustikusneurinoms – Eine Herausforderung an den HNO-Arzt

32. B. P. E. Clasen, C. Hannig, G. Böhme, A. Wuttge-Hannig (München):
Der Schluckakt nach Laryngektomie – Eine röntgenkinematographische Studie der Morphologie und Funktion des pharyngoösophagealen Übergangs

Seit der ersten Beschreibung des Schluckaktes und der Ösophagusstimme laryngektomierter Patienten anhand röntgenkinematographischer Aufnahmen durch R. Janker und W. Schwab 1958 hat sich die Technik der Röntgenkinematographie weiterentwickelt und kann derzeit als die aussagefähigste radiologische Untersuchungsmethode des Schluckaktes angesehen werden. Auf der Suche nach möglichen Zusammenhängen zwischen röntgenkinematographisch faßbaren Funktionsstörungen des Schluckaktes und der Qualität der Ösophagusstimme bei Laryngektomierten wurden im Rahmen einer interdisziplinären Studie 67 Patienten nach Therapie eines Larynxkarzinoms untersucht. Immerhin gaben auf Befragen 35 Patienten ein Globusgefühl oder sogar dysphagische Beschwerden an, bei denen in 21 Fällen eine Dysmotilität des pharyngoösophagealen Übergangssegmentes als Ursache entdeckt werden konnte. Klar wurde auch, daß – abgesehen von den Fällen eines Tumorrezidivs – die gleichen pathogenetischen Faktoren ursächlich eine Rolle spielen wie bei Nichtlaryngektomierten. Weitere Untersuchungen sollen die Frage nach dem Zusammenhang mit der Ösophagusstimme klären und die Rolle der Art der Karzinomtherapie als mögliche Ursache bestimmen helfen.

K. Terrahe (Stuttgart): Mit der kinematographischen Untersuchung der cricopharyngealen Sphinkters prüfen Sie beim Laryngektomierten ein „Kunstprodukt", da ein „Schließmuskel" ja erst operativ wieder hergestellt werden muß. Da ist zu fragen, wie weit man bei der postoperativen Befundung die Details des operativen Vorgehens individuell berücksichtigt hat.

33. A. Erlach, N. Glajcar, H. Pinzker, R. Türk (Wien): Amplitudenkumulation bei thermischer und Pendelprüfung – Eine einfache Form der Vestibularisprüfung

Die Basis jeder Prüfung des Gleichgewichtsorganes bilden drei Elemente: Die Erhebung der otoneurologischen Anamnese, die Beobachtung des Spontannystagmus und die thermische Prüfung. Für erweiterte Aussagen sind eine ENG-Ableitung und sinnvolle Ergänzungen wichtig. Eine der Möglichkeiten ist die Pendelprüfung mit harmonischer, sinusförmiger Be- und Entschleunigung um eine vertikale Achse; die Pendelfrequenz beträgt 0,05 Hz, die Pendelamplitude 180 Grad. Wenn für die Analyse der Nystagmusreaktion nicht die Möglichkeit einer voll- oder halbautomatischen Computeranalyse besteht, bietet sich ein möglicher Zugang zur rechnerischen Auswertung der elektronystagmographischen Kurven in Form der Amplitudenkumulation. Diese ist nichts anderes als eine einfache Methode zur Bestimmung der Gesamtamplitude in festgelegten Zeitabschnitten, meistens in Perioden von zehn Sekunden Dauer. Von uns wird die Amplitudenkumulation bei der thermischen und der Pendelprüfung durchgeführt. Die rechnerische Auswertung erfolgt nach der Formel: Rechtswerte geteilt durch Linkswerte mal 100 für Richtungsüberwiegen bei der thermischen und bei der Pendelprüfung und ebenso für die thermische Seitendifferenz. Weiter kann die Kompensationsleistung oder Gesamtamplitude mit der Formel: resultierende Amplitude geteilt durch Pendelstuhldrehung mal 100 berechnet werden. Ein weiteres wichtiges Element der Vestibularisprüfung ist die Schriftbildbeurteilung zum Nachweis einer kleinen oder zentralen Schrift.

Bei 600 otoneurologisch untersuchten Patienten konnten folgende pathologischen Ergebnisse beobachtet werden:

– Thermische Seitendifferenz	43%
– Richtungsüberwiegen/Pendelprüfung	23%
– Richtungsüberwiegen/Thermische Prüfung	26%
– Geminderte Kompensationsleistung	25%
– Kleine Schrift	26%
– Zentrale Schrift	20%

Theoretische Grundlagen, praktische Hinweise für die Durchführung und Normwerte findet man bei Moser (1984) und Scherer (1984).

34. Th. Deitmer (Münster): Flimmertransport im subglottischen Raum bei Larynxkarzinomen

Der Flimmertransport im subglottischen Raum läßt sich in Kehlköpfen innerhalb von Stunden nach der Laryngektomie noch in einem recht hohen Anteil der Fälle nachweisen. Hierzu wird der Kehlkopf in einem feucht-warmen Klima asserviert und in üblicher Weise von dorsal eröffnet. Mittels kleiner Tuscheflecken auf der Schleimschicht kann der mucociliare Transport dargestellt werden. An Beispielen wird dieser Transport in Zeitraffer-Aufnahmen demonstriert, die auf 16 mm Film aufgenommen und dann auf Video überkopiert wurden. Wie schon publiziert (Arch Oto-Rhino-Laryngol Suppl II/1987 p 94) ist der mucociliare Transportablauf in karzinomtragenden Kehlköpfen stets anders, als es vom normalen Kehlkopf her bekannt ist. Dieses wird im Video-Ablauf verdeutlicht. Es ist anzunehmen, daß die durch den atypischen Transportablauf weniger effektive Klärfunktion für die Entstehung der Carcinome wesentlich ist.

35. H.-W. Pau, W. Limberg (Hamburg/Aachen): Zur Strömungskinetik im Vestibularissystem

Onkologie

36. H.-J. Steinhoff, B. P. E. Clasen, Th. Janssen (München): Trends und Veränderungen im Register der Arbeitsgemeinschaft Klinische Onkologie

Im Register der Arbeitsgemeinschaft Klinische Onkologie sind Daten von mehr als 30 000 Tumorerkrankungen im Kopf-Hals-Bereich registriert. Für die folgenden Beobachtungen wurden 26 610 Fälle der Diagnosejahrgänge 1975–1987 berücksichtigt, die zu allen Fragestellungen einen Beitrag lieferten, im Jahresdurchschnitt sind das 2 047 Fälle.

Lokalisationsverteilung

Von den Malignomen im Kopf-Hals-Bereich entfallen über den gesamten Beobachtungszeitraum ca. 25% auf die Organe Innere Nase und Nebenhöhlen, Nasopharynx, Speicheldrüsen und Haut, leichte Abnahmen bei den Organen Innere Nase und Nebenhöhlen und Nasopharynx werden durch Zunahmen im Bereich der Haut kompensiert. Die verbleibenden 75% fallen auf die selbstverschuldeten Malignome des oberen Aero-Digestivtraktes, hier sind während des Beobachtungszeitraums massive Verfrachtungen zu erkennen. Der Anteil der Larynxmalignome nahm von 42,0% (1975) auf 28,4% (1987) ab, der Anteil der Malignome der Organe Mundhöhle, Oropharynx und Hypopharynx veränderte sich von 30,0% auf 48,4%.

Geschlechtsverteilung

Der Anteil der Frauen an den Malignomen im Kopf-Hals-Bereich beträgt im Mittel 19% mit einer leichten Tendenz zur Abnahme in den letzten Jahren. Diese Tendenz ist bei allen Organen zu beobachten, mit Ausnahme der Organe Haut und Larynx, die eine leichte Zunahme erkennen lassen.

Durchschnittsalter bei Diagnosestellung

Das Durchschnittsalter bei Diagnosestellung verringerte sich im Beobachtungszeitraum bei Männern und Frauen um 6,24 Jahre, Tabelle 1 zeigt die Entwicklung des Durchschnittsalters der Männer für die einzelnen Organe.

Tabelle 1

Lokalisation	Altersentwicklung
Mundhöhle	− 6,84 Jahre
Oropharynx	− 9,24 Jahre
Hypopharynx	− 9,72 Jahre
Larynx	− 5,4 Jahre
Innere Nase und Nebenhöhlen	− 6,6 Jahre
Nasopharynx	− 1,92 Jahre
Speicheldrüsen	+ 0,82 Jahre
Haut	− 5,4 Jahre

T-Kategorien

Wenn erhöhte Sensibilität gegenüber Krebserkrankungen oder verbesserte Diagnostik Gründe für die Verschiebung des Durchschnittsalters wären, müßten die Malignome kleiner werden. Eine Untersuchung der T-Kategorien zeigt jedoch: die T1-Tumoren nehmen von 37% (1975) auf 26% (1987) ab, die T2-Tumoren liegen konstant bei ca. 25% während der Anteil der großen Tumoren (T3 u. T4) von 38% auf 46% steigt.

H. Rudert (Kiel): Ist Ihre Aussage, daß die Pharynx-Carcinome zugenommen und die Larynx-Carcinome abgenommen haben, durch statistische Methoden abgesichert?

G. Rosemann (Frankfurt a. M.): Für die von Ihnen geklagten Schwierigkeiten, für ihr Register größere Beobachtungszahlen zur Auswertung zu bekommen, gilt das Gleiche, was soeben zum Vortrag von Herrn Snow angemerkt wurde. Es fehlt ein Krebsregister bei uns. Die in unserem Land restriktiv ausgelegten Datenschutzregelungen stehen der epidemiologischen Krebsforschung entgegen. Erst vor einigen Tagen hat der Ärztetag in Berlin mit großer Mehrheit erneut beschlossen, personenbezogene Patientendaten unter den besonderen Gesetzesschutz zu stellen. Es wäre daher wünschenswert, wenn zukünftig eine EG-Richtlinie für eine einheitliche Regelung sorgen würde.

H.-J. Steinhoff (Schlußwort): Der Stichprobenumfang ist so groß, daß keine Zweifel an der Richtigkeit der Grundaussage bezüglich der Verteilung der Malignome des oberen Aero-Digestivtraktes bestehen können. Mehr Probleme wie die schwankende Zahl der Erhebungen pro Diagnosis macht die geringe Zahl der beteiligten Kliniken.

Hauptvortrag II

G. B. Snow (Amsterdam):
Klinische Krebsforschung bei Kopf- und Halstumoren im Rahmen der EORTC

Einleitung

In Europa besteht eine namhafte Anzahl von nationalen und regionalen Arbeitsgruppen, die beteiligt sind bei sog. klinischen Studien von Patienten mit Kopf-Hals-Krebs. Es existiert aber nur eine einzige wirklich Europäische Organisation: die Organisation zur Erforschung der Krebsbehandlung, EORTC, welche klinische Studien durchführt auf europäischem Niveau. Bevor näher auf die Tätigkeit der EORTC eingegangen wird, möchte ich in diesem Zusammenhang betonen, daß von nationalen und regionalen Gruppen ausgezeichnete Arbeit geleistet wird. Kopf-Hals-Krebs ist eine relativ seltene Krankheit. Innerhalb des Kopf-Hals-Gebietes hat außerdem jede Tumorlokalisation seine eigenen prognostische Charakteristika. Es ist auch wesentlich, daß Studienentwürfe zur Frage, ob die neue therapeutische Strategie große Vorzüge hat gegenüber der Standardbehandlung, sich konzentrieren auf Tumorlokalisation, beziehungsweise auf Tumorstadium innerhalb des Kopf-Hals-Gebietes. Man benötigt viele Patienten für derartige Studien, weil der Vorteil einer neuen therapeutischen Strategie sehr wahrscheinlich eine Verbesserung von 10–15% im krankheitsfreien Überlebenszeitraum nicht übersteigen wird. Mit Berücksichtigung dieser Aspekte wird es deutlich sein, daß wir auf Europäischer Ebene zusammenarbeiten müssen. In diesem Vortrag will ich zuerst kurz auf die Geschichte und die Struktur der EORTC eingehen, um danach im einzelnen auf die Aktivitäten der EORTC auf dem Gebiet des Kopf-Hals-Krebses einzugehen. Dabei werden auch auftretende Probleme besprochen. Schließlich werde ich die Basisbedingungen für eine erfolgreiche Zusammenarbeit auf Europäischer Ebene besprechen.

Die EORTC-Struktur

Allgemein. Die EORTC wurde 1962 gegründet von Mitarbeitern der großen Krebsinstitute der EG-Länder sowie der Schweiz. Ursprünglich lautete der Name: „Groupe Europeen de Chimiotherapie anti-cancereuse." Später hat sich der Name geändert in:

„Europäische Organisation zur Erforschung der Krebsbehandlung." Die Tatsache, daß in dem ursprünglichen Namen der Organisation nur von Chemotherapie gesprochen wurde, deutet auf den wichtigen Platz, welche die Chemotherapie traditionell innerhalb der EORTC eingenommen hat, obwohl schon immer ein Interesse für die Erforschung von Chirurgie und Radiotherapie bestand. 1986 hat die EORTC sich entschlossen, ihren Forschungsbereich auszudehnen auf Gebiete, die außerhalb der Erforschung der Krebsbehandlung liegen. Es wurden Sektionen gegründet für Epidemiologie, Prävention und Unterricht, wie auch ein advisierendes Organ zur Beratung der Grundlagenforschung. Damit wird gezeigt, daß, obwohl die Patientenbehandlung immer noch das wichtigste Ziel der EORTC ist, eine optimale Therapie nicht erreicht werden kann, ohne den anderen Gebieten unsere Aufmerksamkeit zu schenken.

Die zwei wichtigsten Strukturen innerhalb der EORTC sind die Klinischen Kooperativen Gruppen sowie das Koordinierende- und Daten-Zentrum. Die Klinischen Kooperativen Gruppen sind darauf ausgerichtet, Studien zur klinischen Auswertung der neuen Medikamente oder anderer neuer Therapien durchzuführen. Die Studien werden multi-institutionell durchgeführt in Zusammenarbeit mit Chirurgen, Radiotherapeuten und Internisten/Onkologen. Dank dieser Kooperation können die Behandlungsresultate einer großen Zahl von Patienten in viel kürzerer Zeit gesammelt werden als in jeweils einzelnen Instituten. Die große Mehrheit der klinischen Kooperationsgruppen sind spezifisch für den Tumortyp. So bestehen zum Beispiel Gruppen für Mammakrebs, Melanom, Tractus-Digestivuskrebs usw., und es gibt auch eine klinische kooperative Gruppe für Kopf-Halskrebs. Außerdem gibt es einige klinische kooperative Gruppen mit Aktivitäten, die eine allgemeinere Struktur haben, z.B. die „early clinical trial"-Kooperative Gruppe. 1969 ist das Koordinierende Zentrum der EORTC gegründet, um den klinisch Kooperativen Gruppen bei ihrer wissenschaftlichen Arbeit zu helfen. 1974 wurde dieses Koordinierende Zentrum mit einem Daten-Zentrum erweitert. Das

Tabelle 1. Total number of patients in the EORTC database per country (1974–1987)

	Number of patients	
	1987	1974–1987
Belgium	895	7009
Denmark	34	1229
France	1310	8512
West Germany	225	2083
Greece	12	114
Ireland	7	32
Italy	582	3415
Luxemburg	2	96
The Netherlands	1495	10009
Portugal	60	510
Spain	86	1013
United Kingdom	347	3923

Koordinierende- und Daten-Zentrum stellt den klinischen kooperativen Gruppen ein umfassendes Angebot von statistischem und datenverarbeitenden Sachverständnis zur Verfügung an einem zentralen und darum ökonomischen Ort. Wegen der Kontakte zur EG ist das Daten-Zentrum in Brüssel gegründet worden.

Es sind 3 Typen von therapeutisch-klinischen Studien zu unterscheiden: Phase I – „Dosierungs-Ermittlungs-Studien"; Phase II – Effektivitätsstudien; Phase III – vergleichende Studien. Weitere Studien können sich beziehen auf die Auswertung chirurgischer Maßnahmen, auf Bestrahlungstherapien, Chemotherapeutica, Immunostimulantia, „biological response modifiers", antibiotische und anti-emetische Medikamente und Schmerzmedikamente. Innerhalb der EORTC werden die Phase-I-Studien hauptsächlich durchgeführt von den sogenannten „early clinical trial"-Kooperativ-Gruppen. Die tumorspezifischen Gruppen beschäftigen sich namentlich mit Phase II- und III-Studien. Ich komme darauf später bei der Besprechung der EORTC-Aktivitäten für Kopf-Hals-Patienten näher zurück.

Ich möchte zuerst einen Überblick über die Tätigkeiten der EORTC geben. Die Zahl der Patienten, die alljährlich in die EORTC-Studien aufgenommen wurde, ist bis zum Jahr 1984 gestiegen, und es scheint sich nun ein Plateau geformt zu haben von 5000 Patienten pro Jahr. In Tabelle 1 wird die Gesamtzahl der Patienten, die 1987 den Studien gemeldet wurde sowie die Anzahl, die von 1974–1987 gemeldet wurde, pro Land angegeben. Es ist klar, daß eine geographische Unausgeglichenheit besteht. Manche der kleineren Länder, wie die Niederlande und Belgien, melden eine relativ große Anzahl Patienten, während einige größere Länder, wie die Bundesrepublik Deutschland und Großbritannien, nicht im gleichen Verhältnis teilneh-

men. Die ländermäßige Unausgeglichenheit beunruhigt die EORTC sehr, weil das zum Beispiel Folgen für den finanziellen Beitrag der EG hat. Ein anderer Sorgenpunkt ist, daß die Mehrheit der Studien Phase I und Phase II Chemotherapie-Studien sind, während sicherlich mehr Phase III-Studien vorgenommen werden könnten bei vorher unbehandelten Patienten. Ich komme später darauf zurück.

Noch ein letzter Punkt von allgemeinen Interesse, der die anderen Aktivitäten der EORTC betrifft: Ich möchte Ihre Aufmerksamkeit besonders auf die European School of Oncologie lenken. Dies ist eine nicht-staatliche Organisation, die finanziell von der EORTC unterstütz wird und die das allgemeine Niveau der Onkologie-Spezialisten in Europa verbessern will. Die wichtigste Aktivität dieser Schule sind die Weiterbildungskurse mit dem Ziel, jungen Spezialisten mit onkologischen Interessen neue Kenntnisse zu vermitteln.

Kooperative Kopf-Hals-Krebs-Gruppe. So wie alle klinisch-kooperativen Gruppen ist dies eine multidisziplinäre Gruppe. Die Mitgliedschaft steht jedem Spezialisten, beziehungsweise Institut, das bei der Behandlung der Kopf-Hals-Patienten mitarbeitet, offen. Den Status der aktiven Mitgliedschaft kann man erreichen, wenn a) 5 oder mehr Patienten pro Jahr in Studien der Gruppe eingefügt werden, und b) in einem hohen Prozentsatz Daten dieser Patienten verwertbar sind. Neue Mitglieder von klinischen Studien sind herzlich als korrespondierende Mitglieder willkommen. Die Aktivität der korrespondierenden Mitglieder wird von den aktiven Mitgliedern nach 2 Jahren beurteilt, ob den geforderten Bedingungen für aktive Mitgliedschaft entsprochen wird.

Der Vorstand der Gruppe besteht aus dem Vorsitzenden und dem Sekretär. Beide werden von den aktiven Mitgliedern für 3 Jahre gewählt und können für eine ähnliche Periode wiedergewählt werden. Weiter bestehen 4 „subcommittees" für Chirurgie, Radiotherapie, Chemotherapie und Pathologie. Die wichtigste Aufgabe dieser Subkommittees ist es, Problemkomplexe in dem jeweiligen Arbeitsfeld zu identifizieren, um dann auf der plenaren Vollversammlung der Kooperativen Kopf-Hals-Krebs-Gruppe, die zweimal pro Jahr abgehalten werden, über Vorschläge für Studien auf dem Problemgebiet zu beraten.

Aktivitäten der Kooperativen Kopf- und Hals-Krebs-Gruppe der EORTC

Seit der Gründung der Kopf-Hals-Krebs-Gruppe 1972 hat das Interesse stark der Chemotherapie gegolten. Dies ist nicht erstaunlich, denn die Chirurgie und die Radiotherapie waren, beziehungsweise sind akzeptierte Behandlungsmethoden. Dagegen ist der Platz der Chemotherapie noch immer nicht deutlich. In den meisten Fällen handelte es sich um Phase II-Studien, die, daß sei noch einmal wiederholt, ausgeführt wurden zur Auswertung, ob ein bestimmtes Zytostatikum effektiv ist bei Kopf-Hals-Krebs, z. B. die CABO-Studie [5]. Derartige Studien werden selbstverständlich bei Patienten mit Rezidiven nach chirurgischer und/oder Radiotherapie durchgeführt. Bei derartigen Patienten wurden auch 2 Phase-III-Studien durchgeführt, die beide beendet sind. Bei der ersten handelte es sich um einen Vergleich von 2 Multimedikament-Kombinationen, nämlich eine ohne und eine mit Cisplatinum [3]. Dabei hat sich herausgestellt, daß die Cisplatinum enthaltende Kombination CABO der ABO-Kombination überlegen war. Inzwischen kamen aus den USA Berichte über bessere Resultate mit einer Kombination von Cisplatinum und 5-FU [10]. Wir haben dann im EORTC eine 3armige Studie gestartet im Vergleich von CABO – das beste europäische Schema –, CF – das beste Amerikanische Schema – und nur Cisplatinum. Dieser letztere Arm wurde dazugenommen, weil noch nie bewiesen wurde, daß Cisplatinum enthaltende Kombinationen besser sind als nur Cisplatinum. Diese Studie war sehr erfolgreich: innerhalb von kaum 4 Jahren sind beinahe 400 Patienten in die Studie eingeführt worden. Die Daten werden bearbeitet und werden in Kürze publiziert werden. Aber man kann jetzt schon sagen, daß die Medikamentenkombinationen besser sind als nur Cisplatinum, und daß CABO besser ist als CF, gemessen am Prozentsatz der kompletten Tumor-Regression.

Interessanter sind sicherlich die Phase III-Studien bei zuvor noch nicht behandelten Patienten, wobei eine allgemein akzeptierte Behandlung verglichen wird mit einer neuen Behandlung, bei der meistens der allgemein akzeptierten Behandlung etwas neues hinzugefügt wird, zum Beispiel eine Chemotherapie. So hat die EORTC-Kopf-Hals-Gruppe in der Vergangenheit eine Studie durchgeführt bei Oropharynxkarzinom zum Wert der Kombination von Radiotherapie mit Bleomycine, im Vergleich zu alleiniger Bestrahlung [2]. Es zeigte sich, daß die Kombination keine besseren Resultate ergab, aber außerdem viel toxischer war als die alleinige Radiotherapie. Soweit die Vergangenheit.

Tabelle 2 und 3 geben Ihnen einen Überblick über die gegenwärtig laufenden Studien. Zwischen den Phase II- und Phase III-Studien wird auch hier ein Unterschied gemacht. Ich möchte die Phase II-Studien wegen der zur Verfügung stehenden Zeit außer Betracht lassen und mich auf die Besprechung der Phase III-Studien und insbesondere der Studie EORTC 24844 beschränken. Die EUROSCAN Stu-

Tabelle 2. EORTC head and neck cancer group on-going phase-II studies

24872	Methotrexate versus 10-EDAM, a new methotrexate analogue in patients with advanced squamous cell carcinoma (randomized phase-II study)
24873	Pirarubicin in patients with advanced squamous cell carcinoma
24881	Epirubicin and cisplatin in advanced nasopharyngeal carcinoma
24882	Mitoxantrone in recurrent or metastatic adenoid cystic carcinoma

Tabelle 3. EORTC head and neck cancer group on-going phase-III studies

24844	5-Fluorouracil/cisplatin as induction chemotherapy followed by surgery and postoperative irradiation versus surgery and postoperative irradiation alone in the treatment of advanced squamous cell carcinoma of the lateral oropharynx and the lateral posterior oral cavity
24871	EUROPEAN: Intensive screening and/or chemoprevention of second primary cancer in patients curatively treated for carcinomas of the larynx, oral cavity and lung

die wird nämlich später ausführlich von Kollegen Dr. de Vries besprochen.

EORTC 24844 ist eine zweiarmige Studie bei Patienten mit einem fortgeschrittenen T- (> 3 cm soweit operabel), jeden N-noch operablen, Krebs des lateralen Oropharynx, der Tonsillenregion oder der hinteren lateralen Mundhöhle, wobei die Induktionschemotherapie mit nachfolgender Chirurgie und postoperativer Radiotherapie verglichen wird mit Chirurgie und postoperativer Radiotherapie allein. Diese Studie wurde Anfang 1985 begonnen. Inzwischen sind 100 Patienten erfaßt, eine Hälfte in einem Arm, eine Hälfte in dem anderen Arm. Um einen eventuellen Unterschied von 15% in loco-regionalen Rezidiven zwischen den beiden Armen aufweisen zu können, werden insgesamt 300 Patienten benötigt, das heißt, 150 in jedem Arm der Studie. Es ist deutlich, daß die Geschwindigkeit, mit der Patienten in die Studie eingeführt werden, nicht hinreichend ist. Denn nach allgemeiner Erfahrung, darf eine Studie nicht zu lange dauern. Das Interesse wird dann nämlich nachlassen, ein Effekt, der sich verstärkt, wenn sich andere neue therapeutische Möglichkeiten ergeben. Es ist zwar nur ein kleiner Trost, aber hier trifft zu, was Nietzsche gesagt hat: „Wenn ich in den Spiegel sehe, werde ich besorgt; wenn ich mich jedoch mit Anderen vergleiche, bin ich wieder beruhigt." Beim Studium der Literatur zeigt sich nämlich, daß es nur schwierige prospective randomisierte Studien, insbesondere zu chirurgischen

Methoden bei vorher unbehandelten Patienten mit Kopf-Hals-Krebs gibt, und daß es nie gelungen ist, derartigen Studien aussagekräftig abzuschließen, obwohl allgemein akzeptiert wird, daß prospektive randomisierte therapeutische Studien wesentlich sind für die Beurteilung neuer Behandlungsmethoden für Krebs [6]. Es scheint dann auch sinnvoll, die Hintergründe dieser Problematik zu analysieren und zu prüfen, was getan werden könnte, um diese Situation zu verbessern. Von Nutzen wäre es dabei, auch Erfahrungen mit ähnlichen Studien in anderen Disziplinen heranzuziehen.

Die Abteilung Biostatistik von dem DANA Farber Krebs-Institut in Boston hat kürzlich eine Studie durchgeführt bezüglich der Sachlage vergleichender klinischer Studien in der Onkologie [1], aus der sich ergibt, daß derartige Studien in den nächsten Jahren eine zunehmende Rolle spielen werden, bei der Auswertung neuer Behandlungsmethoden für Krebs. Obwohl viele dieser Studien der „Dosierungs-Findung" dienen Phase I) oder Effektivitätsstudien (Phase II) sind, trifft das auch für eine große Anzahl vergleichender Phase III-Studien zu, in denen bessere Behandlungsmethoden erforscht werden. Eine wichtige Beobachtung der Bostoner Gruppe ist, daß heutzutage im großen Umfang Randomisierung angewendet wird. Randomisierung ist bei der Mehrzahl von chemotherapeutischen Studien üblich. In anderen Fachgebieten, z. B. in der Chirurgie, wird Randomisierung viel weniger angewendet. Die Untersucher schließen daraus, daß Randomisierung in den chirurgischen Disziplinen gefördert werden muß. Es seit nicht allzu schwierig, einen Patienten dem Los nach dem einen oder anderen Zweig einer Studie zuzuweisen, wenn die Effekte der 2 Behandlungen auf die Krankheit unbekannt sind, und weder der Untersucher, noch der Patient vorher einen deutlichen Unterschied zwischen den beiden bemerken. Die Angelegenheit liegt aber ganz anders, wenn sich die angebotenen Behandlungen beträchtlich in ihren Wirkungen auf den Patienten unterscheiden, so wie es auf Studien zutreffen wird, die sich auf wichtige kontroverse Behandlungskonzepte von Patienten mit Kopf-Hals-Krebs beziehen. Randomisierung ist dabei eine ideale Methode, weil sie sowohl ethische wie auch praktische Probleme in sich birgt.

Bei bestimmten Tumortypen, wie Mammakrebs [4] und Melanom [9], haben die Chirurgen mit vergleichenden klinischen Studien mehr Erfolg gehabt als bei anderen Tumortypen, etwa wie beim Kopf-Hals-Krebs. In den USA ist die National Surgical Adjuvant Breast Project Group (NSABP) auf diesem Gebiet besonders aktiv gewesen. Als einmal ein nichthinreichendes Angebot von Patienten die erfolgreiche Fertigstellung einer NSABP-Studie gefährdete, hat die NSABP allen Kopf-Hals-Untersuchern/Chirurgen die Frage vorgelegt, warum sie ihre Patienten nicht angemeldet hätten für eine große Multizentrum-Studie, die von ihrer eigenen Kooperationsgruppe unterstützt wurde [7]. 97% von den angeschriebenen Chirurgen haben in ihrer Antwort auf diese Frage positiv reagiert, was auf das Interesse der Teilnehmer hinweist. Die folgenden 3 Gründe wurden angeführt: 1) Besorgnis, daß die Arzt-Patient-Beziehung durch die Teilnahme an der randomisierten Studie Schaden leiden könnte. 2) Probleme mit der Zustimmung der Patienten nach genauer Aufklärung und 3) praktische Schwierigkeiten beim Durchführen des im Protokoll festgelegten Verfahrens. Auf diese Faktoren möchte ich gern näher eingehen:

Ärzte haben eine traditionell bedingte und individualisierte Beziehung zu ihren Patienten, wobei der Patient die Meinung hat, daß der Arzt immer im Interesse des Patienten handeln wird. Aber in der randomisierten Studie ist der Patient zugleich ein Forschungsobjekt. Dies bedingt für den Chirurgen einerseits als Kliniker und andererseits als Wissenschaftler einen Konflikt. Der Arzt hat sich dem Wohl seiner Patienten verpflichtet, der Wissenschaftler muß zu einem validen Ergebnis der Studie beitragen, das vielleicht künftigen Generationen von Patienten helfen kann, höchstwahrscheinlich aber nicht seinem Patienten, den er derzeit behandelt. Darin wird deutlich, daß sich die randomisierte Studie schwer in Einklang bringen läßt mit dem Konzept einer individualisierten ärztlichen Fürsorge. In der Aufgabe, nach genauer Aufklärung die Zustimmung der Patienten zu bekommen, wird besonders die kontroverse Rolle als Untersucher und als Kliniker deutlich. Dies ergibt sich aus den Ergebnissen einer anderen Studie, durchgeführt mit 170 Mammakrebs-Spezialisten in 8 Ländern nach der Reaktion von Klinikern auf die Zustimmung der Patienten nach genauen Aufklärungsverfahren in randomisierten Studien [8]. Wenn man sagt „Wir wissen es nicht" statt „Ich denke, daß dies das Beste wäre", erwächst eine Atmosphäre von Unsicherheit, was nach Meinung der meisten Chirurgen für das Wohl ihrer Patienten ungünstig ist. Auch die praktischen Probleme, die eventuell bei Teilnahme an einer randomisierten Studie auftauchen, dürfen nicht unterschätzt werden. Hier handelt es sich hauptsächlich um die beachtliche Menge Zeit, die pro Patient hinzukommt.

Nach den eben genannten Problemen machen 2 spezifische Faktoren die Situation im Kopf-Hals-Gebiet besonders schwierig. An erster Stelle ist Kopf-Hals-Krebs eine relativ seltene Krankheit, während auch die Heterogenität von Kopf-Hals-Krebs an den verschiedenen Lokalisationen durchaus eine Rolle spielt. Die Anzahl von Patienten, die pro Institut für eine Studie angemeldet werden können, ist demnach klein. Zweitens sind Chirurgen aus verschiedenen Fachbereichen bei der Behandlung von Kopf-Hals-Krebs-Patienten beteiligt wie Fachärzte der HNO, der Chirurgie, der plastischen Chirurgie und Kieferchirurgie. Weiterhin ist bei einem Großteil der Studien das Interesse von nicht-chirurgischen Disziplinen wie von Radiotherapeuten und Internist-Onkologen gewünscht. Aber es ist nicht einfach, eine gute Zusammenarbeit zwischen diesen verschiedenen Gruppen zu erreichen.

Nach dieser Darstellung der Probleme, die hinsichtlich randomisierter Studien bestehen, tritt die Frage auf, wie eine Verbesserung erreicht werden könnte. Dabei ist auszugehen davon – es sei wiederholt –, daß randomisierte prospektive Studien wichtig sind für das Beurteilen neuer Krebstherapien, daß aber auch in den kommenden Jahren wahrscheinlich viele neue Behandlungsmethoden auf dem Gebiete der Immuntherapie angeboten werden. Machen wir dabei doch nicht denselben Fehler wie bei der Chemotherapie: nämlich im großen Umfang die chemotherapeutischen Medikamente anzuwenden, und das mit hohen finanziellen Lasten, obwohl heute, 20 Jahre später, noch nicht deutlich ist, ob die Chemotherapie einen Platz hat.

Es scheint mir, daß, so wie die Engländer und Amerikaner sagen, „peer commitment to randomisation" eine conditio sine qua non ist. Das heißt: die dauernde Unterstützung der Leiter innerhalb der beteiligten Fachgebiete bei dem Konzept, daß prospektive randomisierte Studien essentiell sind, ist erforderlich. Nur dann können die Studien entworfen und erfolgreich durchgeführt werden. Ein derartiges „peer commitment" ist nicht einfach zu erreichen. Wir alle sind davon fest überzeugt, daß bestimmte Behandlungsmethoden den Vorzug haben. Auch finden wir es alle wichtig, eigene Erfahrungen zu publizieren. Teilnehmen an einer prospektiven Studie erfordert immer einen Kompromiß, weil es mehr oder weniger einen Identitätsverlust mit sich bringt. Es ist erfreulich festzustellen, daß heutzutage HNO-Fachärzte, insbesondere die Klinikdirektoren und Abteilungsdirektoren zunehmend das Konzept der randomisierten multiinstitutionellen Studie unterstützen. Wir sind aber in dieser Hinsicht im Vergleich mit anderen Fachärzten immer noch im Hintertreffen, und es ist auch aus einem anderen Grund wünschenswert, daß wir dies ändern: Jährlich werden große Mengen Geld ausgegeben für die klinische Krebsforschung; prospektive randomisierte Studien sind teuer wegen der Gebühren für Datamanagement, Qualitätskontrolle usw. Wenn wir wollen, daß die Kopf-Hals-Onkologie ihren „Teil" der finanziellen Unterstützung bekommen wird, dann müssen wir Hals-Nasen- und Ohren-

Fachärzte dazu die Initiative entwickeln. Wir sind immerhin als Kopf-Hals-Chirurgen die Spezialisten für diese topographische Region, während Vertreter anderer Fachdisziplinen hier nur ganz ausnahmsweise beteiligt sind. Das Ganze liegt also hauptsächlich in unserem Interesse.

Im Rückblick auf die Kooperative Kopf-Hals-Krebsgruppe der EORTC muß man sagen, daß in den letzten Jahren innerhalb der Gruppe viel gearbeitet wurde, um die Infrastruktur zu verbessern und zu verstärken. Zweimal pro Jahr findet eine Vollversammlung statt. Ort und Datum dieser Sitzung werden terminlich festgelegt. Die Protokolle der Sitzungen sowie andere wichtige Auskünfte werden den Mitgliedern und Interessenten regelmäßig zugeschickt, damit jeder gut informiert ist in bezug auf die laufenden Studien und andere Initiativen. Eine Anzahl m. E. wichtiger Studien ist „underway". Es ist ein festes Band entstanden zwischen den Vertretern der unterschiedlichen Fächer aus sehr vielen Ländern. Ich möchte meinen Dank aussprechen für die Unterstützung, die einige von Ihnen der EORTC zukommen lassen. Ich hoffe recht herzlich, daß in der Zukunft mehr aus Ihrer Mitte hinzukommen werden. Dies gilt auch für die anderen europäischen Länder. Nur dann wird es gelingen, die Initiative wieder einmal auf diese Seite des Atlantischen Ozeans zu bringen.

Literatur

1. Begg CB, Pocock SJ, Freedman L, Zelen M (1987) State of the art in comparative cancer clinical trials. Cancer 60:2811–2815
2. Cachin Y, Jortay A, Sancho H, Eswege F, Madelain M, Desaulty A, Gerard P (1977) Preliminary results of a randomized EORTC study comparing radiotherapy and concomitant Bleomycin to radiotherapy alone in epidermoid carcinoma of the oropharynx. European J Cancer 13:1389–1395
3. Clavel M, Cognetti F, Dodion P, Wildiers J, Rosso R, Rossi A. Gignoux B, van Rijmenant M, Cortes Funes H, Dalesio O, Kirkpatrick A, Rozencweig M (1987) Combination chemotherapy with methotrexate, bleomycin and vincristine with or without cisplatin in advanced squamous cell carcinoma of the head and neck. A randomized prospective study. Cancer 60:1173–1177
4. Fisher B, Montague E (1977) Comparison of radical mastectomy with alternative treatments for primary breast cancer. Cancer 39:2829–2839
5. Rozencweig M, Dodion P, Bruntsch U, Gallmeier W, Clavel M, Gignoux B, Cortes Funes H, Cavalli F, Kirkpatrick A, Dalesio O, van Rijmenant M (1984) Combination chemotherapy with cisplatin, methotrexate, bleomycin, and vincristine (CABO) in advanced squamous cell carcinoma of the head and neck. Cancer 54:1499–1503
6. Snow GB, Vermorken J (1989) Neo-adjuvant chemotherapy in head and neck cancer, state of the art 1988. Clin Otolaryngol. In press
7. Taylor KM, Margolese RG, Soskolne CL (1984) Physicians reasons for not entering eligible patients in a randomized

clinical trial of surgery of breast cancer. New Engl J Med 310:1363–1367
8. Taylor KM, Shapiro M, Soskolne CL, Margolese RG (1987) Physician response to informed consent regulations for randomized clinical trials. Cancer 60:1415–1422
9. Veronesi U (1977) Inefficacy of immediate node dissection in stage I melanoma of the limbs. New Engl J Med 297:627
10. Weaver A, Fleming S, Ensley J, Kish JA, Jacobs J, Kinzie J, Crissman J. Al-sarraf M (1984) Superior clinical response and survival rates with initial bolus of cisplatin and 120 hour infusion of 5-fluorouracil before definitive therapy for locally advanced head and neck cancer. Amer J Surg 148:525–529

H. Rudert (Kiel): Der Vortrag zeigt, daß wir in der Bundesrepublik Deutschland im Vergleich zu anderen Ländern zu wenige Teilnehmer an kontrollierten Studien haben. Eine Frage zur Effektivität der Chemotherapie, die nach Ihren Ausführungen immer noch nicht bei den Kopf-Hals-Tumoren nachgewiesen wurde: Gibt es bei der Studie Nr. 24844 fortgeschrittener Carcinome der seitlichen Rachenregion einen Trend über die Wirksamkeit der Chemotherapie?

U. Ganzer (Mannheim): EORTC-Studien verursachen sehr viel Arbeit für jüngere Mitarbeiter, ohne gleichzeitig neue Perspektiven für diese zu eröffnen. Dieses Hindernis wird so lange bestehen bleiben, bis die *klinische* Forschung einen ähnlichen Stellenwert erhält wie die experimentelle.

B. Clasen (München): Sie haben dargelegt, daß bei der Induktionschemotherapie die Kombination von Cisplatin mit anderen Medikamenten der alleinigen Cisplatingabe überlegen ist. Meines Wissens hat Prof. Stell aus Liverpool gegenteilige Ergebnisse einer Studie vorgelegt. Kann die Diskrepanz möglicherweise dadurch erklärt werden, daß es sich in einem Fall um eine Phase-II-Studie, im anderen Fall um eine Phase-III-Studie handelt?

E. Stennert (Köln): Es sind von Ihnen sehr kritische Äußerungen zur Effektivität der Chemotherapie geäußert worden. Gestatten Sie mir hierzu meinerseits eine kritische Anmerkung: Man muß den Einsatz der Cytostatika historisch sehen; sie wurden über lange Zeit als rein palliative Therapeutika eingesetzt, also in Fällen, in denen in aller Regel auch alle anderen Behandlungskonzepte versagt haben. Diese fortgeschrittenen Tumorstadien in unserem Fachgebiet haben eben eine prinzipielle schlechte Prognose – unabhängig von der Art der Therapie. Es verwundert deshalb, daß auch die neu von der EORTC aufgelegte Phase III-Studie nur die „advenced cancers" einbezieht. Man wird aber nur dann die Frage nach der Effektivität der Chemotherapie beantworten können, wenn man in entsprechende Studien auch jene Tumorstadien einbezieht, die noch prinzipiell eine Chance auf Heilung besitzen.

F. W. Oeken (Leipzig): Hinweis auf die Bedeutung der statistischen Auswertung des Nationalen Krebsregisters der DDR. *Alle* malignen Tumoren müssen detailliert diesem Register gemeldet werden, einschließlich der Ergebnisse der Therapie und der Nachbeobachtung über 5 Jahre. Die statistische Auswertung erfolgt jährlich.

G. B. Snow (Schlußwort):
Zu Herrn Rudert: Vorläufig zeichnet sich noch kein deutlicher Trend zugunsten des einen oder anderen Armes der EORTC Studie 24844 ab. Hinsichtlich der verhältnismäßig geringen Anzahl Patienten, von denen im Moment verwertbare Daten zur Verfügung stehen, muß man diese Antwort mit großer Vorsicht interpretieren.

Zu Herrn Ganzer: Die zusätzliche Zeit, die für jeden an der Studie teilnehmenden Patient von dem Arzt investiert werden muß, stellt tatsächlich ein großes Problem für die Durchführbarkeit der Phase III dar. Die beste Lösung dieses Problems scheint die Anstellung von Datenmanagern in den jeweiligen Krankenhäusern zu sein. Wenn diese Mitarbeiter darüber hinaus einen Teil der Patienteninformation auf sich nähmen – in der Angelsächsischen Welt spricht man von „Counselers" –, würde dieses eine beträchtliche Zeitersparnis für den Arzt bedeuten. Erfahrungsgemäß wird durch die Anstellung solcher Mitarbeiter die praktische Durchführbarkeit der Studien deutlich erhöht. Dieses ist jedoch eine kostspielige Angelegenheit. Die benötigten finanziellen Mittel sind nur dann erhältlich, wenn wir als Kopf-Hals-Chirurgen gemeinsam bei nationalen oder internationalen Organisationen um Unterstützung bitten.

Zu Herrn Stennert: Ich habe mit meinen Bemerkungen über die Chemotherapie keineswegs ein definitives Urteil über den Wert dieses Therapiemodus fällen wollen. Ich teile die Meinung Prof. Stennerts, daß die Möglichkeit besteht, daß früher nur Patienten mit solchen weit fortgeschrittenen Tumoren für die Chemotherapie ausgewählt wurden, bei denen überhaupt keine oder nur eine geringe Verbesserung der Prognose, durch welchen Therapiemodus auch immer, zu erwarten war, und daß es zu erwägen wäre, der Chemotherapie – als Teil einer Kombinationsbehandlung mit Chirurgie und/oder Radiotherapie – bei weniger fortgeschrittenen Tumorstadien eine Chance zu geben. Dieses sollte jedoch keineswegs davon abhalten, die Methodologie der Phase III-Studie fortzusetzen.

Zu Herrn Oeken (DDR): Auch die DDR gehört zu Europa. Es steht Ihnen also frei, an den EORTC-Studien teilzunehmen.

37. N. de Vries (Amsterdam):
EUROSCAN: Intensives Screening und/oder Chemoprävention mit Vitamin A und/oder N-Acetylcystein von Zweitkarzinomen nach kurativer Behandlung von Erstkarzinomen des Larynx, der Mundhöhle und der Lunge

The problem of second primary tumours in head and neck cancer is gaining more and more interest in recent years. This has led to the development of a protocol called EUROSCAN which is presently being carried out by the EORTC. However, before discussing EUROSCAN I would like to take a few minutes of your time to report on the experience we have with second primaries in our department.

We performed a retrospective study regarding the incidence of second primary tumours in 1 130 patients with head and neck cancer, with as primary localization larynx, oral cavity, hypopharynx and oropharynx. The frequency of these second primary tumours varies between 14% and 20%. In all four localizations the great majority of these second tumours occur in the respiratory tract and upper digestive tract. When we have a look at laryngeal cancer, it is shown that more second primaries occur in males than in females and more in supraglottic than in glottic cancer. In this way we get four different groups with large differences between for instance males with a supraglottic cancer and females with a glottic cancer.

The majority of second primary tumours in laryngeal cancer occur in the lung. In this group we found no second primary tumours in the esophagus in laryngeal cancer. Division in time of second lung cancers in laryngeal cancer is of importance. It is shown that the great majority occur metachronously which means more than half a year after the diagnosis of the first cancer. More than half of these second tumours in the lung are squamous cell carcinomas again, as might be expected, and that the majority occurs centrally localized in the lung, which means visible by bronchoscope. For those who are interested in performing early detection trials by means of bronchoscopy, this means this should be done during follow-up also and not during initial panendoscopy only.

I would like to make a little sidestep now: we performed a similar study in our patients with squamous cell hyperplasia of the larynx according to Kleinsasser's classification. It is shown that with increasing classes of hyperplasia more second primaries occur on class 3, this is carcinoma in situ, almost as much second primaries occur as in invasive laryngeal cancer. This group is of particular interest, because carcinoma in situ has a very good prognosis. We have a group, which is at high risk for lungcancer, which is usually detected too late, with the present follow-up, for curative treatment.

In oral cancer we have made a similar division as in laryngeal cancer, which means a division has been made for sex and for localization within the oral cavity. This means lower part: inferior alveolar process, floor of mouth and retromolar trigone; rest: means level above this. And again interesting differences are found, for instance males with a floor of mouth cancer with a frequency of 30% second primaries, and females with a tumour of the rest of the oral cavity with only 9% who developed a second cancer.

We have performed immunogenetic studies to investigate the possibility that the occurrence of second primary tumours is related to certain genetic influences.

Certain HLA-antigens are indeed related to the occurrence of second tumours: patients with HLA D8, DR3, B45 and DQW2 are more at risk than HLA B8-, B45-, DR3- and DQW2-negative patients. Another immunogenetic study showed that patients who lack immunoglobulin mark KM1 are more at risk than KM1-positive patients. At present, however, we do not use these immunogenetic factors yet to select highrisk patients. We think these data have to be confirmed in the future.

Still if one regards second primary cancers in head and neck as one of the major challenges, one has two possibilities: 1. early detection, 2. chemoprevention. I will come back to the latter point later. Regarding early detection it is shown that especially in laryngeal cancer most second primaries occur in the lung. Early detection of centrally localized lungcancers in the follow-up period is feasable by performing bronchoscopy twice yearly. This has in fact been done during the last 2 years at our department, at 2 other departments in the Netherlands and at one department in Spain. It is shown that studies like this are indeed feasable. In the total group of laryngeal cancer patients about 30%–40% of patients are eligible for studies like this and this is met with high complicance. It is too early to state, however, that more of these second tumours will be found, but the preliminary results of this study do suggest this.

Regarding chemoprevention it is shown on this slide how many chemoprevention studies are running already in the US with respective chemopreventive agents. This is a very popular strategy which, surprisingly however, is not being used yet in head and neck cancer patients, the patient group which is likely to benefit most of this procedure, if it works at all.

There is a lot of discussion which chemopreventive agent would be most efficient, especially vitamin A and vitamin A analogues are used freuently. One has then the choice between provitamin A (betacarotene) retinol, which is pure vitamin A itself, or synthetic vitamin A analogues, so called retinoids. At present more than 3000 different retinoids have been developed, but in our opinion pure vitamin A (retinol) is the most reasonable to use at the moment, because with this drug most experience is present. We are aware, however, that some retinoids might be more effective, but since we are less familiar with the side-effects, we have chosen for vitamin A itself in the so-called EUROSCAN trial.

We now come to the EUROSCAN trial itself. EUROSCAN stands for European Study on the Effect of Screening and Chemoprevention with Vitamin A and N-acetylcysteine. It is a study of the EORTC head and neck and lung group and has been effectuated in spring 1987. Participating centres in Skandinavia, The Netherlands, Belgium, France, England, Italy, Spain and Austria are at present entering patients. Eligible patients are at present patients with cured laryngeal cancer with the following TNM stadium, oral cancer patients and curatively treated lungcancer patients. Patients should be younger than 75 years of age and apart from their head and neck cancer be in good condition.

Patients are than randomized for twice yearly bronchoscopy or standard follow-up, vitamin A in a dosis of 300 000 IU daily for 1 year and half doses the second year or/and N-acetylcysteine 600 mg daily during 2 years. This trial is developed in the so-called $2 \times 2 \times 2$ factor design, which means three different questions are being answered at the same time. The scheme of chemoprevention with the different steps of differentiation is shown on the next slide: It is shown that N-acetylcysteine, which is a so-called scavenger of free radicals, and vitamin A work at different steps of differentiation and might even be additive. It has been calculated on statistical grounds that 2 000 patients have to be entered to answer the questions of EUROSCAN: Is early detection meaningful and is it possible to prevent second primaries by means of chemoprevention. End points are longtime survival, local/regional recurrence or second primary.

We feel at present, since the 5-year survival of head and neck cancer in general is not increasing any longer, because 5-year survival is in such a large measure determined by the occurrence of second primaries, that studies like EUROSCAN are mandatory. To get statistically meaningful answers large groups of patients have to be entered. This is the reason that international cooperation in this field is so important.

G. Rosemann (Frankfurt a. M.): Ich empfehle eine kritischere Beurteilung, ob ein weiterer Tumor tatsächlich ein Zweittumor ist. In der klassischen Definiton der Pathologie besitzt der echte Zweittumor einen vom Primärtumor unterschiedlichen histologischen Aufbau. Die vorgeschlagene präventive Chemotherapie hätte wahrscheinlich den gleichen Effekt auf die Entwicklung auf die Primärtumormetastase wie auf ein Zweitcarcinom.

38. E. Meyer-Breiting, R. Bettinger, A. Rotman (Frankfurt): Zur T-Klassifikation glottischer Karzinome

Die T-Klassifikation maligner Geschwülste dient dem Ziel, unter möglichst einheitlichen Bedingungen regionale Zuordnungen und prognostisch relevante Ausdehnungsgrade vorzugeben. Dadurch sollen erfaßte Daten über Diagnostik und Therapie allgemein vergleichbar werden. Für diese Zielsetzung müssen aber bestimmte Anforderungen an die Klassifikationsregeln gestellt werden, die den hier aufgeführten Anforderungen in mehreren Punkten nicht standhalten: Eine eindeutige Definition der Grenzen der glottischen Region fehlt. Die klinische Erfaßbarkeit der Tiefeninfiltration ist trotz guter diagnostischer Möglichkeiten durch eine unglückliche Definition eingeschränkt. Die Folge ist eine verbreitete Unzufriedenheit mit diesem System, die z. T. soweit geht, das Prinzip der anatomischen Zuordnung der T-Klassen durch rein quantitative T-Klassen abzulösen. Vor solchen weitreichenden Schritten ist zu klären, was wirklich schlecht an diesem System ist, ob es korrigierbare Details sind oder ob es das Prinzip als solches ist.

Dazu muß einerseits die Zuverlässigkeit und andererseits die prognostische Relevanz klinischer T-Klassifikationen durch Vergleich mit einer histologischen posttherapeutischen pT-Klassifikation überprüft werden. Untersucht wurden histologische Präparate von 403 glottischen Karzinomen, die in den Jahren 1970 bis Anfang 1984 an der Frankfurter HNO-Universitätklinik operiert worden waren. Als prognostischer Parameter wurde die Rate der Fälle gewählt, die nachweislich am Tumor gestorben waren. Da keine Therapieergebnisse verglichen werden, ist dies in diesem Zusammenhang nicht nur zulässig, sondern auch zweckmäßiger.

Wenn wir die klinische und posttherapeutisch histologische T-Klassifikation einander gegenüberstellen und die prozentualen Abweichungen graphisch verdeutlichen, erkennt man, daß es sich im wesentlichen um klinische Überbewertungen bei T1 und T2 und Unterbewertungen bei T3 und T4 – beides Sachverhalte, die bei besserer Definition zumindest deutlich reduzierbar wären.

Die Frage, ob das Prinzip der regionenbezogenen Klassifikation Ursache beklagter Widersprüche ist, kann durch die Beziehung T-Klassifikation und Prognose geklärt werden. Bei den 403 Patienten dieser laufenden Studie konnte bisher in 28 Fällen der Tod durch den Tumor nachgewiesen werden. Die klinische T- und posttherapeutische pT-Klassifikation zeigt trotz der o. g. Widersprüche einen erstaunlich gut proportioniert abgestuften Verlauf der tumorabhängigen Sterberate. Unseres Erachtens kann demnach das Grundprinzip der T-Klassifikation so schlecht nicht

sein. Die Ursachen liegen wohl eher in Detailproble-
men unterschiedlicher Art. In diesem Stadium der
Untersuchung kann festgestellt werden:

1. Bei exakter Definition der glottischen Region
   nach anatomisch-funktionellen Gesichtspunkten
   ist die Klassifikation T1 von hohem prognosti-
   schem Aussagewert.
2. Die Trennung in T1a und T1b scheint keine ergänzenden Aussagen zu bringen.

3. Die Beibehaltung der Klassifikation T2 ist in ihrer
   heutigen Definition vertretbar.
4. Das Kriterium „Aufhebung der Stimmlippenmo-
   talität" ist bei T3-Karzinomen zur Erfassung der
   Tiefeninfiltration ungenügend.
5. Die Klassifikation T4 sollte sich auf Karzinome
   mit prälaryngealer Ausbreitung beschränken.

39. U. Ganzer (Mannheim):
Zur Prognose des Kehlkopfkarzinoms – Vorstellung und Realität

Manuskript nicht eingegangen

40. O. Kleinsasser, H. Glanz, T. Kimmich (Marburg/Lahn):
Zur Behandlung der Karzinome des Sinus piriformis

Aufgrund schlechten Allgemeinzustandes, fixierter
Metastasen, inoperablem Primärtumor, synchroner
Doppeltumoren oder ablehnender Haltung gegenüber
einer Operation wurden 22 Patienten, meist in palliativer Absicht oder nur mit geringer Hoffnung auf Heilung primär bestrahlt. 20 dieser Patienten waren nach
einem Jahr gestorben, nur 2 Patienten leben bisher tumorfrei. Diese Auslese prognostisch ungünstiger Fälle
ist nicht repräsentativ für die Wirkung der Strahlentherapie, doch werden in der Literatur mit primärer
Bestrahlung nicht mehr als 8–12% Heilungen angegeben.

60 Patienten mit Sinus piriformis Carcinomen verschiedenster Größe und Stadien wurden primär operiert und adjuvant mit 60 Gy bestrahlt. 59mal wurde
eine Laryngo-Pharyngektomie mit Neck Dissection
durchgeführt, nur einmal eine Pharynxteilresektion.
52 Patienten, d.h. 87%, hatten histologisch nachgewiesene Metastasen.

Bei 26 Patienten, alle mit regionären Metastasen,
traten nach spätestens 1 ½ Jahren ein Lokalrezidiv,
erneute regionäre Metastasen oder Fernmetastasen
auf, denen sie binnen 2 Jahren nach Therapiebeginn
erlagen. In 20 der 26 Fälle, d.h. bei 75% der verstorbenen Patienten wiesen die Metastasen extranodulä-
res Tumorwachstum auf. Wie bereits beschrieben, gilt
dies als besonders ungünstiges Zeichen in der Prognose der Hypopharynxcarcinome.

32 der 60 operierten Patienten mit Sinus piriformis
Carcinomen sind bisher klinisch tumorfrei geblieben.
7 von ihnen sind interkurrent verstorben, 6 nach dem
3. bis 11. postoperativen Jahr, 5 davon an einem zweiten malignen Primärtumor.

8 der überlebenden Patienten hatten keine regionären Metastasen. Sie sind alle bisher klinisch tumorfrei. Von den länger als 1 ½ Jahren rezidivfrei geblie-
benen Patienten hatten 18 regionäre Metastasen mit
extranodulärem Wachstum in 30% der Fälle. Bei extranodulärem Tumorwachstum ist die Prognose damit zwar schlecht, aber nicht hoffnungslos.

Insgesamt konnte mit primär chirurgischer Therapie und adjuvanter Bestrahlung eines 3 Jahres-
Überlebensrate von 47% erreicht werden. Diese Therapieform stellt dann die wirksamste Methode in der
Behandlung der Hypopharynxcarcinome dar. Obwohl der Metastasenstatus Hinweise auf die Prognose
bietet, ist es bislang nicht möglich, jene Patientengruppe zu definieren, bei der die Chirurgie keine Aus-
sicht auf Heilung mehr bietet. Jeder operable Hypo-
pharynxtumor sollte deshalb operiert werden, um wenigstens einem Teil der Patienten zu helfen.

41. F.-W. Oeken, F. Kamprad, H. Michalski (Leipzig): Therapieergebnisse bei Oropharynxtumoren mit kombiniert operativem und computergestütztem radiologischem Vorgehen

An der Klinik für Hals-Nasen-Ohren-Krankheiten der Karl-Marx-Universität Leipzig werden Oropharynxmalignome in folgender Weise behandelt:

- Bei den Karzinomen erfolgt als erster Therapieschritt die *Operation*. Bei T_1-Tumoren kann diese noch in Form der oralen Tumorentfernung im Sinne einer erweiterten Tonsillektomie erfolgen. Alle größeren Tumoren erfordern eine En-Bloc-Resektion des Tumors mit Neck dissection von der lateralen Pharyngotomie aus. Je nach Tumorausdehnung muß der Unterkiefer entweder temporär durchtrennt oder teilreseziert werden. Anschließend erfolgt in jedem Fall die *Strahlentherapie*. Nur bei inoperablen Patienten erfolgt die alleinige Strahlentherapie.
- Bei *mesenchymalen Tumoren* einschließlich der Non-Hodgkin-Lymphome erfolgt die Operation nur zur Gewinnung von Material für die histologische Befundung. Die Therapie erfolgt als *Telekobaltbestrahlung* und der je nach Ergebnis des „staging" und „grading" eingesetzten *Chemotherapie*.

Bezüglich der *radiologischen Behandlung* geben wir folgende Hinweise: Die Lage des Bestrahlungsgebietes muß den gegebenen anatomischen Bedingungen und der Tumorausdehnung entsprechen. Dabei ist neben einer großzügigen Erfassung des Primärtumors und seiner Umgebung stadienabhängig die Einbeziehung der unilateralen und gegebenenfalls kontralateralen Lymphknoten von der Schädelbasis bis zur Supraklavikulargrube erforderlich. Gleichzeitig ist ein höchstmöglicher Schutz des Normalgewebes, insbesondere des Halsmarks, anzustreben.

Die Bestrahlungsplanung erfolgt anhand der computertomographischen Befunde von Mundhöhle und Halsregion mittels Computerberechnung der Isodosen. Die Einzelherddosen liegen bei 1,8 Gy; die Gesamtdosis bei 50,0–54,0 Gy.

Im Krankengut der Klinik für Hals-Nasen-Ohren-Krankheiten und der Klinik für Radiologie fanden sich im Zeitabschnitt von 1969 bis 1979 103 Patienten mit Tonsillen-Mesopharynx-Tumoren. In 58 Fällen handelte es sich um Karzinome. 37 dieser Patienten wurden einer kombiniert chirurgisch-radiologischen Therapie unterzogen. 21 konnten nur bestrahlt werden.

Die 45 Patienten mit mesenchymalen Tumoren (eine exakte histologische Klassifizierung nach der Kiel-Nomenklatur erfolgte damals noch nicht allgemein) wurden bestrahlt.

Für die Gesamtheit aller unserer Oropharynxtumoren ergab sich eine 5-Jahres-Überlebensrate von 41,7%; bei den 58 Karzinomen überlebten 43%, bei den mesenchymalen Malignomen 40%.

Bei der detaillierten Auswertung zeigte sich eine starke Abhängigkeit der Heilungsrate vom klinischen Stadium. Die günstigsten Ergebnisse von 60–70% 5-Jahres-Überlebensrate wurden in den Frühstadien erzielt ($T_{1-2} N_0$). Bei konsequenter Ausschöpfung aller therapeutischen Möglichkeiten erreichten aber auch 28% unserer Patienten in den Stadien $T_{3-4} N_{1-3}$ die 5-Jahres-Überlebensgrenze.

42. B. P. E. Clasen, M. Töpfer, P. Kneschaurek, V. Bonkowsky (München): High-Dose-Rate-Afterloading kombiniert mit interstitieller Hyperthermie bei der Rezidivbehandlung maligner Kopf-Hals-Tumoren

Die interstitielle Radiotherapie oder Brachycurietherapie eignet sich zur Rezidivbehandlung maligner Kopf-Hals-Tumoren, weil der steile Dosisabfall in der Peripherie der Strahlenquelle eine weitestgehende Schonung des umgebenden Gewebes erlaubt und daher ihren Einsatz auch in radiologisch ausbehandelten Fällen ermöglicht. Die direkte Implantation eines Radionuklids in den Tumor (z. B. 125Jod-seeds in Vicrylcarrier) wurde inzwischen aus Strahlenschutzgründen aufgegeben zugunsten des Afterloading-Systems (Schwab et al. 1986). Dabei werden Hohlnadeln in den Tumor eingebracht, die anschließend, nachdem das Personal den Schutzraum verlassen hat, maschinell über flexible Schlauchanschlüsse mit dem Radionuklid beschickt werden. Als Strahler bevorzugen wir 192 Iridium, eine Quelle hoher Dosisleistung (high-dose-rate), weil damit die Bestrahlung nicht tage-, sondern nur minutenlang dauert. Das macht Narkoseeingriffe möglich, während derer wir nach MR-Planung die Nadeln sorgfältig plazieren können. Die

Behandlung kann je nach Situs aber ebensogut in Lokalanästhesie und ambulant erfolgen.

Seit 3 Jahren kombinieren wir die Brachycurietherapie mit dem Aufheizen des Tumors (Hyperthermie). Daß die Hyperthermie allein und in Kombination mit ionisierenden Strahlen Tumorzellen zerstören kann, und daß dabei die sonst strahlenresistenten hypoxischen Zellen besonders empfindlich reagieren, ist bekannt. Beachtenswert bleibt folgendes Problem: Um eine ausreichende Eindringtiefe in das Gewebe zu erreichen, muß die Wärmeapplikation interstitiell erfolgen. Die gängigen Hyperthermieeinrichtungen arbeiten mit einer oder mehreren Thermosonden, die die Temperatur im Tumor messen und die Wärmezufuhr über separate Applikatoren steuern. Leider sind die Tumoren i. allg. sehr inhomogen aufgebaut, und die variierende Angioarchitektur sorgt durch den Blutstrom für einen unterschiedlich schnellen Abtransport der Wärme, so daß ein homogenes Aufheizen des Tumors unmöglich wird. Am Klinikum rechts der Isar (TU München) wurde daher mit Hilfe der DFG eine Hyperthermieeinrichtung entwickelt, die die Afterloading-Hohlnadeln über Thermistoren zur Temperaturmessung und nach Umschalten zur differenzierten Wärmeapplikation benutzt. Der Meß- und Regelablauf wird von einem Computer gesteuert. Beim Einbringen der Nadeln muß der Hals-Nasen-Ohrenarzt auf eine klare meßbare Geometrie der Plazierung und Eindringtiefe achten, um dem Physiker die Berechnung der Isodosen und Isothermen zu ermöglichen. Die Hyperthermie nimmt zusätzlich zum Afterloading noch einmal ca. 1,5 Std Zeit in Anspruch. Auch diese Therapie ist sowohl in Lokal- als auch in Allgemeinanästhesie durchführbar. Narkose bevorzugen wir immer dann, wenn die Plazierung der Nadeln schwierig erscheint oder ihre Applikation für den Patienten eine unangemessene Belastung darstellt bzw. im Zuge einer intraoperativen kombinierten Therapie z. B. bei Nebenhöhlenkarzinomen vorgenommen wird.

In allen der 17 bisher behandelten Fälle war die Therapie durchführbar ohne unerwünschte Nebenwirkungen, wobei Strahlendosen von bis zu 20 Gy im 1-Zentimeter-Isodosenabstand in einer Sitzung deponiert wurden, die Temperatur im kongruenten Isothermenabstand betrug etwa 42 Grad C. Eine Tumorregression konnte in allen Fällen beobachtet werden, wenn auch häufig nur partiell. Doch die Behandlung ist ambulant wiederholbar, und zunehmende Erfahrung mit der Methode wird die Grenzen erweitern helfen, die derzeit noch durch die Geometrie der Tumorinfiltration im Kopf-Hals-Gebiet gesteckt scheinen.

43. H. Glanz, P. Brandau (Marburg):
Zunehmende Inzidenz von Mehrfachkarzinomen der oberen Luft- und Speisewege – Bedeutung für die Nachsorge

Manuskript nicht eingegangen

44. A. Laubert, A. Mausolf, J. Bernhards, S. Le Blanc (Hannover):
Ungewöhnliche extranodale Lokalisationen von Non-Hodgkin-Lymphomen (NHL) in der Hals-Nasen-Ohrenheilkunde

Die Non-Hodgkin-Lymphome sind lymphatische Systemerkrankungen, in die eine heterogene Gruppe von Krankheitsbildern mit unterschiedlicher klinischer Präsentation, Verlauf, pathologischer Anatomie und Prognose subsummiert werden.

Von den sechs verschiedenen Klassifikationen der Non-Hodgkin-Lymphome hat sich die von Lennert entwickelte Kieler-Klassifikation, deren Grundlage der funktionelle Aufbau des normalen lymphatischen Gewebes ist, weitgehend durchgesetzt. Seit einiger Zeit haben insbesondere immunhistochemische Methoden mit Einsatz monoklonaler Antikörper zu einem weitergehenden Verständnis des Systems und seiner Neoplasien beigetragen, wobei vor allem die Möglichkeit der Unterscheidung von B- und T-Lymphozyten im histologischen Schnitt zu erwähnen ist. Auf klinischen Erfahrungen beruhend hat sich die Einteilung in niedrig- und hochmaligne Formen bewährt.

Die Erstmanifestationen von Non-Hodgkin-Lymphomen liegen häufig im hals-nasen-ohrenärztlichen Fachgebiet, sowohl als indolente, meist diskrete, cervicofaciale Lymphadenopathie wie auch klinisch oft als Entzündung imponierender extranodaler Befall.

Von 1977 bis 1988 haben wir 139 Patienten mit Non-Hodgkin-Lymphomen in der Hals-Nasen-Ohrenklinik der Medizinischen Hochschule Hannover mitbehandelt, retrospektiv

Tabelle 1. Lokalisationen der Non-Hodgkin-Lymphome

| | | NHL n = 139 | | | | |
| | | Extranodal n = 69 | | | Nodal n = 70 | |
Lokalisation		Hoch maligne n = 39	Niedrig maligne n = 28	unklassifiziert n = 2	hoch maligne n = 30	niedrig maligne n = 40
Nasopharynx	n = 7	2	5			
Oropharynx	n = 36	20	14	2		
Hypopharynx, Larynx	n = 5	5				
Nase, NNH	n = 12	11	1			
Speicheldrüsen	n = 4	1	3			
Sonstige (Mastoid, Orbita, Schilddrüse, Trachea, Haut)	n = 5		5			

untersucht und reklassifiziert (Tabelle 1). Als Manifestation bestand in ungefähr der Hälfe der Fälle eine extranodale Lokalisation im Kopf-Hals-Bereich, davon waren neben den Tonsillen, die Nase und Nasennebenhöhlen am häufigsten involviert. Naso- und Hypopharynx, Larynx sowie die Speicheldrüsen waren seltener befallen.

Als Raritäten können Erstmanifestationen in Mastoid, Orbita, Schilddrüse und Haut angesehen werden, verdeutlichen aber die besonderen hals-nasen-ohrenärztlichen Aspekte in der Diagnostik von Non-Hodgkin-Lymphomen und ihre klinische Relevanz. Beispielhaft sei das Krankheitsbild eines 44jährigen Patienten skizziert, der wegen des klinischen Bildes einer akuten Mastoiditis mit inkompletter peripherer Fazialisparese mastoidektomiert wurde. Intraoperativ fand sich ein destruiertes Mastoid mit Freiliegen von Dura und N. facialis. Biopsien aus Mastoid und Gehörgang ergaben überraschend die Diagnose eines niedrig malignen B-Zell-NHL (Immunocytom). Die Fazialisparese bildete sich postoperativ vollständig zurück. In den nächsten Wochen entwickelten sich mehrere Hautinfiltrate am Kopf und eine diskrete Protusio bulbi rechts. Im kranialen Kernspintomogramm fanden sich darüber hinaus cerebrale Infiltrate, die auf die Grunderkrankung zurückgeführt wurden. Da auch das Knochenmark infiltriert war, bestand nun ein generalisiertes NHL, das klinisch aber zuerst als otogene Fazialisparese in Erscheinung getreten war.

Der HNO-Arzt verhilft nicht nur mit der Lymphknoten-Biopsie zur Diagnose, sondern muß bei allen tumorösen Veränderungen in den Organen des Fachgebietes an die Möglichkeit eines extranodalen malignen Lymphoms denken und die Diagnose erzwingen. Die genaue histologische Klassifikation bei extranodalem Befall ist grundsätzlich schwierig, da sich die Zuordnung nach dem Wachstumsmodus im Lymphknoten richtet und ein gleichartiges Gewebebild extranodal nur schwer nachzuvollziehen ist. Das Überlassen nativen Materials zur Anfertigung zytologischer Präparate und zur immunhistologischen Aufarbeitung ermöglicht auch eine phänotypische Zuordnung in die B-Zell- und T-Zellreihe. Nur eine optimale Präparatqualität ermöglicht eine sichere Abgrenzung extranodal niedrig-maligner Lymphome von chronisch-entzündlichen Reaktionen und hochmaligner NHL von entdifferenzierten Carcinomen und amelanotischen Melanomen.

45. G. E. Diehl, G. Grevers, E. Kastenbauer (München): Zur Koinzidenz von Plattenepithelkarzinomen und Basaliomen des Kopf-Hals-Gebietes mit malignen Non-Hodgkin-Lymphomen

Plattenepithelkarzinome und Basaliome des Kopf-, Halsgebietes treten ebenso wie maligne Non-Hodgkin-Lymphome mit zunehmendem Lebensalter vermehrt auf. Es muß also mit einem zufälligen Zusammentreffen dieser verschiedenartigen Neoplasien gerechnet werden.

Patienten, die an einer angeborenen bzw. erworbenen Immunschwäche leiden, haben jedoch ein deutlich erhöhtes Risiko an malignen Tumoren zu erkranken. Das gilt besonders für Patienten unter einer immunsuppressiven Therapie, mit Autoimmunerkrankungen, Infektionserkrankungen wie AIDS, einer chronischen Niereninsuffizienz und Non-Hodgkin-Lymphomen.

Diese Problematik wird am Beispiel eines 70jährigen Patienten dargestellt, bei dem innerhalb von 3 Jahren 19 Plattenepithelkarzinome bzw. Karzinommetastasen und 9 Basaliome im Rahmen eines lymphoplasmozytoiden Immunozytoms entstanden.

Dieser Fall hat uns dazu veranlaßt, retrospektiv 100 Patienten zu untersuchen, bei denen in den Jahren 1980 bis 1988 ein malignes Non-Hodgkin-Lymphom diagnostiziert wurde. 15% dieser Patienten wiesen ein oder mehrere zusätzliche Tumoren im HNO-Bereich in Form von Plattenepithelkarzinomen oder Basaliomen auf. Die Altersverteilung reichte von 59 bis 79 Jahren mit einem mittleren Lebensalter von 71,7 Jahren. Mit einem Verhältnis von 11:4 waren die Männer nahezu dreimal häufiger als Frauen vertreten. Bei 93% dieser Patienten bestanden ein oder mehrere Plattenepithelkarzinome. 36% hatten zusätzlich ein oder mehrere Basaliome. Bei 7% waren lediglich multiple Basaliome ohne zusätzliche Assoziation mit Plattenepithelkarzinomen aufgetreten. Das Verhältnis von Basaliomen zu Plattenepithelkarzinomen, das normalerweise bei 10:1 liegt, hatte sich nahezu umgekehrt und betrug 6:14. Die Plattenepithelkarzinome waren in je einem Fall in der Mundhöhle, an der Tonsille und im Hypopharynx lokalisiert. Die übrigen Plattenepithelkarzinome und die Basaliome waren im Bereich der Kopf- und Gesichtshaut, der Ohren, der Nase und der Lippen entstanden. Als Grunderkrankung lag in 13 Fällen ein malignes Non-Hodgkin-Lymphom vom niedrigen und in 2 Fällen eines vom hohen Malignitätsgrad vor. Die Plattenepithelkarzinome zeichneten sich klinisch durch ein besonders aggressives Verhalten aus. In 36% traten Rezidive, in 43% ein multiples Tumorwachstum und in 50% Metastasen auf. Auch histologisch fand sich hierzu das entsprechende Korrelat. Die Plattenepithelkarzinome wiesen einen nur mäßigen bis geringen Differenzierungsgrad mit einem deutlichen Zellpolymorphismus, einer hohen mitotischen Aktivität und einer tiefen Gewebsinfiltration auf.

Gründe für eine erhöhte Tumorentstehungsrate liegen einerseits in einer Suppression der humoralen und zellulären Immunantwort durch die Erkrankung selbst oder durch eine immunsuppressive Therapie dieser Erkrankung. Andererseits können immunsuppressive oder zytotoxische Chemotherapeutika selbst eine karzinogene Wirkung besitzen. Auch die Reaktivierung onkogener Viren und eine Verstärkung sogenannter „Umweltkarzinogene" spielen ebenso wie eine chronische antigene Überstimulation und genetische Faktoren bei der Empfänglichkeit des Organismus für Neoplasien eine Rolle. Die vorgestellten Daten zeigen, daß immunsupprimierte Patienten einer regelmäßigen und engmaschigen Tumorvorsorge bedürfen, daß suspekte Gewebsveränderungen frühzeitig biopsiert werden müssen, und daß entstandene Neoplasien einer aggressiven Behandlung zugeführt werden sollten.

46. H.-J. Welkoborsky, I. Wissen-Siegert, H. P. Dienes, R. Reck (Mainz): Der Einfluß von Epitheldysplasien auf die Tumorrezidiventstehung nach radikalchirurgischer Entfernung und anschließender Bestrahlung von Hypopharynxkarzinomen

Die Prognose ausgedehnter Hypopharynxkarzinome ist trotz Chemotherapie, radikaler Chirurgie und postoperativer Bestrahlung schlecht. Die 5-Jahresüberlebensrate wird mit 10–30% angegeben, 40–50% der Patienten entwickeln in den ersten 2 Jahren nach Therapie ein lokales Tumorrezidiv, für dessen Entstehung unter anderem die fortgesetzte Einwirkung von schädigenden Noxen (Tabakrauch, Alkoholkonsum) verantwortlich gemacht wird. Andererseits gelingt im Tumorabsetzungsrand häufig der Nachweis von Epitheldysplasien. Unter Epitheldysplasien werden verschiedene Gewebsschichten durchsetzende Epithelveränderungen verstanden. Je nach Ausdehnung der Dyskariosen und Zellatypien innerhalb des Epithels werden geringgradige-, mittelgradige und schwergradige Dysplasien unterschieden. Schwere Dysplasien werden als obligate Präcancerosen angesehen. Es wurde der Frage nachgegangen, inwieweit sich Kausalitäten zwischen Epitheldysplasien und der Rezidivtumorentstehung nach Operation und Bestrahlung von Hypopharynxkarzinomen finden lassen.

Ausgewertet wurde ein Krankengut bestehend aus 70 Patienten, bei denen zwischen 1981 und 1987 ein Hypopharynxkarzinom operiert und bestrahlt wurde. Die postoperative Beobachtungszeit betrug mindestens 24 Monate, maximal 84 Monate. Es handelte sich zumeist um T3- und T4-Tumoren; bei

51 Patienten mit ipsi- und/oder kontralateralen Lymphknoten-metastasen.

Die Operation erstreckte sich auf die Laryngektomie mit Neck dissection und Mundbodenresektion. Postoperativ nachbestrahlt wurden 64 Patienten.

Bei allen Patienten wurden intra operationem Nachresektate von den Tumorabsetzungsrändern gewonnen. Hierbei konnten im Schnellschnitt bei keinem Patienten Karzinomzellen nachgewiesen werden; die histologische Untersuchung nach Paraffineinbettung ergab jedoch bei 5 Patienten Tumorzellen bis dicht an den Absetzungsrand heranreichend.

Während schwergradige Dysplasien als obligate Präcancerosen angesehen werden, gilt dies nicht ohne weiteres für die leicht- und mittelgradigen Dysplasien. Ihre prospektive Potenz zur malignen Entartung kann nicht morphologisch, sondern nur statistisch ermittelt werden. In dem hier vorgestellten Krankengut wurden bei 31 Patienten Epitheldysplasien im Tumorabsetzungsrand beschrieben, wobei die Epithelveränderungen bei 2/3 der Patienten am kranialen Absetzungsrand, im Bereich des Zungengrundes lokalisiert waren (Tabelle 1). Dysplasien in mehr als einem Absetzungsrand wiesen 8 Patienten auf. In 27 Fällen wurden leichte oder mittlere, in 3 Fällen mittlere bis schwere und in einem Falle schwere Dysplasien beschrieben.

Epitheldysplasien haben eine hohe Inzidenz zur Rezidivtumorentstehung. Ein lokales Tumorrezidiv entwickelten innerhalb von 24 Monaten nach Therapie 24 Patienten; bei 19 von ihnen fanden sich Epitheldysplasien im Tumorabsetzungsrand. Die rezidivfreie Zeit korrelierte mit der Ausprägung der Dysplasien. Sie war bei den mittel-schwergradigen und schwergradigen Dysplasien am geringsten (Tabelle 2).

Von den übrigen 12 Patienten, bei denen Dysplasien im Tumorabsetzungsrand beschrieben wurden, verstarben 5 an Fernmetastasen bzw. anderen Erkrankungen innerhalb der ersten 2 Jahre nach Therapie, von 4 Patienten lagen keine Daten über Kontrolluntersuchungen vor und 3 Patienten, bei denen leichtgradige Dysplasien beschrieben waren, waren rezidivfrei.

Entsprechend der Lokalisation der Dysplasien, waren die meisten Rezidivtumoren im Hypo- und Mesopharynx lokalisiert (Tabelle 3). Zusammenfassend kann festgestellt werden:

Patienten mit Epitheldysplasien sind auch nach radikaler chirurgischer Tumortherapie und postoperativer Bestrahlung als high risk Patienten im Hinblick auf die Entstehung von Tumorrezidiven anzusehen. Die Zeit bis zur Entstehung des Tumorrezidivs korreliert mit der Ausprägung der Dysplasie. Beson-

Tabelle 1. Lokalisation von Epitheldysplasien an Tumorabsetzungsrändern (n = 31)

Absetzungsrand	n
Cranial (Zungengrund, Mundboden)	20
Cranial und lateral	4
Cranial und medial	1
Medial	5
Lateral	4
Caudal	5
(Dysplasien an mehr als einem Absetzungsrand)	(8)

Tabelle 2. Durchschnittliche rezidivfreie Zeit in Abhängigkeit von Epitheldysplasien (n = 19)

Dysplasiegrad	n	Durchschnittl. Zeit bis Rez.
Leicht	4	14,7 Monate nach Therapie
Leicht-mittel	6	5,0 Monate nach Therapie
Mittel	7	3,4 Monate nach Therapie
Mittel-schwer	1	1 Monat nach Therapie
Schwer	1	1 Monat nach Therapie

Tabelle 3. Rezidivlokalisation bei Patienten nach Operation eines Hypopharynxcarcinoms (n = 24)

Lokalisation	n
Hypopharynx	11
Zungengrund	8
Laterale Pharynxwand	8
Tonsille	4
Tracheostoma	3
Gaumenbögen	2
Oesophagus	1
Mundboden	1
(Multilokuläres Rezidiv)	(8)

ders disponiert sind der Meso- und Hypopharynx. Neuere Untersuchungen an Serienschnitten von Tumorabsetzungsrändern haben gezeigt, daß in ca. 25% der ursprünglich als histologisch in sano operiert bezeichneten Tumoren in Serienschnitten vereinzelte Karzinomzellen nachweisbar sind. Somit können früh auftretende Tumorrezidive auch Folge von in situ verbliebenen Tumorzellen sein. Inwieweit einzelne Noxen wie Tabakrauch, Alkoholkonsum oder ionisierende Strahlen zu einer Malignisierung von Epitheldysplasien führen, muß überprüft werden.

47. R. Gerlach, H. H. Bartsch, M. Schröder (Göttingen): Intratumorale Applikation von rekombinantem Tumornekrose-Faktor alpha (r TNF-alpha) bei Patienten mit fortgeschrittenen Rezidiven bei Kopf-Hals-Tumoren

Loco-regionale Rezidive von HNO-Tumoren bedeuten für den überwiegenden Teil der betroffenen Patienten eine erhebliche Beeinträchtigung der Lebensqualität, wie auch die häufigste Todesursache.

Aufgrund der Vorbehandlungen sowie der Lokalisation und Ausdehnung sind oft erneute chirurgische, radio- oder chemotherapeutische Maßnahmen nicht möglich.

In unserem Bestreben, neue Therapiemöglichkeiten für derartige Patienten zu finden, haben wir daher in einem gemeinsamen Projekt mit der Abteilung Hämatologie/Onkologie der Medizinischen Klinik eine Phase I-Prüfung mit recombinantem Tumornekrosefaktor alpha, abgekürzt r TNF-alpha durchgeführt. Es handelt sich bei TNF-alpha um ein Zytokin, das von aktivierten Makrophagen sezerniert wird und pleiotrope biologische Eigenschaften besitzt.

Von den zahlreichen weiteren Wirkungen seien genannt: TNF-Alpha aktiviert Granulozyten, T- und B-Lymphozyten und kann die Sekretion anderer Lymphokine, wie Interferon Gamma und hämatopoetischer Wachstumsfaktoren induzieren.

Im Rahmen von Phase I-Prüfungen wurde TNF-alpha zunächst intramuskulär, intravenös und subcutan injiziert. Die maximale tolerable Dosis wurde bei 150 µg/qm Körperoberfläche bei 3 × wöchentlicher Gabe definiert.

Aufgrund der beobachteten direkten zytotoxischen Wirkung auf Tumorzellen und der Stimulation peritumoraler Makrophagen und Lymphozyten erschien uns die intratumorale Injektion sinnvoll. In dieser interdisziplinär durchgeführten Phase I-Studie wurden insgesamt 17 Patienten behandelt, davon 5 Patienten mit HNO-Tumoren. Es wurden nur Patienten mit histologisch gesicherten Tumorrezidiven, bei denen die klassischen Behandlungsverfahren erschöpft waren, in diese Studie aufgenommen.

Als lokale Reaktionen traten bei allen Patienten nach 1 Tag Schwellung und Schmerzen, bei 5 Patienten eine Einschmelzung von Tumorgewebe auf. Von den 5 HNO-Tumoren zeigte nur einer eine partielle Remission.

Nebenwirkungen traten bei allen Patienten etwa 30 min nach der Injektion in Form grippeähnlicher Symptome wie Schüttelfrost, Fieber und Appetitlosigkeit auf. Lokal war eine Schwellung, begleitet von Schmerzen, zu beobachten, die sich am folgenden Tag zu einer lokalen Entzündung entwickelte, bei manchen Patienten mit einer hämorrhagischen Nekrose im Injektionsbereich. Schwellungen jedoch, die zu einer Einengung der Atem- und Speisewege führten, traten bei keinem Patienten auf.

Im Rahmen der Phase I-Prüfungen erwies sich die intratumorale Injektion von TNF-alpha als am ehesten wirksame Applikationsform bei gleichen Nebenwirkungen.

Eine hohe Konzentration von TNF am Tumor kann eine Regression induzieren. Eine Aussage, welche histologischen Tumorentitäten am ehesten geeignet sind, oder welche Bedingungen (wie z. B. das Ausmaß der peritumoralen Infiltration mit immunkompetenten Zellen) einen therapeutischen Effekt positiv beeinflussen, kann jedoch gegenwärtig nicht getroffen werden.

So läßt die Tumorrückbildung nur bei 1 von 5 HNO-Patienten im Rahmen dieser Phase I-Studie, die ja nur die Verträglichkeitsprüfung beinhaltet, keine Schlußfolgerung zum Ansprechverhalten zu. Diese Fragestellung muß in Phase II-Prüfungen gelöst werden. Die Beobachtung der nur kurzen Dauer des Therapieerfolges legt nahe, daß der Tumor eine rasche Resistenzentwicklung gegen TNF zeigt, wie auch andere in vitro erhobene Daten zeigen. Daher werden gegenwärtig weitere Untersuchungen durchgeführt, ob eine Kombination von TNF-alpha mit anderen Zytokinen (Interferon Gamma und Alpha) möglicherweise einen Synergismus aufweist, der die Inzidenz und Dauer von Tumorregressionen zu erhöhen vermag.

48. D. Adler, P. M. Stell (Heidelberg/Liverpool):
Phase I-Studie zur Toxizität eines Cisplatin-Albumin-Komplexes
bei vorbehandelten Plattenepithelkarzinomen im Kopf-Hals-Bereich

Das Zytostatikum *cis*-Diaminodichlorplatin (c-DDP, Cisplatin) wird seit 1972 in der klinischen Onkologie angewendet und hat sich seit Ende der 70er Jahre auch zur Behandlung von Plattenepithel-Karzinomen im Kopf-Hals-Bereich bewährt. Sein Einsatz wird jedoch durch erhebliche Nebenwirkungen, vor allem seine Nephrotoxizität, begrenzt. So muß bei gestörter Nierenfunktion auch bei forcierter Diurese die Cisplatindosis häufig um die Hälfte reduziert oder Cisplatin ganz abgesetzt werden.

Nach Untersuchungen von De Simone u. Mitarb. (1987) wird Cisplatin nach intravenöser Applikation innerhalb einer Stunde zu 95% im Körper an Albumin gebunden. Klinische Untersuchungen von Morton u. Mitarb. (1985) haben gezeigt, daß bei Patienten mit erniedrigten Serum-Albumin-Konzentrationen die Nephrotoxozität besonders ausgeprägt ist, offenbar da bei ihnen der Anteil des freien Cisplatins erhöht ist. Es ist somit wahrscheinlich, daß nur das freie Cisplatin für die Toxizität im Körper verantwortlich ist.

Auf der Suche nach Möglichkeiten, die Nebenwirkungen dieses potenten Zytostatikums zu verringern, haben wir untersucht, inwieweit Cisplatin – durch prätherapeutische Bindung an Albumin – auch bei Patienten mit reduzierter Nierenfunktion eingesetzt und seine Toxizität reduziert werden kann.

Von Dezember 1987 bis Dezember 1988 wurden 26 Patienten, 21 Männer (60 ± 12 J./Karnofsky 70 ± 13%) und 5 Frauen (72 ± 10 J./Karnofsky 72 ± 14%) mit ausbehandelten Plattenepithelkarzinomen des oberen Atmungs- und Verdauungstraktes, bei denen eine andere kurative oder palliative Therapie nicht infrage kam, mit einem Cisplatin-Albumin-Komplex behandelt.

Patienten mit akuten Infektionen wurden ausgeschlossen. Der Karnofsky-Index mußte größer als 50%, die Kreatinin-Clearance größer als 60 ml/min sein; die unteren Grenzwerte für Leukozyten lagen bei 4000 und für Thrombozyten bei 100000.

Zu Beginn der Studie erhielten die Patienten 100 mg/m² Cisplatin in 100 ml einer 20%igen Albumin-Lösung. Bei neuen Patienten wurde die Dosis jeweils um 25 mg Cisplatin erhöht und auch das Volumen der 20%igen Albumin-Lösung um 25 ml vergrößert. Pro Patient wurden maximal 4 Zyklen eines gleich großen Cisplatin-Albumin-Komplexes in 3wöchigem Intervall verabreicht.

Vor und nach jedem Zyklus wurden alle Befunde dokumentiert. Neben der Tumorgröße wurden insbesondere Hinweise auf gastro-intestinale Störungen wie Übelkeit, Erbrechen, Diarrhöen und Hörstörungen sowie Kreatinin-Clearance und Blutwerte registriert.

In 58% lag ein Hypopharynx-Larynx-Ca, in 27% ein Mundhöhlen-Oropharynx-Ca vor. Überwiegend handelte es sich um undifferenzierte Karzinome. Trotz einer Steigerung der Cisplatindosis von anfangs 100 mg bis auf 450 mg pro Patient und Zyklus waren die toxischen Nebenwirkungen sehr gering. Nur 24% der Patienten klagten über Übelkeit und Erbrechen, in einem Fall lag eine Platin-Allergie vor.

Die Blutwerte blieben konstant. Die Mittelwerte für Hämoglobin, Leukozyten und Albumin sanken auch nach mehreren Zyklen nicht ab, die Kreatinin-Clearance blieb im physiologischen Bereich bzw. verschlechterte sich nicht.

Eine Tumorremission von 50% wurde erwartungsgemäß auch bei hohen Cisplatindosen nicht erreicht. Die mediane Überlebenszeit betrug ca. 115 Tage.

Cisplatin besitzt eine hohe Eiweißbindung und liegt bereits nach wenigen Stunden zu 90–95% in einer eiweiß-gebundenen untoxischen Form vor. Klinische Beobachtungen, nach denen nur der freie Cisplatin-Anteil für die Toxizität des Zytostatikums verantwortlich zu sein scheint, werden durch unsere Untersuchungen indirekt bestätigt. Die prätherapeutische Komplexbindung von Cisplatin und Albumin bewirkt auch bei einer Cisplatin-Dosierung, die ca. 3mal höher als normal ist, eine eindeutige Reduzierung der toxischen Nebenwirkungen. Gastrointestinale Störungen wie Übelkeit und Erbrechen waren um mehr als die Hälfte verringert. Selbst bei vorgeschädigten Nieren traten keine nephrologischen Komplikationen auf.

Eine deutliche Tumorremission hatten wir bei diesen massivst vorbehandelten Tumoren nicht erwartet; dies spricht jedoch nicht unbedingt für eine Inaktivität des Cisplatin-Albumin-Komplexes. Bei Tumoren außerhalb des Kopf-Hals-Bereiches konnten De Simone u. Mitarb. schon mit einer niedrigeren Cisplatin-Albumin-Dosis eine 10%ige Tumorremission erzielen. Bei Kopf-Hals-Tumoren, die nicht bereits ausbehandelt sind, muß die zytostatische Potenz dieses Komplexes erst noch abgeklärt werden.

49. Z. Szmeja, W. Szyfter, A. Kruk-Zagajewska (Poznan-Posen): Ergebnisse der erweiterten frontolateralen Laryngektomie nach Larynxrekonstruktion mit Hilfe eines Nasenseptum-Schleimhauttransplantates bei Larynxkrebs

In der Otolaryngologischen Klinik der Medizinischen Akademie in Poznań begann man 1979 mit einer erweiterten fronto-lateralen Laryngektomie und der Rekonstruktion des vorderen Abschnitts. Die operative Behandlung erfolgte bei 86 Patienten (6 Frauen und 80 Männern):

Jahr	Anzahl der Operationen
1979	4
1980	10
1981	14
1982	14
1983	9
1984	9
1985	10
1986	7
1987	9
Insgesamt	86

In dieser Gruppe wurden Larynxkrebse im Stadium T_{1b} bei 34 und im Stadium T_2 bei 52 Patienten festgestellt.

Als Antibiotikum diente Ciprofloxacin (BAYER). Kontrolluntersuchungen wurden nach ein, drei und fünf Jahren post operationem durchgeführt. Von den 86 Patienten kamen 78 zur Untersuchung. Über sieben ehemalige Patienten liegen schriftliche Informationen vor – inzwischen waren sie an Nicht-Krebs-Erkrankungen gestorben. Über eine Person liegen keine Angaben vor.

Fünfjährige Beobachtungen umfaßten 39 Personen (83%), dreijährige 31 Personen (91%) und einjährige 16 Personen (100%). 32 von 39 Patienten im Alter bis zum 55. Lebensjahr wurden wieder arbeitsfähig.

Lokalbefunde: Bei genauer laryngoskopischer Untersuchung der Umgebung des Knorpel-Schleimhauttransplantates war eine Ausheilung bei 71 Personen festzustellen. Es bestand ein breites Larynxlumen an der Glottis mit guterhaltener Schleimhaut. Der Schleimhautteil des Transplantates unterschied sich nicht in seinem Farbton und seiner Feuchtigkeit von der Schleimhaut der übrigen Larynxregion. Der Knorpelteil des Transplantates wurde mit Palpation des Kehlkopfes überprüft. Bei allen 71 Personen bestand eine gewisse Steifheit und Elastizität des Knorpelgerüstes im Bereich des eingepflanzten Transplantates. Die Beweglichkeit des Larynx während des Schluckens war normal, desgleichen bei Druck auf die Schildknorpelscheibe. Bei vier Personen bestand eine gewisse Rotation des Transplantes in Richtung des Larynxlumens. Bei der Laryngoskopie wurde eine schmale, durch ein Hervortreten des Fragment des Knorpels deformierte Stimmritze sichtbar. Diese fragmentdeckende Schleimhaut war gut angeheilt, im Farbton etwas blasser als die übrigen Schleimhautregionen. Bei diesen vier Patienten kam es bei Anstrengung zu Atemnot, die aber die Ausübung wichtiger Lebensfunktionen nicht störte und keiner Trachetomie bedurfte.

Bei acht Patienten bestand auf der operativ behandelten Seite eine ziemlich große Anschwellung am Kehlkopfeingang. Bei allen Patienten führten wir vier bis sieben Monate nach dem Eingriff eine direkte Laryngoskopie mit Elektroresektion der angeschwollenen Schleimhaut durch, so daß ein breites Lumen im rekonstruierten Larynx erzielt wurde.

Zu einem Krebsrezidiv kam es bei drei Patienten nach totaler Laryngektomie. Die Rezidive traten nach neun, elf und 2,5 Jahre auf. Alle 78 operierten Patienten erreichten eine sozial leistungsfähige Stimme. Die Vergleichsuntersuchungen der vor- und postoperativen Stimmen zeigten eine Verbesserung der Stimmqualität bei 15 Patienten mit Verlängerung der Phonationszeit und Steigerung der Stimmintensität.

50. P. Volling, O. Ebeling (Köln): Überlebenszeiten nach neoadjuvanter Chemotherapie bei primär operablen, fortgeschrittenen Kopf-Halskarzinomen [1]

Innerhalb eines multimodalen Therapiekonzeptes bei der Behandlung fortgeschrittener PEC im Kopf-Halsbereich ist die Chemotherapie neben Operation und Strahlentherapie der sicherlich umstrittenste Therapiearm. Insbesondere bei nicht vorbehandelten Tumoren lassen sich zwar hervorragende Remissionsergebnisse erzielen, verlängerte rezidivfreie Überlebensintervalle konnten jedoch durch den zusätzlichen Ein-

---

[1]   Vortrag aus Zeitmangel nicht gehalten.

satz einer Induktionschemotherapie in prospektiv randomisierten Studien nicht belegt werden. Auffällig in all diesen Studien sind dabei einerseits Patientenkollektive mit relativ schlechter Prognose hinsichtlich der Tumorstadien und andererseits schlechte Remissionsergebnisse durch insuffiziente Zytostaseprotokolle. Deutlich bessere Remissionsergebnisse sind hingegen in Phase II- und III-Studien mit der heute wirksamsten Substanz Cisplatin bzw. seiner besser verträglichen, aber gleichwirksamen Weiterentwicklung Carboplatin in Kombination mit 5-FU beschrieben. Insbesondere die Ergebnisse der Wayne State Gruppe um Al Sarraf, M. Weaver und J. Kish zeigen jedoch, daß der Nutzen einer primären Chemotherapie entscheidend durch die erzielte Remissionsqualität bestimmt zu werden scheint.

Patienten mit kompletter Tumorremission (CR) wiesen dabei rezidivfreie Überlebensraten von nahezu 100% auf, sofern die anschließende Operation an den ursprünglichen Tumorgrenzen ausgerichtet wurde. Unklar blieb dabei, ob die chemotherapeutisch induzierte Tumorverkleinerung die Prognose verbessert, oder ob Patienten mit einer CR „von vornherein" an einem Tumor mit günstiger Prognose erkrankt waren, der auch mit Operation und Strahlentherapie keine schlechtere Prognose gehabt hätte.

Unsere retrospektiv aufgearbeiteten Ergebnisse mit Cisplatin/5-FU und später Carboplatin/5-FU an der Kölner Universitäts-HNO-Klinik verdeutlichen, welche Patientengruppe aus theoretisch zu erwartenden Remissionsergebnissen von einer Induktionschemotherapie profitieren könnten bzw. bei welchen Patienten die Chemotherapie sinnlos ist. Sie sind Grundlagen einer jetzt multizentrisch initiierten prospektiv randomisierten Studie mit Carboplatin/5-FU vor OP und RT versus OP und RT allein. Insgesamt wurden 68 Patienten mit fortgeschrittenen Kopf-Halskarzinomen zwischen 3/86 und 12/87 nach primärer CT entweder operiert und ggf. nachbestrahlt bzw. bei Inoperabilität ausschließlich bestrahlt.

Die Ergebnisse bei Inoperabilität mit nur noch 2 rezidivfrei überlebenden Patienten von 31 innerhalb

eines max. Nachbeobachtungsintervalles von 36 Monaten belegen die Zwecklosigkeit einer sequentiellen Chemo-Radiotherapie hinsichtlich ihres kurativen Effektes.

Bei den primär operablen Patienten in akzeptablem Allgemeinzustand sind 29 von 37 Patienten noch am Leben (Mittlere Überlebenszeit: 21,3 Monate). 26 (70%) davon rezidivfrei, 3 mit manifestem Tumorrezidiv. Von 8 verstorbenen Patienten waren 6 an ihrem Tumor verstorben.

Beim Vergleich der rezidivfreien Patienten mit dem Gesamtkollektiv hinsichtlich ihrer Tumorremission unter Chemotherapie wird die bereits oben angesprochene prognostische Bedeutung einer CR für das Tumorgeschehen deutlich. Während 16 CR oder 43% im Gesamtkollektiv zu verzeichnen waren, sind 14 dieser 16 CR allein bei den 26 rezidivfrei Überlebenden erzielt worden.

Günstigere Remissionsergebnisse ließen sich dabei nicht unerwartet bei kleineren Tumorstadien sowie Mundhöhlen- und Oropharynx-Tumoren erzielen. Interessant ist das gute Ansprechen der ansonsten prognostisch relativ ungünstigen Zungengrundkarzinome mit einer hohen Rate rezidivfrei Überlebender (86%).

Ein N3-Status bzw. ein T4-Primärtumorstadium lassen hingegen keine CR erwarten.

Sollte die Induktionschemotherapie nicht nur prognostisch günstigere Tumoren selektieren, sondern selbst die Prognose verbessern, so ist dies, entsprechend den Ergebnissen, nur bei relativ begrenzten Tumorstadien (T2/T3 und NO-N2) zu erwarten. Eine wirksame Induktionschemotherapie mit 40–50% klinisch kompletter Remission könnte bei diesen Tumoren, ähnlich wie die heute allgemein anerkannte Nachbestrahlung, eine weitere Verbesserung der Kurabilität ergeben. Sollte sich hingegen eine Steigerung der rezidivfreien Überlebensintervalle nicht nachweisen lassen, so könnte zweifelsfrei auf eine Chemotherapie mit den heute zur Verfügung stehenden Substanzen im Kopf-Halsbereich verzichtet werden.

51. Th. Meier-Lenschow, B. P. E. Clasen, P. Lukas, Ch. Hasenau et al. (München): Simultane Radiochemotherapie fortgeschrittener Kopf-Hals-Malignome – Eine Phase-III-Studie [1]

Karzinome der oberen Luft- und Speisewege, die die Grenze der Operabilität erreicht oder überschritten haben, weisen trotz der Fortschritte von Chirurgie und Bestrahlung eine sehr schlechte Prognose auf. In

den letzten Jahren gewinnt daher eine Behandlungsform zunehmend an Interesse und Anwendung: die kombinierte zytostatisch-radiologische Therapie. Von ihr wird erwartet, daß sie bei tolerablen Nebenwirkungen eine schnelle Tumorregression mit anhaltenden Remissionen produziert.

---

[1] Vortrag aus Zeitmangel nicht gehalten.

Seit 1986 arbeiten wir mit einer simultanen Radiochemotherapie, bestehend aus 5-Fluorouracil und Mitomycin C als Zytostatika und ultraharten Röntgenstrahlen. Ausschlaggebende Vorteile dieser Kombination sind die tolerable Rate an Nebenwirkungen, die wenig personalintensive Zytostaseapplikation auf der HNO-Station sowie die teilweise ambulante Führung des Patienten. Diagnostik, Therapie und Nachsorge verbleiben so in der Hand des HNO-Arztes.

Das therapeutische Regime besteht aus einem Bolus von Mitomycin C (10 mg pro qm KOF) am Tag 1 zugleich mit einer 96stündigen Dauerinfusion von 5-Fluorouracil (maximale Dosis 1 500 mg pro Tag). Ab Tag 2 setzt die Radiatio ein, die wöchentliche Dosis beträgt 10 Gy in 4–5 Fraktionen. Nach Beendigung der Zytostase wird die Bestrahlung bis 30 Gy Herddosis fortgesetzt, dann nach einer Therapiepause von 2 Wochen der Zyklus wiederholt oder eine Operation dazwischengeschaltet. 83 Patienten mit Plattenepithelkarzinomen des Stadiums III und IV (68 im Stadium IV, 15 im Stadium III) wurden mittlerweile in dieser Form behandelt.

Bei 50 Patienten mit inoperablen Karzinomen und 2 Zyklen Radiochemotherapie konnte in 76% eine histologisch gesicherte Vollremission, in 16% eine Teilremission, in 4% eine geringe Remission und in 4% keine Tumorverkleinerung erreicht werden. 9 Patienten wurden im sog. „sandwich"-Verfahren behandelt,

d. h. die Tumoroperation erfolgte zwischen 2 Zyklen. Der Remissionsgrad, lag bei 2 Voll- und 7 Teilremissionen. 17 Patienten wurden postoperativ radiochemotherapiert, die Wirksamkeit der Radiochemotherapie ist hier schwer auszuloten. 7 Patienten erhielten aus Gründen, die nicht mit der Radiatio oder Zytostase in Zusammenhang stehen, die Therapie nur unvollständig. Hier wurden 4 komplette und 3 Teilremissionen erzielt.

Ein Vergleich der Ergebnisse mit einer historischen Kontrollgruppe, die nur bestrahlt wurde, zeigt die deutliche Überlegenheit der kombinierten Therapiemodalität. Wegen der überzeugenden Wirkung der Radiochemotherapie haben wir eine ursprünglich geplante Studie, den prospektiven randomisierten Vergleich Radiochemotherapie versus alleinige Radiatio, aus ethischen Gründen fallengelassen. Wir haben statt dessen begonnen, die Radiochemotherapie an ihrem radiologischen Arm zu verändern und so eine konventionell fraktionierte Bestrahlung (10 Gy pro Woche in 4–5 Fraktionen) mit einer akzeleriert hyperfraktionierten Radiatio (13 Gy pro Woche in 10 Fraktionen, zweimalig 1,3 Gy pro Tag) zu vergleichen. Bei gleich tolerablen Nebenwirkungen wie bei der bisher durchgeführten Radiochemotherapie erhoffen wir uns einen weiteren therapeutischen Gewinn für die schwerkranken Patienten.

52. H. Maier, H. Dietz, D. Zielinski, G. Heller (Heidelberg, Gießen, Karlsruhe): Chronischer Tabak- und Alkoholkonsum sowie berufliche Einflüsse als Risikofaktoren für die Entstehung von Plattenepithelkarzinomen des oberen Aerodigestivtraktes [1]

Um Risikogruppen und Risikofaktoren selektionieren und damit die Voraussetzungen für die Früherkennung von Plattenepithelkarzinomen im oberen Atmungs- und Verdauungstrakt verbessern zu können, sind fundierte epidemiologische Untersuchungen unabdingbar. Dies veranlaßte uns, 200 männliche Patienten mit Plattenepithelkarzinomen des oberen Aerodigestivtraktes aus dem Krankengut der Univ.-HNO-Kliniken Heidelberg und Gießen in eine Fall-Kontrollstudie einzubeziehen. Als Kontrollgruppen fungierten 800 zufällig ausgewählte Patienten gleichen Geschlechtes, gleichen Alters und gleichen Wohnortes aus dem Krankengut der HNO-Poliklinik und Medizinischen Poliklinik der Universitätskliniken Heidelberg und Gießen, bei denen keine Tumorerkrankung bekannt war („matching design"). Im Rahmen von

Einzelinterviews wurden mit Hilfe eines speziell hierfür entwickelten computergerechten Fragebogens jeweils 70 Fragenkomplexe erfaßt, wobei der Schwerpunkt auf dem Sozialstatus, dem Rauch- und Trinkverhalten sowie der Exposition gegenüber Schadstoffen am Arbeitsplatz lag. Die Auswertung der daraus resultierenden 17 000 Fragebogenseiten erfolgte am Institut für Statistik und mathematische Wirtschaftstheorie der Univ. Karlsruhe. Die Analyse der Fall-Kontroll-Studiendaten erfolgte primär über das Statistikpaket SAS, wobei unter anderem die Prozeduren LOGIST und MCSTRAT Verwendung fanden.

Die ersten Ergebnisse dieser Studie werden vorgestellt. Sie zeigen, daß sowohl in Heidelberg als auch in Gießen der Altersgipfel für Plattenepithelkarzinome des oberen Aerodigestivtraktes zwischen 49 und 57 Jahren liegt. Auch die Zusammensetzung der Tumorkollektive ist in beiden Zentren weitgehend übereinstimmend. Zahlenmäßig stehen vor allem die La-

---

[1] Vortrag aus Zeitmangel nicht gehalten.

rynxkarzinome im Vordergrund gefolgt von den Mundhöhlen- und Oropharynxkarzinomen.

Wenn man den Sozialstatus betrachtet so fällt bei den Tumorpatienten ein relativ hoher Anteil von Alleinstehenden übereinstimmend in Gießen (25%) u. Heidelberg (26%) gegenüber den Kontrollkollektiven (10,75% bzw. 12,95%) auf. Auch hinsichtlich Schulabschluß und Berufsausbildung bestehen zwischen Tumorpatienten und Kontrollpersonen erhebliche Unterschiede. Dies kommt insbesondere im Heidelberger Kollektiv zum Ausdruck: Nur bei 9% der Tumorpatienten liegen mittlere Reife, Fachabitur oder Abitur vor, während dies im Kontrollkollektiv immerhin bei 30% der Befragten der Fall ist. Lediglich 5% der Tumorpatienten weisen eine Ausbildung an einer Fach(hoch)schule, TH oder Universität auf, im Gegensatz zu 29% bei den Kontrollpersonen.

Zahlreiche im Ausland durchgeführte epidemiologische Untersuchungen haben gezeigt, daß chronischer Alkohol- und Tabakkonsum das Krebsrisiko im HNO-Bereich drastisch erhöhen. Diese Beobachtung können wir mit unserer Untersuchung bestätigen: Der durchschnittliche Alkoholkonsum angegeben als Äthanolkonsum/Tag in Gramm betrug in den Tumorkollektiven Heidelberg bzw. Gießen im Mittel 75,3 bzw. 67,7 und lag damit mehr als das 2fache über den in den Kontrollkollektiven ermittelten Werten (30,75 bzw. 30,0). Die gleiche Relation fand sich hinsichtlich des Tabakkonsums: Der mittlere Tabakkonsum angegeben als Tabakjahreszahl (1 Tabakjahr = Konsum von 1 Pck. à 20 Zigaretten, bzw. 4 Zigarren, bzw. 5 Pfeifenfüllungen/Tag über 1 Jahr) betrug in den Tumorkollektiven Heidelberg bzw. Gießen 39,1 bzw. 49,8 im Vergleich zu 18,45 bzw. 21,85 bei den Kontrollpersonen. Das relative Risiko (RR), an einem Plattenepithelkarzinom des oberen Aerodigestivtraktes zu erkranken, steigt mit zunehmendem Alkohol- und/oder Tabakkonsum an: Nimmt man bei einer Tabakjahreszahl < 5 bzw. einem Alkoholtageskonsum von < 25 g das kontrollierte relative Risiko mit 1,0 an, so findet sich z. B. bei einem Alkohol-

tageskonsum von 75–100 g ein RR von 18,22; $p < 0{,}0001$ (Heidelberg) bzw. 11,58; $p < 0{,}0001$ (Gießen) und bei einer Tabakjahreszahl von 40–60 ein RR von 11,96; $p < 0{,}0001$ (Heidelberg) bzw. 15,14 (Gießen) im Vergleich zur Basisgruppe. Der kombinierte Alkohol- und Tabakabusus hat auf das RR keinen multiplikativen, sondern eher einen additiven Effekt.

Ein überraschendes Ergebnis erbrachte eine erste Analyse hinsichtlich der Arbeitsstoffbelastung als Risikofaktor für die Entstehung von Plattenepithelkarzinomen des oberen Aerodigestivtraktes: Eine mindestens 10jährige Exposition gegenüber Zement war bei 22% der Heidelberger Tumorpatienten (Kontrollgruppe 6%) und bei 25% der Gießener Tumorpatienten nachweisbar (Kontrollgruppe 14,5%). Für eine Langzeitexposition gegenüber Zement (Personen, die über mindestens 10 Jahre wöchentlich mit Zement in Kontakt kamen) errechnete sich hieraus ein RR von 2,35; $p < 0{,}015$ für Gießen und ein RR von 4,20 $p < 0{,}0001$ in Heidelberg. Nach statistischer Bereinigung des Alkohol- und Tabakeffektes nahm das RR bei chronischer Zementexposition im Gießener Kollektiv auf 1,4 ($p < 0{,}312$) und im Heidelberger Kollektiv auf 2,4 ($p < 0{,}066$) ab. Die arbeitsmedizinische Bedeutung dieser Ergebnisse wird erst in vollem Ausmaß deutlich, wenn man sich vor Augen hält, daß für das in der Öffentlichkeit hart attackierte Passivrauchen im allgemeinen auch nur ein RR, an einem bösartigen Tumor zu erkranken, von etwa 0,7–2,6 angenommen wird.

Für die Interaktion Tabak-Alkohol-Zement besteht hinsichtlich des Krebsrisikos ein additiver Effekt, d. h. das Gesamtrisiko entspricht etwa der Summe der kontrollierten RR's der Einzelfaktoren.

Mit Unterstützung der Forschungsgemeinschaft Rauchen und Gesundheit und der Stiftung „Krebs und Scharlach".

53. H. Lenders, M. Hecht (Ulm):
Ergebnisse dezentraler Bestrahlung von Tumoren im HNO-Fachgebiet der Universitäts-HNO-Klinik Ulm

Zu Therapieergebnissen bei Larynx- und Hypopharynxkarzinomen sind in den letzten Jahren zahlreiche große Statistiken publiziert worden.

Anhand unseres Patientengutes soll die Frage beantwortet werden, ob eine dezentrale Bestrahlung Gleiches leisten kann, wie es eine große zentrale Strahlenabteilung im HNO-Fachgebiet kann.

Die Auswertung reicht von 1978–1988, und umfaßt 1 236 Tumorpatienten. 362 Larynx bzw. Hypo-

pharynxtumore wurden in insgesamt 12 Strahlenabteilungen behandelt.

Als Vergleich dienen die Ergebnisdaten aus der Literatur und der eigenen Strahlenabteilung, berücksichtigt wurden zur Erfolgsbeurteilung nur Patienten, deren Therapiebeginn mehr als 5 Jahre zurückliegt.

Alle ausgewerteten Fälle wurden im Rahmen einer gemeinsamen Tumorsprechstunde beurteilt und ihrer Behandlung zugeführt. Laryngologe und Strahlentherapeut stellen nach gemeinsamer Beurteilung innerhalb 1 Woche einen gemeinsamen Behandlungsplan auf. Im Falle einer geplanten Strahlentherapie wird der Patient zur Wohnort nächsten peripheren Strahlenabteilung überwiesen. Das Einzugsgebiet umfaßt ca. 100 km, in der Auswertung wurden 11 periphere Strahlenabteilungen berücksichtigt. Eine evtl. chirurgische Behandlung sowie die Kontrolluntersuchungen werden in unserem Haus durchgeführt.

Als konsequente Überwachung wurde definitionsgemäß maximal das 3malige Nichterscheinen zu den vorgesehenen Untersuchungen gewertet. Die Patienten wurden bei Nichterscheinen am vorher vereinbarten Termin ausnahmslos durch einen Standardbrief zur Kontrolluntersuchung neuerlich einbestellt.

Hierbei wurde ein verspätetes Erscheinen nach schriftlicher Aufforderung nicht berücksichtigt.

Zusammenfassend läßt sich feststellen: Patienten, die in peripheren Strahlenabteilungen behandelt werden, erscheinen statistisch signifikant weniger häufig und konsequent zur Kontrolle. Das „follow up" schwankt nach Tumorstadium zwischen 40–70% (im Mittel 67%).

Der Ausfall ist bei in Ulm therapierten Patienten ca. 10% und in den peripheren Strahlenabteilungen über 80%.

Ergebnisse zu Larynxkarzinomen:

	I follow up in anderer HNO-Abt. [%]	II Tod anderer Ursache [%]	III konsequen- te Über- wachung [%]	IV 5 Jahres- heilung zu III [%]	
T1	9	4,5	50	95,5	(n = 22)
T2	3	7	69	90	(n = 29)
T3	24	2	40	46	(n = 76)

Insgesamt ist das follow up bei Ausländern schlechter als bei Angehörigen der deutschen Staatsangehörigkeit, andererseits ist die Anforderung von Befundsberichten nicht höher.

Weiterhin ist der Datenrückfluß von den peripheren Strahlenabteilungen erheblich schlechter als von der eigenen. Dies betrifft beispielsweise Strahlenfelder, exakte Dosisangaben oder Komplikationen.

Das follow up der letzten fünf Jahre, diese Zahlen wurden hierbei nicht berücksichtigt, ist insgesamt deutlich besser.

Experimentelle Otologie

54. E. Löhle, J. Schölmerich, U. Baumgartner (Freiburg): Ultrastrukturelle Veränderungen im Ganglion spirale cochleae nach einem Zinkmangel

Verschiedene Autoren berichteten in den letzten Jahren über Zusammenhänge zwischen dem Spurenelement Zink und der Funktion des Innenohres und der Hörbahn. So fanden Löhle et al. 1982 eine Hörstörung bei Patienten mit alkoholischer Lebererkrankung und gleichzeitigem Zink- und Vitamin-A-Mangel. Identische audiologische Befunde fanden sich bei Patienten mit chronischer Hämodialyse und M. Crohn ebenfalls kombiniert mit einem Zink- und Vitamin-A-Mangel (Löhle 1988). Gesichert ist heute die Rolle von Zink als Aktivator bzw. Inhibitor von über 100 Enzymen. Dieses Spurenelement ist deshalb essentiell für die Proteinsynthese, für die Neurotransmitter-Freisetzung, für die Stabilisierung von Membranen und des Cytoskeletts. Zink-abhängige Enzyme im Innenohr sind u. a. die Carboanhydrase, Ca-ATPase, Alkalische Phosphatase, Superoxid Dismutase sowie die Alkohol-, Glutamat- und Succinatdehydrogenasen. Im Rahmen unserer klinischen Untersuchungen bei Leberzirrhotikern mit einem portosystemischen Shunt fiel eine verstärkte Hyperzinkurie auf. Als Folge des portosystemischen Shunts kommt es zu einer verminderten Zinkextraktion in der Leber und zu einem konsekutivem Shift von Zink zu Aminosäurenliganden und daraus folgt dann der renale Zinkverlust verbunden mit einem systemischen Zinkmangel. Diese Patienten hatten die stärksten Störungen der Sinnesfunktionen. Ziel der vorliegenden Untersuchung ist es im Tiermodell diese klinischen Befunde durch morphologische Untersuchungen zu bestätigen und damit ein pathophysiologisches Modell für einen Zinkmangel zu schaffen.

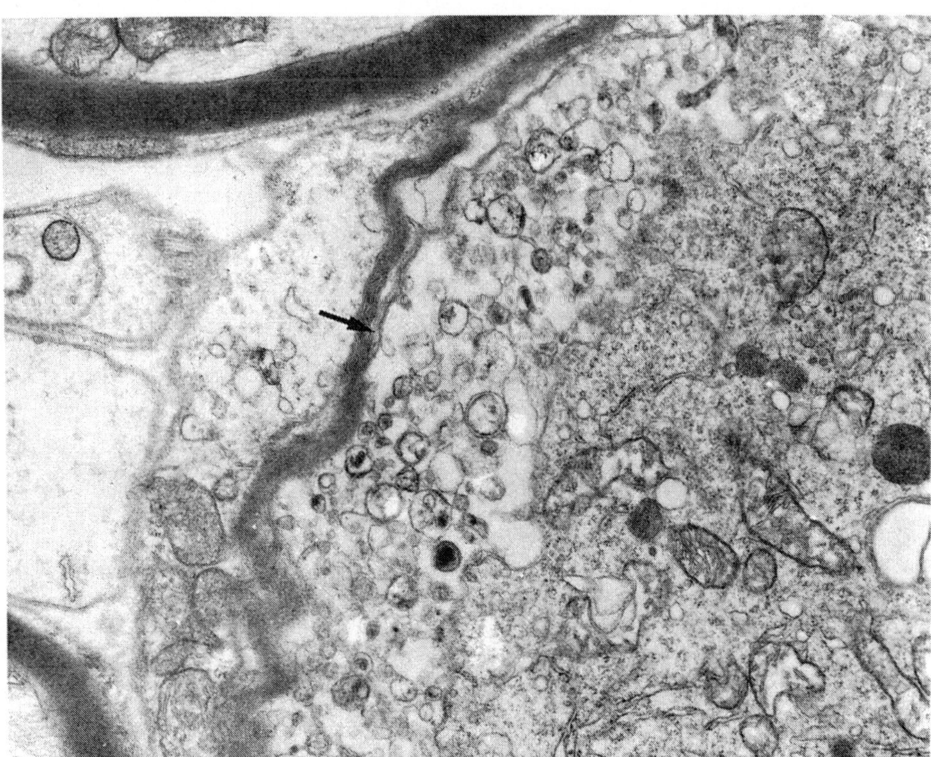

Abb. 1. Dystrophe Myelinscheide einer granulären Ganglienzelle im Ganglion spirale cochleae nach einem Zinkmangel. Aufsplitterung und Myelinfiguren (*Pfeil*). 21 300 ×

Material und Methode: Bei 15 männlichen Ratten mit einem Gewicht von 300–350 g wurde in Äthernarkose eine portocavale Anastomose (PCA) nach der Methode von Lee und Fischer (1961) angelegt. Bei 15 Kontrollratten wurde eine Scheinoperation durchgeführt. Postoperativ wurden die Ratten einzeln in Stoffwechselkäfigen gehalten. Ab dem 7. Tag wurde mit dem pair-feeding begonnen. Wöchentlich wurden u. a. die Konzentrationen von Zink im Serum, im Urin und im Kot bestimmt. Am 48. postoperativen Tag wurden die Ratten in Äthernarkose seziert, nach Dekapitation wurden die Cochleae entnommen und in Osmium immersionsfixiert.

Ergebnisse und Diskussion

Es fanden sich bei den PCA-Ratten eine signifikante Gewichtsabnahme, eine auffällige Störung des Haarwachstums, eine Atrophie der Testes als sichere klinische Zeichen eines Zinkmangels. Bestätigen ließ sich die Hyperzinkurie, die konsekutive Hypozinkämie ab dem 21. postoperativem Tag und der experimentelle Nachweis, daß eine Hypozinkämie zu einer Hypervitaminose A in der Leber und einer damit verbundenen Hypovitaminose A im Plasma führt. Die Freisetzung von Vitamin A aus den Leberspeichern ist zinkabhängig. Im Ganglion spirale cochleae fanden sich ultrastrukturell dystrophe Ganglienzellen mit einer Anhäufung von Lysosomen, Megamitochondrien, Glykogen und Erweiterungen des Golgi-Apparates. Die Myelinscheiden der granulären Ganglienzellen waren aufgesplittert und gefüllt mit Myelinfiguren (Abb. 1). Das gleiche Bild zeigten die Neurone des N. cochlea-

ris. Einzelne Ganglienzellen zeigten irreversible Schädigungen.

Im Corti-Organ lagen ultrastrukturell eine Anhäufung von Lysosomen im apikalen Teil der äußeren Haarzellen und in den Stützzellen vor. Im Bereich der synaptischen Strukturen kamen vereinzelt Myelinfiguren vor.

Die auffälligste Schädigung betraf aber die Stria vascularis. Hier fand sich bei allen PCA-Ratten eine zystische Erweiterung bzw. eine zystische Atrophie der Stria vascularis.

Die vorliegenden Ergebnisse bestätigen unsere klinischen Befunde, daß ein portocavaler Shunt zu einer Hyperzinkurie, zu einer Hypozinkämie und als Folge davon eine Schädigung des Innenohres resultiert. Die morphologischen Schädigungsmuster im Ganglion spirale cochleae und im Corti-Organ sind nicht spezifisch. Ähnliche Veränderungen haben wir im Vitamin A-Mangel beschrieben, der sekundär auch hier vorliegt. Dagegen weisen die zystischen Veränderungen in der Stria vascularis auf eine mögliche Beeinflussung der zinkabhängigen Enzyme Carboanhydrase und Ca-ATPase in dieser Region hin. Gesicherte Ursachen eines Zinkmangels sind u. a. eine verminderte Aufnahme bedingt durch Mangel- und Fehlernährung. Malabsorption, Krankheiten der Galle, des Pankreas, der Leber und der Niere. Bedeutsam sind auch langdauernde Gabe von Cortison, Diuretika und von Chelatbildnern.

55.   J. Krmpotić-Nemanić, V. Valković, M. Jakšić, A. Bunarević (Zagreb): Spurenelemente im Labyrinth der Personen mit Down-Syndrom

Nach den Literaturangaben ist beim Down-Syndrom die zytolytische superoxide Dismutase, Cu/Zn Metalloenzym, um etwa 50% erhöht. Wir wollten mit unseren Untersuchungen feststellen wie sich die Cu-, Zn- und Fe-Spiegel im Labyrinth der Personen mit Down-Syndrom verhalten.

Mittels der Proton-induzierten X-Strahlen Emission/PIXE/ Spektroskopie haben wir an 2 Feten aus der 30. W., 2 Neugeborenen und 2 Kindern (6 Monate und 7 J.) mit Down-Syndrom (DS) an Serienschnitten im Fundus des inneren Gehörganges bzw. des Labyrinthes die Konzentration der Spurelemente Cu, Zn und Fe untersucht und mit den Befunden an normalen Labyrinthen desselben Alters verglichen. Zwei Präparate gehörten der Sammlung von Dr. Lindsay (Chicago).

An den Präparaten mit DS bestand eine deutliche Zunahme der Cu- und Fe-Konzentration und Abnahme der Zn-Konzentration im Vergleich zu normalen Personen. Die Fe-Konzentration variierte beim DS von 400–730 ppm mit einem Durchschnitt von 544 ppm. Bei normalen Individuen des gleichen Alters

variierte die Fe-Konzentration von 240–520 ppm mit einem Mittelwert von 396 ppm. Die Cu-Konzentration variierte bei DS von 75–120 ppm mit einem Durchschnitt von 94 ppm. Cu-Konzentration variierte bei normalen Individuen desselben Alters von 63–92 ppm mit einem Durchschnitt von 74 ppm. Bei einem normalen Individuum von 55 J. mit Alterserscheinungen im Fundus war die Cu-Konzentration relativ hoch: 92 ppm. Wenn man den letzteren Fall ausschließt, variierte die Cu-Konzentration bei normalen Individuen von 63–73 ppm mit dem Mittelwert von 69 ppm. Zn-Konzentration variierte bei Personen mit DS von 290–540 ppm mit einem Mittelwert von 381 ppm. Bei normalen Individuen betrug die Zn-Konzentration zwischen 390 und 660 mit einem Mittelwert von 528 ppm.

DS ist, wie bekannt, eine genetische Krankheit, die an das Chromosom 21 gebunden ist. Die cytolytische superoxide Dismutase hat ihr Gen am langen

Arm dieses Chromosoms und sie spielt eine wichtige Rolle beim Oxydationsprozeß. Ein Überschuß dieses Enzyms, das beim DS um 50% die normalen Werte überschreitet, verursacht Oxydationsstörungen und dadurch das vorzeitige Altern (Oliver, Sinet-Neve). Der Mangel an Cu von 50% reduziert die Menge der superoxide Dismutase auf 46% in den Erythrozyten, während Zn-Mangel keinen Einfluß auf das Enzym ausübt.

Die hohe Cu-Konzentration bei Personen mit DS könnte für das frühe Altern dieser Individuen verantwortlich sein.

Es ist interessant, daß Lai im Gehirn alter Menschen eine Erhöhung von Cu- und Fe-Konzentration gefunden hat.

Zusammenfassung

Im Labyrinth von 2 Feten, 2 Neugeborenen und 2 Kindern haben wir bei DS mittels PIXE Spektroskopie eine Erhöhung der Konzentration der Spurenelemente Cu und Fe gefunden. Die Erhöhung dieser Spurelemente könnte für das frühe Altern dieser Personen verantwortlich sein.

56. M. Ptok, C. Orozco, G. Zajic, T. Rajan et al. (Ann Arbor): Antikörper gegen Innenohrstrukturen: Vorläufige Ergebnisse tierexperimenteller Untersuchungen

Experimentelle und klinische Untersuchungen deuten daraufhin, daß Innenohrfunktionsstörungen durch Autoantikörper induziert werden können.

Um Hinweise für die Pathogenese der autoimmunologisch vermittelten sensoneuralen Schwerhörigkeit zu gewinnen und um molekulare Mechanismen des Hörvorganges zu untersuchen, wurden in der vorliegenden Studie mit vier verschiedenen Tiermodellen Antikörper gegen Innenohrstrukturen generiert:

1. Meerschweinchen (GP) wurden mit Innenohrgewebe (Basilarpapillen) von Küken (CBP) immunisiert.
2. Mäuse wurden mit Innenohrgewebe von GP immunisiert.
3. Mäuse wurden mit CBP immunisiert.

In diesen Modellen wurden vor und nach Immunisierung elektrophysiologische Untersuchungen durchgeführt. Am Ende der Studie wurden die Tiere mit Fixans perfundiert und die entnommenen Felsenbeine histologisch untersucht. Serumproben für ELISA und immuncytochemische Analysen wurden zu definierten Zeitpunkten gewonnen.

Die BERA zeigte eine signifikante Abwanderung der Hörschwelle (größer als 10 dB) bei 6 von 8 GP, die mit CBP immunisiert wurden. Bei Mäusen, die mit CBP immunisiert wurden, konnte erst nach Hyperimmunisierung eine Hörminderung objektiviert werden; bei Mäusen, denen CBP injiziert wurde, konnte z. T. bereits nach Erstimmunisierung eine drastische Hörschwellenabwanderung registriert werden.

Hörschwellenabwanderungen traten nicht bei Tieren auf, denen Freundsches Adjuvans allein injiziert wurde.

Im Serum von GP und Mäusen, die mit CBP immunisiert wurden, konnte immuncytochemisch ein Antikörper nachgewiesen werden, der gegen Stereozilien der äußeren Haarzellen bei GP band. Außerdem fand sich eine Bindung an Stereozilien bzw. Kinozilien von GP-Sacculus Haarzellen und Haarzellen in CBP. Im Serum nicht-immunisierter Tiere konnte eine solche Antikörperproduktion nicht nachgewiesen werden.

ELISA mit den Seren der Versuchstiere ergaben zu den immuncytochemischen Untersuchungen kongruente Ergebnisse.

In einem vierten Modell wurden Mäuse mit einer Präparation isolierter äußerer Haarzellen und umgebender Zellen von GP immunisiert. Nach Hybridisierung der Splenocyten der immunisierten Tiere mit Zellen einer murinen Myelomlinie wurden Zellinien etabliert, die monoklonale Antikörper produzierten.

Einer der so generierten Antikörper hatte eine Bindungsfähigkeit gegen Strukturen der Lamina reticularis in der GP Cochlea.

Immuncytochemische Untersuchungen auf licht- und elektronenmikroskopischer Ebene deuteten daraufhin, daß von diesem Antikörper Epitope an den apikalen Oberflächen der Grenzzellen (Border cells) und an den Phalangealprozessen sowie an proximalen Teilen der äußeren Pfeilerzellen erkannt werden. Außerdem zeigte sich bei immuncytochemischen Untersuchungen mit diesem Antikörper eine Anfärbung myelinisierter Nervenfasern. Weitere Untersuchungen werden u. a. zeigen müssen, ob die Bildung der Antikörper (Modell 1–3) mit dem gleichzeitig nachgewiesenen Hörverlust ursächlich zusammenhängt. Es muß auch geklärt werden, ob der monoklonale Antikörper (Modell 4) gegen verschiedene Epitope bindet oder ob immuncytochemisch Strukturgemeinsamkeiten nachweisbar sind.

H. G. Kempf (Tübingen): Gegen welche Antigenstrukturen richten sich die erzeugten Antikörper in Ihrem Modell IV? Wir finden in vielen Seren von Innenohr-Kranken Antikörper gegen Laminin, einen ubiquitär vorkommenden Baustein der Basalmembran.

A. Ernst (Halle): Konnten Sie Nierengewebe untersuchen, da es funktionelle Analogien zwischen bestimmten Cochleaanteilen und renalem Gewebe gibt?

M. Ptok (Schlußwort):
Unsere vorläufigen Ergebnisse weisen darauf hin, daß Antigene mit drei verschiedenen Molekulargewichten erkannt werden. Es kann aber nicht gesagt werden, ob und wann welches zytoskeletale Element von den monoklonalen Antikörpern erkannt wird. – Selbstverständlich ist bei dem von uns verwendeten Immunisationsprotokoll anzunehmen gewesen, daß wir einen Antikörper gegen Keratin generieren, da Keratine eine hohe antigene Potenz haben. Unsere Kontrollfärbungen mit kommerziell erhältlichen Keratinantikörpern haben allerdings ein unterschiedliches Bindungsmuster, d. h. ein anderes als das mit unserem Antikörper gefundenes, aufgewiesen. – Wie schon erwähnt, leistet keine der von uns bisher eingesetzten Methoden eine Beweisführung, welches Eutop oder Antigen erkannt wird. Hinweise kann man allerdings aus Vergleichen mit den bekannten Molekulargewichten gewinnen. – Weder in der Niere noch in der Leber fand eine Anfärbung statt.

57. W. Giebel, M. Galić, Th. Bart, F. Kazmaier (Tübingen): Morphometrie extrasensorischer Zellgruppen des Cortischen Organs

Innenohrschwerhörigkeit kann in bestimmten Frequenzbereichen unterschiedlich ausgeprägt sein. Für die Presbyakusis ist der Hochtonverlust typisch, während beim Morbus Menière der Hörverlust insbesondere im Tieftonbereich auftritt. Auch in der Physiologie der Cochlea sind solche Differenzen bekannt: so sind sowohl das endolymphatische Bestandspotential als auch der Kaliumgehalt der Endolymphe in den oberen Windungen verschieden von den Werten in der Basalwindung.

Zur Klärung der histologischen Grundlage für solche Differenzen haben wir einige extrasensorische Gewebeteile der Cochlea quantitativ morphometrisch untersucht.

Verschiedene extrasensorische Zellgruppen, wie Hensenzellen, Claudiuszellen und Boettcherzellen sind sowohl in ihrer Anzahl als auch in ihrer Größe im Verlauf der Cochlea von basal nach apikal nicht konstant. Das Ziel dieser Untersuchung war es, die Volumina verschiedener Zellgruppen möglichst genau im Verlauf der Cochlea zu bestimmen.

Dazu wurden Cochleae von Meerschweinchen vor der Einbettung in ihrer Achse am Rande des runden Fensters halbiert. Nach der Einbettung und der Herstellung der Semidünnschnitte folgte eine weitere Teilung senkrecht zur ersten Schnittebene. In den erhaltenen Ebenen wurden auf Fotografien der Schnitte die Querschnittsflächen planimetrisch ausgewertet.

Als Beispiele sollen hier die Hensenzellen und die Claudiuszellen dargestellt werden: Bei den Hensenzellen fand sich eine langsame kontinuierliche Flächenzunahme von der Basis bis zum ersten Viertel der zweiten Windung (11 mm 4 kHz). Nach apikal folgte eine stärkere Zunahme. Die Querschnittsfläche der Claudiuszellen nahm von der Basis bis 10 mm (3 kHz) stark ab. Bis zur Spitze lag eine geringere Flächenabnahme vor. Aufgrund der vermuteten Funktion der Hensen- und Claudiuszellen kann davon ausgegangen werden, daß sowohl bei der Stoffwechselphysiologie als auch bei der Physiologie im basalen Bereich der Cochlea Bedingungen vorliegen, die sich vom apikalen Bereich grundlegend unterscheiden. Ein plötzlicher Wechsel liegt im Bereich von 3–6 kHz vor.

Dadurch sind erstmals mit Hilfe der quantitativen Morphometrie histologisch morphologische Grundlagen für die physiologischen Differenzen zwischen der Spitze und der Basis der Cochlea dargestellt worden. Die entscheidenden Differenzen finden sich in den extrasensorischen Elementen des Cortischen Organs. Teilweise sind die Veränderungen zwischen Basis und Spitze nicht linear und gleichförmig, sondern es finden sich abrupte Änderungen in bestimmten Bereichen.

A. Ernst (Halle): Bestehen aus Ihrer Sicht funktionelle, physiologische Analogien zu den nachgewiesenen apiko-basalen Differenzen an nicht-sensorischen Cochleazellen?

W. Giebel (Schlußwort):
Im Prinzip nein, es fällt nur auf, daß sich die Lipidtropfen in den Hensenzellen nach Erzeugung lokaler Ischämie verkleinern und verringern.

58. N.-R. Wei, W. Giebel, R. Klein, P.-A. Berg (Tübingen):
Immunhistochemische Befunde an Schnitten des Goldhamsterkopfes

Bei Innenohrerkrankungen wurden auf Anregung von Prof. Plester in Tübingen im Serum der Patienten Gewebsantikörper nachgewiesen.

Wir entwickelten eine Gefrierschnittechnik des unfixierten und unentkalkten Kopfes des Goldhamsters, dabei wird eine Veränderung der Antigene vermieden. Zur Kontrolle können an demselben Schnitt die Reaktionen anderer Gewebe beurteilt werden.

Es wurden die Seren von 50 Patienten mehrfach untersucht. Im immunologischen Labor waren verschiedene Gewebeantikörper nachgewiesen worden. Die typischen Antikörper gegen Sarkolemm und glatte Muskulatur zeigen mit Innenohrgewebe keine Reaktion. Wir haben bewußt nur solche Seren von Innenohrpatienten selektiert, bei denen Antikörper gegen Kerne und Mitochondrien sicher nachgewiesen waren. Diese Auswahl ist für das klinische Spektrum untypisch. Zusätzlich wurden die Seren von 10 Patienten mit Vaskulitis verwendet, von denen keine Innenohrerkrankung bekannt war.

Die Seren von Innenohrpatienten mit Antikörpern gegen Kerne zeigten eine eindeutige positive Reaktion mit den Kernen des Cortischen Organs. Die Kerne der Ganglienzellen im Ganglion spirale wiesen ebenfalls deutliche positive Reaktion auf. Auch in der Stria vascularis und im Ligamentum spirale reagierten die Kerne positiv. Bei der Analyse des Kleinhirns in demselben Schnitt fand sich ebenfalls positive Kernfluoreszenz. Wurde ein Serum mit Antikörpern gegen Mitochondrien benutzt, fand sich die spezifische Fluoreszenz in der Stria vascularis und im Ligamentum spirale. Im Nervus acusticus ließ sich die Fluoreszenz der Mitochondrien insbesondere in den Schwannschen Zellen nachweisen. Auch in den anderen Bereichen des Innenohres, wie im Bogengang fand sich die positive Fluoreszenz der Mitochondrien.

Das Serum eines Patienten mit Vaskulitis wurde mit Innenohrgewebe inkubiert. Es zeigte sich eindeutig positive Reaktion der Gefäße in der Stria vascularis.

Besonders eindrucksvoll war die selektive Darstellung des Gefäßes unter den inneren Haarzellen. Dabei sei hier betont, daß dieser Patient keinen Hörverlust aufwies.

Das gesamte Cortische Organ war negativ. Die grüne Fluoreszenz der Membrana tectoria war unspezifisch, da sie auch bei Kontrollinkubation zu finden war.

Die ausschließliche Analyse der immunologischen Reaktion von Innenohrgeweben mit dem Patientenserum läßt keinen Rückschluß darauf zu, ob der Patient eine Schädigung des Innenohres aufweist oder nicht.

Die immunhistochemische Untersuchung allein gibt noch keinen Hinweis auf eine monokausale Ätiologie der Innenohrerkrankung. Weitere zusätzliche Faktoren sollten untersucht werden, weil vermutlich eine multifaktorielle Ätiologie vorliegt. Insbesondere sollte der Frage nach einer möglichen genetischen Prädisposition nachgegangen werden.

59. A. M. Meyer zum Gottesberge, M. Gagelmann, W. Forssmann (Düsseldorf/Heidelberg):
Lokalisation der immunreaktiven Zellen des atrialen natriuretischen Peptides (ANP) im Innenohrgewebe des Meerschweinchens

Die physiologische Kontrolle der Flüssigkeits- und Elektrolyt-Homöostase wird vom Gleichgewicht der antagonistischen Kontrollmechanismen bestimmt. Hinweise auf eine hormonelle Steuerung der Innenohrhomöostase lieferten bisher die Untersuchungen über die hormonabhängige Aktivitätssteigerung der kochleären Adenylzyklase (Zenner u. Zenner 1979; Bagger-Sjöbeck et al. 1980; Zajic et al. 1983; Schacht 1985; Koch u. Zenner 1988), deren Lokalisation (Mees 1984) und die elektrophysiologischen Studien nach Gabe von Vasopressin and Angiotensin II (Mori et al. 1986; Quirk et al. 1988).

In den letzten Jahren wurde ein antagonistisches, natriuretisch, diuretisch und vasodilatierend wirkendes Peptidhormon, das atrial natriuretische Peptid (ANP), entdeckt (de Bold et al. 1981) und zuerst im rechten Vorhof in den myoendokrinen Zellen nachgewiesen. ANP wirkt über spezifische Rezeptoren und führt über eine Aktivierung der Guanylzyklase zu einer Erhöhung des c-GMP. Weiterhin wird durch die Inhibition der Adenylzyklase die Bildung von c-AMP unterdrückt.

Rezeptoren für ANP sind in einer Reihe von Geweben gefunden worden. Im Innenohr wurden die

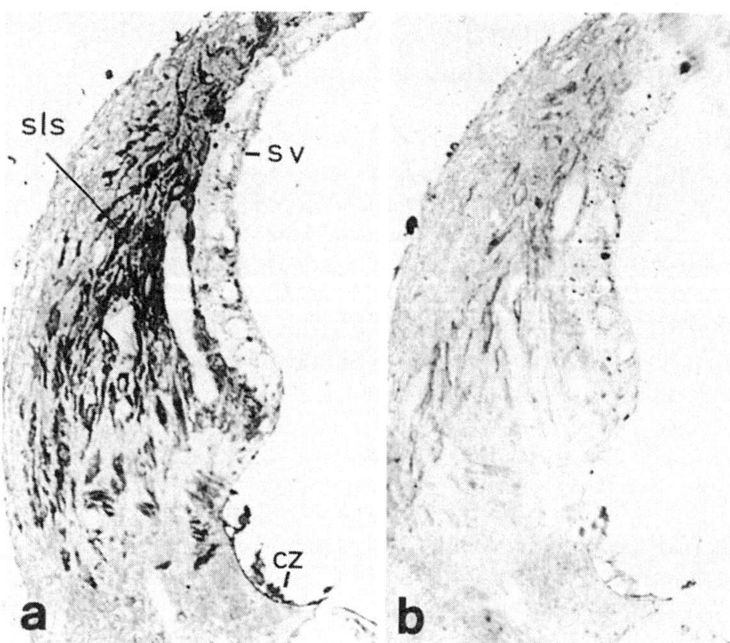

Abb. 1. Lokalisation von ANP-immunoreaktiven Zellen der Basalwindung in der lateralen Wand der Meerschweinchenkochlea (**a**), Spezifitätskontrolle (**b**), *sv* Stria vascularis, *sls* Stromazellen des Ligamentum spirale, *cz* Claudiuszellen

spezifischen Bindungsstellen mit Hilfe des ^{125}J-markierten ANP im Innenohrgewebe nachgewiesen (Lamprecht u. Meyer zum Gottesberge 1988).

Nun stellte sich die Frage, ob die vorhandenen Rezeptoren auf ein zirkulierendes Hormon ansprechen, oder ob im Innenohr auch Zellen existieren, die dieses Peptid lokal sezernieren können.

Um diese Frage zu beantworten, wandten wir die PAP-immunhistochemische Technik und ANP-spezifische Antikörper gegen Cardiodilatin/ANP im sekretorischen Gewebe des Innenohres an. ANP-immunreaktive Zellen wurden in der Kochlea und dem Saccus endolymphaticus nachgewiesen. In der lateralen Wand der Kochlea wurden als immunreaktive Zellen die Stromazellen des Ligamentum spirale, die Wurzelzellen, die Zellen des Sulcus externus und die Claudiuszellen identifiziert. Die Striazellen zeigten keine Immunreaktivität (Abb. 1). Weiterhin wurde die ANP-Immunreaktivität, die sich aber nicht durch die Zugabe von h-ANP vollständig hemmen ließ, in den Stützzellen, in den äußeren Haarzellen und ihrer synaptischen Region, im Bereich der Synapsen der inneren Haarzellen und in den inneren Sulcuszellen gefunden. Die inneren Haarzellen zeigten keine Immunreaktion. Im Saccus endolymphaticus wurden die immunoreaktiven Zellen vereinzelt in der Pars rugosa und dem distalem Teil nachgewiesen.

Die spezifischen Rezeptoren des Innenohres scheinen nicht nur von einem zirkulierendem Hormon abhängig zu sein, sondern eine autonome Regulation wäre auch durch eine autokrine oder parakrine Funktion vorgegeben.

Die physiologische Kontrolle der Flüssigkeit- und Elektrolyt-Homöostase wird vom Gleichgewicht der antagonistischen Kontrollmechanismen bestimmt. ANP hat antagonistische Wirkung zu Renin, Aldosteron und Vasopressin und könnte damit als ein zusätzlicher regulatorischer Mechanismus im Innenohr eine wichtige Rolle spielen.

60. R. Matthias (Köln):
Wie unterscheidet sich die ototoxische Wirkung verschiedener Schmerzmittel? – Eine tierexperimentelle Untersuchung

Entzündungshemmende, schmerzlindernde Medikamente, die weder zur Steroid- noch zur Morphingruppe gehören, wirken über eine Hemmung der Prostanoidsynthese. Derselbe biochemische Mechanismus wird nicht nur für die therapeutisch nutzbaren Erst-, sondern auch für die meisten unerwünschten Nebenwirkungen angenommen.

Dies dürfte auch für die seit mehr als 100 Jahren bekannte Analgetika-Ototoxizität gelten (Matthias 1983, 1984). Dabei blieb bis heute unklar, warum einige Analgetika über Tage anhaltende Schwerhörigkeiten (z. B. Acetylsalizylsäure) bewirken können, und andere eher für relativ kurzdauernde Tinnitusanfälle (z. B. Indomethacin) bekannt sind.

Zur Klärung dieser Frage wurden elektrophysiologische und biochemische Untersuchungen an Sprague-Dawley-Ratten durchgeführt: Die Nachweisschwelle der Summenaktionspotentiale wurde mittels fest implantierter Elektroden im Bereich der basalen Schneckenwindung, die Konzentrationen eines sicher nachweisbaren, stabilen Prostaglandinderivates (6-oxo-PGF_{1alpha} als Hauptabbauprodukt von Prostacyclin) in der seitlichen Schneckenwand mit Hilfe der Hochdruckflüssigkeitschromatographie und mit nachfolgendem Radioimmunassay bestimmt. In allen Versuchen wurde den Tieren entweder intravenös 350 mg Acetylsalizylsäure/kg Körpergewicht oder peroral 10 mg Indomethacin/kg Körpergewicht verabreicht.

Im Tierversuch unterscheiden sich beide geprüften Analgetika dadurch, daß in ähnlicher Form, wie es aus der Klinik bekannt ist, Acetylsalizylsäure eine deutliche, durchschnittlich über drei Tage andauernde Innenohrfunktionsstörung und Indomethacin nur eine geringe Abwanderung der Nachweisschwellen für die Summenaktionspotentiale über höchstens 12 bis 16 Std aufweist.

Parallel zur Zunahme der Schalldruckpegel für den Nachweis von Summenaktionspotentialen nehmen die 6-oxo-PGF_{1alpha}-Konzentrationen in der seitlichen Schneckenwand ab. Entsprechend sind die unter Normalbedingungen zu bestimmenden Prostaglandinkonzentrationen nach Indomethacin-Applikation schon nach 12 Std und nach der Injektion von Acetylsalizylsäure erst nach 60 bis 72 Std wieder erreicht.

Trotz dieser eindeutigen Differenz im elektrophysiologischen und biochemischen Verhalten zwischen den beiden geprüften Medikamenten, ist die Pharmakokinetik beider Analgetika sowohl im Innenohr als auch im Blutplasma nahezu identisch. Sowohl Indomethacin als auch Acetylsalizylsäure erreichen kurz nach ihrer Applikation ihre höchsten Konzentrationen und sind nach etwa einem halben Tag aus allen Geweben und dem Blutkreislauf eliminiert.

So erhält man zusammengefaßt nach Indomethacin-Vergiftung das Bild einer kompetetiven und nach der Vergiftung mit Acetylsalizylsäure das Bild einer irreversiblen Hemmung der Prostaglandinsynthese. Bei einer kompetetiven Hemmung verdrängt zunächst das Medikament das eigentliche Ausgangssubstrat der Prostaglandinsynthese (Arachidonsäure oder nahe verwandte essentielle Fettsäuren) aus dem aktiven Enzymzentrum. Bei abklingender Wirkung wird anschließend dieser Vorgang umgekehrt, wodurch die eigentliche Synthese wieder übergangslos einsetzen kann. Bei der irreversiblen Hemmung dagegen wird das synthetisierende Enzymzentrum zerstört. Die Prostaglandinsynthese kann erst wieder einsetzen, wenn über die Proteinbiosynthese das erforderliche Enzym in ausreichender Menge wieder nachgebildet wird.

Auch wenn die Versuche zeigen, daß markante Innenohrfunktionsstörungen nur nach irreversibler Hemmung der Prostaglandinsynthese zu erwarten sind, muß immer bedacht werden, daß jedes schmerzstillende Medikament, das seine Wirkung über eine Hemmung der Prostaglandinsynthese entfaltet, potentiell ototoxisch ist, auch wenn dies gelegentlich von den Herstellern bestritten wird.

Die Untersuchungen wurden durch Mittel des Ministeriums für Wissenschaft und Forschung des Landes Nordrhein-Westfalen (Proj.-Nr. IVA6 402 112 88) unterstützt.

P. Federspil (Homburg/Saar): Bis vor einigen Jahren ist kein einziger eindeutiger irreversibler Hörschaden nach Acetylsalizylsäure beschrieben worden. Haben Sie Kenntnis von neueren Literaturangaben über ototoxische Dauerschäden nach Acetylsalizylsäure und den neueren Schmerzmitteln?

R. Matthias (Schlußwort):
Die Analgetikaototoxizität stellt heute eine Seltenheit dar, während sie früher in Ermangelung anderer entzündungshemmender Medikamente vor allem bei Patienten mit schwersten rheumatischen Beschwerden wohl etwas häufiger vorkam. Vollständig dürfen wir sie aber nicht aus unserem Gedankengut streichen, wie eine Kasuistik auch auf dieser Jahrestagung (A. Schramm u. Mitarb., Nr. 231) wieder eindrucksvoll beweist.

61. P. Kurt, P. Federspil, W. Schätzle (Homburg/Saar): Veränderungen der Cisplatin-Ototoxizität unter Furosemid

Cisplatin ist für die heutige Chemotherapie im HNO-Bereich und auch in anderen Bereichen zum Mittel der ersten Wahl geworden. Seine Wirkung wird geschätzt, seine Nebenwirkungen werden gefürchtet. Um die Nierenschäden möglichst gering zu halten, werden Hydratationsschemata angewandt, verbunden mit der Gabe von Diuretika. So kann es zur Kombination zweier ototoxischer Substanzen kommen – das Chemotherapeutikum Cisplatin und das Schleifendiuretikum Furosemid.

Ziel unserer Untersuchungen war es, Aufschluß über den Einfluß von Furosemid auf die Cisplatinototoxizität zu erlangen.

Wir benutzten ein Meerschweinchenmodell. Zur quantitativen Auswertung im Histocochleogramm, wurden innere und äußere Haarzellen im Häutchenpräparat ausgezählt. Als funktionelle Untersuchung, im Verlaufe des Versuches, bewährte sich der Preyersche Ohrmuschelreflex.

In einem ersten Versuch wurden 8 Gruppen zu je 8 Meerschweinchen gebildet:

Gruppe 1 erhielt   6 mg/kgKG Cisplatin i.m. (A)
Gruppe 2 erhielt   100 mg/kgKG Furosemid i.v. (B)
Gruppe 3 erhielt   (A) + nach 30′ (B)
Gruppe 4 erhielt   (B) + nach 30′ (A)
Gruppe 5 erhielt   (A) + nach 4 h (B)
Gruppe 6 erhielt   6 mg/kgKG Cisplatin i.v. (C)
Gruppe 7 erhielt   (C) + (B)
Gruppe 8   Kontrollen.

In einem zweiten Versuch wurden 4 Gruppen zu jeweils 14 Tieren gebildet:

Gruppe 1 erhielt   2 mg/kgKG/Tag Cisplatin i.m.
   über 3 Tage
Gruppe 2 erhielt   100 mg/kgKG/Tag Furosemid i.p.
   über 3 Tage
Gruppe 3 erhielt   2 mg/kgKG/Tag Cisplatin i.m.
   über 3 Tage
   und   100 mg/kgKG/Tag Furosemid i.p.
   über 3 Tage
Gruppe 4   Kontrollen.

Die 1. Hälfte dieser Tiere wurde nach 3 Wochen, die 2. Hälfte nach 6 Monaten untersucht, um eine mögliche Spätototoxizität zu erfassen.

Die Ergebnisse des 1. Versuches ergaben für die Gruppen 1, 2 und 6, also bei Verabreichung einer Substanz allein, keine stärkeren Haarzellschäden als bei den Kontrolltieren. Der Anteil zerstörter, äußerer Haarzellen lag in allen Windungen unter 10%. Eine deutliche Zunahme der Ototoxizität fand sich in den Gruppen 3, 4 und 7, also bei kombinierter Gabe beider Substanzen innerhalb einer halben Stunde, sowohl bei intramuskulärer als auch bei intravenöser Gabe von Cisplatin. In diesen drei Gruppen, waren nahezu 100% der äußeren Haarzellen in den basalen Windungen zerstört, zwischen 50 und 90% in den apikalen Windungen und zwischen 15 und 40% der inneren Haarzellen. Der Preyer-Reflex war bei diesen Tieren irreversibel ausgefallen.

Die Kombination von Cisplatin und Furosemid in einem Intervall von 4 Stunden zeigte keine Steigerung der Ototoxizität.

Versuch 2 zeigte, daß bei keiner der Gruppen, also weder bei Einzelgabe noch bei kombinierter Gabe eine Steigerung der Ototoxizität auf über 10% auftrat. Sowohl nach 3 Wochen als auch nach 6 Monaten war eine Potenzierung der Ototoxizität festzustellen.

Zusammenfassend kann festgehalten werden:

Potenzierung der Cisplatin-Ototoxizität bei i.v. Furosemid-Gabe sowohl 30′ vor als auch 30′ nach i.m. Cisplatingabe.

Diese Potenzierung tritt auch bei i.v. Cisplatin-Gabe auf. Sie fehlt bei Furosemid-Gabe 4 Stunden nach Cisplatin-Gabe. Bei aufgeteilter Dosierung über mehrere Tage konnte keine Ototoxizitätssteigerung festgestellt werden.

M. Ptok (Ann Arbor): Sie haben für einige Tiergruppen Cochleogramm-Ergebnisse vorgestellt und resümiert, daß bei unauffälligen Cochleogrammen ein Haarzellschaden nicht zu erwarten ist. Wie die Ergebnisse von C. Prosen und A. Nuthell über Hörschwellenabwanderungen nach intermittierender Lärmexposition, ferner von Borg und Forge und auch unsere eigenen Ergebnisse (immunzytochemische Untersuchungen der Lamina reticularis) belegen, ist das Cochleogramm, auch bei sachgerechter und kompetenter Auswertung keine zuverlässige Methode zur Beurteilung einer Funktionsschädigung der Haarzellen und das Cochleogramm zeigt überwiegend die Cuticularplatte, diese aber degeneriert als letzter Haarzellbestandteil nach einer Schädigung.

P. Kurt (Schlußwort):
Wir führten keine Versuche mit Hydratationsschemata beim Meerschweinchen durch, wir sorgten aber für eine genügende Flüssigkeitszufuhr, da die verwendeten Furezamid-Dosen sonst zu einer starken Entwässerung geführt hätten. – Die von uns angewandte Methode der quantitativen Auswertung im Histocochleogramm stellt die sicherste Methode dar, Haarzellschäden zu diagnostizieren. So konnte keine Diskrepanz zwischen Preyer Reflex und histolog. Ergebnis festgestellt werden. – In allen Windungen überschritten die Haarzellschäden die 10%-Grenze nicht und unterschieden sich somit nicht von den Kontrolltieren.

P. Federspil (Schlußwort):
Bei der Anwendung von Häutchenpräparaten des Corti Organs nach Osmiumfixierung geht es bekanntlich darum, irreversible Zellzerstörungen zu registrieren. Daß diese Methode zu exakt reproduzierbaren Ergebnissen führt, die mit funktionellen Hörstörungen übereinstimmen, konnten wir und andere an über tausend Meerschweinchenohren nachweisen. Demnach ist der Beweis des Gegenteils sicherlich schwer zu erbringen.

62. P. K. Plinkert, H. P. Zenner (Tübingen):
Zelluläre Grundlagen und klinische Relevanz otoakustischer Emissionen

Indirekte Beobachtungen der Basilarmembran und ihres Schwingungsverhaltens an der weitgehend intakten Cochlea legten aktive cochleäre Verstärkungsprozesse nahe. Hauptindiz hierfür war jedoch die Entdeckung spontaner und evozierter otoakustischer Emissionen. Als zelluläre Basis gelten die äußeren Haarzellen mit ihrer auffälligen Motilität auf chemische und elektrische Stimuli hin. Neben den langsamen ATP und Calcium sowie Acetylcholin-induzierten Längskontraktionen, wurden schnelle Oszillationen im elektrischen Wechselfeld beobachtet. Diese schnellen Bewegungsantworten stellen eine Erklärungsmöglichkeit für otoakustische Emissionen dar. In jüngster Zeit gelang uns die Registrierung spontaner und evozierter otoakustischer Emissionen mittels eines hochempfindlichen Mikrophons im äußeren Gehörgang.

Unsere Ableitungen spontaner Schallemissionen zeigten bei insgesamt niedriger Schwingungsamplitude vorwiegend eine Frequenz zwischen 1 und 2 kHz. Die zeitliche Konstanz des ermittelten Frequenzspektrums unterstützt hierbei die These, daß spontane Schallemissionen ein Epiphänomen der postulierten cochleären Verstärkungsprozesse darstellen.

Zur Registrierung evozierter otoakustischer Emissionen erfolgte die Reizung der Cochlea mittels Clicks von 80 µs Dauer und einem Schalldruckpegel zwischen 30 und 65 dB. Die Amplitude der abgeleiteten Schallemissionen verhielt sich proportional zum Schalldruckpegel des Stimulus. Die klinische Bedeutung dieses Untersuchungsverfahrens liegt darin, daß bei einer Hörschwelle über 30 dB keine evozierten Schallemissionen mehr ableitbar waren. Zur Erfassung einer Hörminderung führen wir die Ableitung evozierter otoakustischer Emissionen als Screeningmethode bei Risikokindern durch.

M. Hoke (Münster): Die Autoren kommen zu der Schlußfolgerung, daß durch die Messung otoakustischer Emissionen (OAE) cochleär bedingte Hörstörungen diagnostiziert werden können. Gleichzeitig postulieren sie auch, daß mit diesem Verfahren eine Screeningmethode zur Hand sei, die die apparativ und zeitlich aufwendige und – infolge der erforderlichen Sedierung – invasive BERA ersetzen könne. Wenn aber mit Hilfe der OAE nur cochleäre Hörstörungen erfaßt werden können, dann impliziert dies, daß neural bedingte Hörstörungen *nicht* erfaßt werden können und daß somit eine große Anzahl falsch-negativer Befunde zu erwarten ist.

R. Hauser (Freiburg): Man sollte doch sagen, daß es sich bei der vorgestellten Methode um die Apparatur von Kemp handelt, die mittlerweile käuflich ist. Die vorgestellten Dias mit dem Wachstum der Emission bei wachsender Lautstärke zeigen die von Kemp schon vor Jahren publizierten Ergebnisse aus den Anfängen der Emissionsforschung.

Wir haben in Freiburg mittlerweile schon bei 244 Kindern mit diesem System Erfahrung sammeln können, darunter rund 100 Neugeborene (49 Frühgeborene; 59 reife Neugeborene).

63. P. Berger, S. Koja, M. Rogowski, M. Vollrath (Hannover):
Der Lymphozytenstimulationstest (LST) mit Kollagen Typ II als Antigen
zum Nachweis autoimmun bedingter Innenohrschwerhörigkeit (IOS)

In den letzten Jahren konnte bei bestimmten Fällen von IOS eine autoimmune Genese erarbeitet werden. Der von Hughes et al. (1983) beschriebene LST ist eine spezifische zelluläre Methode, bei der Patientenlymphozyten mit humanem Innenohrantigen in Kultur gebracht werden. Der Grundgedanke dieses Verfahrens beruht darauf, daß bei Patienten mit einem Autoimmungeschehen gegen Innenohrstrukturen sogenannte „sensibilisierte Lymphozyten" (memory cells) vorliegen, die beim erneuten Erscheinen des entsprechenden Antigens deutlich verstärkt reagieren. Diese Reaktion wird durch den Einbau von tritiummarkiertem Thymidin in die DNA quantitativ nachgewiesen. Als Antigenstruktur verwendeten Hughes und Mitarbeiter humanes Innenohrantigen. Da jedoch nur vitales Gewebe verwendet werden kann, stellt die translabyrinthäre Akustikusneurinomchirurgie nahezu die einzige Substratquelle dar, und humanes Innenohrantigen ist somit nur begrenzt verfügbar.

Yoo et al. (1984) konnten durch Immunisierung mit Kollagen Typ II bei Ratten und Meerschweinchen eine Innenohrschwerhörigkeit induzieren und physiologisch (ERA) und histomorphologisch (Ganglienzelldegeneration, perivasculäre Infiltrate, Haarzelldegeneration) nachweisen. Basierend auf diesen Ergebnissen verwendeten wir hochgereinigtes bovines Kollagen Typ II als Antigen im LST. Bei vergleichenden Untersuchungen in fünf Fällen, bei denen wir sowohl humanes Innenohrantigen als auch Kollagen Typ II verwendeten, zeigte sich in allen Fällen eine gleichartige Reaktion; entweder kam es durch humanes Innenohrantigen und Kollagen Typ II zu einer Stimulation oder durch keines von beiden.

Wir haben bis jetzt 93 Patienten und 36 hörgesunde Kontrollpersonen mit Kollagen Typ II als Antigen im LST untersucht. Unter den Patienten mit einer beidseitigen progredienten IOS fand sich der größte Anteil positiver Reaktionen von 60%. Bei Patienten mit M. Menière, einer Otosklerose oder sonstigen Innenohrerkrankungen lag der Anteil positiver Reaktionen unter 20%. Bei 36 hörgesunden Kontrollpersonen fanden sich 2 positive Reaktionen, in beiden Fällen lagen in der Anamnese rheumatische Erkrankungen vor. Da eine pathogenetische Rolle von Kollagen Typ II bei bestimmten Arthritisformen (Trentham et al. 1977) bekannt ist, erscheint eine Kreuzreaktion im LST wahrscheinlich. Ferner ist das Einhergehen von Autoimmunerkrankungen und IOS in der Literatur mehrfach erwähnt.

Aufgrund unserer Befunde erscheint eine entscheidende pathogenetische Rolle von Kollagen Typ II als Antigen bei der autoimmunen IOS wahrscheinlich.

Da Kollagen Typ II als käufliches Fertigprodukt beliebig verfügbar ist, eröffnet sich die Möglichkeit, den LST als Screeningtest bei der Innenohrdiagnostik einzusetzen.

F. Zanetti (Tübingen): Haben Sie auch die Funktionen der T-Supressor-Zellen untersucht? In unseren Untersuchungen zur zellulären Immunität konnten wir anhand der spontanen und stimulierten Proliferationen von Patientenlymphozyten und insbesondere der T-Supressor-Zellaktivität eine sog. „autoimmune Gruppe" von Hörstörungen definieren. Bei diesen ausgewählten Patienten begannen wir, im Rahmen einer Pilotstudie eine Korticoidtherapie. Nach ermutigenden ersten Ergebnissen sollte nun eine kontrollierte Therapiestudie bei diesen Patienten folgen; als wichtigstes Kriterium zur Therapieauswahl betrachten wir die erniedrigte T-Supressor-Zellaktivität.

P. Berger (Schlußwort):
Bei Pat. mit einer beidseitigen progredienten Innenohrschwerhörigkeit hatten wir 60% positive Nachweise.

Das Ergebnis unseres Tests ist eine zusätzliche Information bei der Innenohrdiagnostik. *Natürlich* in Abhängigkeit zur Klinik stellt sich die Frage einer immunsuppressiven Therapie. – Wir haben bis jetzt erst 10 Patienten mit M. Menière untersucht. Die Anzahl ist zu gering, um eine abschließende Beurteilung zu fällen.

64. R. Probst, C. Pieren (Basel):
Durch cochleäre Distorsionsprodukte hervorgerufene otoakustische Emissionen beim Menschen

Man unterscheidet heute verschiedene Klassen von otoakustischen Emissionen (OAE). Eine davon wird durch cochleär gebildete Distorsionsprodukte (DP) hervorgerufen. Die akustische Stimulation der Cochlea mit zwei reinen Tönen kann zur Bildung verschiedener DP führen, den Intermodulationsprodukten. Sie entstehen durch die nichtlineare Arbeitsweise der Cochlea und treten bei Frequenzen auf, die von den Frequenzen der Stimulationstöne verschieden sind, aber in einer genauen mathematischen Beziehung dazu stehen.

Distorsionsprodukte sind seit mehr als 100 Jahren im menschlichen Hörsystem bekannt, ihr cochleärer Ursprung wurde aber viel später vermutet und erst mit der Entdeckung der OAE klar.

Die zwei Sinus-Dauertöne mit den Frequenzen f_1 und f_2, die zur Stimulation dem Ohr durch eine kalibrierte Sonde angeboten werden, werden als Primärtöne bezeichnet. Das DP mit der Frequenz $2f_1-f_2$ läßt sich am besten als OAE nachweisen. Bei manchen Labortieren, wie z.B. bei der Katze oder beim Kaninchen erreicht die Amplitude der DP-OAE einen Wert von etwa 30–40 dB kleiner als die Primärtöne. Sieht man von gewissen Spezialfällen ab, bei denen DP-

OAE beim Menschen etwa 60–70 dB kleiner als die Primärtöne.

Es muß deshalb ein hochqualitatives Meß- und Stimulations-System verwendet werden, um diese OAE beim Menschen zu registrieren. Unser System war relativ einfach mit möglichst wenig Komponenten. Die Primärtöne wurden von einem zwei-Kanal Synthesizer mit festen Pegeln von 73 dB HL für f_1 und 67 dB HL für f_2 gebildet. Sie wurden über spezielle Einsteckhörer einer Gehörgangs-Sonde zugeführt, die auch ein empfindliches und rauscharmes Mikrophon-System enthielt (vgl. Abb. 1). Die Messung der DP-OAE erfolgte bei der bekannten DP-Frequenz mit einer gemittelten Frequenzanalyse und einer Bandweite von weniger als 2 Hz.

Die Entstehung des DP $2f_1-f_2$ am Ort der maximalen Interaktion der Primärtöne ist experimentell gut belegt. Dieses DP entsteht also auf der Basilarmembran nicht am Ort seiner Eigenfrequenz, sondern an einem Ort, der einer Frequenz zwischen den beiden Primärtönen entspricht. Üblicherweise wird das geometrische Mittel der Primärton-Frequenzen als der hauptsächlichste Entstehungsort angenommen. Die Primärton-Frequenzen wurden deshalb so gewählt,

daß ihr geometrisches Mittel den gebräuchliche Prüffrequenzen des Reintonaudiogramms entsprachen.
Das Verhältnis f_2/f_1 wurde zwischen 1,35 (beim geo-
metrischen Mittel 0,5 kHz) und 1,15 (bei 8 kHz) gewählt.

Mit diesen festen Parametern wurden 113 klinisch
normale Ohren von 57 Versuchspersonen untersucht.
Alle Ohren wiesen Hörschwellen von 40 dB HL oder
besser bei allen Frequenzen des Reintonaudiogramms
auf. Die durchschnittliche audiometrische Schwelle
war 20 dB HL oder besser. Eine Unterteilung in vollständig normalhörende Ohren (Schwelle bei allen Frequenzen $\leq$ 20dB, Durchschnitt $\leq$ 10 dB) und fast-
normale Ohren (Schwellen $\leq$ 40 dB, Durchschnitt
$\leq$ 20 dB) erbrachte keine signifikanten Unterschiede
zwischen diesen beiden Gruppen in bezug auf die Resultate der DP-OAE-Messungen (Abb. 2). Ein gering-
gradiger und symptomloser Hörverlust scheint daher
die Merkmale der DP-OAE nicht zu beeinflussen. Die
weiteren Auswertungen wurden deshalb an allen 113
Ohren gemeinsam durchgeführt.

Eine DP-OAE wurde bei einer Amplitude von
6 dB über dem Grundrauschen als vorhanden akzeptiert. Die Häufigkeiten von DP-OAE verteilten sich
auf die verschiedenen Frequenzen wie folgt: 0,5 kHz –
19,5%; 1 kHz – 88,5%; 1,5 kHz – 92,9%; 2 kHz –
85,8%; 3 kHz – 92,9%; 4 kHz – 90,3%; 6 kHz –
75,2%; 8 kHz – 33,7%. Brauchbare Häufigkeiten
wurden also im Frequenzbereich zwischen 1–6 kHz
gemessen. Die niedrigen Werte bei 0,5 und 8 kHz waren wahrscheinlich Folge eines relativ hohen Grundrauschens bei diesen Frequenzen. Dabei ist zu beachten, daß das DP für 0,5 kHz tatsächlich bei 280 Hz gemessen wurde. Bei so tiefen Frequenzen sind biologi-

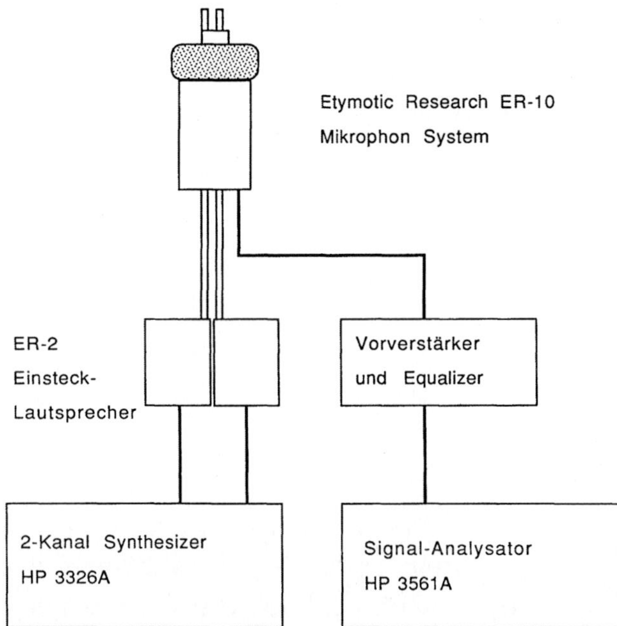

Abb. 1. Schema der Apparatur zur Messung von DP-OAE beim Menschen

sche Störgeräusche unumgänglich. Bei 8 kHz traten
wahrscheinlich Probleme mit dem kleinen Sondenvo-
lumen auf. 111 der 113 Ohren, oder 98%, wiesen DP-
OAE von $\geq$ 6 dB über dem Grundrauschen bei mindestens 3 der 6 Frequenzen zwischen 1–6 kHz auf.
Aus diesen Zahlen geht hervor, daß zwar fast alle Ohren DP-OAE aufweisen, aber häufig DP-OAE bei einzelnen Frequenzen nicht gemessen werden konnten.
Nur etwa die Hälfte der Ohren zeigten bei allen 6 Frequenzen zwischen 1–6 kHz DP-OAE. Die Gründe für

Abb. 2. Vergleich der durchschnittlichen Rausch-
pegel (ausgefüllte Symbole) und der DP-OAE-
Amplituden (offene Symbole) in einer Gruppe
von vollständig normalhörenden Ohren (Qua-
drate; N = 77; Schwelle bei allen Frequenzen
$\leq$ 20 dB, Durchschnitt $\leq$ 10dB) und fast-
normalen Ohren (Rhomben; N = 36; Schwellen
$\leq$ 40 dB, Durchschnitt $\leq$ 20 dB)

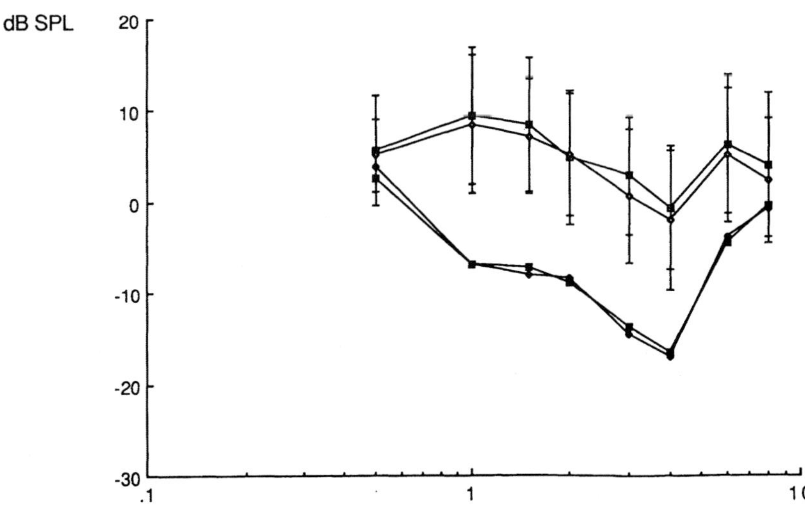

diese Variabilität können vielleicht teils durch eine zeitweise Erhöhung des Grundrauschens bei der Messung einzelner Frequenzen erklärt werden. Komplizierte Interaktionen der anterograden (Stimulus) und retrograden (Emissionen) Schwingungsübertragung im Mittelohr und in der Cochlea selbst könnten aber ebenfalls verantwortlich sein.

Es wurde mit diesen Untersuchungen erwiesen, daß die DP-OAE auch unter klinischen Bedingungen mit relativ einfachen Methoden nachzuweisen sind, allerdings mit einer bedeutenden Variabilität über den Frequenzbereich und in den Amplituden. Die DP-OAE als Zeichen einer wahrscheinlich intakt funktionierenden Population von äußeren Haarzellen können also mit einer gewissen Frequenzspezifität nachgewiesen werden. Dies ist mit der Messung der anderen Klassen von OAE nicht sicher möglich. Für die weitere klinische Anwendung der DP-OAE sind diese Resultate ermutigend, mehrere Probleme wie die Frequenz- und Amplitudenvariabilität, der meßbare Frequenzbereich und die Verifikation der gemessenen DP-OAE bedürfen aber weiterer Untersuchungen und Verbesserungen.

Mit Unterstützung der CIBA-Stiftung und des Schweiz. Nationalfond zur Förderung der wissenschaftlichen Forschung, Projekt-Nr. 32-25514.88.

65. K. Lamm, Ch. Lamm, H. Lamm, A. Heinrich (Hannover/Stuttgart): Simultane Laser-Doppler-Flowmetry zur Bestimmung des kochleären Blutflusses, Sauerstoffpartialdruckmessungen und Elektrokochleographie während Hämodilution

Mit unserem Tierversuchsmodell (Meerschweinchen) ist es erstmals gelungen, folgende – auch klinisch wichtigen Parameter – *simultan* zu untersuchen:

Fortlaufende Sauerstoffpartialdruck-Messung in der Perilymphe der Scala tympani, simultan zur Änderung der Blutflußrate in der Stria vascularis und den Spiralgefäßen.

Gleichzeitig schreibt unser Laser Doppler Perfusions Monitor (PeriFlux PF 3, Perimed) auch die Konzentration der fließenden Blutzellen, also den Hämatokritwert, mit. Die Lasersonde wurde über der stria vascularis der zweiten kochleären Windung plaziert. Der Durchmesser dieser Sonde beträgt 0,45 mm. Außerdem wurden der intraarterielle Blutdruck und die Pulsfrequenz in der A.car.comm. kontinuierlich aufgezeichnet sowie Proben zur arteriellen Blutgasanalyse entnommen.

Die Hörpotentiale haben wir mit Hilfe eines neuen ERA-Meßsystems, dem Quasi-Simultan-System, registriert. Damit ist es möglich, in einer Minute ein vollständiges Reizpegel-Latenzzeit-Diagramm für die Wellen I–V zu erstellen. Außerdem wurden die Mikrophon- und Summenaktionspotentiale über die Sauerstoff-Elektrode direkt aus der Scala tympani abgeleitet.

Die Mikroelektrode zur fortlaufenden polarographischen Sauerstoffpartialdruck-Messung in der Perilymphe wurde im Max-Planck-Institut Dortmund von Baumgärtl und Lübbers entwickelt. Sie wurde mit einem Mikromanipulator durch die Rundfenstermembran in die Scala tympani eingeführt.

Da diese Elektrode nur 1 μm dünn ist, hat die Mikroperforation der Rundfenstermembran keinen Einfluß auf die Hörpotentiale. Die Medikamente wurden den Meerschweinchen über einen Katheter in die V.jug. ext. infundiert.

Die Infusionsmengen waren immer 8 ml, die Infusionszeiten betrugen immer eine Stunde, und nach Abstellen der Infusion wurden die Messungen für eine weitere Stunde fortgeführt. Versuche mit so langen Infusions- und Nachbeobachtungszeiten wurden bisher auch noch nicht durchgeführt.

Nur unter dem Einfluß der *Narkose* (100 mg/kg Ketamin und 5 ml/kg Xylazin i.m.; 15 Tiere) nahm der arterielle Mitteldruck (50–60 mmHg) erst in der zweiten Versuchsstunde ab (um 30–40% der Ausgangswerte). Herzfrequenzen und arterielle Blutgasparameter blieben im wesentlichen unverändert.

Der kochleäre Blutfluß schwankte in diesen zwei Stunden nur um $\pm 10\%$ der Ausgangswerte.

Der Sauerstoffpartialdruck in der Scala tympani sowie die BERA- und ECochG-Befunde veränderten sich ebenfalls nicht.

8 ml *isotonische Kochsalzlösung*, in 60 min infundiert (9 Tiere), hatte keinen Einfluß auf den kochleären Blutfluß –, auch nach Beendigung der Infusion blieb er für eine weitere Stunde konstant. Der pO_2 in der Perilymphe fiel erst nach Beendigung der Infusion um 15–20% der Ausgangswerte. Der Blutdruck blieb auch stabil, genauso wie die Hörpotentiale.

54 mg *Pentoxifyllin* in 12 ml 0,9% NaCl gelöst, steigerte dagegen die kochleäre Durchblutung bei allen 12 Tieren um das Doppelte der Ausgangswerte. Dieser Effekt ließ nach Beendigung der Infusion wieder nach.

Der pO_2 in der Perilymphe fiel dagegen, vorerst nur um 20%, dann aber nach Beendigung der Infusion sogar um die Hälfte der Ausgangswerte.

Auffällig war, daß trotz initialer Blutdrucksenkung und geringer Hypotonie (um -20% der Ausgangswerte) während der Infusion der kochleäre Blutfluß zunahm.

8 mg *Naftidrofuryl* in 12 ml 0,9% NaCl gelöst, steigerte die kochleäre Durchblutung nur um 30% der Ausgangswerte. Dieser Effekt hielt aber auch nicht vor.

Wie bei Pentoxifyllin fiel auch hier der pO_2 in der Perilymphe während der Infusion um 20% der Ausgangswerte, obwohl der Blutfluß, wenn auch nicht so deutlich wie bei Pentoxifyllin, in der gleichen Zeit zunahm, und obwohl der arterielle pO_2 anstieg.

Zu wesentlichen Blutdruckschwankungen kam es hier erst nach Beendigung der Infusion.

8 ml *10%ige Dextran 40-Lösung* innerhalb einer Stunde infundiert, beschleunigte nicht bei allen Tieren den kochleären Blutfluß (maximal um 50% der Ausgangswerte). Bei 5 von 15 Tieren verschlechterte sich eher die Hämodynamik. Aber auch diese Effekte hielten nicht vor.

Der Sauerstoffpartialdruck in der Perilymphe fiel auch durch dieses Medikament bei allen 15 Tieren diskontinuierlich ab, hier sogar um 30% der Ausgangswerte. Diese Situation verbesserte sich auch nicht mehr nach Abstellen der Infusion.

Da es sich hier um einen Plasmaexpander handelt, stiegen der arterielle Mitteldruck und die Herzfrequenzen deutlich an (um 40% der Ausgangswerte).

8 ml *10%ige Hydroxyethylstärke* in 60 min infundiert, senkte auch den Sauerstoffpartialdruck in der Perilymphe, hier um ca. 20% der Ausgangswerte, obwohl der kochleäre Blutfluß bei allen 19 Tieren um 40% der Ausgangswerte zunahm.

Wie bei den anderen Medikamenten ließ auch hier dieser Effekt post infusionem wieder nach.

Die hypertone Wirkung war etwas mäßiger als bei Dextran ($+20\%$ der Ausgangswerte) und die peripheren Blutgaswerte blieben bis auf den deutlich gesenkten Hämatokrit nahezu unverändert.

Zusammengefaßt ergab sich aus unseren bisherigen Versuchen:

- Hämodilutiva steigern in unterschiedlichem Ausmaß die kochleäre Durchblutung, jedoch nur während der Infusion,
- dieser Effekt läßt nach Beendigung der Infusion innerhalb einer Stunde wieder nach,
- die Hämodilution mit erhöhter Blutflußgeschwindigkeit *verschlechtert* die *Sauerstoffversorgung* des Innenohres.

66. J. Kellner, F. Lutz, C. Hoersch, K. Jahnke (Gießen/Essen): Wirkungsmechanismus einer porenbildenden Komponente aus Pseudomonas aeruginosa: Effekte an der Meerschweinchen-Kochlea

Erkrankungen mit Entzündungen im Mittelohrbereich sind im Kindes- wie im Erwachsenenalter häufig. In der Regel führt eine akute Mittelohrentzündung zu einer Schalleitungs-Schwerhörigkeit, der auch eine Beeinträchtigung der Innenohrfunktion folgen kann. Sich daraus entwickelnde irreversible Schallempfindungs-Schwerhörigkeiten sind bekannt.

Die Pathogenese dieser Schallempfindungs-Schwerhörigkeiten ist bis heute noch nicht geklärt. Einzelne Untersuchungen deuten darauf hin, daß bei Entzündungen des Mittelohres Produkte der entzündeten Körperzellen und/oder von Bakterien durch das runde Fenster in die Perilymphe eindringen und so die Haarzellen in der Cochlea schädigen können. Das Keimspektrum von Patienten unserer Klinik umfaßt, ähnlich wie das anderer Kliniken, v. a. Staphylococcus aureus, Streptokokken, Haemophilus influenzia, E. coli und P. aeruginosa.

Eine der von P. aeruginosa produzierten toxischen Substanzen ist ein saures Protein mit einer Molekularmasse von 29 kDa, das an vielen Säugerzellen in der Plasmamembran die Bildung von hydrophilen Poren mit einem funktionellen Radius von etwa 1 nm in der Plasmamembran initiiert. Die Permeabilität der Plasmamembran für kleine Moleküle wird erhöht.

Wir untersuchen an einem in-vitro Modell, ob das Cytotoxin auch an der mehrschichtigen Membran des runden Fensters eine Permeabilitätserhöhung auslösen kann. Von Meerschweinchen mit einem Körpergewicht von etwa 400 g und mit einem positiven Preyer-Reflex wurden die Knochenringe mit der Membran des runden Fensters herauspräpariert und in ein Zweikammersystem eingebettet. Der eine Teil des Systems imitiert das Mittelohr (dieser Teil enthält im Modell ein Volumen von 150 µl), der andere das Innenohr (mit einem Volumen von 200 µl). Die Verbindung zwischen den beiden Kammern ist durch Einkleben des Knochenrings dicht verschlossen.

Innerhalb des Kammersystems wurde ein Na-Gradient von ca. 95 mmol/l aufgebaut: Die Mittelohrseite enthielt 100 mmol/l Na und die Innenohrseite 5 mmol/l Na. Die runde Fenster-Membran war auf der Mittelohrseite einer Nährlösung mit dem Cytotoxin und auf der Innenohrseite einem K-Phosphatpuffer ausgesetzt. Die Inkubationstemperatur betrug 37 °C. Zu bestimmten Zeitpunkten wurden die Kammerflüssigkeiten ausgetauscht, die Inkubation beendet und die Na-Konzentration beider Kammern flammenphotometrisch bestimmt. Alle Präparate wurden histologisch, rasterelektronen- und transmissionselektronenmikroskopisch sowie immunhistochemisch untersucht.

Ergebnisse

Die Untersuchungen ohne Cytotoxin zeigen ein System, das in vitro mehrere Stunden stabil ist. Innerhalb von 8 Std steigt die Na-Konzentration in der Innenohrkammer von 5 auf 7 mmol/l an. Wird Cytotoxin in einer Konzentration von 5 oder 10 µg/ml zugesetzt, kommt es zu einer dosisabhängigen Erhöhung des Anstiegs des Na in der Innenohrkammer. Der Anstieg der Na-Konzentration in der Innenohrkammer ist innerhalb der ersten halben Stunde rasch und verlangsamt sich im Verlauf der Beobachtungszeit von 8 h.

Die rasterelektronen- und transmissionselektronenmikroskopischen Untersuchungen zeigen bei den Inkubationen ohne Cytotoxin über den Untersuchungszeitraum von 8 h eine geschlossene intakte Zellage beiderseits der Kollagen/Elastinschicht. Die

Inkubation mit 5 oder 10 µg Cytotoxin/ml schädigt die oberflächliche mittelohrseitige Epithelschicht erheblich.

Die mittlere Kollagenfaserschicht zeigt eine Aufquellung und eine Verbreiterung. Die immunhistochemischen Untersuchungen mit einem polyclonalen Antikörper gegen Pseudomonas aeruginosa Cytotoxin zeigen in der APAAP-Technik eine Anreicherung von Cytotoxin in allen Anteilen der runden Fenstermembran.

Wir schlußfolgern, daß das Pseudomonas aeruginosa-Cytotoxin die runde Fenster-Membran nicht nur direkt an der oberflächlichen Zellage, sondern auch in seinen tiefen Lagen schädigt und dessen Funktion durch Permeabilitätserhöhung beeinträchtigt. Die Porenbildung in der Membran selbst mit einem Radius von 1 nm genügt, um den Flux für kleine Moleküle zu verändern und das Ionenmilieu der Cochlea nachhaltig zu schädigen. Desweiteren kann es zu einem unphysiologischen Anstieg von Ca^{++} durch transmembranöse Porenbildung kommen, die eine Arachidonsäureliberierung in der Cochlea möglich werden läßt.

67. H. Schöttke, W. Kehrl, A. Rauchfuss, W. Lierse (Hamburg): Zur Histogenese des Musculus stapedius

Grundlage der hier vorgelegten Untersuchungen waren einerseits histologische Felsenbeinschnittserien aus der Wittmaackschen Felsenbeinschnittsammlung unserer Univ.-HNO-Klinik, andererseits neu gewonnene humane Stapediusmuskeln (gewonnen während der Otobasistumorchirurgie) sowie Mm. stapedii von Meerschweinchen. Licht-, polarisations- sowie an den neuen Präparaten auch transmissionselektronenmikroskopische Untersuchungen wurden vorgenommen. Bereits für die quergestreifte pharyngeale Weichteilmuskulatur sind im Vergleich zur übrigen quergestreiften Muskulatur atypische Strukturen in der Literatur beschrieben. Da der M. stapedius histogenetisch dem zweiten Schlundbogen entstammt, sind auch hier Besonderheiten der Muskelstruktur zu erwarten. Atypische Myofibrillen sowie phasische und tonische Muskelfaserarten sind beschrieben. Die Anlage des M. stapedius erfolgt gegen Ende des zweiten intrauterinen Monats und gegen Ende des dritten Monats ist der Muskel ausdifferenziert. Bereits frühzeitig ist der bogenförmige Muskelverlauf erkennbar – dieser bogige Verlauf begünstigt aber bei lichtmikroskopischer Untersuchung Artefakte. So ist lichtmikroskopisch nicht immer der Nachweis von Quer-

streifung zu erreichen. Erst bei elektronenmikroskopischer Analyse findet sich *immer* eine Querstreifung. Relativ häufig fanden sich *zentrale* Muskelkerne, die oval oder viereckig imponierten – insofern ergaben sich Ähnlichkeiten zu Myokardmyozyten mit intakter Zellintegrität, wenngleich sich sog. Glanzstreifen (Disci intercalares) nicht nachweisen ließen. Der Anteil zentralkerniger quergestreifter Myozyten variierte zwischen ca. 5–15%.

Bei der Untersuchung der motorischen Endplatte stellten wir im Vergleich zu anderen Muskeln eine auffällig hohe Innervationsdichte fest, relativ starke Nervenstämme reichen bis kurz vor den Sehnenansatz.

Elektronenmikroskopische Analysen der Stapediussehne ergaben einen außerordentlich dichten Kollagenfaserverlauf, eine Erklärungsmöglichkeit für die klinisch bekannte Festigkeit bzw. Nichtdehnbarkeit der Sehne. Sehnenspindeln als Dehnungsrezeptoren wie auch Muskelspindeln fanden wir nicht.

Zusammenfassend kann festgestellt werden:

1. Ultrastrukturelle Analysen des M. stapedius zeigen, daß in variablen Anteilen Myozyten mit zentralen Zellkernen und quergestreiften Myofibril-

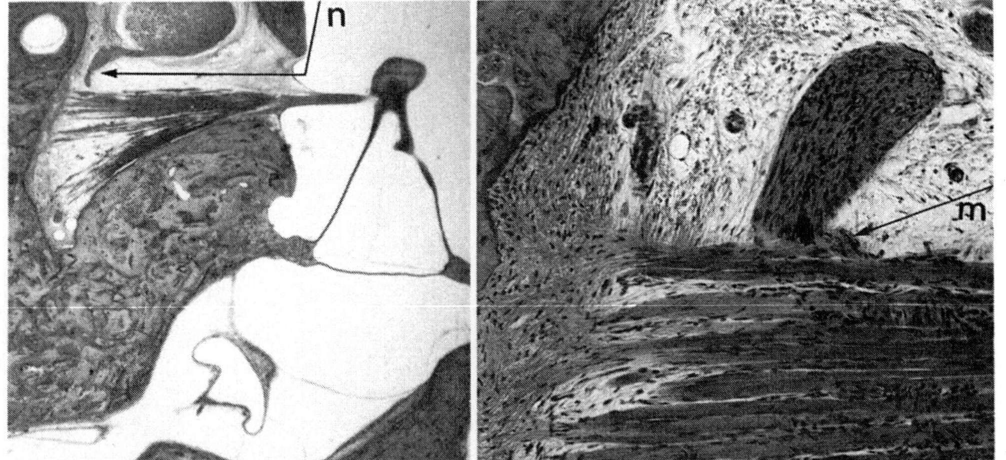

Abb. 1   a   b

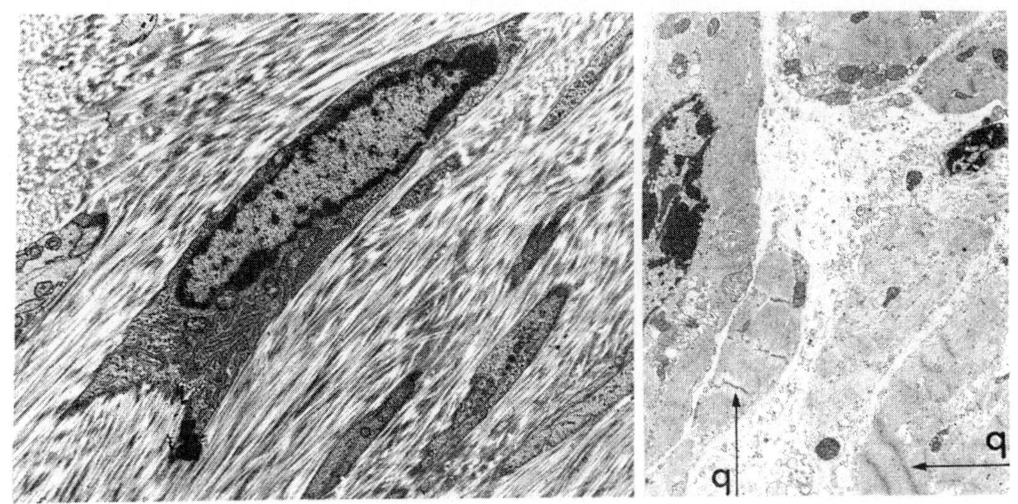

Abb. 2   a   b

Abb. 1. a Topographie des M. stapedius. Mensch, 38 Jahre. *n* Nervenfasern des N. facialis, die zum M. stapedius ziehen. HE, ×80. **b** Insertionsstelle des N. facialis am M. stapedius (*m*). Rhesusaffe. HE, ×120

Abb. 2. a Dicht gelagerte Kollagenfaserbündel mit Fibrozyt in der Sehne des M. stapedius. Meerschweinchen. Elektronenmikrosk. Aufnahme, ×3500. **b** Quergestreifte Muskelfasern mit deutlichen Z-Streifen (*q*). Direkt daneben Myozyt mit schwach ausgebildeter Querstreifung und zentralem Nucleus. Mensch. Elektronenmikroskopische Aufnahme, ×3500

len vorkommen, die damit in einer gewissen Analogie zu Myokardmyozyten stehen.

2. Die Innervationsdichte des Muskels ist als außerordentlich hoch zu bezeichnen, die neuromuskuläre Übertragung erfolgt über die „klassische" motorische Endplatte.

3. Proprioceptive Elemente fanden sich im M. stapedius und seiner Sehne nicht.

Als Schlußfolgerung ergibt sich: Der M. stapedius ist bereits histogenetisch von seiner Struktur her als rein efferentes System angelegt.

Abschließend erlaubt sich aufgrund der erhobenen ultrastrukturellen Befunde noch folgende spekulative These: Das Vorhandensein isolierter „autonomer" Myozyten würde aus physiologischen Gründen die Entstehung *myogener* Potentiale ermöglichen und damit auch eine theoretische Entstehungsmöglichkeit spontaner Mittelohrmuskelkontraktionen (wie in der Literatur beschrieben) auf myogener Grundlage erlauben – hieraus ergäben sich neue therapeutische Optionen (z. B. Antiarrhythmika).

68. M. Schrader, B. Weber, J. Kellner (Essen/Tübingen/Gießen): Kollagen-II-Verteilung bei der Otosklerose

Die Ätiologie der Otosklerose ist noch unbekannt. In den letzten Jahren wurde auch eine autoreaktive Ursache diskutiert (Schrader u. Poppendieck 1985; Arnold u. Friedmann 1987). Kollagen II soll dabei eine zentrale Rolle zukommen (Yao et al. 1982). Kollagen II ist ein Hauptbestandteil im menschlichen Knorpel. Bisher sind jedoch noch keine Daten über das Vorhandensein und ggf. die Verteilung von Kollagen II im Otosklerosefocus bekannt. Es wurde deshalb immunhistologisch mit der Avidin-Biotin-Complex-Technik (Reagenzien von Dako, Hamburg) nach Kollagen II gesucht. Als Antikörper diente ein polyclonaler Antikörper eines Kaninchen-Anti-Human-Typ II Kollagens (Kellner et al. 1988).

Untersucht wurden Fußplattenanteile von fehlgebildeten Stapedes, nicht befallene Fußplattenanteile von Otosklerose-Patienten, inaktive Herde, aktive Otoskleroseherde und embryonales Gewebe von der Fissula ante fenestram und dem ovalen Fenster. Als Kontrolle diente ein Kniegelenksknorpel, der im Rahmen einer orthopädischen Operation entfernt worden war.

Dabei zeigte sich im gesunden Stapes eine positive Reaktion in der knorpeligen Basis, während die knöchernen Anteile negativ erscheinen. Zwischen fehlgebildeten Stapedes und nicht befallenen Bezirken bei Otosklerose-Patienten sind keine Unterschiede festzustellen. Im inaktiven Focus ist immunhistologisch kein Kollagen II nachweisbar. Der aktive Focus ist jedoch deutlich positiv (Abb. 1). Während das perivasculäre Bindegewebe negativ bleibt (*), ist die organische Matrix des Knochens positiv reagierend. Inwieweit hier entzündlich/autoreaktiv eine Änderung der Antigenstruktur des Kollagens der Knochenmatrix entstanden ist und daher eine Reaktion mit Anti-

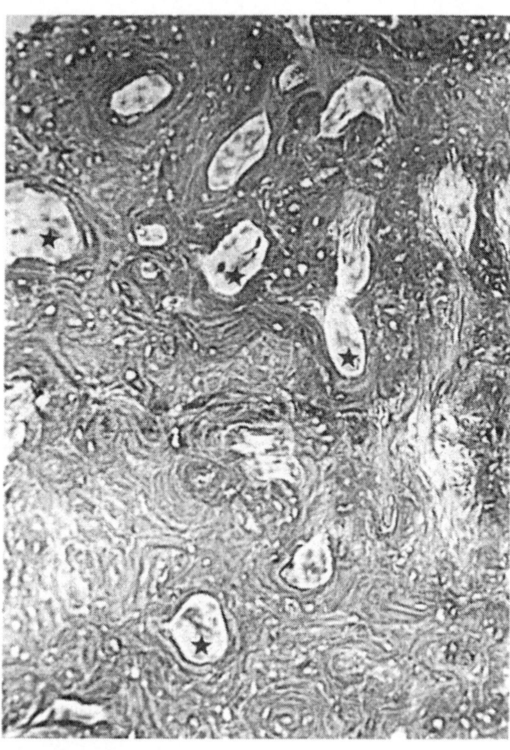

Abb. 1

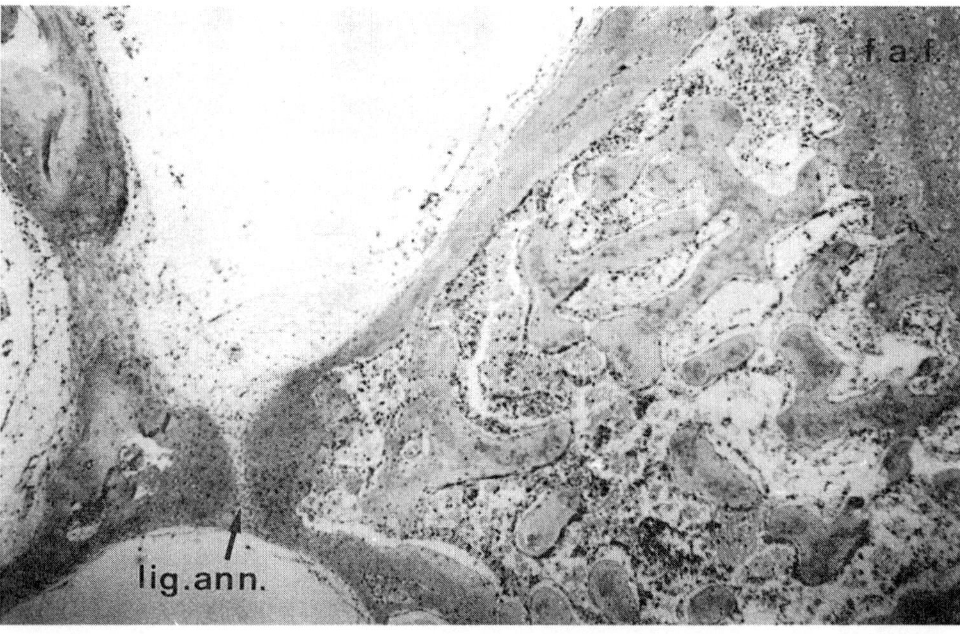

Abb. 2

Tabelle 1. Kollagen II Nachweis

Fußplatte knorpeliger Anteil	Positiv
knöcherner Anteil	Negativ
Inaktiver Focus	Negativ
Aktiver Focus	Positiv
Fissula ante fenestram (embryonal)	Positiv
Ovales Fenster (embryonal)	Positiv
Ligamentum annulare (embryonal)	Negativ

Kollagen II eintritt, oder ob primär eine Kollagen II Antigenität vorhanden ist, muß bisher noch offen bleiben. Auch die Untersuchungen im embryonalen Felsenbeingewebe ergeben diesbezüglich noch kein endgültiges Resultat. Hier ist eine stark positive Reaktion im Knorpel der Fissula ante fenestram (f. a. f.), im embryonalen Knochen und Knorpel des ovalen Fensters zu finden (Abb. 2). Das Ligamentum anulare hingegen (Lig. an.) ist frei, so daß eine generelle, unspezifische Anfärbung des embryonalen Gewebes gegen Kollagen II ausgeschlossen werden kann. Die unterschiedliche Lokalisation von Kollagen II ist in Tabelle 1 zusammengefaßt.

Diese Befunde zeigen, daß Kollagen II sowohl im aktiven Otosklerosefocus – also dann, wenn die Krankheit fortschreitet, als auch im embryonalen Knorpel der Fissula ante fenestram, welche als Prädilektionsstelle der Otosklerosegenese angesehen wird, vorhanden ist.

A. Rauchfuß (Hamburg): Mit Ihren Untersuchungen greifen Sie die bekannte Hypothese auf, daß Knorpelreste der Labyrinthkapsel aktivierend bei Otosklerose wirken. Es gibt aber zahlreiche Species, bei denen Knorpelreste in der Labyrinthkapsel vorkommen. Eine Otosklerose ist aber nur beim Menschen bekannt.

M. Schrader (Schlußwort):
Inzwischen sind Otosklerose-ähnliche Läsionen auch im Tierbereich beschrieben. Zum einen soll Yoo otoskleroseähnliche Veränderungen im Tier durch Kollagen II-Immunisierung erzeugt haben. Auf jeden Fall sind im LB/J Mäuseinzuchtstamm von Chole und Cramer spontane otoskleroseähnliche Herde an der Fußplatte und an der Cochlea nachgewiesen. – Daß eine „echte Otosklerose" lediglich beim Menschen bekannt ist, liegt vermutlich am Immunsystem. Hilfreich ist der Nachweis von Masern und Röteln-Antigenen in der Verknöcherungszone durch Arnold (1987, 1988). So ist es denkbar, daß durch einen Virusinfekt die Antigenität der embryonalen Knorpelreste verändert wird und dann erst die Otosklerose ausbricht. Das könnte auch die geringe Penetranz der Krankheit bei bekannter autosomaler dominanter Vererbung erklären.

69. G. Reiss, M. Vollrath (Hannover):
Mißbildung des Corti-Organs bei kongenitaler Taubheit – Eine raster- und transmissionselektronenmikroskopische Untersuchung

Morphologischen Untersuchungen am menschlichen Innenohr mit dem Elektronenmikroskop sind sowohl durch forensische Probleme bei der Beschaffung des Materials, als auch durch sehr frühzeitig einsetzende Autolysevorgänge enge Grenzen gesetzt. Die bisher veröffentlichten rastermikroskopischen Untersuchungen beschränkten sich aus diesen Gründen überwiegend auf die normale Histologie. Physiologische Daten des untersuchten Materials zur Korrelation klinischer Befunde mit der Morphologie fehlen in der Regel.

In der vorliegenden Arbeit möchten wir die Ergebnisse der elektronenmikroskopischen Untersuchung des Innenohres eines einjährigen Jungen demonstrieren, bei dem vor einem tödlichen Unfall eine an Taubheit grenzende Schwerhörigkeit beidseits mittels ERA diagnostiziert worden war. Eine Schwester ist ebenfalls praktisch surd, die Eltern sind normalhörig. Das Innenohr wurde nach Ablauf von 84 Std post mortem mittels perilymphatischer Perfusion mit Formalin fixiert, im CT untersucht und für die Raster- (REM) bzw. Transmissions-Elektronenmikroskopie (TEM) präpariert.

Im CT fand sich ein nicht von der Norm abweichendes Bild. Abbildung 1 zeigt die REM-Aufnahme der Aufsicht der *oberen Windung* der Cochlea. Die äußeren Haarzellen (OHC) und die innere Haarzellreihe (IHC) sind problemlos zu identifizieren. Die über den Haarzellen liegende Tektorialmembran (TM) retrahierte sich im Rahmen der Gewebetrocknung. Die Hensenzellen (HC) zeigen im Vergleich zu den Sinneszellen stärkere Autolyse- und Schrumpfungsartefakte, ebenso die Stützzellen über dem Cortitunnel (Pfeile). Insgesamt bot sich in den oberen 1 ½ Windungen der Cochlea das normale, altersentsprechende Bild des Cortiorganes.

Ab dem *unteren Drittel der mittleren* und in der gesamten *unteren Windung* beobachten wir einen Verlust der Sinneshaare der OHC und IHC (Abb. 2), während die äußere Form des Cortiorganes weiterhin

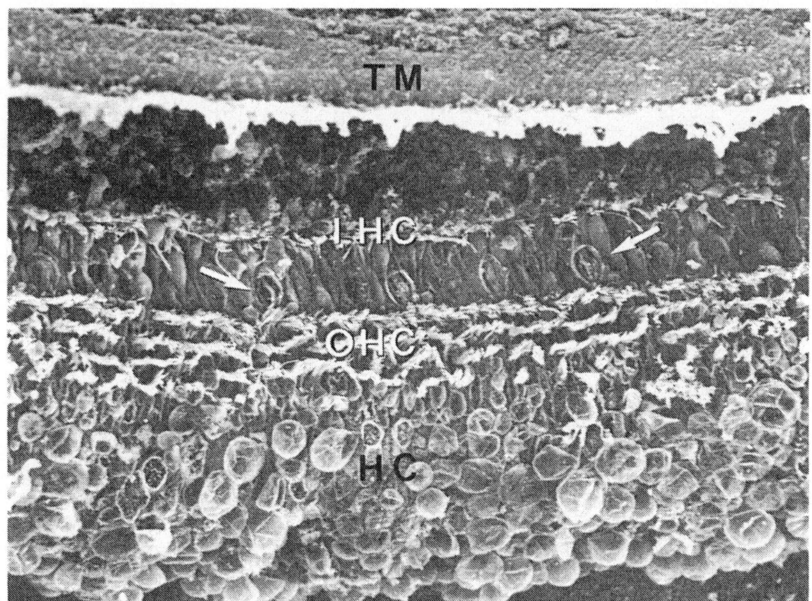

Abb. 1. Obere Cochleawindung. Äußere (*OHC*) und innere (*IHC*) Haarzellen, retrahierte Tektorialmembran (*TM*), Hensenzellen (*HC*), Stützzellen (*Pfeile*). × 380

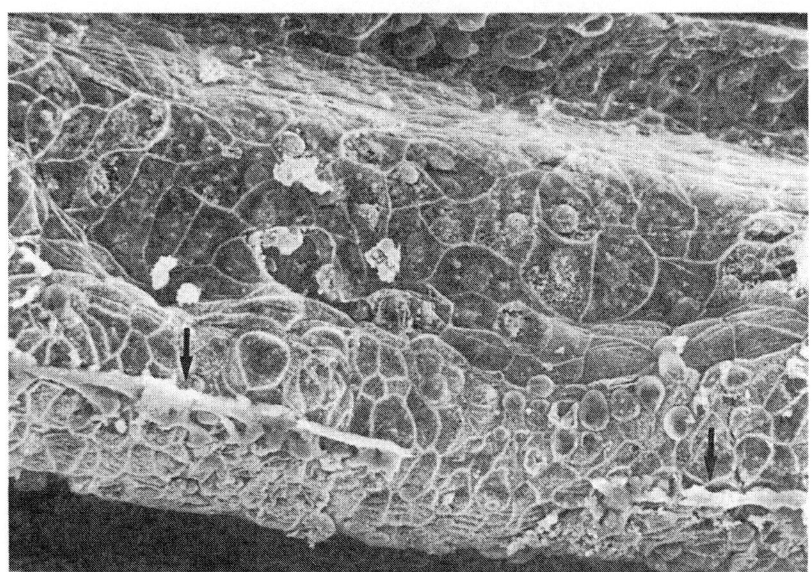

Abb. 2. Untere Windung. Verlust der Sinneshaare von IHC und OHC, Randfasernetz der Tektorialmembran (*Pfeile*). × 580

erhalten geblieben ist. Das Randfasernetz der Tektorialmembran (Pfeile) blieb auf der Cortioberfläche als Artefakt haften.

Die bisher durchgeführte TEM-Untersuchung der einzelnen Windungen zeigt ein Bild, das mit den Befunden des REM vergleichbar ist.

Die im Rahmen dieser Arbeit demonstrierte Morphologie der Cochlea eines klinisch tauben Kindes kann wichtige Daten zum Verständnis des kongenitalen Innenohrschadens liefern. Ob tatsächlich eine komplette Taubheit vorlag oder in Anbetracht des erhaltenen Cortiorganes in der oberen Hälfte der Cochlea noch Tiefton-Hörreste vorhanden waren, wurde bei dem Kleinkind vor dem Unfalltod leider nicht hinreichend sicher abgeklärt.

70. K. C. Schmitz, P. Pere (München):
Kochleare Implantate: Auswahl von Ertaubungsmethoden
für ein tierexperimentelles Modell

Die Simulation isolierter Innenohrerkrankungen, die zu vollständiger Taubheit führen, ist bei experimenteller chronischer elektrischer Stimulation eine grundlegende Voraussetzung.

Aus diesem Grund haben wir 5 verschiedene experimentelle Ertaubungsverfahren nachvollzogen (Schmitz):

1. Die Cryophilisierung der Cochlea (Kuylenstierna).
2. Die mechanische Zerstörung der Basilarmembran.
3. Die systemische Applikation von Amikacin (Aran, Cazals, Klinke).
4. Die intracochleäre Instillation von Amikacin durch das runde Fenster (Black, Duckert, Chouard, Klinke, Vivion).
5. Die intracochleäre Instillation von isotonischer Kochsalzlösung.

Die ersten 3 Verfahren führten nicht zu elektrophysiologisch kontrollierbarer vollständiger Taubheit, im Gegensatz zu den letzten beiden Verfahren der intracochleären Instillation von Amikacin bzw. von isotonischer Kochsalzlösung. Diese beiden Ertaubungsverfahren wurden von uns im folgenden verglichen.

In beiden Fällen wurde die gleiche Methode angewandt (Schmitz)

- zunächst wurde die Bulla des Meerschweinchens chirurgisch eröffnet.
- dann wurde Amikacin bzw. Kochsalz über das runde Fenster in die Cochlea eingespritzt.
- Prae- und postoperativ sowie langfristig – bis zu 3 Monaten – wurden elektrophysiologische Kontrollen durch Ableitung von akustisch evozierten Potentialen durchgeführt.

- Post mortem wurden die Cochleen in Form von Semidünnschnitten histologisch aufgearbeitet.

Die elektrophysiologische Kontrolle ergab eine vollständige Taubheit in allen Fällen sowohl bei Amikacin- als auch bei Kochsalzertaubung.

Die histologische Aufarbeitung der Cochleen ergab in beiden Fällen eine annähernd gleich ausgeprägte Läsion des Cortischen Organes in Form einer Degeneration der Haarzellen und einem Zerreißen der Reissner Membran.

Die Degeneration der Neuronen im G.S.C. wurde durch eine quantitative Analyse der Neuronenkerne erfaßt.

Bei der hierbei angewandten Methode wurden nach Anschneiden des Modiolus alle 30 um ein Schnitt von Hand ausgezählt – im Mittel 40 Schnitte pro Cochlea. Es wurden insgesamt 10 normale, 10 Amikacin-ertaubt und 10 Kochsalz-ertaubte Cochleen untersucht.

Die Auswertung zeigte pro Schnitt bei einer normalen Cochlea 280,29 Kerne, bei Ertaubung mit Amikacin 44 Kerne und bei NaCl-Ertaubung 217,27 Kerne.

Diese Ergebnisse zeigen, daß die mit dieser Methode nachweisbare Degeneration der Neuronen im G.S.C. bei Amikacininstillation bedeutend ausgeprägter war als bei Instillation von isotonischer Kochsalzlösung.

Eine selektive Zerstörung der Haarzellen der Cochlea bei erhaltenem N. cochlearis ermöglicht die Durchführung einer tierexperimentellen chronischen elektrischen Stimulation des Innenohres.

Wir haben diese selektive Ertaubung durch Instillation von isotonischer Kochsalzlösung in die Cochlea erreicht.

Videopräsentation II

71. M. E. Wigand, H. Iro (Erlangen):
Mikrochirurgische Anatomie des Felsenbeins.
I. Endaurale Mastoidektomie, Tympanotomie und Freilegung des Nervus facialis

72. J. A. Weisemann, P. Gundlach (Berlin):
Die Topodiagnostik der peripheren Fazialisparese –
Ein Lehrfilm mit klinischen Beispielen

73. T. Haid, M. E. Wigand (Erlangen):
Neurektomie des Nervus vestibularis mit Neurolyse des Nervus VIII
bei Morbus Menière

74. C. Herberhold (Bonn):
Tympano-Mastoid-Plastik

75. G. Schlöndorff, R. Mösges (Aachen):
Intraoperative Bildverarbeitung – Neue Aspekte computerunterstützten Operierens

76. F. X. Brunner, J. Sold, W. Buschmann, J. Müller (Würzburg):
Chirurgische Orbitadekompression durch erweiterte Ethmoidektomie
bei endokriner Orbitopathie

77. J. Heermann (Essen):
Intranasale Mikrochirurgie des Siebbeins und der Tränenwege
mit Resektion präsaccaler Stenosen

78. P. Federspil (Homburg):
Osteoplastische Stirnhöhlenchirurgie heute

Plastische Chirurgie I

79. H.-J. Meyer (Stuttgart):
Plastische Rekonstruktion von Mundhöhle, Pharynx und Larynx mit mikrovaskulär anastomosierten Transplantaten

In der Hals-Nasen-Ohrenklinik des Katharinenhospitales Stuttgart werden freie, mikrovaskulär reanastomosierte Transplantate seit August 1984 verwendet. Zum Wiederaufbau von Mundhöhle, Pharynx und Larynx sind bisher 129 Jejunum-Transplantate, 10 fascio-cutane Unterarmlappen, 1 isoliertes Beckenkammtransplantat, 2 osteo-myocutane Beckenkamm-Transplantate und 1 myoperitonealer Rectus-abdominis-Lappen verpflanzt worden. Mit einer Ausnahme dienten die Operationen zur Sofort-Rekonstruktion nach Tumor-Resektion.

Bis April 1989 haben wir bei 126 Patienten 129 freie Dünndarmtransplantationen mit mikrovaskulärer Reanastomosierung durchgeführt. 13 Dünndarmsegmente wurden rohrförmig belassen, 116 an der kontramesenterialen Längsseite zu flickenförmigen Transplantaten aufgeschnitten. Mit den freien Jejunum-Transplantaten haben wir Defekte mit Hauptlokalisation im Mundboden (13 Fälle), im Zungenkörper (25 Fälle), in der Wange (1 Fall), in der Tonsillenregion (45 Fälle), im Bereich des weichen Gaumens (8 Fälle), an der Pharynx-Hinterwand (9 Fälle), im Zungengrund (11 Fälle) und im Hypopharynx (14 Fälle) gedeckt. 91 Patienten wurden bisher mit voller Tumordosis nachbestrahlt. Bleibende Schäden am Jejunumtransplantat traten dabei nicht auf. Als gravierende Komplikationen mußten wir Aspirationspneumonien bei 10 Patienten, 17 vollständige Transplantatverluste, eine protrahierte Schluckunfähigkeit in 5 Fällen und 12 abdominale Komplikationen registrieren. Wir haben 3 unserer Patienten durch Komplikationen verloren.

Die Rekonstruktion des Pharynx nach Querer Pharynx-Larynx-Resektion hat sich mittlerweile zu einer Standard-Indikation für das freie Jejunum-Transplantat entwickelt. Eine weitere Parade-Indikation des freien Dünndarmtransplantates ist der Wiederaufbau der Rachenhinterwand. Die Tonsillenregion läßt sich mit einem Jejunum-Patch – auch bei erhaltenem Unterkiefer – dreidimensional strukturiert rekonstruieren. Nach unseren Erfahrungen können bis zu zwei Drittel der gesamten Zunge durch Dünndarm ersetzt werden, ohne daß Schluckfunktion und Artikulation allzu gravierend beeinträchtigt werden. Beim Wiederaufbau des Mundbodens haben sich uns zwei Nachteile des Jejunumtransplantates herauskristallisiert: Vor allem im vorderen Mundboden zeigt das Dünndarmtransplantat im Laufe der Zeit fleckige Verfärbungen und Einziehungen. Außerdem hält das Jejunumtransplantat als Bedeckung des Unterkiefer-Alveolarfortsatzes dem Druck einer Zahnprothese auf Dauer nicht stand. Diese beiden Nachteile haben uns nach einer Alternative für die Mundboden-Rekonstruktion suchen lassen. Hier – aber auch nur hier – geben wir dem freien, fasciokutanen Unterarmlappen den Vorzug vor dem Dünndarmtransplantat. Wir haben bisher 7 freie Radialislappen zur Rekonstruktion des vorderen und seitlichen Mundbodens verpflanzt. Die schlechtere Modellierbarkeit dieses Lappens und das enorale Wachstum mittransplantierter Haare nehmen wir hier zugunsten der höheren mechanischen Widerstandsfähigkeit in Kauf.

In bisher 3 Fällen haben wir den freien Radialislappen zur Rekonstruktion des Kehlkopfes nach erweiterter Hemilaryngektomie verwendet.

H.-J. Meyer (Schlußwort):
Zu Herrn Ganzer: Jejunumtransplantate werden von uns sowohl bei großen als auch bei T-2-Tumoren, allerdings mit unterschiedlichen onkologischen Erwartungen verwendet. Eine statistische Auswertung steht aus.

Zu Herrn Frank: Vor allem nach dreidimensionalen Rekonstruktionen der Tonsillenregion zeigt sich im Verlauf von Monaten eine Schrumpfung mit konsekutiver Rhinophonia aperta.

Zu Herrn Draf: Auch wir haben die Anschwellung des Radialislappens beobachtet.

Zu Herrn Steiner: Die vergleichende Diskussion der onkologischen Ergebnisse sollte erst folgen, wenn 5-Jahres-Überlebensraten vorliegen.

Zu Herrn Müller: Die Operation erfolgt mindestens mit zwei Op.-Teams.

Zu Herrn Kastenbauer: 5-Jahres-Überlebensraten liegen naturgemäß noch nicht vor. 17 Nekrosen des Transplantates sind auch uns zuviel. Wir arbeiten intensiv an einer diesbezüglichen Verbesserung der Ergebnisse. Unsere durchschnittliche Op.-Dauer liegt bei 11 Std.

80. M. Ch. Grasl, K. Ehrenberger, K. Neuwirth, H. Piza et al. (Wien): Hypopharynxrekonstruktion mit frei transplantiertem Jejunum

Wir berichten über die Schluckfunktion von 39 Patienten, bei denen die Hypopharynxvorderwand (n = 21) oder der komplette Hypopharynxschlauch (n = 18) mittels frei transplantiertem Jejunum rekonstruiert wurde. Diese Defekte der Schluckwege entstanden bei 29 Patienten nach Tumorresektion wegen eines ausgedehnten Plattenepithelkarzinoms in Hypopharynx, bei 7 Patienten nach Resektion eines Lokalrezidivs nach Operation und Radiatio eines Larynxkarzinoms, bei 2 Patienten nach Resektion einer Stenose im Hypopharynx nach Laryngektomie und Bestrahlung und bei einem Patienten wurde ein in den Laryngopharnyx infiltrierndes Karzinom der Schilddrüse entfernt.

Wir verwendeten das Transplantat zur Rekonstruktion der Hypopharynxvorderwand 13mal gleichzeitig als tracheohypopharyngealen Sprech-Siphon (Ehrenberger), 3mal als Patch und 5mal als Kombination Sprech-Siphon und Patch. Bei den Pharynxquerresektionen kam der Darm 16mal als Rohr und 2mal als Kombination Sprechsiphon und Rohr zur Anwendung.

Wegen postoperativer Komplikationen konnten 4 Patienten nicht zur Bewertung herangezogen werden (1 Exitus, 2 Nekrosen, 1 Fistel). Von den übrigen 35 Patienten konnten sich 8 nicht ausreichend peroral ernähren. Die anderen 27 Patienten hatten keinerlei Probleme mit der Aufnahme flüssig-breiiger und fester Kost. Diese gute Schluckfunktion hielt auch im Durchschnitt nahezu bis unmittelbar zum Tod (bei 11 Patienten als Folge eines locoregionären Rezidivs) oder dem Datum der Studie an (bei den 16 noch lebenden Patienten).

Wir halten aufgrund unserer Erfahrungen das frei transplantierte Jejunum als Ersatz für die oberen Schluckwege nach Resektion ausgedehnter Karzinome des Hypopharynx bestens geeignet. Obwohl die Operationsmethode ein erhöhtes Komplikationsrisiko hat, ermöglicht sie jedoch in rund ¾ der Patienten mit sehr schlechter kanzerologischer Prognose in der diesen verbleibenden Zeit durch die rasche Wiederherstellung der peroralen Ernährung eine hohe Lebensqualität, welche gegebenenfalls durch die zusätzliche Konstruktion eines Sprechsiphons noch erheblich verbessert werden kann.

M. Ch. Grasl (Schlußwort):
Zu Herrn Ganzer und Herrn Terrahe bezüglich der Überlebenszeit in unseren negativ selektioniertem Patientengut mit sehr schlechter onkologischer Prognose ergibt sich bei Verwendung des frei transplantierten Jejunum keine Verbesserung der Überlebenszeiten.

Zu Herrn Müller: Wir operieren in 3 Teams – HNO, Bauch, Gefäßchirurgie, teilweise simultan.

Zu Herrn Kastenbauer: Wenn der Schluckakt mit dem Jejunum nicht in Gang kommt, verwenden wir entsprechend der Ursache: Colonhochzug bei Totalnekrose, bei Fisteln Deckung mit Pectoralislappen und bei Stenosen Endoprothesen.

81. A. Beigel (Kiel): Myokutane Pectoralis-major-Insellappenplastik und gefäßgestieltes Dünndarmtransplantat – Ein Langzeitvergleich zweier bewährter Methoden zur Defektrekonstruktion im Pharynx

Die Rekonstruktion von Defekten nach ausgedehnten Tumorresektionen im Mundhöhlen- und Pharynxbereich stellt für den Operateur sowohl funktionell als auch in ästhetischer Hinsicht eine besondere Herausforderung dar. Je nach Ausmaß des Defektes sind verschiedenste Methoden des Gewebeersatzes im Pharynx vonnöten. Die Kieferchirurgie und die Hals-Nasen-Ohrenklinik in Kiel zusammen überblicken zusammen z. Z. 231 teils gefäß-, teils muskelgestielte Transplantate, die zur Defektrekonstruktion im Pharynxbereich verwandt wurden. Die gebräuchlichsten Methoden davon sind der von Aryan angegebene myokutane Pectoralis-major-Insellappen und das mikrovasculär anastomosierte Jejunum-Interponat. Anhand von 160 Patienten wurden funktionelle und ästhetische Langzeitergebnisse nach Pectoralis-major-Insellappen-Plastik und Dünndarm-Interponaten untersucht. Nur in einem geringen Teil der Fälle traten totale Nekrosen auf. Passagere Fisteln und Dehiszenzen waren ebenfalls relativ selten. Die Komplikationsraten sind nach diesen rekonstruktiven Verfahren als gering einzustufen. Morphologische Untersuchungen zeigten, daß sowohl das Brusthautlappenepithel des Pectoralis-major-Lappens als auch das Epithel des in die Mundhöhle eingebrachten Dünndarms eine erstaunliche Angleichung an die umgebene Empfängerschleimhaut zeigen. Sowohl licht- als auch elektronenmikroskopisch konnte festgestellt werden, daß nach einiger Zeit das eingebrachte Epithel die für die Mundschleimhaut typische unvollständige Verhornung im Sinne einer Parakeratose zeigt. Bindegewebsveränderungen subepithelial im Sinne einer Narbe konnten nicht festgestellt werden.

Anhand unserer Langzeitergebnisse haben wir das folgende Konzept für das jeweils zu wählende Rekonstruktionsverfahren bei Defekten in der Mundhöhle und im Pharynxbereich entwickelt: Bei der Rekonstruktion des Hypopharynx ist das mikrovaskulär anastomosierte Jejunum-Interponat dem myokutanen Pectoralis-major-Insellappen eindeutig überlegen. Differenziert werden muß dagegen bei der Rekonstruktion im Mundhöhlen-Oropharynxbereich: Kann der Unterkiefer in seiner natürlichen Kontinuität erhalten werden, was heute wesentlich häufiger als früher möglich ist, dann sind die funktionellen Folgezustände nach Implantation der mikrovasculär anastomosierten Jejunuminterponate funktionell besser. Auch die ästhetischen Resultate sind bei erhaltenem Unterkiefer wesentlich günstiger. Wird der Unterkiefer teilreseziert und durch verschiedene Verfahren rekonstruiert, sind nach Jejunumtransplantationen im großen und ganzen ebenfalls bessere Resultate zu erzielen. Erweist es sich aber als notwendig, den Unterkiefer zu resezieren und ggf. zu exartikulieren, ohne daß eine Rekonstruktion der Mandibula durchgeführt wird, dann empfiehlt es sich aus funktioneller Sicht, der myokutanen Pectoralis-major-Insellappenplastik den Vorzug zu geben, wobei es sich bisweilen als unvermeidbar herausstellen kann, gewisse ästhetische Einbußen in Kauf nehmen zu müssen.

82. K. Mees, R. Baumeister, E. Kastenbauer (München): Mikrovaskuläre kutane und osteokutane Transplantate in der rekonstruktiven Kopf- und Halschirurgie

Zur mikrovaskulären Rekonstruktion von Weichteildefekten und begleitenden Knochendefekten stehen heute eine Reihe von kutanen und osteokutanen Transplantaten zur Verfügung. Speziell für die Rekonstruktion solcher Defekte in der Gesichts- und Halsregion eignen sich unserer Erfahrung nach insbesondere zwei Transplantate: der Skapularlappen und der Radialislappen. Skapular- und Radialislappen können sowohl als kutane und osteokutane Transplantate gehoben werden. Darüber hinaus eignet sich der Skapularlappen auch als desepithelisiertes Transplantat zur fazialen Augmentationsplastik, z.B. bei der Hemiatrophia faciei.

Beide Transplantate verfügen über eine feste Haut. Während der Radialislappen kaum subkutanes Fettgewebe aufweist, ist dieses beim Skapularlappen relativ dünn. Der Skapularlappen ist haarlos, der Radialislappen in der Regel ebenfalls. Ein großer Vorteil ist bei beiden Lappen die konstante Gefäßanatomie. Während der Hebedefekt beim Skapularlappen bzw. die Narbe des Hebedefektes funktionell bedeutungslos ist, kann dieser beim Radialislappen eventuell ästhetisch und funktionell beeinträchtigend sein. Demzufolge sollte im Rahmen der Operationsplanung auch entschieden werden, ob ein primärer Verschluß des Hebedefekts u.U. durch eine vorangehende Expanderimplantation und Gewebevordehnung ermöglicht werden kann.

Der Skapularlappen kann, entsprechend dem Verlauf der terminalen Hautäste der A. circumflexa scapulae, entweder mehr horizontal als Skapularlappen im eigentlichen Sinne oder mehr vertikal als Paraskapularlappen gehoben werden. Der Knochenspan kann entweder aus dem seitlichen Skapularrand oder der Spina scapulae entnommen werden. Der osteokutane Skapularlappen eignet sich insbesondere zur Rekonstruktion von Oberkiefer- und begleitenden fazialen Weichteildefekten.

Die Hautinsel des Skapularlappens kann so ausreichend dimensioniert werden, daß gleichzeitige Defekte der Orbita (nach Exenteratio orbitae) oder des harten Gaumens (nach Hemimaxillektomie) nach entsprechender Faltung des Lappens ebenfalls verschlossen werden können.

Gelegentlich muß der Skapularlappen in einer zweiten Sitzung aus ästhetischen Gründen ausgedünnt werden.

Der Radialislappen kann in unterschiedlicher Größe aus der Beugeseite des Unterarmes entnommen werden, im Extremfall kann die gesamte volare Haut des Unterarmes gehoben werden. Kleinere Hebedefekte, bis ca. 5 × 8 cm können primär verschlossen, größere Hebedefekte müssen mit Spalthaut ausgekleidet werden. Alternativ kann auch vor der Entnahme des Hautlappens eine Vordehnung mit einem Expander erfolgen, so daß eine Spalthautauskleidung u. U. überflüssig wird.

Der Radialislappen ist ein sehr dünner, geschmeidiger Lappen. Er eignet sich insbesondere zur Rekonstruktion perimandibulärer Hautdefekte, sowohl intra- als auch extraoral.

Er läßt sich sehr gut falten und kann in diesem Zustand sehr gut zur Rekonstruktion von Strukturen verwendet werden, die auf beiden Seiten epithelisiert sind, z. B. bei dreischichtigen Wangendefekten oder großen Gaumendefekten.

Bei Verwendung als osteokutanes Transplantat kann ein bis zu ca. 10 cm langer Knochenspan aus dem Radius entnommen werden. Muß neben dem Unterkiefer- auch ein Schleimhautdefekt und zusätzlich ein perimandibulärer Hautdefekt verschlossen werden, sollte der Radialislappen mit zwei Hautinseln gehoben werden, wobei der Knochenspan mit der für die Rekonstruktion des Schleimhautdefektes vorgesehenen Hautinsel verbunden bleiben sollte.

83. F. Bootz, G. H. Müller (Tübingen):
Der radiale Unterarmlappen – Seine vielseitige Anwendbarkeit in der plastischen Rekonstruktion des Kopf-Hals-Bereiches

Der dünne fasziokutane Unterarmlappen eignet sich wegen seiner Modellierbarkeit besonders gut zur plastischen Deckung flacher Defekte z. B. im Pharynx und Mundhöhlenbereich, aber auch im Bereich des äußeren Halses, dessen Gefäßreichtum ideale Voraussetzungen für die Mikrogefäßanastomose bietet.

Bei 40 Transplantaten variabler Größe, die alle an der A. radialis entnommen wurden, konnten wir in den letzten Jahren Erfahrungen mit der vielseitigen Anwendung des freien Unterarmlappens gewinnen, über die wir anhand einiger Beispiele berichten wollen.

1. Rekonstruktion im Pharynx und Mundhöhlenbereich. Der plastischen Rekonstruktion im Pharynx und Mundhöhlenbereich kommt vor allem funktionelle Bedeutung zu. In solchen Fällen eignen sich besonders dünne, distal entnommene Lappen. Nach Entfernung von Tumoren im Mundboden und Zungenbereich, im weichen Gaumen und Oropharynx verhindert die Wiederherstellung mit Hilfe des mikrovaskulären Transplantates funktionelle Störungen des Sprech- und Schluckvorganges und der Atmung. Auch Defekte im Hypopharynx, die nach Resektion umschriebener Karzinome v. a. an der Hinterwand entstehen, lassen sich mit dem Unterarmlappen verschließen.

2. Rekonstruktion nach bereits erfolgter Tumorexzision und Bestrahlung. Der freie Gewebetransfer ist ideal im schwierigen Transplantatlager wie z. B. in bestrahlten Bereichen, in denen lokales Gewebe sich nicht mehr zum Defektverschluß eignet. Dies kann beim Strahlenulcus oder beim Rezidiv nach Bestrahlung der Fall sein.

3. Rekonstruktion nach Exenteratio orbitae. Mit Hilfe des Unterarmlappens kann der Defekt nach Exenteratio orbitae verschlossen werden, ohne dabei die Orbita zu obliterieren. Wir wählten in diesen Fällen als Anschlußgefäße die A. und V. faciales, da uns die Temporalgefäße v. a. die Vene als zu unsicher erschienen. Daher war ein langer Gefäßstiel an dem distal entnommenen Lappen von ca. 15 cm notwendig, um die Distanz bis zur Orbita zu überbrücken.

4. Rekonstruktion des äußeren Halses bei oberflächlichen Defekten. Sowohl nach Resektion von ausgedehnten Hauttumoren als auch von Narbenkeloiden z. B. nach Verbrennungen, bei denen eine lokale Verschiebeplastik nicht mehr in Frage kommt, kann mit Hilfe des mikrovaskularisierten Transplantates in einer einzeitigen Operation der Defekt verschlossen werden. Dazu eignen sich die etwas voluminöseren Lappen aus dem mittleren und proximalen Unterarm.

5. Auskleidung einer Mastoidhöhle. Wir brachten in eine seit 30 Jahren sezernierende Mastoidhöhle eines Patienten, der nach Entfernung eines Hämangioperizytoms bestrahlt wurde, einen kleinen, distal entnommenen Unterarmlappen ein. Das Ohr ist seither trokken.

Diese zweifellos seltene Rekonstruktionsvariante zeigt beispielhaft die vielseitige Anwendbarkeit des Unterarmlappens.

Abschließend möchten wir darauf hinweisen, daß das kosmetische Ergebnis nach plastischer Versorgung der Entnahmestelle mit Spalthaut am Unterarm manchmal – v. a. bei Frauen – nicht ganz befriedigend ist. Das funktionelle Ergebnis war jedoch in allen unseren Fällen zufriedenstellend.

Die Wiederherstellungschirurgie im Kopf-Hals-Bereich hat durch die mikrovaskulären Transplantate neue Impulse erfahren, v. a. hat sich für die Rekonstruktion oberflächlicher Defekte die Methode des freien Unterarmlappentransfers als zuverlässig erwiesen. Sie gibt dem Operateur die Möglichkeit, große und komplexe Defekte durch einen einzeitigen Eingriff zu verschließen.

T. P. U. Wustrow (München): Können Sie noch etwas zur Indikationserweiterung des Unterarmlappens für Hypopharynxkarzinome sagen. Warum verwenden Sie den myokutanen Pektoralis-major-Lappen nicht?

F. Bootz (Schlußwort):
Der Unterlappen hat in der Rekonstruktion des weichen Gaumens gegenüber dem freien Jejunumpatch den Vorteil, daß er nicht schrumpft und somit auch Monate nach dem Eingriff keine Rhinolalia aperta entsteht.

Postoperative Schwellungen des Lappens wurden in 2 Fällen gesehen, bei denen oberflächliche Venen zur Drainage verwendet wurden. Es empfiehlt sich die Vv. comitantes zur Anastomose heranzuziehen.

Nach Radiatio sollte eine End-zu-End-Anastomose an die Art. carotis externa vermieden werden. Die Intima muß bei der Gefäßnaht sehr schonend behandelt und möglichst nicht mit Instrumenten berührt werden.

Da der Unterarmlappen wesentlich dünner als der Pect.-major-Lappen ist, wurde er von uns zur Rekonstruktion der Hypopharynxhinterwand verwendet.

Probleme des Hebedefektes entstehen fast ausschließlich distal über den Sehnen, die Lappengröße, vor allem die Ausdehnung nach proximal hat dabei keinen negativen Einfluß, da Spalthaut auf den dort befindlichen Muskelbändern besser einheilt als auf den distalen Sehnen.

Der Unterarmlappen hat gegenüber dem Parascapularlappen den Vorteil, daß er parallel zur Tumorexcision entnommen werden kann und daß sein Gefäßstiel wesentlich länger ist.

Diskussionsbemerkungen zu den Vorträgen Nr. 79–83:

U. Ganzer (Mannheim): Meiner Ansicht nach ist es an der Zeit, die Indikation für die Lappentechniken zu überdenken, und zwar die Indikation im Hinblick auf das Stadium des Ausgangsbefundes. Da sich die Lebenserwartung der Kranken mit fortgeschrittenen Oro- und Hypopharynxcarcinomen nicht durch noch größere Radikalität der Operation verbessern läßt, dienen

die rekonstruktiven Lappentechniken bei diesen Patienten in erster Linie der Verbesserung der Lebensqualität. Dieses Ziel läßt sich in vielen Fällen aber auch mit anderen Mitteln, etwa Chemotherapie und/oder Bestrahlung erreichen.

F. Frank (Wien): Herr Bootz hat als einziger von den angesprochenen Vortragenden erwähnt, daß er mit seiner Methode der Lappenplastik im Oropharynx eine Rhinolalia aperta verbinden kann. Meine Frage an alle drei genannten Vortragenden: Haben Sie Erfahrungen mit Veränderungen des Stimmklanges und der Resonanz nach Lappenplastik im Oropharynxbereich?

W. Draf (Fulda): 1. Die Autoren, welche den Unterarmlappen vorgestellt haben, möchte ich fragen, ob sie in der postoperativen Phase nicht auch eine erhebliche, gelegentlich langdauernde Lappenverdickung gesehen haben.

2. Nach Bestrahlung sehen wir immer wieder erhebliche Intimaverdickungen der Empfängergefäße. Wie ist Ihr Konzept, um diese Schwierigkeiten zu umgehen.

W. Steiner (Göttingen): Ergänzend zu den Vorträgen über die Defektrekonstruktion mit gefäßgestielten und mikrovaskulären anastomosierten Lappen möchte ich, ohne den Wert der gezeigten Lappenplastiken in Frage zu stellen, auf die von mir seit Anfang der achtziger Jahre praktizierte Alternativchirurgie hinweisen.

Mundhöhlen-, Oropharynx-, Hypopharynx- und Larynxkarzinome werden täglich lasermikrochirurgisch operiert. Es entstehen große Defekte, die nicht gedeckt werden. Während der Spontanheilung der z. T. großen Wundhöhlen kann schon nach zwei Wochen, wenn onkologisch indiziert, eine Radiotherapie, evtl. kombiniert mit Carboplatin als Radiosensitizer, erfolgen. Freigelegter Knorpel und Knochen, auch bei Rezidivtumoren nach Bestrahlung, heilen in faszinierender Weise. Die funktionellen Resultate sind besser, die onkologischen mindestens ebenso gut wie die nach konventioneller, z. T. aufwendiger und verstümmelnder Chirurgie. Der Blutverlust beträgt oft nur 5–10 ml, Operations- und Liegedauer sind viel kürzer. Diese Lasermikrochirurgie ist eine echte, von uns täglich praktizierte Alternative.

N. Müller (Tübingen): Ist die Jejunumtransplantation bei Ihnen eine interdisziplinäre Angelegenheit? Wer ist verantwortlich für die Transplantathebung?

E. Kastenbauer (München): Ich hätte gern Überlebenszeiten nach 2, 3 und 5 Jahren nach den ausgedehnten Eingriffen bei T3- und T4-Tumoren erfahren.

Sollten wir nicht alternativ die intraarterielle regionale oder systemische Chemotherapie in Verbindung mit der hyperfraktionierten simultanen Hochvolttherapie mehr in unser Behandlungskonzept der ausgedehnten Tumoren miteinbeziehen?

84. C. Walter (Heiden):
Die Entwicklung der Rhinoplastik und ihre Beziehung zur ästhetischen Gesichtschirurgie

Die Rekonstruktion der Nase ist die älteste dokumentierte Operationstechnik der Welt überhaupt.

Den ersten Bericht einer Nasenoperation finden wir im Smith Papyrus und der Nasenarzt des Pharao (Sekhet Enanachs) kommt als erster Arzt in Stein gehauen seit über 4500 Jahren zu geschichtlichen Ehren.

Aus dem 6. Jahrhundert vor Christus liegen uns Berichte von Susruta Samhita vor, der in Indien aus Wangenhaut neue Nasen bilden konnte.

Aus der Zeit der Römer haben wir von Celsus Beschreibungen über die Behandlung von Nasenfrakturen. Avicenna im 11. Jahrhundert lieferte uns darüber hinaus Postulate für die Wundbehandlung und die Lappenplastik, die man nur staunend zur Kenntnis nehmen kann und die heute, auch im Zusammenhang mit der plastischen Rhinochirurgie, noch Gültigkeit besitzen.

Im Altertum und im Mittelalter wurde die Kenntnis der Rekonstruktion von Nasen als kostbares Geheimnis im Familienkreis sorgsam gehütet. So war es im 15. Jahrhundert in Sizilien der Clan der Branca Vinea, der berühmt war für die Kunst der Nasenrekonstruktion.

Etwa 100 Jahre später erlangte Tagliacozzi Ruhm für seine italienische Methode der Nasenrekonstruktion, die mit Hilfe der Buchdruckkunst und des Holzschnittes schnell Verbreitung in Europa fand. Man wollte aber dem chirurgischen Magier selbst im Grab keine Ruhe gönnen. Seine Arbeiten und Berichte wurden als Teufelswerk und Gotteslästerung angesehen und verboten. Erst als ein Mönch durch seine Intervention den Papst darauf hinwies, daß die Wiederherstellung einer als Bestrafung abgeschnittenen Nase eine nochmalige Bestrafung durch die dabei zu erleidenden Schmerzen darstellte, wurde die Nasenrekonstruktion rehabilitiert. Noch heute ziert ein Standbild Tagliacozzis mit einer Nase in der Hand einen Platz in der Stadt Bologna.

Rituell begründet waren bei den Azteken Eingriffe an der Nase, wie an Steinreliefen nachzuweisen ist.

Vom 19. Jahrhundert an nahm die Entwicklung der Rhinoplastik und der plastischen Chirurgie im Zusammenhang mit dem Wachsen der Organchirurgie einen unglaublichen Aufschwung. Angeregt wurde dies durch einen Kupferstich von Wales, der die Rekonstruktion einer Nase bei Cowasjee, einem indischen Ochsentreiber zeigte, der von einem Handwerker operiert wurde, nachdem ihm, in Gefangenschaft des Sultans geraten, die Nase abgeschnitten worden war. Der Sultan hoffte damit, die englischen Truppen einzuschüchtern. Inwieweit ihm dies gelungen ist, hat die Geschichte gezeigt.

Carpue und Liston in England; Delpech, Ollier und Velpaud in Frankreich; Dieffenbach und Graefe in Deutschland: Sie alle haben sehr beeindruckende Berichte über ihre Operationstechniken hinterlassen, die bis in die jüngste Zeit Gültigkeit besitzen. Es mutet fast unvorstellbar an, wenn uns von Dieffenbach über von ihm ausgeführte ungefähr 1 200 Hasenscharten – und andere plastische Operationen berichtet wird und dabei nur 5% Infektionen beobachtet wurden. Graefe war erst 23 Jahre alt, als er Professor für Chirurgie wurde.

Die Weiterentwicklung von Naseninstrumenten hielt mit dem chirurgischen Aufschwung mit. Die Ashzange z. B. wird heute noch verwendet. Osteotomien wurden empfohlen zur Begradigung von Septen und Schiefnasen. Gleichermaßen erweiterte sich das Spektrum der allgemeinen plastisch-rekonstruktiven Chirurgie.

Knochen-, Knorpel- und Hautknorpeltransplantationen haben Israel, von Mangoldt und König für die Rhinoplastik um die Jahrhundertwende eingeführt.

Ende des 19. Jahrhunderts wurden neue Marksteine in der Geschichte der Rhinoplastik gesetzt. Die erste endonasal durchgeführte, korrektive Rhinoplastik beschrieb John Orlando Roe, ein HNO-Arzt aus Rochester. Danach war es J. Joseph, alias Levin, der ähnliches publizierte.

Roe war auch der erste, der die psychologische Bedeutung einer erfolgreich durchgeführten Rhinoplastik erkannte. Seine Bemerkungen könnten heute geschrieben sein und für die gesamte plastische Kopf- und Halschirurgie gelten. Ich darf sie hier kurz wiedergeben:

„Die Auswirkungen auf die Psyche von Personen mit physischen Defekten können leicht beobachtet werden. Die Entwicklung läuft auf eine permanente Störung der Psyche hinaus. Es wird daher jedem mit diesem Thema konfrontierten Arzt schnell klar, daß viele brilliante Leben, mögliche große Persönlichkeiten und Talente für die Gesellschaft verloren gehen durch psychische Verunsicherung und unbewußte Wesensveränderungen durch physische Deformität oder Behinderung."

J. Joseph arbeitete z. Z. des 1. Weltkrieges an der HNO-Klinik der Charité in Berlin und verließ diese Klinik etwa 1919, um an einer Privatklinik in Berlin zu arbeiten. Welche Chance wurde für die HNO-Heilkunde vertan, ihn nicht zu halten.

Sein Buch über die Rhinoplastik stellt sein Lebenswerk dar. Es ist faszinierend in seiner Vielseitigkeit. Es stellt die Rhinoplastik in den großen Rahmen plastisch-rekonstruktiver Eingriffe am Körper bis zu den ästhetischen Korrekturen im Gesichts- und Halsbereich. Hier liegt der Kern der Josephschen Arbeit: neu erkannte Möglichkeiten der Chirurgie, wie Lappenplastiken und Transplantationen weiter zu entwickeln und ausgehend von der Rhinoplastik auf andere Organbereiche zu übertragen, sowie die Bedeutung der ästhetischen Chirurgie weitsichtig zu erkennen. Bei entsprechender Intention hätten sicherlich von der HNO-Klinik Berlin für unser Fach richtungsgebende und für das Selbstverständnis und die Entwicklung beitragende Impulse ausgehen können, wenn der Promotor geblieben wäre.

Die Entwicklung blieb aber nicht auf den Weichen, die Joseph in seinen Anfängen gestellt hatte, stehen. Andere Fachdisziplinen bewerteten die Bedeutung des Wortes „Gesichtschirurgie" außerordentlich hoch und fügten es frühzeitig ihrer eigenen Fachbezeichnung hinzu. Für die Deusche HNO-Heilkunde war das leider nicht möglich, während die Schweizer

HNO-Ärzte dieses noch erreicht haben. Aber nicht nur dieses, man introvertierte sogar über einige akademische Generationen und beschäftigte sich, wenn auch ohne Zweifel verdienstvoll, überwiegend mit funktionellen Fragen des Faches, speziell der Otologie, während die chirurgische Welt weiter stürmte. So verwundert es nicht, wenn sich in dieser Stimmung chirurgisch aktive Söhne der HNO-Heilkunde vom Mutterfach abwandten und nicht selten auch von ihm despektierlich beargwohnt wurden.

Allerdings kamen jetzt neue Gesichtspunkte hinzu. In der Vergangenheit hatte Notfallaspekte die Indikation getragen. Jetzt wurde auch Sanierung und Funktionalität beachtet.

So sehe ich die mir gestellte Aufgabe besser erfüllt, indem ich das Konzept der Joseph'schen Arbeit auf unsere Gegenwart und unser Fach zu übertragen versuche, als einen Bildervortrag ästhetisch-chirurgischer Fälle abzuliefern.

Die 50er Jahre waren geprägt durch eine stürmische Entwicklung, bedingt durch die Erforschung und Klärung der Zusammenhänge von Physiologie und Technik der Rhinoplastik. Fomon, Cottle und Goldman waren prominente Vertreter neben vielen anderen, die sich neue Erkenntnisse erarbeiteten und darüber berichteten. Das Abhalten von Kursen wurde populär und fand großen Zuspruch. Angeregt durch meine Erfahrung aus den USA hat Professor Wullstein bei uns sehr frühzeitig ihre Bedeutung erkannt und zum Nutzen unseres Faches in sehr anerkennender Weise organisiert. Von ihm und seinem Nachfolger Prof. Kley sind wichtige richtungsgebende Impulse ausgegangen, aber dabei sollte es nicht bleiben. Ähnlich großer Dank gebührt dem leider viel zu früh verstorbenen Prof. Masing, der im Rahmen der Rhinologic Society viele Kollegen stimuliert hat, der Rhino-Chirurgie einen wichtigen Platz zu sichern.

So läßt z.B. eine Rückschau auf unser Fach und das der allgemein-plastischen Chirurgie erkennen, daß viele HNO-Ärzte die plastische Chirurgie richtunggebend beeinflußt haben. So waren Sanvenero-Rosselli in Italien, Sir Gillies in England und schließlich Converse in den USA HNO-Ärzte, bevor sie sich der plastischen Chirurgie zuwandten. Danach hatten sie aber kein Verständnis mehr für ihr konservativ gewordenes Mutterfach, und so kommt es, daß in der Manhatten Eye and Ear Infirmary plastische Chirurgen arbeiten, die kaum noch HNO-Ärzte zuschauen lassen. Nach 2jähriger zusätzlicher allgemein plastisch-chirurgischer Ausbildung im Anschluß an die HNO-Spezialisierung durchtrennen diese neuen plastischen Chirurgen erfahrungsgemäß die Nabelschnur zur HNO sehr schnell. Zum Teil hört man die Worte: „Die HNO-Ärzte sind ja keine Chirurgen, denn wo ist das Wort Chirurgie zur Kennzeichnung des Faches?"

Auch für mich scheint dies ein großer Mangel zu sein, denn wie soll ein Laie bei der immer größer werdenden Fachvielfalt wissen, daß „HNO-Heilkunde" die plastische Gesichts-, Kopf- und Halschirurgie umfaßt?

Es ist aber unbestreitbar, daß aus unserem Fach richtungsgebende wichtige Arbeiten für die Rhino-Chirurgie, wie auch für die plastisch-rekonstruktive und ästhetische Chirurgie im Kopf und Gesichtsbereich gekommen sind. Ich frage daher: „Quo vadis HNO heute?"

Sollen wir uns auf die Otochirurgie zurückziehen oder den Nebenhöhlen und Bereichen der Tumorchirurgie verhaftet bleiben oder sollen wir die Joseph'sche Konzeption wieder aufgreifen und versuchen, moderne chirurgische Möglichkeiten in unserem Fach bis an die Grenz- und Nachbarbereiche zu verwirklichen und zu vertiefen? Dies hätte allerdings Konsequenzen, denn es wird schwer werden, den Hügel wieder zu erklimmen, den andere schon eingenommen haben. Neue Wertbestimmungen wären zwangsläufig die Folge.

Plastisch-rekonstruktive und ästhetische regionale Chirurgie ist nicht als Anhängsel zu betrachten und nebenher zu betreiben, wenn man nicht von häufigen Fehlschlägen begleitet werden möchte. Meines Erachtens bedarf es daher einer kontinuierlichen Führung, um bei der Entwicklung von Techniken und in der Weiterbildung heranwachsender Assistenten den höchstmöglichen Standard zu gewährleisten.

Kenntnisse und Regeln der ästhetischen Chirurgie und die Vertrautheit mit der Biologie des Gewebes sollten vielmehr unser gesamtes operatives Arbeiten durchwirken. So sagte Wullstein einmal in einem persönlichen Gespräch in der Wandelhalle eines Kongresses, daß all unser Tun plastische Chirurgie sei. Dieser Betrachtung ist nur zu folgen. Dieses Ziel zu erreichen, setzt allerdings kontinuierliches Lernen und Lehren an unseren Kliniken voraus.

Es ist schon sehr bemerkenswert, daß in der USA ein Drittel aller Hals-Nasen-Ohren-Chirurgen nur noch gezielt Kopf- und Halschirurgie und besonders plastisch-ästhetische Chirurgie betreiben. Die von Hals-Nasen-Ohrenärzten gegründete American Academy of Facial Plastic and Rekonstruktive Surgery hat heute einen größeren Zulauf als die Muttergesellschaft. Sie hat bereits an die 2000 Mitglieder und stellt einen Machtfaktor dar. Man hat sehr erfolgreich vor Gericht erreicht, daß HNO-Chirurgen nach entsprechender Ausbildung ästhetische Chirurgie gleichberechtigt neben allgemein plastischen Chirurgen ausüben dürfen.

Auf unseren Jahreskongressen und auch den regionalen Tagungen müssen plastisch-rekonstruktiven und vor allem auch ästhetischen Themen ein wesentlich breiterer Raum eingeräumt werden als bisher, um die Bedeutung dieses Zweiges der Chirurgie für unser Fach herauszuheben.

Dem Herrn Präsidenten danke ich sehr herzlich für die Übertragung der ehrenvollen Aufgabe über die Rhinoplastik im Besonderen und die plastisch-ästhetische und rekonstruktive Kopf- und Halschirurgie im Allgemeinen zu sprechen. Dabei ergibt sich aus meiner Sicht natürlich zwangsläufig unter den Aspekten der plastisch-ästhetischen Chirurgie eine Standortbestimmung zu dieser Chirurgie in unserem Fach, die ich mir erlaubt habe, unmißverständlich zum Ausdruck zu bringen.

Besonders die Herren unseres Vorstandes haben in der heutigen Zeit die schwere Aufgabe, unter den hier aufgeführten Aspekten viele Strömungen und Überlegungen auszuwerten und zu kanalisieren. Ich wünsche Ihnen für die Entscheidungsfindung, die den Namen unseres Faches, den Inhalt der Weiterbildung, der Öffentlichkeitsarbeit sowie das tägliche praktische Tun in Kooperation mit anderen Fachdisziplinen betrifft, viel Erfolg. Sie wird wie kaum je zuvor weitreichende Konsequenzen für unser Fach tragen.

A. Berghaus (Berlin): Es wäre zu ergänzen, daß J. Joseph von den Hals-Nasen-Ohrenärzten etwas freundlicher behandelt wurde als von den Orthopäden, die ihn zunächst ausgebildet haben. Nach einem Vortrag über eine von ihm durchgeführte Ohranlegeplastik mußte er nämlich die orthopädische Universitätsklinik 1896 verlassen, wurde aber 1916–1921 Leiter der „Abteilung für Gesichtsplastik" an der von Geheimrat Passow geführten Ohren-Nasen-Klinik. Joseph selbst schätzte die Unterbringung in dieser Klinik, die er verließ, als die Krankenhausverwaltung einen Bettenmangel für andere Disziplinen beheben mußte.

85. W.-L. Mang (München): Einsatz des Gewebeexpanders in der plastischen Chirurgie des Kopf-Halsbereiches

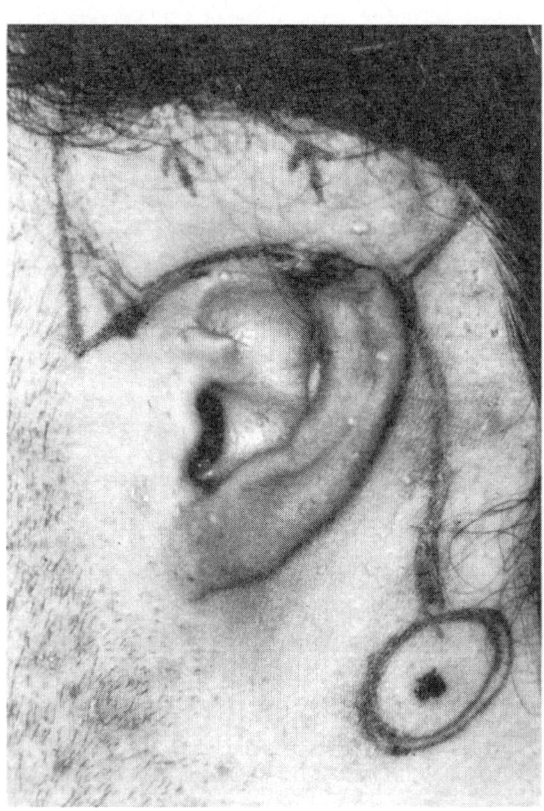

Abb. 1. Traumatischer Abriß des oberen Anteils der linken Ohrmuschel bei einem 22jährigen Patienten. Operationsplanung mit Hautexpander. Es empfiehlt sich bei der Dehnung im Ohrbereich das Ventil ziemlich weit kaudal vom Expander subcutan zu implantieren.

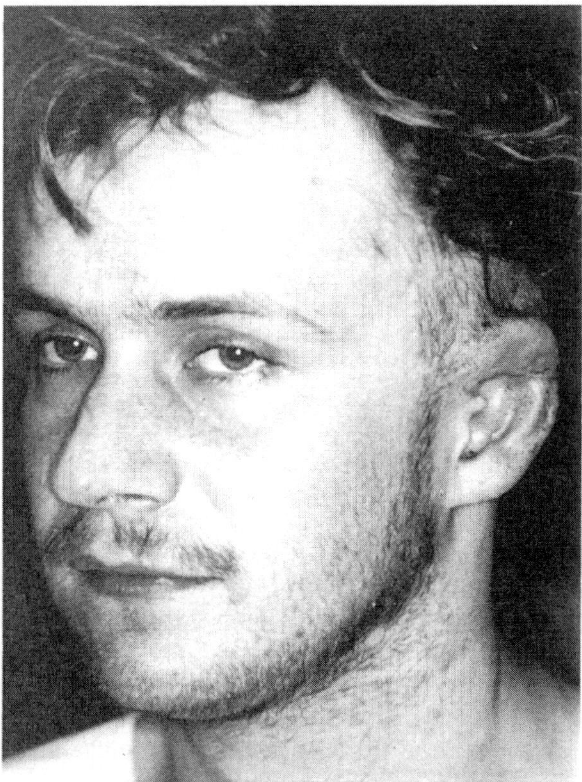

Abb. 2. 4 Wochen postoperativ ein reizlos eingeheiltes Rippenknorpelimplantat mit kosmetisch zufriedenstellenden Hautverhältnissen und abstehender Ohrmuschel

Der Einsatz von Hautdefekten steht von altersher in der plastischen Gesichtschirurgie oben an. Seit dem Wagnis Tiefenbachs 1834, am Rande eines dreieckigen Defektes einen gestielten Lappen vollkommen von seiner Unterlage zu lösen, entwickelten sich verschiedenartigste freie und gestielte Lappenplastiken, die größtenteils heute noch ihre Gültigkeit haben. Eine Nachuntersuchung von 147 Lappenplastiken im Kopf-Halsbereich an der HNO-Klinik rechts der Isar hat ergeben, daß der Operationserfolg abhängig ist von der exakten Planung, Erfahrung des Operateurs und der Kenntnis neuer Operationstechniken. Dazu gehört der Gewebeexpander: Denn ist der Defekt oder die Hautspannung zu groß für eine lokale Lappenplastik oder eine großzügige Exzision, kann die Haut durch einen Expander vorgedehnt werden. Radowan hat dies 1978 zum ersten Mal für Brustrekonstruktionen beschrieben. Die Indikationen im Kopf-Halsgebiet für Gewebeexpander sind Defektrekonstruktionen von Skalp, Stirn, Nase und Ohren sowie die Beseitigung von Narben (Verbrennung) und Tätowierungen. Von 16 Expansionen hatten wir 2 Infektionen, wobei wir den Expander 1 × vorzeitig entnehmen mußten.

R. Münker (Stuttgart): Die Gewebeexpansion ist ursprünglich als sekundäres Rekonstruktionsverfahren entwickelt worden. Wendet man es als primäre Deckungsmethode, z. B. beim Basaliom an, dann ergibt sich die Frage, was mit dem Defekt geschieht während des Wochen in Anspruch nehmenden Expansionsvorganges. Als neue Entwicklung ist da die intraoperative Schnelldehnung nach Sazaki erwähnenswert, auf die ich später eingehen werde.

E. Kastenbauer (München): Die Anwendung eines Expanders hat sich bewährt, wenn die gedehnte Haut wieder sofort flächig verankert wird. Bei der Bildung von Konturen besteht postoperativ nicht selten die Tendenz, daß sich die Haut retrahiert.

W. Gubisch (Stuttgart): Die Verwendung von Expandern hat sich bei uns in der Ohrmuschelrekonstruktion nicht bewährt.

86. P. M. Stell, D. Adler, D. Bowdler (Liverpool): Die Rekonstruktion des Hypopharynx

Vorgestellt wird eine eigene Operationsserie von 200 Hypopharynx-Rekonstruktionen nach Resektion maligner Tumoren aus den letzten 20 Jahren. Zum Wiederaufbau des Pharynx wurde 59mal eine Magentransposition, 108mal eine Hautlappenplastik (86 Deltopektoral-Lappen und 22 Pektoralis-major-Lappen) und 23mal eine Jejunum-Transposition durchgeführt. In den ersten 7 postoperativen Tagen betrug die Mortalität bei Jejunum- und Haut-Lappen jeweils 0%, dagegen nach Magentransposition 12%. Der Krankenhausaufenthalt betrug durchschnittlich 21 Tage bei Jejunum-Transposition, 53 Tage bei Magentransposition und 86 Tage nach Hautlappenplastiken. Stenosen im Bereich des rekonstruierten Pharynx traten nach Magentransposition in 5%, nach Jejunum-Verlagerung in 3% und nach Hautlappenplastiken in 48% der Fälle auf. Die Langzeit-Überlebensdauer war mit circa 35% bei allen Methoden gleich groß. Hiernach scheint es, daß bei begrenzter Tumorgröße ein Ersatz des Pharynx durch Jejunum die beste Rekonstruktionsmethode darstellt, daß aber bei sehr ausgedehnten Tumoren eine Magentransposition vorzuziehen ist.

87. P. Gundlach, A. Berghaus (Berlin): Der myokutane Platysmalappen für die Defektdeckung nach tumorchirurgischen Eingriffen

Bei der chirurgischen Behandlung von Geschwülsten im Kopf-Halsbereich sind häufig ausgedehnte Resektionen notwendig, die große Lappenrekonstruktionen erforderlich machen. Bei der Defektdeckung nach Tumoroperationen in der Mundhöhle, im Pharynx- und Larynxbereich konkurrieren heute vor allem einige myocutane Lappen (wie z. B. der Pectoralis-major-Lappen, der Sternocleidomastoideus-Lappen, der Trapezius-Lappen) sowie die mikrogefäßanastomosierte Jejunumtransplantation.

Bei der Deckung von Defekten, für die keine Muskel- bzw. Hautmasse erforderlich ist, ist der Einsatz dieser voluminösen myocutanen Lappen manchmal mit Nachteilen verbunden.

Hier ist die Verwendung des myocutanen Haut-Platysma-Insellappens vorteilhafter.

Bei der Präparation des Platysmalappens sollte nach unseren Erfahrungen dieser Lappen im Bereich der unteren 2/3 des Mundbodenentlastungsschnittes angelegt werden, wobei die Schnittführung nach Lore relativ weit dorsal, also soweit als möglich am Hinterrand des M. sternocleidomastoideus erfolgen soll. Dieses Vorgehen hat den Vorteil, daß die perforierenden Äste aus der A. submentalis, A. occipitalis und A. auricularis posterior gleichzeitig geschont werden können.

Auch sollte eine Größe von 8 × 10 cm nicht überschritten werden, da es sonst zu Schwierigkeiten bei dem abschließenden Verschluß der Hautwunde kommen kann.

Von Januar 1985 bis Dezember 1988 wurden am Klinikum Steglitz/Berlin insgesamt 27 Tumoren der Mundhöhle, des Meso- und Hypopharynx operiert, bei denen zur Defektdeckung der Platysmalappen verwendet wurde. Es handelte sich dabei ausschließlich um Plattenepithelkarzinome im Tumorstadium T2 bis T4. Der Platysmalappen wurde in 26 Fällen einseitig, in einem Fall eines ausgedehnten Hypopharynxkarzinoms beidseitig entwickelt und für die Defektdeckung verwendet. Dabei kam es lediglich in 3 Fällen zu postoperativen Komplikationen infolge Fistelbildung bzw. Lappennekrose.

Der myocutane Platysmalappen zeichnet sich durch eine geringe Weichteilmasse aus. Aus diesem Grunde ist der Einsatz des Lappens zur Tumordefektdeckung im Bereich der Regionen geeignet, bei denen aus anatomischen und physiologischen Gründen wenig Weichteilmasse erwünscht ist. Das sind die Bereiche der Zunge, des Mundbodens, der Wange, die Tonsillenregion sowie des restlichen Meso- und des Hypopharynx.

Im Gegensatz zum Jejunumpatch ist der Platysmalappen einfacher, mit weniger Aufwand und ohne zusätzliches Operationsrisiko zu entwickeln. Probleme bei der Deckung des Entnahmedefektes wie eine zusätzliche kosmetische Beeinträchtigung bestehen nicht. Der Haut-Platysmalappen kann ferner beidseits entwickelt und zur Defektdeckung verwendet werden.

M. Handrock (Hamburg): Wir haben mit dem Platysma-Hautlappen ähnlich gute Erfahrungen gemacht wie Sie. Probleme ergeben sich jedoch, wenn man einen längeren Lappenstil benötigt und die Hautinsel im Bereich der Supraclaviculargrube umschneidet. Wir haben in solchen Fällen häufiger Lappennekrosen gesehen.

W. Draf (Fulda): 1. Sie haben Mundbodencarcinome gezeigt, bei denen eine Mundbodenausräumung indiziert ist. Gelingt es Ihnen immer, die A. facialis zu erhalten?

2. Benutzen Sie den angebotenen Platysmalappen auch bei bestrahlten Patienten?

V. Schilling (München): Wo umschneiden Sie die Hautinsel des Lappens, wenn Sie einen Gluck-Sörensen-Lappen als operativen Zugang benötigen?

P. Gundlach (Schlußwort):
Zu Herrn Handrock: Erfolgt die Entwicklung des Platysmalappens im unteren lateralen Hautanteil des Halses, so reicht die Versorgung durch die Äste der A. submentalis nicht mehr aus. Ich habe gezeigt, daß diese Hautareale von Ästen der A. subclavia bzw. A. transversa colli superficialis erfolgt. Diese Äste werden bei der Neck-dissection durchtrennt und somit kann es zur Nekrose der Haut-Muskelinsel kommen.

Zu Herrn Draf: Die Verwendung dieses Lappens ist auch im vorbestrahlten Gewebe möglich, teilweise kam es jedoch zur Epidermolyse von bis zu 60%. Dieses ist jedoch u. A. nach keine echte Komplikation, da der Muskel intakt bleibt und somit als Leitschiene für die darüber epithelisierende Mucosa diente. Bei sicheren Lymphomen im Mundbodenbereich ist die Verwendung dieses Lappens problematisch. Aus tumorchirurgischer Sicht sollte so radikal wie möglich operiert werden, so daß der Erhalt der A. facialis nicht möglich ist.

Zu Herrn Schilling: Bei Anlage eines Gluck-Sörensen-Lappens erfolgt die Anlage des Lappens in derselben Höhe wie gezeigt.

88. B. Wünsche, A. Berghaus (Berlin):
Amnion zur Deckung von Tumorresektionsdefekten

Amnion bildet die innere Auskleidung der Fruchthöhle. Es läßt sich als dünne, elastische Membran, die sich durch gewisse Reißfestigkeit auszeichnet, unschwer vom Chorion und der Plazenta einer frischen Nachgeburt abziehen. Das histologische Bild zeigt den Aufbau aus einer bindegewebigen Membran, die ein einschichtiges kubisches Epithel trägt.

Berichte über erfolgreiche Verwendungen als passagerer Epithelersatz reichen zurück bis zum Jahr 1910 (J. W. Davis), eine Übersicht findet sich bei J. D. Trelford et al.

Wir gewinnen das Material von frischen Nachgeburten im Kreißsaal. Das Amnion wird nach mechanischer Reinigung von Blut und Vernix caseosa in 4‰ Merthiolat in Ringerlösung eingelegt und 10 Std bei 60 °C pasteurisiert. Die Pasteurisierung ist Standard bei der Herstellung von Gerinnungsfaktorkonzentraten. Sie schließt nach den bisherigen Erfahrungen (P. M. Mannucci et al.) die Übertragung von HIV und Hepatitis-Erregern aus. Die mechanischen Eigenschaften des Amnion werden durch diese Behandlung nicht wesentlich verändert.

Tierversuche. Hautdefekte von 10 × 10 mm im Nacken von männlichen WISTAR-Ratten wurden mit konservierten humanem Amnion gedeckt und mit einem aufgenähten Salbenverband gesichert. Das Amnion zeigt primär eine gute Adhärenz zum Wundgrund, entzündliche Exsudate werden nicht beobachtet. Nach 48 Std beginnt vom Rand des Defekts her das Einwachsen des ortsständigen Plattenepithels unter das Amnion. Nach einer Woche schreitet der Prozeß zum Zentrum hin fort, nach 2 Wochen ist der Defekt epithelisiert. Granulations- und sekundäre Schrumpfungsneigung sind gering. Ein lediglich mit Salbenverband gedeckter Defekt zeigt im Vergleich nach einer Woche eine dicke Granulationsschicht, die Epithelisierung verläuft deutlich langsamer.

Die aufgezeigten Wundheilungsvorgänge legen es nahe, Amnion zur Deckung von großen Epitheldefekten zu verwenden, die einen vitalen Wundgrund aufweisen und deren rasche Epithelisierung bei möglichst geringer Granulations- und sekundärer Schrumpfungsneigung erwünscht ist.

Klinische Anwendung

Wir verwenden Amnion z. Z. in erster Linie bei Tumorresektionsdefekten.

Nach Zungenteilresektionen entsteht eine große Wundfläche. Vernähen der Schleimhautränder führt zu einer primären Bewegungseinschränkung der Restzunge, ein Offenlassen fördert Granulationen und sekundäre Schrumpfung. Die Amniondeckung ermöglicht eine rasche Epithelisierung mit Erhalt einer guten Zungenbeweglichkeit.

Ähnliche Verhältnisse bestehen bei Defekten im Mundbodenbereich.

Günstig erscheint der Einsatz auch bei Defekten im Oro- und Hypopharynx. Wir verwendeten Amnion hier auch in Kombination mit myokutanen Lappen.

Das Material scheint nicht geeignet zur Deckung von Defekten über mechanisch beanspruchtem, freiliegendem Knochen und über großen Gefäßen. Eine Störung der Wundheilung kann auftreten durch Unterblutung des Amnion. Eine exakte Blutstillung und Fixierung durch Naht und Fibrinkleber helfen jedoch meist, dies zu vermeiden.

Zusammenfassung

Amnion ist ein leicht zu gewinnendes Material, das sich in Merthiolat gut konservieren läßt. Pasteurisierung schließt eine mögliche Virusübertragung weitgehend aus. Amnion eignet sich zur Deckung von flachen Epitheldefekten und fördert eine rasche Epithelisierung bei geringer Granulations- und Schrumpfungsneigung.

E. Haas (Karlsruhe): Zur temporären Deckung von Schleimhautdefekten wird ein synthetisches Ersatzmaterial angeboten. Wo liegt Ihres Erachtens der Unterschied zwischen synthet. Ersatzmaterialien und dem von Ihnen propagierten Amnion?

K. Terrahe (Stuttgart): Manche Mundbodendefekte nach Tumorresektion können, falls flächiges Tumorwachstum vorlag, ohne Transplantation sich selbst überlassen werden, da eine spontane Epithelisierung zu erwarten ist. Da Sie recht kleine Defekte mit Amnion versorgt haben, frage ich Sie, ab welcher Defektgröße Sie die dringende Deckung für unerläßlich halten. – Bei der Ohr-Kieferresektion bedeckten Sie die Innenseite der Wangenweichteile mit Amnion, wo üblicherweise Spalthaut – nativ oder als mesh graft – transplantiert wird. Welche Vorteile erwarten Sie hier vom allogenen Amnion?

B. Wünsche (Schlußwort):
Zu Herrn Haas: Mit synthetischen Materialien haben wir bisher keine Erfahrungen. Ein Vorteil des Amnion ist sicher die gute Anpassung an einen beliebig geformten Wundgrund.

Zu Herrn Terrahe: Ein Vorteil ist der Ersatz durch ortsständige Schleimhaut anstatt des verhornenden Plattenepithels. Die oberen und unteren Grenzen der zu deckenden Flächen sind Gegenstand der klinischen Erprobung.

89. B. Mayer (Berlin), J. Rocha (Rio, Brasilien), W. Draf (Fulda), T. Nassif (Rio, Brasilien): Systematik und Indikation verschiedener freier Transferlappen im Kopf- und Halsbereich [1]

Die Wahl eines freien, mikrochirurgischen Lappens zur Rekonstruktion im Kopf- und Halsbereich richtet sich nach folgenden Parametern:

1. Im Defektbereich:
   - Ort des Defektes
   - Ausdehnung des Defektes
   - Qualität des fehlenden Gewebematerials.

Im Entnahmebereich:
   - Lappengröße
   - Dicke der Fettschicht der Hautportionen
   - Qualität des Gefäßstieles wie Länge und Kaliber
   - Leichtigkeit von Formung und Einpaßbarkeit
   - Vielseitigkeit der Anwendungsmöglichkeiten.

2. Die wichtigsten mikrochirurgischen Lappen zur Rekonstruktion im Kopf- und Halsbereich sind:
   Die muskulären, muskulokutanen und osteomuskulokutanen Latissimus-dorsi-Lappen,

---

[1] erscheint ausführlich in der „Laryngol, Rhinol, Otol".

der fasziokutane Paraskapulalappen,
der vaskularisierte Crista-Iliaca-Knochen und der osteokutane Crista-Iliaca-Lappen,
die fasziokutanen und osteofasziokutanen radialen Vorderarmlappen, nach den Erstbeschreibern auch „Chinesische Lappen" genannt,
das freie Dünndarmtransplantat von Ileum oder Jejunum.

3. Schleimdefekte der Mundhöhle, des Rachens und der Speiseröhre lassen sich gut rekonstruieren mit einem *Dünndarminterponat*.

4. Abtrennung eines Ileuminterponats mit Mesenteriumanteil und Gefäßstiel.

5. Besteht nach Einsetzen des Darminterponats ein Hautdefekt, so wird dieser mit einem gefäßgestieltem Pectoralis-Major-Lappen versorgt.

6. Nach Exzisionen im Mundbereich eignet sich insbesondere der fasziokutane „*chinesische Lappen*" von der volaren Vorderarmseite, gestielt an der Art. radialis, der Vena cephalica oder den Begleitvenen.

7. Die Art. radialis, die V. cephalica und andere oberflächliche Hautvenen werden angezeichnet, die Lappenfläche etwas größer als der Defekt geplant.
Postoperativ kommt es häufig zu einer Schwellung des Lappens, die manchmal die ganze Mundhöhle ausfüllen kann.

8. Der gehobene „Chinesische Lappen" und das postoperative Ergebnis.

9. Das Ergebnis eines anderen Patienten und die Entnahmestelle, die mit Spalthaut vom Oberschenkel abgedeckt wurde.
Einige Wochen nach der Operation kann das Tracheostoma verschlossen werden, der Patient kann schlucken und nahezu normal sprechen, wenn der Lappen abgeschwollen ist.

10. Der osteokutane *Dorsalis-Pedis-Metatarsale-II-Lappen* ist sicherlich ein bißchen weit von unserer Fachanatomie entfernt und eignet sich deshalb nicht besonders für Kopf- und Halschirurgen.
Seine Indikation liegt bei kleineren Knochendefekten, die aber auch mit einem osteokutanen radialen Vorderarmlappen versorgt werden können.
Die postoperative Morbidität umfaßt Veränderungen des Fußgewölbes mit Belastungsschmerzen.

11. Größere Defekte des Unterkiefers können mit dem osteokutanen *Crista-Iliaca-Lappen* bzw. mit dem vaskularisierten Crista-Iliaca-Knochen nach Taylor versorgt werden.

12. Die Entnahmestellen sind angezeichnet.

13. Studien des Taylor-Lappens an der Leiche und die Präparierung bei der Operation.

14. Der vaskularisierte Crista-Iliaca-Knochen, der den exzidierten Tumor ersetzt.

15. Die Patientin vor Exstirpation des Tumors und nach Rekonstruktion.
Der Taylor-Lappen ist indiziert bei Unterkieferdefekten, die nicht über 50% der Mandibula hinausgehen. Denn bei größeren Defekten müßten beidseitige Crista-Iliaca-Lappen entnommen werden, was die Operationszeit zu sehr verlängert.
Andererseits gibt es für kleinere Mandibuladefekte kein besseres mikrochirurgisches System als den Taylor-Lappen, weil die Form des Ersatzknochens exakt herausgesägt werden kann, was bei Verwendung von Rippen nicht möglich ist.

16. *Der paraskapulare kutane Lat. dorsi-Doppellappen nach* Nassif dient zur Versorgung subtotaler Unterkieferdefekte. Dieser Doppellappen wurde bei der letzten Jahrestagung bereits ausführlich vorgestellt.
Er besteht aus einer Kombination des osteomyokutanen Latissimus-Dorsi-Lappens und des fasziokutanen Paraskapula-Lappens, denn beide haben einen gemeinsamen Gefäßstiel.

17. Der präparierte Doppellappen und sein Angiogramm.
Der Paraskapula-Lappen kleidet dann die Mundhöhle aus, die Lat. dorsi-Hautportion ersetzt die Gesichtshaut.

18. Ein Patient nach Tumorexzision und nach Wiederherstellung des unteren Gesichtsdrittels mit dem Doppellappen.

19. Die hier vorgestellten mikrochirurgischen Transferlappen bilden ein Baukastensystem zur funktionellen und ästhetischen Wiederherstellung von Gesicht und Hals.

90. K. Filipponi, W. Draf (Fulda): Spätergebnisse nach rekonstruktiven Eingriffen an der Nase

Anhand einiger ausgewählter, die Nase betreffender Beispiele aus mehr als 1 300 Weichteilrekonstruktionen in den letzten 10 Jahren werden gute und schlechte Soforttergebnisse (bis 4 Wochen post OP) und ihre Wandlung über einen längeren Zeitraum demonstriert. Dabei zeigt sich, daß ein gutes Soforttergebnis nicht unbedingt ein gutes Langzeitergebnis zur Folge haben muß, während ein schlechtes Soforttergebnis durchaus zu einem guten Langzeitergebnis führen kann.

Erfahrung und bewährte Operationstechniken machen die Deckung von Defekten zu einem in der Regel zuverlässig lösbaren Problem. Nach Meinung der Autoren ist heute das Augenmerk zunehmend auf Details zu richten, wobei die Beobachtung über einen längeren Zeitraum mit entsprechender Fotodokumentation wertvolle Hilfe leistet. So wird die Auswahl des Rekonstruktionsverfahrens im Hinblick auf sichere Ergebnisse und das Erkennen komplikationsträchtiger Operationstechniken erleichtert. Ferner hilft die Langzeitbeobachtung, Fehler zu analysieren und dient somit der Verbesserung der chirurgischen Technik. Nicht zuletzt ist sie eine wertvolle Hilfe zu einer fundierten prognostischen Aussage bei unbefriedigenden Verläufen, was die Patientenführung erleichtert.

E. Haas (Karlsruhe): Sie haben gezeigt, daß anfänglich zu voluminöse Wangentranspositionslappen nach 12 Monaten durch Schrumpfung zu kosmetisch guten Resultaten geführt haben. Es stellt sich die Frage, ob Sie auf Lappenausdünnungen grundsätzlich verzichten, bzw. wann Sie frühestens Nachresektionen vornehmen?

K. Terrahe (Stuttgart): Wie lösen Sie bei Ihrer Kontrolluntersuchung der rhinoplastisch versorgten Patienten das kassenärztliche Problem, da Sie ja kassenärztlich Ihre Patienten nicht einfach einbestellen können?

K. Filipponi (Schlußwort):
Zu Herrn Haas: Eine operative Korrektur führen wir frühestens nach 1 Jahr durch, da bis zu diesem Zeitpunkt mit einer Besserung des Ergebnisses zu rechnen ist.

Zu Herrn Terrahe: Mit den Kassen hatten wir bislang keine Probleme. Von Zeit zu Zeit untersuchen wir bestimmte Patientengruppen kostenlos.

91. G. Rettinger, B. Prem (Erlangen): Spätergebnisse nach Septumersatzplastik

Implantate bei notwendigem operativen Einsatz des kaudalen Septumknorpels müssen viele Aufgaben erfüllen: Zusammen mit den Seitenknorpeln stabilisieren sie Nasenrücken und Nasenklappe, ihr freier Rand bestimmt die Position des Nasensteges und ist Träger der medialen Flügelknorpelschenkel. Als integrierter Bestandteil der mobilen knorpeligen Nase sind sie erheblichen mechanischen Belastungen ausgesetzt.

Septumersatzmaterialien sollen idealerweise allen Anforderungen gerecht werden, wobei ein besonderes Problem die Stabilität und die Resorptionsneigung darstellt.

Material und Methodik: Zur Beurteilung von Stabilität und Resorptionstendenz haben wir 202 Patienten im Durchschnitt 3 Jahre nach Septumersatz persönlich nachuntersucht und als Parameter für die Projektion Gesichtswinkelmessungen, für die Protektion die manuelle Palpation (Einstufung in 3 Grade) herangezogen. Als Septumersatz wurde autogener Septumknorpel (51%), autogener Septumknochen bzw. Knorpel-Knochenverbundspäne (ca. 18%), autogener Rippenknorpel (21%) und allogener Rippenknorpel (10%) verwendet.

Ergebnisse

Zum Zeitpunkt der Nachuntersuchung waren fast alle implantierten Septumersatzspäne noch nachweisbar, lediglich bei Bankknorpeln kam es in 40% zu einer kompletten Resorption. Verglichen mit dem unmittelbar postoperativen Ergebnis wurde dieses am häufigsten durch autogenen Septumknochen auch auf Dauer erhalten (86%), gefolgt von den Knorpel-Knochen-

Verbundspänen (82%). Bei autogenem Septum- und Rippenknorpel fand sich nur in etwa 2/3 der Fälle ein Befund, wie er dem frühen postoperativen Stadium entsprach. Bei Bankknorpelimplantation war nur in etwa 1/4 der Patienten ein an Größe und Stabilität zufriedenstellendes Restimplantat vorhanden. Die beste Stabilität (Protektion der Nasenspitze) wies autogener Septumknochen gefolgt von Septumknorpel, Knorpel-Knochenverbundspänen und autogenem Rippenknorpel auf. Bei Bankknorpel lag überwiegend nur eine mäßige Stützfunktion vor (Abb. 1).

Beurteilung

Für den Septumknorpelersatz stehen verschiedene Gewebe zur Verfügung. Wir haben im Rahmen dieser Untersuchung autogenes Gewebe (Septumknorpel, Septumknochen, Verbundspäne, Rippenknorpel) sowie allogenen, konservierten Knorpel in ihren langfristigen Resultaten bezüglich Resorption und Stabilität geprüft. Allgemein besteht die Auffassung, daß autogener Septumknorpel den Anforderungen am besten gerecht wird. Aber auch Bankknorpel könne durchaus als Alternative verwendet werden, zumal dieser jederzeit zur Verfügung steht. Die Nachuntersuchungsergebnisse zeigen jedoch, daß die Stabilität, welche vor allem im kaudalen Septumbereich eine große Rolle spielte, am ehesten durch Septumknochen bzw. durch Knorpel-Knochenverbundspäne erreicht wird, und die bislang angenommene verstärkte Resorp-

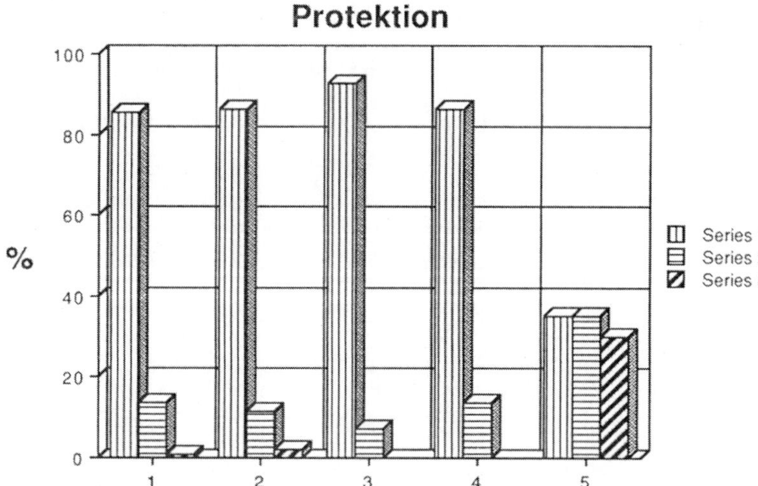

Abb. 1. Nasenspitzenprotektion bei verschiedenen Septumimplantaten. *1* autogener Knorpel/Septum; *2* autogener Knorpel/Rippe; *3* autogener Knochen; *4* Knorpel-Knochen-Verbundspan; *5* allogener Knorpel/Bankknorpel. Serie 1: gut; Serie 2: mäßig; Serie 3: schlecht

tionstendenz von Knochen keine größere Rolle spielt, als bei den autogenen Knorpelmaterialien.

So würde sich diesbezüglich die Verwendung von Knochen eher anbieten als die Verwendung von Knorpel, allerdings wird durch den Knochen eine vermehrte Rigidität der sonst mobilen knorpeligen Nase hervorgerufen. Autogener Septum- und Rippenknorpel weisen in etwa gleich gute Eigenschaften bezüglich Resorption und Stabilität auf, sie sind als Septumersatzmaterialien gut geeignet. Eingeschränkt wird die Verwendung von Rippenknorpel in erster Linie durch seine Verbiegungstendenz, die doch bei etwa 1/3 der Fälle relevante Formabweichungen zur Folge hatte. Die Ergebnisse für den Bankknorpelspan waren im Hinblick auf die untersuchten Parameter überwiegend negativ, so daß Bankknorpel als Septumknorpelersatz nur in besonders gelagerten Fällen (Platzhalterfunktion für späteres Implantat, älterer Patient, keine hohen Anforderungen an die Ästhetik) empfohlen werden kann.

E. Haas (Karlsruhe): Sie haben mit einer gewissen Verwunderung über die guten Langzeiterergebnisse mit autogenen Knochentransplantaten beim Septumersatz berichtet. Sie widersprechen in der Tat unseren patho-physiologischen Kenntnissen bzw. des Verhaltens freier autogener Knochentransplantate in einem ersatzschwachen Transplantatlager. Haben Sie eine Erklärung für das von Ihnen beobachtete widersprüchliche Verhalten?

R. Münker (Stuttgart): Wenn man die doch sehr dünne Vomerplatte als Composite-Implantat mit Knorpelresten verbindet, ergibt sich die technische Frage, welchen Trick Sie dabei haben, den Knochen ohne Bruch zu bearbeiten. Welches Nahtmaterial verwenden Sie?

G. S. Godbersen (Kiel): In manchen Fällen erlebt man Überraschungen, wenn man im Nasenseptum nur bruchstückhaftes knorpliges Material vorfindet, das sich für eine Austausch- oder Rotationsplastik nicht eignet.

Wir haben in 2 Fällen gute Erfahrungen gemacht, als wir dieses Restmaterial mit Lyodura schienten. Wir haben daraufhin versucht, resorbierbares Material als Schienung zu verwenden. Es handelte sich um Tierversuche mit Polydioxanon und Rippenknorpel. Die noch nicht veröffentlichten Ergebnisse sind nicht befriedigend. – Haben Sie Erfahrungen mit der Anwendung von anderen resorbierbaren Materialien (z. B. Vicrynelnetzen)?

G. Rettinger (Schlußwort):
Zu Herrn Haas: Das Transplantatlager der kaudalen Nasenscheidewand scheint für implantierten Knochen keinen Anlaß zur Resorption zu geben, obwohl dies zu erwarten wäre. Eine Erklärung kann ad hoc nicht angeboten werden.

Zu Herrn Münker: Wir verwenden nicht den Vomer, sondern die anterioren Anteile der Lamina perpendicularis, die oft als Reservoir nach Septumresektion zur Verfügung stehen. Knorpel-Knochen-Verbundspäne werden nach Anlegen von Bohrlöchern durch Naht geformt.

Zu Herrn Godbersen: Für die Mosaik-Rekonstruktion des Septums bestehen Erfahrungen in bezug auf die Verwendung des Fibrinklebers. Die so stabilisierten Implantate konnten auf Dauer den Anforderungen bezüglich Projektion und Protektion nicht gerecht werden.

92. S. Jovanović, A. Berghaus (Berlin): Erfahrungen mit dem Konchaknorpeltransplantat für die korrektive Rhinoplastik

Für die Korrektur von Knorpeldefekten der Nase, insbesondere der Sattelnase, wurden zahlreiche Materialien vorgeschlagen.

Wir möchten hier über unsere Erfahrungen mit dem autogenen Konchaknorpeltransplantat der Ohrmuschel berichten, auf dessen Verwendbarkeit als Transplantat unter anderem von Gorney (1971), Walter (1978), Peck (1984) und Tardy (1985) hingewiesen wurde.

Anhand unseres Patientenkollektivs werden die Möglichkeiten und das technische Vorgehen für dieses Verfahren beschrieben.

Zur Technik der Konchaknorpelentnahme:

Nach Inzision der Haut und des Perichondriums im Bereich der Ohrmuschelrückseite wird die Konchaknorpelrückfläche freigelegt und das Transplantat umschnitten. Wenn man sich hinsichtlich der Resektionsgrenzen unsicher ist, kann die Markierung des zu resezierenden Knorpels auch mit von ventral in das Cavum conchae eingestochenen Nadeln erfolgen. Die ventrale Haut wird abpräpariert und das Transplantat entnommen. Es resultiert ein Knorpeldefekt, welcher jedoch keine Deformierung der Ohrmuschel hinterläßt. Ein Serom oder Hämatom kann durch das Aufnähen eines Kugeltupfers im Cavum verhindert werden.

Bei 26 Knorpelentnahmen dieser Art traten zwei Komplikationen auf. In einem Fall trat, in der Zeit bevor wir die Matratzennaht mit dem Tupfer anwendeten, ein Serom auf. Im zweiten Fall kam es unter dem aufgenähten Tupfer zu einem perforierenden Ohrmuscheldefekt. Seither belassen wir die Matratzennaht nicht länger als vier Tage. Der Defekt konnte ohne Schwierigkeiten mit einem Klapplappen in Verbindung mit den Rotationsverschiebelappen nach Webster (1978) gedeckt werden.

Im folgenden werden die Anwendungsmöglichkeiten aufgezeigt. Zur Technik der Korrektur einer Sattelnase (Abb. 1 a, b): Prinzipiell besteht die Korrektur darin, daß man das entnommene und entsprechend vorbereitete Konchaknorpeltransplantat zum Ausgleich des Sattels über den endonasalen Zugang in die Empfängerregion einführt (Abb. 1 a). Das Transplantat wird mit einem locker geknüpften Pilotfaden vor Ort gehalten (Abb. 1 b). Die Indikation für diese Technik sehen wir bei geringgradigen knöchernen oder knorpeligen Sattelnasen ohne funktionelle Einschränkungen.

Eine weitere Anwendungsmöglichkeit des Konchaknorpeltransplantates ergibt sich bei der Rekonstruktion der Flügelknorpel und der Nasenspitze.

Im vorliegenden Fall hat eine frühkindliche Behandlung eines Hämangioms der Nasenspitze zur Zerstörung des Doms der Flügelknorpel und einer Vernarbung der äußeren Haut geführt. Abbildung 2 zeigt schematisch den Defekt mit der geplanten Hautdeckung durch einen schrägen Stirnlappen. Die Wiederherstellung der Flügelknorpel erfolgt mit zurechtgeschnittenen Konchaknorpelstreifen, die nach Felderung in die Form der Flügelknorpel gebracht und miteinander vernäht wurden (Abb. 3).

Zusammenfassend läßt sich sagen, daß uns mit dem autogenen Konchaknorpel der Ohrmuschel ein

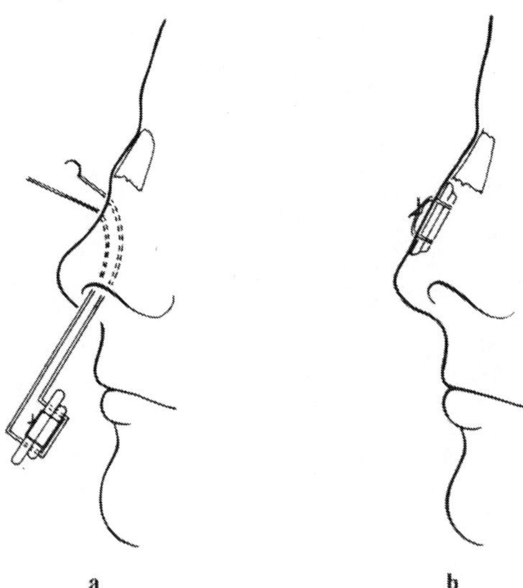

Abb. 1 a, b. Korrektur einer Sattelnase mit autogenem Konchaknorpeltransplantat

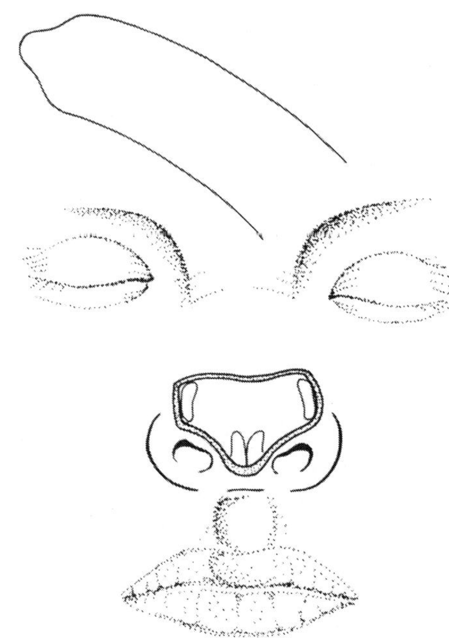

Abb. 2. Flügelknorpel- und Hautdefekt der Nasenspitze mit dem schrägen Stirnlappen zur Hautdeckung

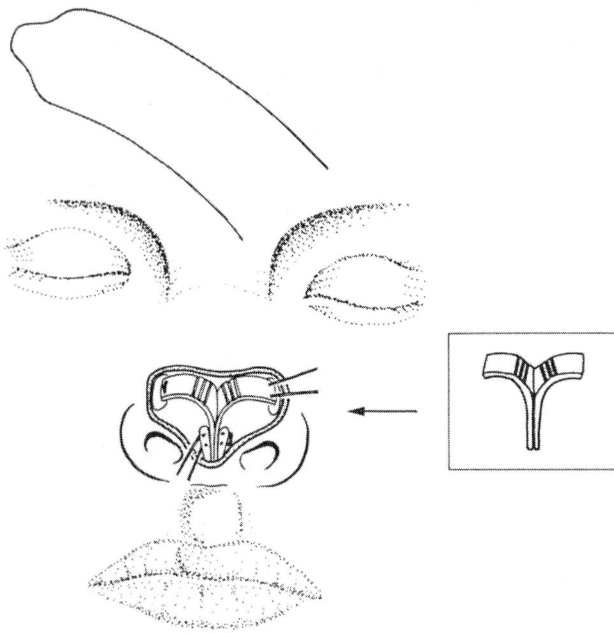

Abb. 3. Wiederherstellung der Flügelknorpel mit autogenem Konchaknorpeltransplantat

Transplantat zur Verfügung steht, welches für die plastisch-rekonstruktiven Eingriffe an der Nase nahezu ideal ist:

1. Die Entnahme des Materials ist risikoarm, wenig zeitaufwendig und kann in Lokalanästhesie erfolgen.
2. Der Konchaknorpel ist ausreichend stabil und elastisch, um seine Form zu bewahren.
3. Er läßt sich relativ leicht bearbeiten und in die gewünschte Form bringen.
4. Aufgrund seiner Struktur neigt der Konchaknorpel weniger zur Dislokation und
5. spielt die Resorption bei diesen Transplantaten nach unseren Erfahrungen keine Rolle.

W. Heher (Hamburg): Die Sattelnase ist häufig mit funktionellen Störungen der Nasenatmung kombiniert. Meines Erachtens bedarf es in erster Linie eines Septumaufbaus. Eine alleinige Implantation von Knorpel unter dem Nasenrücken sollte eine Ausnahme sein.

R. Münker (Stuttgart): Unsere Erfahrungen aus 15 Jahren mit dem Concha-Transplantat bestätigen Ihre Erfahrungen.

Bei der Diskussion, ob solche Transplantate auch funktionellen Gesichtspunkten genügen, muß darauf hingewiesen werden, daß es nicht ausreicht, entweder nur den Nasenrücken oder das Septum allein aufzubauen. Man benötigt dann mehr Material für ein zweiteiliges Transplantat, welches aus beiden Conchae gewonnen wird. Man sollte die Conchaimplantate nach meiner Erfahrung nicht ohne Bearbeitung, z. B. Cross hatching, implantieren, da sie sonst zu sichtbaren Unebenheiten führen können.

S. Hug (Luzern): Sind diese freien Knorpeltransplantate im Nasenrachen alle eingeheilt, oder haben Sie später mobile Fragmente gesehen?

S. Jovanovic (Schlußwort):
Zu Herrn Heher: In den Fällen einer Sattelnase, die mit funktionellen Störungen einhergehen und die durch ein fehlendes knorpeliges Septum verursacht sind, führen wir naturgemäß einen Wiederaufbau des Septums (z. B. im Sinne einer Austauschplastik) durch. Nach unseren Erfahrungen reicht jedoch dieses allein häufig nicht aus, um den Sattel ausreichend zu korrigieren, so daß zusätzlich eine Unterfütterung des Nasenrückens erforderlich ist.

Zu Herrn Münker: Die Protektion der Nasenspitze mit dem Conchaknorpel in der hier vorgeführten Weise erscheint uns ausreichend. Ob und in welcher Weise der entnommene Conchaknorpel bearbeitet wird, hängt wesentlich von dem zu korrigierenen Defekt und der Form des gewonnenen Transplantates ab. Nach unseren Erfahrungen ist die Bearbeitung des Knorpels meist erforderlich.

Zu Herrn Hug: Eine Dislokation der transplantierten Conchaknorpelspäne haben wir nicht beobachtet.

E. Kastenbauer (München): Zum gebogenen Conchaknorpel eine Anmerkung: Wenn der Conchaknorpel *vorsichtig* gecrasht (gequetscht) wird, haben Sie einen dauerhaft flachen Conchaknorpel.

Audiologie und Neurootologie

93.　U. Eysholdt, R. Gerlach (Göttingen):
Die Bedeutung der auditorischen Hirnstammpotentiale (ERA) für die Tinnitus-Diagnostik

Als Teilaspekt aus einer Tinnitus-Studie, die wir seit 1986 an der Göttinger HNO-Klinik durchgeführt haben, wird über zwei diagnostische Verfahren berichtet. Es handelt sich um den Lidocain-Test sowie die Hirnstammaudiometrie (ERA) in Kombination miteinander.

Es ist bekannt, daß Lidocain mit seiner membranstabilisierenden Wirkung am peripheren Nerven einige Tinnitus-Formen beeinflussen kann. Zu unserem Konzept gehört daher die diagnostische Lidocaingabe als Kurzinfusion, um die subjektive Tinnitusbeeinflussung des Patienten zu prüfen.

Die ERA wurde durchgeführt, um systematische Änderungen des Kurvenverlaufs bei Tinnitus-Patienten festzustellen.

In den USA wurde 1981 durch Shulman und Seitz die Beobachtung gemacht, daß bei Tinnitus-Patienten die Hirnstammpotentiale gegenüber einem Normalkollektiv verändert waren.

Angegeben wurde eine verlängerte Hirnstammlaufzeit, ferner eine Zunahme der Amplitude der Welle III auf Kosten der Amplitude der Welle V, wobei diese Veränderungen nach Lidocain-Infusion reversibel waren. Wir haben diese Beobachtung im Rahmen unserer Tinnitus-Studie bei 72 Patienten überprüft. Unmittelbar vor der zweiten ERA-Messung wurde Lidocain in der Dosierung von 2 mg/kg KG über 10 min infundiert. Als positiver Lidocaintest wurde eine Abnahme des Tinnitus über eine Zeitdauer von mindestens 2 min definiert, ermittelt aus den Angaben des Patienten. Die ERA wurde unter neurootologischen Meßbedingungen durchgeführt.

Die Abb. 1 zeigt ein typisches Beispiel der von Shulman und Seitz beschriebenen Veränderungen eines „ERA-positiven" Lidocain-Tests. Bei der Prüfung an 72 Patienten zeigte sich dieses Beispiel jedoch als Einzelfall. Die Auswertung ergab, daß die Latenzen der Welle III wie auch die Latenzen der Welle V vor und nach Lidocaingabe keine signifikanten Änderungen aufwiesen. Ebenfalls unbeeinflußt blieben auch die Amplituden der Wellen III und V, das Amplitudenverhältnis Welle III/V lag konstant bei etwa 0,8. Shulman und Seitz hatten dagegen ein Amplitudenverhältnis von 1 vor Lidocain- und 0,6 nach Lidocain-Infusion angegeben. Auch die Patienten, die eine Tinnitusabschwächung während der Lidocaingabe angegeben hatten („positiver Lidocain-Test"), wiesen keine ERA-Veränderungen nach Lidocain auf.

Als Ergebnis kann formuliert werden, daß bei unseren Untersuchungen in der ERA ein Tinnitusäquivalent nicht nachweisbar war. Vom theoretischen Ansatz, daß bei Tinnitus eine veränderte Spontanaktivität am Hörnerv bzw. Hirnstamm vorliegt, wäre es durchaus denkbar gewesen, diese veränderte Spontanaktivität in der ERA nachzuweisen, ebenso die

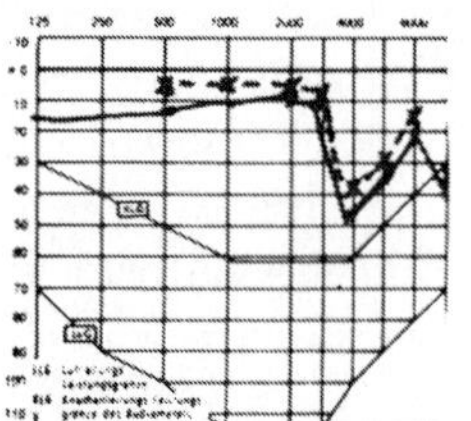

LIDOCAIN — Test bei Tinnitus

BERA vor und nach 2 mg/kg KG Lidocain i.v.

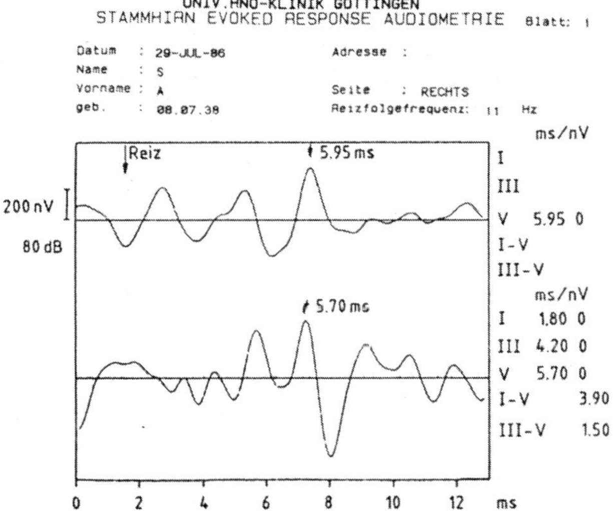

Abb. 1. Der 48jährige Patient hat im Audiogramm eine wahrscheinlich lärmbedingte, ausgeprägte c^5-Senke, der Tinnitus liegt bei 3–4 kHz. Die ERA zeigt bei 80 dB die Kurven vor Lidocain-Infusion; (*oben*) und danach (*untere Kurve*). Die Latenzen sind bei beiden Kurven normal, als Unterschied fällt jedoch auf, daß die Amplitude der Welle III (gemessen an der negativen Flanke) in etwa der Amplitude der Welle V entspricht. Das Amplitudenverhältnis beträgt also etwa 1. In der unteren Kurve dagegen hat sich das Amplitudenverhältnis Welle III zu V auf einen Wert von 0,5 geändert

Normalisierung dieser Veränderungen durch Lidocain, welches in der Lage ist, eine veränderte Spontanaktivität am peripherem Nerven zu normalisieren.

Da ein Tinnitusäquivalent mittels ERA vor und nach Lidocain nicht meßbar war, erscheint uns die ERA zur Tinnitus-Objektivierung entbehrlich.

Die Bedeutung der ERA zum Ausschluß einer retrocochleären Hörstörung, besonders des Akustikusneurinoms, gerade auch im Rahmen der Tinnitus-

Diagnostik, wird von dieser Aussage selbstverständlich nicht berührt.

K. F. Hamann (München): In welchem zeitlichen Abstand wurden Lidocaininfusion und ERA-Ableitung durchgeführt?

R. Gerlach (Schlußwort):
Den Einfluß der schnellen pharmakologischen Inaktivierung von Lidocain in der Leber versuchten wir durch Gabe der Infusion im Meßraum und unmittelbar anschließende Messung zu verhindern.

94. J. Kießling, T. Steffens (Gießen): BERA-Parameter und ihre Korrelation mit einer psychoakustischen Lautheitsskalierung

Die Hörgerätevoreinstellung im Rahmen der Hörgeräteanpassung bei kooperationsunfähigen Patienten kann mangels psychoakustischer Untersuchungsbefunde auf der Basis elektrophysiologischer Kenngrößen des Gehörs erfolgen. Einen wichtigen Beitrag hierzu kann die Hirnstammaudiometrie (BERA) liefern. Die vorliegende Studie befaßt sich mit der Frage, ob der Lautheitseindruck eines Patienten durch einen BERA-Parameter (z. B. Potentialamplituden, Potentialfläche o. ä.) repräsentiert wird.

Vor diesem Hintergrund werden an 33 Schallempfindungsschwerhörigen, die in drei Gruppen klassifiziert wurden (Gruppe P: Pantonaler HV 20–39 dB; Gruppe H: Hochtonverlust oberhalb 2 kHz; Gruppe D: Diagonalabfall ab 250 Hz) und an einer Kontrollgruppe von 16 Normalhörenden clickevozierte Hirnstammpotentiale (FAEP; Wiederholrate 18 Hz; 125 µs; Sogimpulse; Filter 100–3 000 Hz) im gesamten Dynamikbereich abgeleitet. Die Altersverteilung ist in allen Gruppen vergleichbar bei einem Altersmittelwert von 39 Jahren. Aus dem zeitlichen Verlauf der

Potentiale werden die Parameter „Amplitude der Welle JV" und das Integral unter dem Potentialzug im Zeitbereich zwischen 0 und 16 ms (Potentialfläche) extrahiert. Mit Hilfe einer Fast-Fourier-Transformation wird die Zeitstruktur der Potentialzüge in die sie determinierenden elektrischen Grundschwingungen zerlegt. Dieses Frequenzspektrum zeigt typischerweise drei dominierende Frequenzbänder unterhalb von 1 kHz. In jedem der drei Bänder wird die Energiesumme als Parameter (f1: 0–293 Hz; f2: 294–634 Hz; f3: 635–976 Hz) ermittelt. Dabei sind die Werte für f1 von der unteren Ableitfiltergrenze (100 Hz) sehr wesentlich mitbestimmt.

Die Lautheit der Clicks bei den jeweiligen Ableitpegeln wird von den Probanden anhand einer 11stufigen Lautheitsskala klassifiziert. Dazu werden die Pegel je dreimal in randomisierter Folge angeboten und die Skalierungsergebnisse gemittelt.

Die Resultate der Korrelationsanalyse zeigen in allen Probandengruppen erwartungsgemäß eine sehr gute Korrelation der Lautheit mit den Reizpegeln, was die Zuverlässigkeit der Lautheitsskalierung kennzeichnet. Als Maß für die Korrelation zwischen der Lautheit und anderen Parametern dient der Korrelationskoeffizient r, der für den Parameter „Pegel" Werte zwischen $r = 0{,}84$ und $r = 0{,}92$ annimmt (Abb. 1). Die Mittelwerte der Korrelationskoeffizienten über alle Gruppen zeigen, daß die Parameter „Fläche (f L)" $(0{,}97 \ll r \ll 0{,}77)$, „Amplitude (ampl)" $(0{,}67 \ll r \ll 0{,}76)$ sowie das niederfrequente Energieband „f 1" (0–293 Hz) $(0{,}69 \ll r \ll 0{,}76)$ in allen Gruppen am engsten mit der Lautheit korreliert sind, wobei sich die Fläche unter dem Potentialzug als brauchbarstes Korrelat zur jeweiligen Lautheit erweist. Deutlich unterdurchschnittliche Werte ergeben sich für die Korrelationskoeffizienten des mittel-(f 2) und hochfrequenten Energiebandes (f 3).

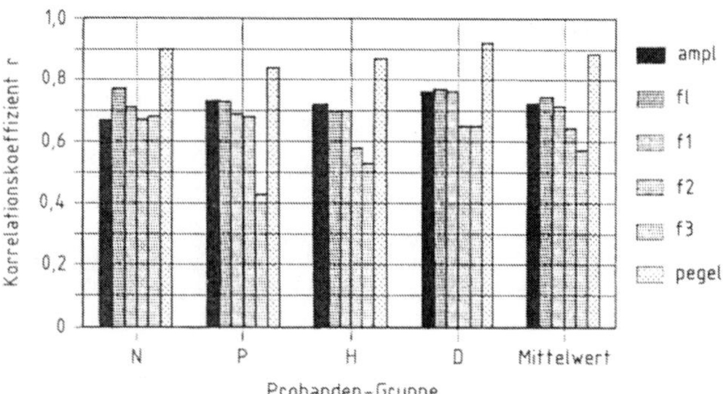

Abb. 1. Gruppenvergleich der Korrelationskoeffizienten r der unterschiedlichen Parameter mit der Lautheit. Die Variable „Mittelwert" stellt die mittleren Korrelationskoeffizienten über alle Probandengruppen dar

Werden die BERA-Parameter nicht nur mit der Lautheit, sondern auch untereinander korreliert, so erhält man u. U. Hinweise auf stochastische (nicht unbedingt kausale) Zusammenhänge zwischen verschiedenen Parametern. Als Grenzkriterium für solche Zusammenhänge darf ein Korrelationskoeffizient von $r \geqslant 0,8$ angesehen werden. Es wird eine sehr enge Korrelation zwischen der Größe der elektrischen Grundschwingungen im Frequenzband unter etwa 300 Hz „f 1" und der Potentialfläche „f L" erkennbar $(0,95 \ll r \ll 0,98)$. Außerdem zeigt sich eine befriedigende Korrelation zwischen dem mittelfrequenten Energieband „f 2" und der Potentialamplitude „ampl" $(0,72 \ll r \ll 0,84)$. In beiden Fällen ergeben sich nichtlineare, logarithmische Zusammenhänge (Abb. 2). Diese Ergebnisse können dahingehend interpretiert werden, daß die Potentialfläche in hohem Maße von den elektrischen Grundschwingungen unterhalb 300 Hz, die Amplitude der Welle JV dagegen von solchen zwischen 300–700 Hz determiniert werden. Für die praktische Nutzanwendung bedeutet dies, sofern die Möglichkeit einer FFT nicht gegeben ist, daß die niederfrequenten Potentialanteile über die Fläche, die mittelfrequenten über die Amplitude der Welle JV abgeschätzt werden können. Eine weitergehende kausale Beschreibung, z. B. die des Sättigungsverhaltens, muß weiteren Studien vorbehalten bleiben.

Fazit dieser Studie ist, daß als „objektives Korrelat" zur Lautheitsempfindung primär die Potentialflä-

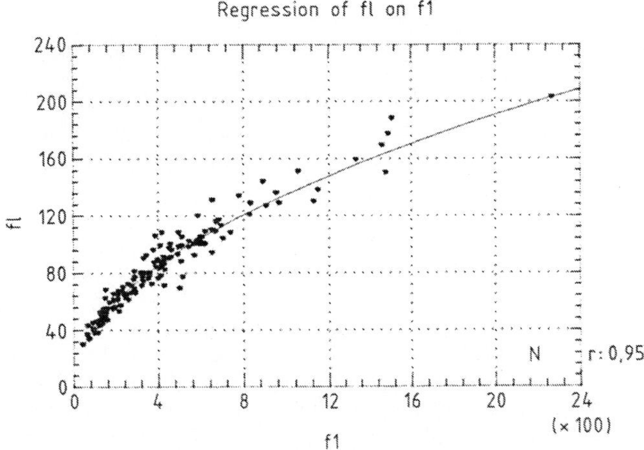

Abb. 2. Nichtlinearer Zusammenhang zwischen dem niederfrequenten Energieband *f1* und der resultierenden Potentialfläche *f L*. In der Gruppe N der Normalhörenden ergibt sich ein Korrelationskoeffizient $r = 0,95$

che, Amplitude der Welle JV sowie die summierte Leistungsdichte der niederfrequenten Potentialkomponenten unterhalb etwa 300 Hz angesehen werden können. Die Potentialfläche erweist sich als derjenige Parameter mit der höchsten Korrelation zur Lautheit. Dementsprechend sollte eine Hörgerätevorauswahl und -voreinstellung beim Fehlen anderer Auswahlkriterien bevorzugt unter dem Gesichtspunkt einer Normalisierung der Potentialfläche erfolgen.

95. F. Augspach, S. Carmona (Buenos Aires): Die späten akustisch-evozierten Potentiale bei nicht kooperativen Industriearbeitern

Um eine genaue Messung der Hörfähigkeit und damit eine gerechtfertigte Entschädigung zu erreichen, wurden in Fällen, in denen wegen falscher Angaben der Hörverlust auf die herkömmliche Weise nicht bestimmbar war, objektive Gehörmessungen eingesetzt.

Bei 940 Industriearbeitern wurden in 65 Fällen die späten akustisch-evozierten Potentiale benutzt. Diese haben sich als vorteilhaft erwiesen im Vergleich zu den frühen akustisch-evozierten Potentialen. Zur Sicherung wurden Kontrollgruppen von Normalpersonen eingesetzt. Es erwies sich, daß eine Reihe von Patienten unberechtigt Ansprüche stellten. In vier Fällen waren die Ergebnisse nicht zuverlässig.

96. R. Hauser, E. Löhle, P. Pedersen (Freiburg): Evozierte otoakustische Emissionen – Ein Vergleich mit der Verhaltens- und Spielaudiometrie

Die Entdeckung der akustischen Aussendungen des menschlichen Ohres als aktive Leistung des Innenohres, der sog. otoakustischen Emissionen durch Kemp 1978 hat eine völlig neue Dimension in der Hördiagnostik erschlossen. Sie hat große Hoffnungen bezüglich der Früherkennung von Hörstörungen geweckt. Dabei ist das Vorhandensein von durch akustische Stimuli hervorgerufenen Emissionen für ein gesundes menschliches Ohr die Regel. Der Nachweis der Emissionen wird über deren nichtlineare Eigenschaften geführt.

Für unsere klinischen Messungen beim Kind haben wir in Freiburg ein System von Kemp eingeführt. Dies haben wir in einen portablen PC installiert.

Es wurden über eine Gehörgangssonde mit integriertem Lautsprecher und Mikrofon akustische Signale (nichtlineare Click-Stimulusgruppe bei 50 clicks/s 60–90 dBSPL Peak-Level, 260 Antwortmittelungen) in das Ohr eingebracht und die akustischen Reizantworten gemessen.

Als Vorteile dieser nichtinvasiven Meßtechnik werden eine hohe Spezifität, Sensitivität, Objektivität und Praktikabilität („Messung vor Ort", kurze Meßzeiten) betont.

Unsere ersten Ergebnisse mit click-evozierten Emissionen werden im Vergleich zu verhaltensaudiometrischen Ergebnissen anhand der Untersuchung von 244 Kindern, die in unserer pädaudiologischen Ambulanz vorgestellt wurden bzw. auf den Neugeborenenstationen untersucht wurden, dargestellt.

Wir untersuchten die Kinder zunächst am Computerspieltisch und/oder den bei der Vorsorgeuntersuchung gebräuchlichen Hilfsgeräten wie Rasseln, Quietschpuppe oder Blocktrommel. Außerdem wurden die click-evozierten otoakustischen Emissionen gemessen.

Zunächst war die Beantwortung der Frage nach ausreichender Mitarbeit insbesondere der Kinder unter einem halben Jahr wichtig, weil diese für ein Screening eine wichtige Zielgruppe sind. In dieser Altersgruppe war die „minimale" Mitarbeit bzw. erwünschte Passivität (nicht schreien, Sonde nicht aus dem Ohr ziehen) mit über 80% bei Frühgeborenen (n = 49) und reifen Neugeborenen (n = 57) weitgehend gewährleistet.

Ab wann sprechen wir nun klinisch-praktisch von Emission? Eine gute Sondenstabilität (> 80%) im Gehörgang, die laufend über einen Lautstärkenvergleich der akustischen Stimuli während der Messungen ermittelt wird, sollte als Voraussetzung der Bewertung gelten.

Als gute cochleäre Antwort mit deutlich erkennbaren regelmäßigen Schwingungen der Emission bezeichneten wir eine Korrelation von über 60% zweier während der Messung nach jeder Click-Gruppe alternativ in verschiedene Memories gespeicherter Emissionskurven. War die Korrelation der Emissionskurven kleiner als 40%, so bezeichneten wir dies als fehlende cochleäre Antwort.

Die beiden Emissionskurven verlaufen nicht deckungsgleich, die durchschnittliche Hörschwelle verlief bei unseren 3–5jährigen in dieser Gruppe bei etwa 40 dB.

War die Korrelation zwischen 40 und 60% haben wir dies als fragliche cochleäre Antwort bezeichnet und das Frequenzspektrum der Emission in die Bewertung einbezogen. Dieses Verfahren mußten wir in rund 24% unserer Fälle anwenden.

Wir haben hierfür einen Frequenzbereich von mindestens 2000 Hz gefordert, der nicht von Störgeräusch überlagert war. Auch diese Fälle haben wir dann als positiv bewertet.

Mit diesem Verfahren konnten wir bei insgesamt 95% der gemessenen 3–5jährigen durch den Nachweis von Emissionen eine durchschnittliche Hörschwelle von besser als 20 dB bestätigen (n = 181 Ohren). Ein Ohr mit einem mittleren Hörverlust von 45 dB konnte nicht erkannt werden. Hierbei handelte es sich jedoch um einen steilen Hochtonabfall ab 3 kHz, bei dem in den tieferen Frequenzen ein normales Hörvermögen vorlag, wodurch noch Emissionen nachgewiesen werden konnten.

Betrachten wir nun zum Vergleich 49 Frühgeborene und 57 reife Neugeborene, die wir innerhalb der ersten 8 Tage nach der Geburt untersuchten, so konnten wir durch einfache Reflexprüfung (Rassel, Quietschpuppe, Blocktrommel) in rund 50% eine deutliche Reaktion bei akustischem Reiz sehen.

Emissionen fanden wir bei den Frühgeborenen in immerhin 76% und bei den reifen Neugeborenen in 82%, wenn wir auch berücksichtigen müssen, daß wir in 37% bei den Frühgeborenen und in 14% bei den Neugeborenen nur bei jeweils einem Ohr Emissionen nachweisen konnten, was für ein Screening zunächst ausreichen müßte.

Eines von drei „emissionsnegativen Frühgeborenen" zeigte bei der Nachuntersuchung durch die ERA keine Potentiale. Die 4 reifen „emissionsnegativen" Neugeborenen hatten bei der ERA eine normale Hörschwelle.

Zusammenfassend läßt sich aus unseren Ergebnissen festhalten:

1. Click-evozierte Emissionen konnten ein „gutes Hören" bestätigen (95% der 3- bis 5jährigen mit einer mittleren Hörschwelle von besser als 20 dB zeigten Emissionen).
2. Sie können „schlechtes Hören" vermuten lassen, aber nicht bestätigen.
3. Sie können bei der orientierenden Hörmessung bei Kleinkindern sicher wertvolle Hilfe leisten.
4. Insgesamt eine besonders in Kombination mit einfachen Hörtests (Rasseln, Quietschpuppe, Blocktrommel) eine hoffnungsvolle Methode bei der Frühdiagnose der Schwerhörigkeit.

97. G. Aust, R. Lohrer, E. Waiß, M. Obladen (Berlin):
Frühe akustisch evozierte Potentiale als Hörscreening bei gefährdeten Neugeborenen

Perinatale Asphyxie, schwere Hyperbilirubinämie, peri- und postnatale Infektionen des Zentralnervensystems, ototoxische Medikationen (z. B. Gentamycin, Furosemid), Fehlbildungen des Gehirns sowie intraventrikuläre Blutungen sind als Risikofaktoren für Hörbehinderungen bekannt. Diese Faktoren können bei Frühgeborenen mit einem Geburtsgewicht unter 1 500 g kumuliert auftreten.

In der Beratungsstelle für Hörbehinderte Berlin-Neukölln und in der Abteilung Neonatologie der Universitätskinderklinik, Klinikum Rudolf Virchow der FU Berlin wurde bei 101 Neu- und Frühgeborenen, die mindestens eine dieser Belastungen aufwiesen, das Hörvermögen mittels früher akustisch evozierter Potentiale zu einem möglichst frühen Zeitpunkt untersucht. Verwendet wurde bettseitig ein fahrbares „compact 4 Gerät" der Firma Nicolet.

Das Alter der untersuchten Kinder betrug 4–52 Tage, das Geburtsgewicht 720–4 550 g, die Reife 27–42 Schwangerschaftswochen, 51 Kinder waren männlich, 50 weiblich. 11 Neugeborene wiesen Fehlbildungen im Kopf-Hals-Bereich auf, bei 4 Kindern war eine Sepsis mit Meningitis aufgetreten. Der mittlere Apgar-Wert nach einer Minute lag bei 6 mit einer Standard-Deviation von 3. 30 Kinder wiesen die Zeichen der Asphyxie auf. Der mittlere höchste Gesamtbilirubinspiegel wurde mit 256 ± 84 Imol/1 gemessen, bei 4 Neugeborenen mußte ein Blutaustausch vorgenommen werden. Der größte Teil der Kinder wurde am errechneten Geburtstermin nachuntersucht.

Für beide Ohren wurden die Hörschwellen (bezogen auf die Welle Jewett V) für Click-Sogreize mit einer Reizfolgefrequenz von 8,3/s bestimmt und der Reifungszustand der kindlichen Hörbahn beurteilt. Dazu wurden die Peak- und Interpeaklatenzen der Wellen Jewett I, III und V und die Amplitudenwerte beurteilt. Alle geprüften Neugeborenen tolerierten die Untersuchung gut, im allgemeinen schliefen sie während der Messung spontan, selbst bei Schallintensitäten von 80 dB HL. Sedativa wurden nicht eingesetzt.

Die mittlere Hörschwelle lag auf dem linken Ohr bei 22,04 dB und auf dem rechten Ohr bei 23,03 dB. Bei einem Kind wurde beiderseitige Taubheit diagnostiziert, zwei Kinder wiesen eine Schwelle auf dem besser hörenden Ohr von 60 dB, ein Kind von 50 dB, drei Kinder von 40 dB, zwei Kinder von 30 dB und ein Kind von 20 dB auf. Bei zwei von diesen Kindern wurde eine einseitige Taubheit auf dem schlechter hörenden Ohr festgestellt. Die mittlere Peaklatenz der Welle I bei 80 dB HL betrug $2,49 \pm 0,17$ ms, der Welle III bei $5,17 \pm 0,29$ ms und der Welle V bei $7,58 \pm 0,38$ ms. Die Interpeaklatenz I–V variierte von 4,35 bis 5,94 ms.

Bei insgesamt 10 der untersuchten Neugeborenen wurden Hörstörungen oder Auffälligkeiten der akustisch evozierten Potentiale herausgefunden. Die Kontrolluntersuchungen bestätigten in allen Fällen das Resultat der Erstuntersuchung. Die Häufigkeit von Hörstörungen bei Kindern mit Gefährdung in der Neugeborenenperiode liegt nach Erhebungen des „Joint Committee on Infant Hearing" der American Academy of Pediatrics bei 2,5–5,0%. Um diese Kinder auch tatsächlich herauszufinden, wurde ein Hörscreening empfohlen, das optimal in einem Alter von 3–6 Monaten erfolgen sollte. Nach unseren Untersuchungsergebnissen liegt der Prozentsatz der hörbehinderten Kinder mit 10% eindeutig höher. Es ist unseres Erachtens aber auch notwendig, die Erstuntersuchung bei gefährdeten Kindern auf einen früheren Zeitpunkt vorzuverlegen, möglichst noch in die Neugeborenenperiode. Für diese Untersuchungen eignen sich die akustisch evozierten Potentiale in besonderem Maße. Werden hierbei Auffälligkeiten festgestellt, sind audiologische und säuglingsneurologische Nachuntersuchungen in regelmäßigen Intervallen indiziert. Eine fachgerechte Frühförderung des Kindes mit Elternberatung sollte bei Vorliegen einer gravierenden Hörstörung bereits nach dem dritten Lebensmonat beginnen.

Diese Untersuchung wurde unterstützt durch die Deutsche Forschungsgemeinschaft, Sonderforschungsbereich 174, Teilprojekt A9.

98. D. Höhmann, B. Jurklies, S. Krech (Würzburg):
Akustisches „Biasing" – Eine neue Technik zur Diagnostik des Morbus Menière

Als histomorphologisch auffälligstes Zeichen des Morbus Menière gilt der endolymphatische Hydrops. Endolymphatischer Hydrops kann im Tiermodell zuverlässig mit der Technik des „low frequency acoustik biasing" (LFAB) nachgewiesen werden, erste Ergebnisse liegen nach Untersuchungen an Patienten vor. Die vorliegende Studie wurde unternommen, um Meßwerte für das LFAB bei extra- und transtym-

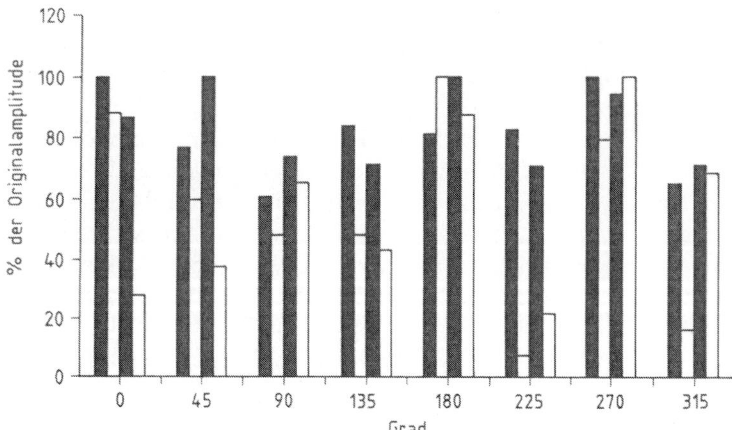

Abb. 1. Mittelwerte der modulierten Amplituden Jewett I und III in Prozenten der nicht modulierten Originalamplitude (die beiden ersten Balken repräsentieren die Welle I, die beiden folgenden die Welle III), in unterschiedlichen Phasen (0–315 Grad) des 50 Hz Tones (110 dB SPL) bei 8 KHz, 90 dB SPL. Die geschlossenen Balken entsprechen den Menière-Patienten (n = 17), die gestreiften dem Normalkollektiv (n = 20)

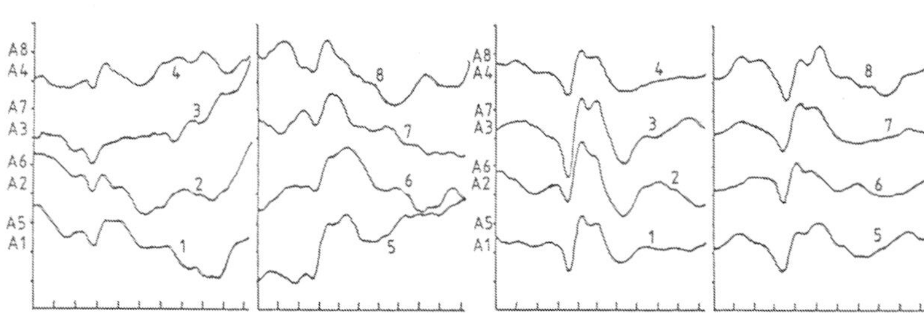

Abb. 2. Transtympanische Elektrocochleographie eines Normalhörigen auf der linken Seite und eines Patienten mit einem Morbus Menière rechts. Die N1P1 Amplituden des gesunden Ohres links modulierten mehr als 50% im Vergleich zur Originalamplitude, die Amplituden des hydropischen Ohres hingegen modulierten weniger als 50% bei 4000 Hz und einer Testton-Biasing-Ton-Kombination von 90 zu 110 dB SPL

panaler Elektrocochleographie und Hirnstammaudiometrie in einer Kontrollgruppe und bei Patienten mit Morbus Menière zu etablieren.

Elektrophysiologische Beobachtungen:

Extra- und transtympanale Elektrocochleogramme und akustisch evozierte Hirnstammaudiogramme wurden an 20 normalhörigen Ohren und 17 Ohren mit einem Morbus Menière gemessen. Die Menière-Patienten hatten die typische Symptomentrias mit wenigstens zwei Drehschwindelanfällen wöchentlich. Die gemittelten Innenohrhörschwellen fanden sich zwischen 15 und 20 dB. Elektrocochleographisch boten die Patienten ein erhöht negatives Summationspotential mit einem SP/CAP Quotienten größer als 0,50.

Das electrocochleographisch gemessene Nervenaktionspotential (CAP) und die hirnstammaudiometrischen Antworten (BERA, Jewett I–V) wurden nach Reizung mit clicks und bursts gemessen, die zu einem simultan angebotenen, kontinuierlichen 50 Hz Ton in 45 Grad Schritten phasenverschoben wurden.

Die Modulation der Amplituden und Latenzen der elektrocochleographischen und hirnstammaudiometrischen Antworten wurden prozentual mit der ursprünglichen, nichtmodulierten Antwort verglichen. Der ausgeprägteste Modulationseffekt auf die Antworten N1P1, I, III und V bei Normalpersonen wurde mit einer Intensitätsdifferenz von wenigstens 20 dB zwischen Testton und 50 Hz Ton erzielt. Hierbei waren die frühen Antworten gut modulierbar, Jewett V hingegen fand sich weitgehend stabil. N1P1, Jewett I und III konnten am besten in der Phase 45 bis 90 und 270 Grad ± 45 Grad amplitudenvermindert

werden. Die modulierten Antworten waren üblicherweise um 0,8 ms latenzverschoben. Als Testton-Biasing-Ton-Intensitätskombinationen erscheinen 100 zu 110 und 90 zu 120 dB SPL geeignet.

Patienten mit einem Morbus Menière zeigten erheblich geringer modulierbare Reizantworten (Abb. 1, 2). Das Kriterium für das Vorliegen eines endocochleären Hydrops war eine CAP-Amplituden Modulation von weniger als 50% bei einer Latenzverschiebung von nicht mehr als 0,2 ms. Die meisten Patienten waren zum Zeitpunkt der Untersuchung asymptomatisch. Trotzdem konnte eine Beziehung zwischen einer nicht ausgeprägten Modulierbarkeit der Reizantworten und der Vorgeschichte eines Morbus Menière hergestellt werden.

Zusammenfassend scheint mit der Technik des LFAB eine Methode vorzuliegen, die eine Objektivierung des endocochleären Hydrops und der damit verbundenen Symptome erlaubt.

Das LFAB könnte in einer direkten Beziehung zur endocochleären Drucksituation stehen und potentiell klinisch anwendbar sein.

Dieses Projekt wurde in Teilen von der Deutschen Forschungsgemeinschaft (HE-477/8-1) gefördert.

99. H. von Wedel, M. Walger, M. Laska, I. Schneider (Köln): Einfluß schalleitungsbedingter Deprivation auf die Reifung der Potentiale mittlerer Latenz (MLR) beim Meerschweinchen

Die ersten Lebensmonate des Menschen sind für die Reifung des Hörbahnsystems im Hinblick auf die Sprachwahrnehmung und -entwicklung von zentraler Bedeutung. So können nicht genetische Faktoren wie zum Beispiel Antibiotika, Lärm oder auch schalleitungsbedingte Deprivationen wie bei chronischer Otitis media in kritischen und sensiblen Phasen der Hörbahnreifung schädigende Einflüsse ausüben.

Da der Registrierung akustisch evozierter Potentiale (insbesondere der Hirnstammpotentiale, HSP und der Potentiale mittlerer Latenz, MLR) im Rahmen der Diagnose frühkindlicher Hörstörungen eine große Bedeutung zukommt, wurde in den vorgestellten Experimenten am Meerschweinchen untersucht, welchen Einfluß eine frequenzspezifisch kontrollierte Deprivation auf die Reifung der MLR ausübt.

Insgesamt wurde die Reifung der Hörbahn an 12 pigmentierten Meerschweinchen über einen Zeitraum von 3 Monaten untersucht. Bei 6 Tieren wurden ab dem ersten Lebenstag beide äußeren Gehörgänge mit einer Kunststoffmasse 28 Tage lang bei dreitägigem Wechsel und Kontrolle der Gehörgänge verschlossen. Über Oberflächenelektroden wurden 20 dB überschwellige MLR, monaural durch Clicks mit einer Reizwiederholrate von 5,3 s evoziert, alle drei Tage während der ersten zwei Monate und wöchentlich im dritten Lebensmonat über Oberflächenelektroden beiderseits registriert und die Latenzen und Amplituden der prominenten Peaks N_a, P_a und N_b (s. Abb. 1) einer Analyse unterzogen.

Die partielle Deprivation hatte eine Dämpfung der Schalleitung von ca. 30 dB bei 500 Hz und bis zu 45 dB aufsteigend bei 24 kHz zur Folge, wie die Erregungsschwellenbestimmung über frequenzspezifisch evozierte HSP ergab. Der Erregungsschwellenverlauf Click-evozierter HSP während der ersten drei Lebensmonate zeigte am ersten Tag bei binaural deprivierten Tieren eine Schwellenerhöhung von 32 dB, die sich im weiteren Verlauf um 15 dB erhöhte. Dies konnte auf zunehmende Gehörgangsentzündungen durch den Verschluß bei einigen Tieren zurückgeführt werden. Nach Entfernung der Verschlüsse und Behandlung der Entzündungen erholten sich die Schwellen bis auf eine Differenz von 12 dB am Ende des dreimonatigen Untersuchungszeitraumes.

Die Entwicklung der MLR (Abb. 2) zeigte, wie auch die der HSP (an anderer Stelle publiziert), daß trotz ausgereifter Erregungsschwellen bei der Geburt eine Reifung im aufsteigenden Hörbahnsystem zu erkennen ist. Dies betraf insbesondere die späte Komponente N_b mit einer zunehmenden Latenzverkürzung von 7 ms in den erten 2 Lebensmonaten sowie auch die Amplitude von N_a.

Der Vergleich der Latenzentwicklung der MLR-Komponenten N_a, P_a und N_b zwischen Kontroll- und binaural deprivierten Tieren ergab, daß sich innerhalb der ersten drei Wochen der Deprivationsphase in keinem Fall Latenzverschiebungen zeigten, die signifikant von den Kontrollwerten abwichen. Veränderungen sind erst im letzten Abschnitt zu beobachten, wobei alle drei Potentialkomponenten eine signifikant

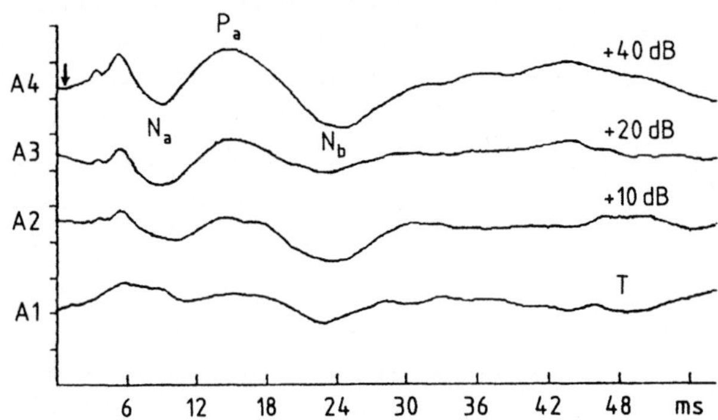

Abb. 1. Erregungsschwellenbestimmung der Potentiale mittlerer Latenz (MLR) für Click-Reizung (100 Mtlg., 5,3 s)

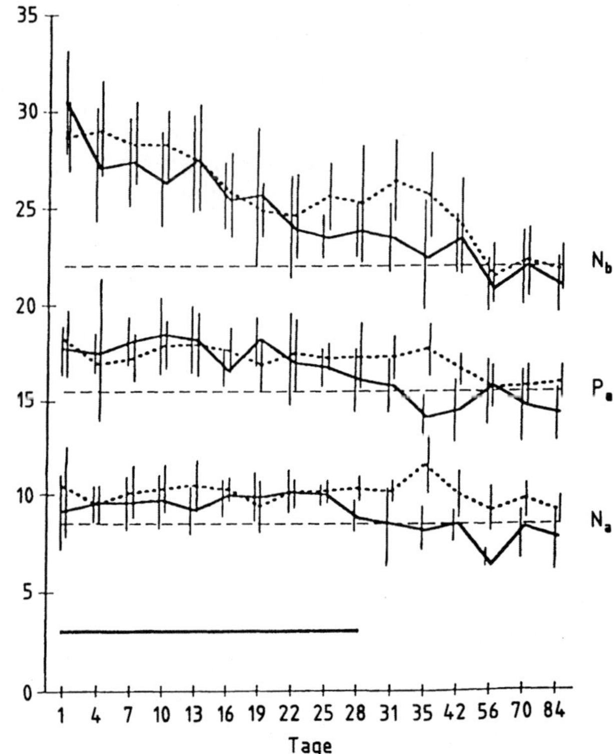

Abb. 2. Reifung der Latenzen der MLR-Komponenten N_a, P_a und N_b bei binaural deprivierten Meerschweinchen (gestrichelte Linie) im Vergleich zu normal aufgezogenen Jungtieren (durchgezogene Linie), $n = 6$

verzögerte Entwicklung zeigen. Diese Verzögerung entwickelte sich innerhalb von 4 Wochen nach Beendigung der partiellen Deprivation weitgehend zurück. Eine Beeinflussung der MLR-Erregungsamplituden konnte bisher aufgrund der großen Standardabweichung von bis zu 50% nicht nachgewiesen werden.

Die nachgewiesenen signifikanten Veränderungen der MLR-Komponenten N_a, P_a und N_b im Modellversuch an binaural deprivierten Tieren zeigen, daß Schalleitungsstörungen in der frühen Entwicklungsphase des Gehörs zu Reifungsverzögerungen im aufsteigenden Hörbahnsystem auch oberhalb des Hirnstammes führen können. Die Latenzverzögerungen von etwa 3 ms traten dabei im Gegensatz zu den HSP-Entwicklungen am Ende der vierwöchigen Deprivationsphase auf und erreichten erst nach weiteren zwei bis vier Wochen das Niveau der Kontrolltiere.

Die vorgestellten Ergebnisse liefern somit einen Beitrag zu der umstrittenen Frage, ob eine häufig wiederkehrende Otitis media bei Kleinkindern zu Veränderungen der Hörbahnreifung führen kann. Diese bestehen in einer verzögerten Entwicklung der axonalen Fortleitungsgeschwindigkeit von Aktionspotentialen. Die Beobachtung, daß die Reifung der HSP- und MLR-Latenzen zu unterschiedlichen Zeitpunkten betroffen war, könnte auf die Bedeutung kritischer Phasen einzelner Hörbahnabschnitte gegenüber verschiedenen Einflüssen hinweisen, wie dies schon aus Untersuchungen über den Einfluß von Antibiotika und/oder Lärm auf die Entwicklung der Cochlea bekannt ist. Auch wenn es zu einer vollständigen Erholung der untersuchten MLR-Parameter kam, wäre eine längerfristige Beeinflussung durch Ausdehnung der Deprivationsphase denkbar.

100. J. Schäfer, W. Fischer (Ulm): Richtungsbestimmende Frequenzbänder bei Mensch und Meerschweinchen

Es ist seit langem bekannt, daß Laufzeitdifferenzen und Pegeldifferenzen zwischen den beiden Ohren vom Gehör ausgewertet werden und einen Teil des räumlichen Hörens bewirken. Die interauralen Laufzeit- und Pegeldifferenzen sind aber allein nicht ausreichend für das Richtungshören. Sonst könnte die Höhe einer Schallquelle in der Medianebene – also genau zwischen den Ohren – nicht geortet werden.

Aus verschiedenen Untersuchungen folgt, daß die Frequenz als monauraler Richtungshörparameter bereits eine spezifische Richtungsinformation enthält und zur Ortung herangezogen wird. Weitere Untersuchungen haben gezeigt, daß die Form des Außenohres dabei eine erhebliche Rolle spielt. Diese Erkenntnisse aus physikalischen und psychoakustischen Untersuchungen, können auf neuronaler Ebene am Menschen nicht überprüft werden, weshalb wir am Tiermodell untersucht haben, ob die Frequenz als Parameter neuronal kodiert wird. In einem ersten Arbeitsschritt haben wir deshalb die Außenohrübertragungsfunktion am Menschen nochmals exakt ermittelt. Die Messungen wurden für das Meerschweinchen erstmals auch in der Erhebung durchgeführt. Die Ähnlichkeit der Außenohrverhältnisse ergibt sich insofern, als bei Mensch und Meerschweinchen die Ohrmuscheln seitlich inserieren und weitgehend unbeweglich sind.

Die Untersuchung erfolgte nach dem von Blauert et al. 1974 beschriebenen Impulsmeßverfahren. Die Signale wurden dabei unter Freifeldbedingungen in einer reflexionsarmen Kammer (IAC) über einen elektronisch auf ± 2 Grad genau positionierbaren Lautsprecher. Gemessen wurde in Schritten von 10 Grad. Insgesamt wurde die Übertragungsfunktion für jeweils 393 Raumpunkte bestimmt. Die Ergebnisse der Messungen der 393 Raumpunkte wurden für ausgewählte Frequenzen in sphärischer Darstellung als Iso-Amplitudenkontur für 5, 10, 15 und 20 dB aufgetragen.

Ergebnisse: Vergleicht man die Lage der Felder maximaler Verstärkung des Außenohres von Mensch und Meerschweinchen, so ergeben sich deutlich Parallelen. Im tieffrequenten Bereich liegen große Felder im vorderen Raumbereich. Dann folgen Felder, die oben oder vorne oben liegen. Darauf folgt ein Lagewechsel nach hinten. Im hochfrequenten Bereich liegen die Felder dann wieder vorne. Die Gesetzmäßigkeit der Wanderung der Felder ist somit bei beiden Arten gleich: vorn – oben – hinten – vorn. Beim Meerschweinchen ist diese Wanderung lediglich zu höheren Frequenzen verschoben. Daraus folgt, daß die Außenohrübertragungsfunktion bei Mensch und Meerschweinchen ähnlich ist.

Die beobachtete Wanderung der Bereiche maximaler Verstärkung durch das Außenohr gibt es nur bei Mensch und Meerschweinchen. Ähnliche Untersuchungen liegen bisher nur für Schleiereule, Fledermaus, Katze und Tammar vor. Bei diesen Tieren liegen die Bereiche maximaler Verstärkung alle im vorderen Hörraum, die Positionen „oben" und „hinten" gibt es dort nicht.

101. R. G. Matschke, A. Hasenburg, P. Plath (Recklinghausen): Zur Wertigkeit der 40 Hz-MLR in der pädaudiologischen Diagnostik

Die Hörschwellenbestimmung beim nicht kooperierenden Patienten wirft immer wieder Probleme auf. Die akustisch evozierten Potentiale haben zwar ihren festen Platz in der audiologischen Testbatterie, doch ist die Schwellenbestimmung im Tieftonbereich des menschlichen Hörvermögens häufig nur mit hohem technischen und zeitlichen Aufwand möglich. Die bei der konventionellen Hirnstammaudiometrie benutzten „clicks" als Stimulus erlauben lediglich eine Schwellenschätzung im Bereich zwischen 2 und 4 kHz, Schmalbandstimuli unterhalb von 1 kHz lassen häufig nicht die zuverlässige Ableitung reproduzierbarer Antwortmuster zu. Durch die von Galambos et al. (1981) beschriebene Superposition der Potentiale mittlerer Latenz (MLR) bei einer Reizwiederholungsrate von 40 s wurde die Auswertbarkeit und die Reproduzierbarkeit der Antwortmuster entscheidend verbessert (Suzuki u. Kobayashi 1984; Lenarz et al. 1986). In dieser Studie wurden zwei auf der Basis der 40 Hz-MLR arbeitende Methoden der Ableitung akustisch evozierter Potentiale zur Hörschwellenbestimmung auf ihre klinische Zuverlässigkeit und Einsatzmöglichkeit untersucht. Der vollautomatisch arbeitende, mikroprozessorgesteuerte „Hearing Screener" AUDITIM leitet die akustisch evozierten Potentiale mittlerer Latenz mittels besonderer Gehörgangselektroden, durch die auch der Stimulus von 500, 1 000 und 2 000 Hz auf das Trommelfell geleitet wird, gegen die Stirn ab, unterwirft das Potentialmuster einer Fourieranalyse und druckt die ermittelte Schwelle

in dB (HL) aus. Die Untersuchungsdauer beschränkt sich im Idealfall auf etwa 20 min. Bei der Ableitung der 40 Hz-MLR mit dem ERA-System MK10 (Amplaid S.A.) werden die MAEP konventionell abgeleitet, auf einem Monitor abgebildet und der optischen Auswertung des Untersuchers unterworfen. Da eine frequenzspezifische Untersuchung mittels MAEP möglich ist (Davis u. Hirsh 1976; Brown u. Shallop 1982; Döring 1983; Szyfter et al. 1984; Stürzebecher et

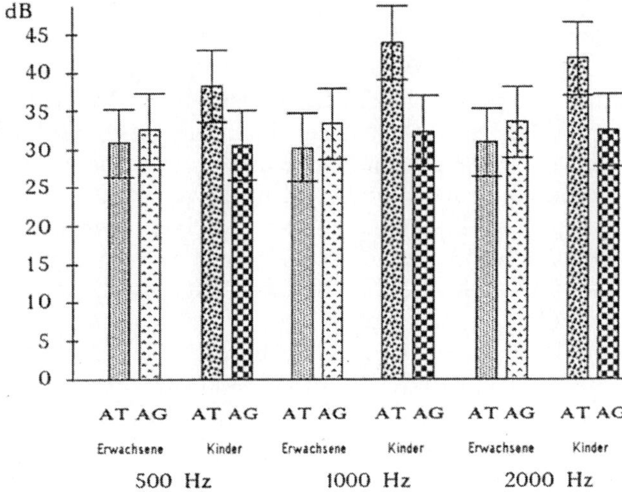

Abb. 1. Vergleich der Mittelwerte und Standardabweichungen bei 500, 1 000 und 2 000 Hz für Kinder (n = 52) und Erwachsene (n = 240) zwischen automatisch (AT) und konventionell (AG) ermittelter Hörschwelle

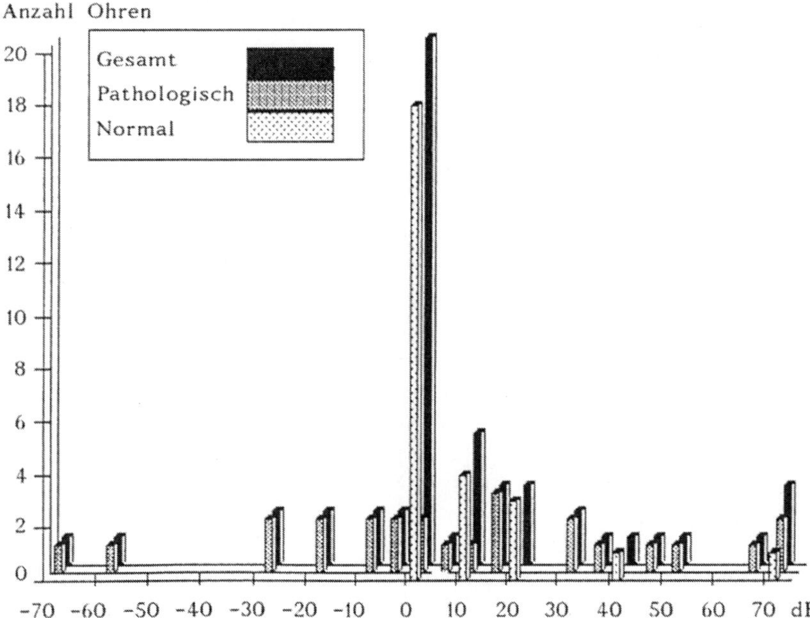

Abb. 2. Vergleich der Hörschwellendifferenzen zwischen automatisch und konventionell ermittelten Werten bei Kindern für 500 Hz-Prüftöne. Lediglich 62% aller Werte liegen innerhalb der ± 10 dB Toleranz

al. 1985; Lenarz et al. 1986), wurden die Hörschwellenbestimmungen jeweils bei 500, 1000 und 2000 Hz durchgeführt.

Mit dem Screening-Audiometer Audit wurden 42 Erwachsene mit Normalgehör und 78 Erwachsene mit pathologischem Gehör im Alter zwischen 15 und 72 Jahren (Durchschnittsalter 38,9 Jahre), sowie 11 normalhörige und 15 hörgeschädigte Kinder zwischen 3 und 14 Jahren (Durchschnittsalter 8,6 Jahre) untersucht. Als Referenz diente das konventionell ermittelte Reintonaudiogramm. Während die Mittelwerte der vom Automaten (AT) bestimmten Hörschwellen bei den Erwachsenen um 1,9 dB (500 Hz), 3,1 dB (1000 Hz) und 2,7 dB (2000 Hz) geringfügig niedriger lagen als im Audiogramm (AG), errechnete der Automat für Kinder eine Abweichung von 7,8 dB (500 Hz), 11,5 dB (1000 Hz) und 9,2 dB (2000 Hz), die über der psychoakustisch ermittelten Schwelle lag (Abb. 1). Der Automat bestimmte die Hörschwellen also bei Erwachsenen eher zu niedrig, bei Kindern dagegen deutlich schlechter (zu hoch) als die Audiometristin. Wir führen dies auf die schlechtere Synchronisierbarkeit der Nervenfasern bei Kindern zurück sowie die bei Kindern gefundenen längeren Leitzeiten (Suzuki u. Kobayashi 1984).

Bei der gemeinsamen Beurteilung aller Kinder mit Normalgehör und Hörstörung fand sich bei der Untersuchung mit dem Automaten bei 500 Hz eine Spezifität von 58%, bei 1000 Hz von 35% und bei 2000 Hz von 40%, die Sensitivitäten lagen zwischen 80 und 95%. Da der Automat sehr viele Kinder als hörgeschädigt einstufte, entgingen ihm selten kranke Ohren, aber viele normalhörige Ohren wurden als hörgeschädigt bezeichnet. So wurden 42% (500 Hz), 65% (1000 Hz) und 61% (2000 Hz) der bei den angegebenen Frequenzen normalhörigen Ohren vom Automaten als hörgeschädigt bezeichnet, während 14%, 5% und 16% der schwerhörigen Ohren als normal klassifiziert wurden. Der Vergleich der Hörschwellendifferenzen zwischen Automat (AT) und Audiogramm (AG) zeigt die stärksten Abweichungen von bis zu ± 70 dB bei der Prüffrequenz 500 Hz (Abb. 2). Nur 62% (500 Hz), 50% (1000 Hz) und 48% (2000 Hz) aller unterschiedlichen Hörschwellen lagen innerhalb der Grenzen von ± 10 dB. Damit waren die Ergebnisse noch schlechter als bei den Erwachsenen, bei denen wenigstens 75% innerhalb des Toleranzbereiches ± 10 dB lagen. Die geringe Übereinstimmung zwischen den vom Automaten und den psychoakustisch ermittelten Hörschwellen und die methodisch auftretenden Probleme lassen eine Anwendung der automatischen Ableitung und Auswertung der 40 Hz-MLR in der pädaudiologischen Diagnostik nicht sinnvoll erscheinen.

102. K. Schorn, E. Zwicker (München):
Zusammenhänge zwischen gestörtem Frequenz- und gestörtem Zeitauflösungsvermögen bei Innenohrschwerhörigkeiten

Zahlreiche Studien in den letzten Jahren haben gezeigt, daß für die Diskriminierung von Sprache und Musik nicht nur ein gutes Frequenzauflösungsvermögen, sondern auch ein gutes Zeitauflösungsvermögen notwendige Voraussetzungen sind. In früheren Untersuchungen konnten wir zeigen, daß bei Patienten mit Innenohrschwerhörigkeit unterschiedlicher Genese das Frequenzauflösungsvermögen beeinträchtigt war. Des weiteren konnten wir feststellen, daß sich auch das Zeitauflösungsvermögen bei Innenohrschwerhörigkeiten verschlechterte, insbesondere dann, wenn gleichzeitig ein Hintergrundrauschen angeboten wurde, welches die Umgebungsgeräusche simulieren sollte, denen der Mensch im täglichen Leben ausgesetzt ist. Es war somit naheliegend, bei einzelnen Patienten mit unterschiedlichen Erkrankungen des Innenohres das Frequenzauflösungsvermögen und das Zeitauflösungsvermögen parallel zu untersuchen.

Das Frequenzauflösungsvermögen wurde mit Hilfe der von Zwicker entwickelten psychoakustischen Tuningkurven bestimmt.

Das Zeitauflösungsvermögen wurde mit der von uns früher beschriebenen Methode bestimmt, die auf dem Prinzip des Mithörschwellenperiodenmusters beruht.

Um nun einen genauen Vergleich vom gestörten Frequenzauflösungsvermögen zum gestörten Zeitauflösungsvermögen bei verschiedenen Patienten mit und ohne Hintergrund stellen zu können, entwickelten wir Frequenzauflösungsfaktoren und Zeitauflösungsfaktoren.

Die Frequenzauflösungsfaktoren für den 500 Hz- und den 4000 Hz-Testton werden wie folgt berechnet:

$$FRF_{0,5\ \mathrm{Hz}} = \frac{L_{\mathrm{M215}} - L_{\mathrm{M460}}}{2,5\ \mathrm{Bark7}} + \frac{L_{\mathrm{M740}} - L_{\mathrm{M540}}}{1,5\ \mathrm{Bark}}$$

$$FRF_{4\ \mathrm{kHz}} = \frac{L_{\mathrm{M1720}} - L_{\mathrm{M3680}}}{5\ \mathrm{Bark}} + \frac{L_{\mathrm{M5920}} - L_{\mathrm{M4320}}}{1,7\ \mathrm{Bark}}.$$

Der Zeitauflösungsfaktor TRF (temporal resolution factor) berechnet sich wie folgt:

$$FRF_{0,5\ \mathrm{Hz}} = \frac{L_{\mathrm{CONT}} - L_{\mathrm{MOD}}}{L_{\mathrm{MOD}} - L_{\mathrm{THS}}}.$$

THS = Ruhehörschwelle

CONT = Mithörschwelle, verdeckt durch Dauerrauschen

MOD = Mithörschwelle, verdeckt durch modelliertes Rauschen

Bei verschiedenen Patientengruppen mit Lärmschwerhörigkeit, Morbus Menière, durchgemachtem Hörsturz, toxischer Innenohrschwerhörigkeit, Presbyakusis und progredienter degenerativer Innenohrschwerhörigkeit wurde das Frequenzauflösungsvermögen und das Zeitauflösungsvermögen parallel mit und ohne Hintergrundrauschen bestimmt. Die Untersuchungen haben zu folgenden Ergebnissen geführt (Tabelle 1, 2).

1. Das Frequenzauflösungsvermögen ist bei allen Patienten mit einer Innenohrschwerhörigkeit herabgemindert, und zwar sowohl im 500 Hz-Frequenzbereich wie auch im 4000 Hz-Frequenzbereich. Die Störung der Frequenzauflösungsvermögen ist bei den einzelnen Krankheitsbildern unterschiedlich ausgeprägt. Eine geringgradige Behinderung liegt nur bei der Lärmschwerhörigkeit und bei der toxischen Innenohrschwerhörigkeit im 500 Hz-Frequenzbereich vor, während bei allen anderen Patientengruppen die Frequenzauflösungsfaktoren $FRF_{0,5}$ und FRF_4 auf die Hälfte herabgemindert sind. Extrem schlecht ist das Frequenzauflösungsvermögen beim Morbus Menière im tiefen Frequenzbereich. Hier beträgt der Frequenzauflösungsfaktor nur noch 0,3.
2. Da das Frequenzauflösungsvermögen bei allen Patientengruppen herabgemindert ist, können hieraus keine differentialdiagnostischen Schlüsse gezogen werden.
3. Es scheint ein Zusammenhang zu bestehen zwischen Störung des Frequenzauflösungsvermögens und Hörverlust. Der Zusammenhang ist jedoch nicht bei allen Patientengruppen gleich.
4. Das Zeitauflösungsvermögen im 500 Hz-Frequenzbereich ist kaum beeinträchtigt, lediglich beim Morbus Menière und beim Hörsturz auf 0,67 reduziert. Im 4000 Hz-Frequenzbereich ist es jedoch deutlich herabgemindert, bei der Lärmschwerhörigkeit, dem Hörsturz und der progredienten degenerativen Innenohrschwerhörigkeit immerhin auf die Hälfte der Norm, und bei der toxischen Innenohrschwerhörigkeit beträgt der Zeitauflösungsfaktor nur noch 0,33.
5. Eine Einschränkung des Zeitauflösungsvermögens des funktionsgeschädigten Ohres ist nicht nur abhängig vom Hörverlust, z.B. wurde bei der toxischen Innenohrschwerhörigkeit im 4 kHz-Frequenzbereich ein herabgeminderter Zeitauflösungsfaktor von 0,33 bei einem Hörverlust von 45 dB nachgewiesen, während bei Patienten mit einer Presbyakusis der Faktor mit 0,67 wesentlich besser lag, obwohl der Hörverlust 50 dB betrug.
6. Betrachtet man nun den Faktor *FTRF*, also das Produkt aus *FRF* + *TRF*, so zeigen alle Patienten mit einer Innenohrschwerhörigkeit eine Störung im Bereich der Frequenzauflösung und/oder der Zeitauflösung, die sich auf die Sprachdiskrimination auswirken muß. Die Schädigung ist abhängig vom Hörverlust, aber nicht ausschließlich.
7. Der Tabelle 3 und der Tabelle 4 sind die Ergebnisse von Frequenzauflösung und Zeitauflösung mit Zusatzrauschen zu entnehmen. Es fällt auf, daß sich bei Normalhörenden die Frequenzauflösung durch Hinzufügen eines breitbandigen Zusatzrauschens geringfügig verschlechtert. Der Faktor beträgt nicht mehr 1, sondern 0,79 bzw. 0,77.

Tabelle 1. 500 Hz ohne Zusatzrauschen

	FRF	*TRF*	*FTRF*	*RHS*
Normalhörigkeit	1	1	1	
Lärmschwerhörigkeit	0,75	1	0,75	5
Morbus Menière	0,30	0,67	0,20	35
Hörsturz	0,50	0,67	0,34	20
Toxische Innenohr-SH	0,69	1	0,69	10
Presbyakusis	0,60	0,80	0,48	12,5
Degen. Innenohr-SH	0,60	0,83	0,50	15

Tabelle 2. 4000 Hz ohne Zusatzrauschen

	FRF	*TRF*	*FTRF*	*RHS*
Normalhörigkeit	1	1	1	
Lärmschwerhörigkeit	0,54	0,50	0,27	45
Morbus Menière	0,56	0,71	0,40	35
Hörsturz	0,48	0,50	0,24	45
Toxische Innenohr-SH	0,49	0,33	0,16	45
Presbyakusis	0,61	0,67	0,40	50
Degen. Innenohr-SH	0,51	0,50	0,26	50

Tabelle 3. 500 Hz mit Zusatzrauschen

	FRF	*TRF*	*FTRF*
Normalhörigkeit	0,79	3	2,37
Lärmschwerhörigkeit	0,57	3,50	2
Morbus Menière	0,19	2	0,38
Hörsturz	0,34	1,50	0,51
Toxische Innenohr-SH	0,45	2	0,90
Presbyakusis	0,60	2,67	1,60
Degen. Innenohr-SH	0,60	1,75	1,05

Tabelle 4. 4000 Hz mit Zusatzrauschen

	FRF	*TRF*	*FTRF*
Normalhörigkeit	0,77	3	2,30
Lärmschwerhörigkeit	0,29	1,25	0,36
Morbus Menière	0,48	1	0,48
Hörsturz	0,31	1	0,31
Toxische Innenohr-SH	0,33	1	0,33
Presbyakusis	0,40	1,40	0,56
Degen. Innenohr-SH	0,37	2	0,74

8. Ein völlig anderes Ergebnis ist bei der Bestimmung des Zeitauflösungsvermögens mit Zusatzrauschen zu finden. Bei Normalhörenden trat das Phänomen auf, daß sich das Zeitauflösungsvermögen durch das Zuschalten des Rauschens deutlich verbessert. Der Zeitauflösungsfaktor beträgt nicht mehr 1, sondern in beiden Frequenzen 3.
9. Der Abbildung ist weiter zu entnehmen, daß sich bei allen Patientengruppen das Frequenzauflösungsvermögen unter Verwendung eines Zusatzrauschens in beiden Frequenzen verschlechtert. Hervorzuheben ist wiederum der Morbus

Menière im 500 Hz-Frequenzbereich, der nur noch ein Frequenzauflösungsvermögen von 0,19 hat. Im hohen Frequenzbereich sind besonders die Lärmschwerhörigen und die Patienten mit Hörsturz, toxischer Innenohrschwerhörigkeit und degenerativer Innenohrschwerhörigkeit betroffen.

10. Betrachtet man nun den Zeitauflösungsfaktor, so zeigt sich im 500 Hz-Frequenzbereich nur bei der Lärmschwerhörigkeit ein normales Zeitauflösungsvermögen. Auffallend ist das schlechte Zeitauflösungsvermögen bei allen Patientengruppen im hohen Frequenzbereich. Der Zeitauflösungsfaktor beträgt beim Morbus Menière, beim Hörsturz und bei der toxischen Innenohrschwerhörigkeit nur noch 1, d. h. er ist um den Faktor 3 schlechter als im Normalfall.

11. Bei allen Patienten konnten wir jedoch feststellen, daß das Zeitauflösungsvermögen mit Hintergrundrauschen besser ist als ohne Hintergrundrauschen, allerdings ist die Verbesserung wesentlich geringer als beim Normalhörenden.

12. Vergleicht man nun wieder die Zusammenhänge zwischen gestörtem Frequenzauflösungsvermögen und gestörtem Zeitauflösungsvermögen mit Zusatzrauschen, so fällt bei der Betrachtung des Faktors *FTRF* auf, daß sich alle Patientengruppen deutlich von den Normalhörenden abzeichnen, d.h. alle Patienten mit einer Innenohrschwerhörigkeit, selbst wenn der Hörverlust noch so gering ist, haben eine Beeinträchtigung des Frequenzauflösungsvermögens und/ oder des Zeitauflösungsvermögens bei Verwendung eines Hintergrundrauschens. Besonders ausgeprägt ist dies bei den Patienten mit einem Morbus Menière und einem Hörsturz, und zwar in beiden Frequenzen, während bei den anderen Krankheitsbildern vorwiegend der 4000 Hz-Frequenzbereich betroffen ist.

Aus den Ergebnissen kann gefolgert werden, daß die Frequenzselektion und die Zeitauflösung bei Patienten mit Innenohrschwerhörigkeiten unterschiedli-

cher Genese deutlich schlechter sind als beim Normalhörenden. Dies macht sich besonders dann bei der Zeitauflösung bemerkbar, wenn man ein Hintergrundrauschen hinzugibt. Wenn einerseits durch gestörtes Frequenzauflösungsvermögen Teiltöne der Klänge und die Formanten oder Vokale nicht mehr aufgelöst werden, es andererseits durch ein schlechtes Zeitauflösungsvermögen zu einer starken Nachverdeckung der Silben kommt, muß die Spracherkennung schlecht sein. Dies scheint sich aufgrund unserer Ergebnisse offensichtlich bei Nebengeräuschen bemerkbar zu machen.

Zur Abschätzung des Erfolges einer Hörgeräteanpassung sollte deshalb grundsätzlich das Frequenzauflösungsvermögen und das Zeitauflösungsvermögen ohne und mit Hintergrundrauschen der Betroffenen bestimmt werden. Nach diesen Voruntersuchungen kann man individuell Hörgeräte anpassen und das Ergebnis abschätzen.

T. Steffens (Gießen): Ist die Differenzierung der Zeitauflösung mit oder ohne Zusatzrauschen besser? Gibt es eine Erklärung für die überraschend guten Bewertungsfaktoren der Zeit- und Frequenzauflösung bei den Presbyakusis?

K. Schorn (Schlußwort):
Das Zeitauflösungsvermögen hat sich bei Verwendung eines Hintergrundgeräusches eindeutig verbessert. Wir glauben, daß sich das Ohr den ungünstigen Verhältnissen anpaßt. – Uns erscheinen auch die Ergebnisse bei der Altersschwerhörigkeit zu gut. Deshalb haben wir viele Patienten untersucht, um Fehlerquellen auszuschließen.

103. N. Marangos, A. Mausolf, B. Ziesmann (Hannover): Elektrokochleographische Möglichkeiten zur Differentialdiagnose zwischen hydropischer und neuraler Schwerhörigkeit

Eine Vergrößerung der Amplitude des Summationspotentials (SP) und damit auch eine pathologisch große Relation der SP-Amplitude im Vergleich zur Amplitude des Summenaktionspotentials (Relation SP/CAP) wurde als Charakteristikum des endolymphatischen Hydrops in zahlreichen elektrokochleographischen Studien beschrieben. In unserem Patientengut von 55 Patienten mit Kleinhirnbrückenwinkeltumoren (KHBWT) haben wir bei 16 Patienten (rund 30%) eine Relation SP/CAP größer als 0,4 gefunden. Ob dies auf eine Vergrößerung der absoluten SP-Amplitude oder eine Verkleinerung der absoluten CAP-Amplitude zurückzuführen ist, wollen wir unter Berücksichtigung weiterer Parameter des SP/CAP-Komplexes beantworten.

Ausgewertet wurde der Click-evozierte SP/CAP-Komplex bei 90 dB HL für 40 Patienten mit M. Me-

nière und 55 Patienten mit KHBWT. Die Amplitudenrelation SP/CAP, die Latenz des CAP, die Weite des Komplexes und auch die relative Amplitude der zweiten Welle des AP (N_2) als Relation zur ersten (N_2/N_1) wurden ermittelt und mit den entsprechenden Daten von 28 Normalhörenden und 91 Patienten mit Innenohrschwerhörigkeit anderer Ursache als M. Menière verglichen. Gemessen wurde transtympanal am Promontorium.

Menière-Patienten wiesen eine Relation SP/CAP von 0,5 auf, die Patienten mit KHBWT 0,3. Schlußfolgerung: diese Relation allein reicht zur elektrokochleographischen Differenzierung zwischen Menière und KHBWT nicht aus.

Die Latenz des CAP betrug bei den Menière-Patienten 1,7 ms, wie auch bei den anderen Innenohrschwerhörigkeiten. Bei KHBWT wies das CAP die größte Latenz auf. Auch die Weite des SP/CAP-Komplexes war bei den KHBWT mit 1,8 ms größer als bei allen anderen Kollektiven.

Die relative Amplitude der zweiten Welle im Vergleich zur ersten war bei allen Gruppen fast gleich.

Diskussion

Beim Endolymphhydrops bewirkt die vergrößerte SP-Amplitude eine pathologische SP/CAP-Relation. Bei KHBWT hingegen liegt aufgrund der schlechten Synchronisation des CAP eine Aufweitung des SP/CAP-Komplexes und eine Latenzverzögerung vor. Die Folge ist eine Abnahme der absoluten CAP-Amplitude bei unverändertem SP, dadurch aber auch eine vergrößerte Relation SP/CAP wie bei Hydrops. Die pathologische Relation SP/CAP (größer als 0,4 oder 0,5

nach verschiedenen Arbeitsgruppen) allein darf daher nicht als pathognomonisch für die Menière'scher Erkrankung angesehen werden. Ist sie aber mit einer Verschiebung der CAP-Latenz und/oder Aufweitung des SP/CAP-Komplexes kombiniert, kann es sich um ein KHBWT handeln.

Die 2. Welle ist zur elektrokochleographischen Topodiagnostik von Hörstörungen nach unseren Ergebnissen nicht relevant.

S. Takahashi (Gunma, Japan): Könnte die SP/AP-Ratio bei Menière-Patienten nach Diuretikagabe absinken?

N. Marangos (Schlußwort):
Nach Diuretikagabe wurde die SP/CAP-Relation bei Einzelfällen kontrolliert. Bei mehreren Fällen wurde sie nach Dehydratation im Rahmen des Glycecoltests durchgeführt, wie von Hesse u. Marangos (1988) schon berichtet wurde. Es zeigte sich dabei doch eine Normalisierung der SP/CAP-Relation.

104. Ch. Krausen, K.-F. Hamann (München): Zur richtigen Durchführung des Gellé-Versuchs

Gellé berichtete 1881 auf dem Internationalen Medizinischen Kongreß über seine Beobachtung von Lautheitsänderung eines Tons bei Druckänderung im äußeren Gehörgang. Gellé war nicht der Entdecker dieses Phänomens, aber derjenige, der es systematisch untersucht und seinen Wert für die Differentialdiagnostik der Mittelohrschwerhörigkeit herausgestellt hat.

Ein Gummiballon wird über einen Schlauch oder eine durchbohrte Metallolive auf den äußeren Gehörgang dicht aufgesetzt. Durch leichtes Zusammendrücken des Ballons läßt sich der Druck im äußeren Gehörgang erhöhen. Der Ton einer auf den Ballon (= Luftleitung) oder den Schädel (= Knochenleitung) aufgesetzten Stimmgabel wird dadurch leiser (= Gellé positiv) empfunden. Bei fixiertem Steigbügel werden die Schwankungen nicht wahrgenommen (= Gellé negativ). In den Lehrbüchern findet sich, wenn überhaupt erwähnt, keine einheitliche Angabe über den besten Stimmgabelaufsetzpunkt. Um diesen zu untersuchen wurde bei 20 gesunden Probanden (= 40 Ohren) die Stimmgabel auf Scheitel, Stirn, Schläfe, Mastoid und Ballon gehalten und nach dem Ausmaß der Tonlautheitsänderung ge-

fragt. Am deutlichsten war diese über dem Ballon. 15 Patienten mit Otosklerose hörten unabhängig vom Aufsatzpunt keine Schwankungen. Da allgemein behauptet wird, der Otosklerose-Patient hört die Tonschwankungen in Luftleitung – was sich bei unseren Patienten nicht bestätigte –, muß empfohlen werden in Luft- und Knochenleitungen zu prüfen. Als Aufsatzpunkt ist somit der Ballon wie das Mastoid zu empfehlen.

Ein Verschluß des Gehörgangs führt zu einer Verbesserung des Knochenleitungshörens durch den verstärkten Einfluß des sekundären Luftschalls via Gehörgang – Trommelfell – Gehörknöchelchenkette. Durch Überdruck im äußeren Gehörgang werden die Gehörknöchelchen versteift und es resultiert eine Amplitudendämpfung im Tieftonbereich. Dadurch kann die Verbesserung des Knochenleitungshörens bei Gehörgangsverschluß wieder ausgeglichen werden. Da sich die Versteifung bei Stapesankylose nicht auswirken kann, bemerkt der Otosklerose-Patient die Lautheitsänderung nicht.

105. R. Schunicht, G. Esser (Düsseldorf): Wirkung von Störgeräuschen und Geräuschunterdrückung bei der Sprachübertragung durch Hörgeräte

Die Überlegung, daß die meisten Störgeräusche ein tieffrequentes Spektrum aufweisen, während die für die Sprachdiskrimination relevanten Sprachfrequen-

zen im mittleren und höheren Frequenzbereich liegen, führte zur Entwicklung von Hörgeräten mit Störschallunterdrückungssystemen (SÜS). Ihre Wirkung auf die Sprachübertragung von Hörgeräten im Lärm läßt sich mit Hilfe der Sprach-Farbbild-Transformation (SFT) anschaulich darstellen. Sie ordnet jeder Frequenz eine Farbe und dem Pegel die Amplitude der Hüllkurve zu.

Als Störschall verwendeten wir konkurrierende Sprache in Form des Party-Geräusches von Niemeyer und Sapper, dessen Spektrum bis 500 Hz ansteigt und dann mit 7 dB/Oktave abfällt. Als Sprachmaterial diente ein Nonsenssatz, der die häufigsten Lautkombinationen der deutschen Sprache enthält und dessen mittlerer Vokalspitzenpegel mit 75 dB konstant blieb.

Bei 2 verschiedenen Hörgeräten untersuchten wir am 2 ccm-Kuppler die Wirkung ihrer Störschallunterdrückungssysteme. Die Hörgeräte unterscheiden sich in ihren Wiedergabekurven. Das Hg 1 überträgt auch den Tieftonbereich, hat also Tiefpaßcharakter; das Hg 2 betont mehr den Mitteltonbereich, wirkt also wie ein Bandpaß, wodurch die tiefen Frequenzen gedämpft und mittlere und höhere selektiv angehoben werden. Im SFT-Bild zeigt sich das in einer „Vergrünung" des Testsatzes. Das voll eingeschaltete SÜS unterscheidet nicht zwischen Sprache und kontinuierlichem Störgeräusch. Sprache mit dem o. g. Pegel aktiviert beide SÜS, was beim Hg 1 eine leichte Absenkung der tiefen Spektralanteile, beim Hg 2 aber deren völlige Unterdrückung bewirkt. Entsprechend ist die spektrale Differenzierung der betroffenen Phoneme beim Hg 1 kaum, beim Hg 2 aber erheblich verschlechtert.

Das Partygeräusch maskiert bei einem Signal-Rausch-Verhältnis von 0 dB im SFT-Bild fast vollständig den Testsatz. Nur die Spitzen energiereicher Vokale tauchen schwach aus dem Geräusch auf. Das SÜS dämpft je nach Geräteeigenart, wie eben beschrieben, mehr oder weniger die tieffrequenten Spektralanteile bzw. hebt die mittelfrequenten Sprachanteile an. Die amplitudenmäßigen Vorteile des Hg 2 scheinen den spektralen Vorteilen des Hg 1 die Waage zu halten.

Bei einem S/R-Verhältnis von 5 dB ragen die energiereichen Phoneme schon so weit aus dem Partygeräusch heraus, daß die selektive Anhebung mittelfrequenter Phoneme kaum noch zum Tragen kommt. Damit wird die spektrale Differenzierung der Phoneme entscheidend. Sie ist für etliche Phoneme beim Hg 1 besser als beim Hg 2. Dieses Hg zeigt allerdings eine deutlichere Ausbildung der Pause vor Plosivlauten (sog. gap). Bei einem S/R-Verhältnis von 10 dB nähert sich unser Geräuschpegel dem Einsatzpunkt des SÜS. Es wirkt sich nur noch auf die spektrale Differenzierung der Phoneme aus, worin das Hg 1 dem Hg 2 überlegen ist.

Die hier im Rahmen einer rein physikalischen Untersuchung aufgezeigte Wirkung eines SÜS auf die Sprachübertragung von Hörgeräten in Lärm muß in den Anpaßvorgang integriert werden. Erst im Zusammenspiel von Hörstörung und Hörgerät gewinnen die oben genannten Kriterien und Bewertungen Bedeutung. Dazu eignet sich ebenfalls die SFT.

106. G. Kobal, Th. Hummel, H. Pietsch (Erlangen): Chemosensorisch evozierte Potentiale (CSEP) bei Patienten mit Geruchsstörungen

Eines der Hauptprobleme der objektiven Olfaktometrie ist die klare Unterteilung der chemosensorisch evozierten Potentiale (CSEP) in Antworten, die über eine Aktivierung der Nervenendigungen des N. trigeminus zustande gekommen sind, und in Antworten, die durch eine Erregung des N. olfactorius hervorgerufen werden (Kobal u. Hummel 1988). Nur durch die Anwendung vielkanaliger Ableitungen (Kobal et al. 1986) und aufgrund von Ergebnissen eines Experimentes mit magnetencephalographischen Registrierungen (Huttunen et al. 1986) konnten schließlich spezifische Muster dieser beiden Antworttypen klar unterschieden werden. Olfaktorisch evozierte Potentiale (OEP) tendieren zu maximalen Amplituden an parietal-zentralen Ableitepositionen, während chemosensorisch evozierte Potentiale (CSEP) ihre Maxi-

ma an frontalzentralen Positionen aufweisen. Unterschiede in der Form der Potentiale sind nicht für die Qualität der Reizung spezifisch, sondern enthalten vielmehr Informationen über die Intensität der jeweils empfundenen chemischen Reizung.

Jüngste Experimente (Kobal et al. 1989) ergaben zusätzlich, daß eine derartige Klassifikation der chemischen Reizsubstanzen erfolgreich über die Fähigkeit von Probanden (Patienten) durchgeführt werden kann, die stimulierte Nasenseite bei einer links- bzw. rechtsseitig vorgenommenen Reizung korrekt zu erkennen. Bei Substanzen wie Vanillin, Phenylethylalkohol oder Schwefelwasserstoff kann die aktuell gereizte Seite nicht lokalisiert werden, wohingegen trigeminale Reizstoffe wie Kohlendioxid und auch olfaktorisch-trigeminale Mischstoffe wie Menthol

Abb. 1. Dargestellt sind die corticalen Antworten einer Patientin nach Reizung mit Kohlendioxid, Menthol, Vanillin und Schwefelwasserstoff an der Ableiteposition Cz vor und 5 sowie 30 Tage nach Beginn einer viralen Infektion. 5 Tage nach Beginn des Infektes zeigte sich neben einer Amplitudenreduktion für die corticale Antwort nach Menthol eine deformierte Antwort nach Reizung mit Vanillin, entsprechend einer subjektiv deutlich geringeren Einschätzung der Reizintensität. Schwefelwasserstoff wurde von der Patientin zu diesem Zeitpunkt nicht wahrgenommen, dementsprechend fand sich kein OEP. 30 Tage nach Beginn des Infektes hatte sich wieder ein normales Geruchsvermögen eingestellt, was sich auch in den evozierten Potentialen nachvollziehen ließ. Die durch das geruchlose, aber schmerzhafte Kohlendioxid hervorgerufenen Antworten veränderten sich hingegen im Krankheitsverlauf kaum, wie auch die subjektive Empfindung nicht oder kaum beeinträchtigt war

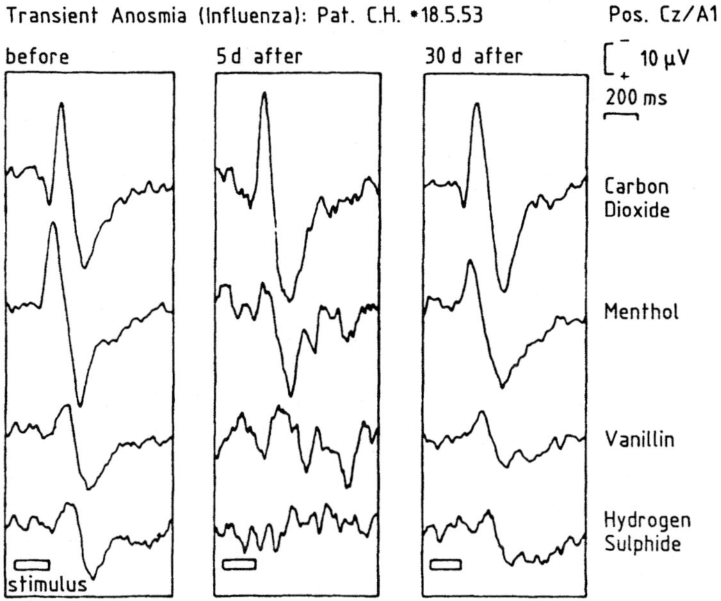

oder Acetaldeyhd in höheren Konzentrationen etc. eindeutig lokalisierbar sind. Dieses Phänomen ist sehr hilfreich bei der Diagnose von An- oder Hyposmien.

Die Ergebnisse einer Auswahl von 30 Patienten mit Störungen des Geruchssinns verschiedenster Genese wurden im Detail vorgestellt (z. B. Traumata, Infektionen, Kallmann-Syndrom). Abbildung 1 zeigt den Verlauf einer transienten Anosmie infolge eines viralen Infektes anhand der OEP nach Reizung mit Vanillin und Schwefelwasserstoff und der CSEP nach Reizung mit Kohlendioxid und Menthol.

G. Kittel (Erlangen): Ihnen kam es zwar auch darauf an, die räumliche Verteilung respektive Lokalisation als Antwort auf die verschiedenen Reize zu zeigen. Dennoch dürfte die Reizantwort abhängig sein von der „Adaptation"/Habituation, weshalb auch für die Höhe der Potentiale von Interesse ist, wie groß die Reizintervalle bei Anwendung gleicher und verschiedener Reizsubstanzen waren.

C. Herberhold (Bonn): Ich freue mich sehr, daß Herr Kobal durch seine ausführlichen und präzisen Untersuchungen nunmehr auch für den frühen Gipfel die chemosensorische Spezifität bewiesen hat. Damit ist ein alter Diskussionspunkt endgültig geklärt. Das von uns 1972 erstmals beschriebene sogenannte Zwillingspotential ist also, wie wir es von Anfang an interpretiert hatten, in seiner Duplizität riechsinnspezifisch. Welche biologische Bedeutung diesem ersten Potential zukommt, bleibt noch offen. In Anlehnung an Tierversuche und möglicherweise in Analogie zum vestibulären System könnte man sich z. B. vorstellen, daß die Generatoren für das 1. Potential eine Konditionierung für das folgende darstellen. So würde sich z. B. erklären,

daß Patienten mit fehlendem 1. Gipfel subjektiv zumindestens stark hyposmisch sind. In Zukunft werden wir also unsere Bestrebungen daraufhin zu konzentrieren haben, die Interpretation des 1. Gipfels zu vertiefen.

C. Kobal (Schlußwort):
Zu Herrn Kittel: Da es sich um evozierte Potentiale handelt, müssen wir natürlich den Reiz wiederholen, um mitteln zu können. Adaptation und Habituation halten sich in Grenzen, wenn Interstimulusintervalle von > 50 s verwendet werden. Längere Reizintervalle sind nicht günstig, da ohnehin das Problem solcher langen Intervalle in Beibehaltung einer ausreichenden Vigilanz und Aufmerksamkeit liegt. Unsere Probanden und auch Patienten spielen daher während der Messung ein einfaches Videospiel, dessen Performance von uns gemessen wird. Verschiedene Duftstoffe werden mit Hilfe unserer Apparatur in randomisierter Reihenfolge angeboten. Bei Patienten allerdings ziehen wir es vor, die einzelnen Duftstoffe in Gruppen nacheinander zu untersuchen.

Zu Herrn Herberhold: Obwohl unsere Antworten mehrere Gipfel haben (alle EPs haben das), handelt es sich nicht um „Zwillingspotentiale". Vielmehr konnten wir zeigen, daß bei Zumischung von Vanillin, das selbst OEPs auslöst, zu CO_2, das CSSEP auslöst, keineswegs ein neuer Gipfel im EP hinzukommt, sondern daß es nur zu einer Amplitudenvergrößerung und Latenzzeitverkürzung des in der Form unveränderten evozierten Potentials kommt. Mit anderen Worten: Unter Verwendung unserer Stimulationsmethode gibt es keine „Zwillingspotentiale". Aus unseren Experimenten ergibt sich hinsichtlich des Zusammenspiels von N. V und N. I aber, daß eine Aktivierung des N. V das olfaktorische System hemmt und nicht fördert. Das hat sich auch in Tierexperimenten gezeigt.

Hinsichtlich der Interstimulusintervalle stimme ich mit Ihnen überein.

107. K.-F. Hamann, C. Hesse, M. Svoboda, K. Strauss (München): Stabilisierung der Körperhaltung durch visuelles Bio-Feedback

Unter Bio-Feedback versteht man die Möglichkeit, mit Hilfe technischer Apparaturen dem Menschen sonst unbewußte biologische Vorgänge im Körper bewußt zu machen und so willkürlich beeinflussen zu können. Dies geschieht entweder durch Umwandlung der biologischen Signale in akustische oder visuelle.

Da es bekanntlich im Bereich der Körperhaltungsregulation zu ausgeprägten visuo-vestibulären Interaktionen kommt, stellte sich die Frage, inwieweit ein visuelles Bio-Feedback auf die Körperhaltung einwirken kann und ob dieses Verfahren auch therapeutisch eingesetzt werden kann.

Zunächst wurde geprüft, ob es gesunden Versuchspersonen, Patienten mit einer peripher-vestibulären Erkrankung und auch Patienten mit zentral-vestibulären Störungen möglich ist, durch

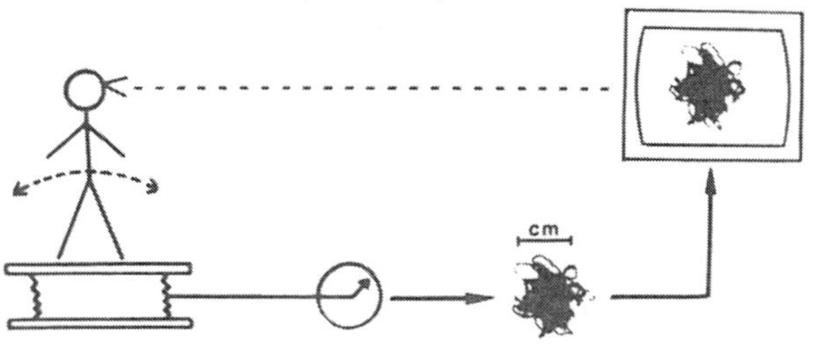

Abb. 1. Schematische Darstellung des visuellen Bio-Feedbacks zur Stabilisierung der Körperhaltung

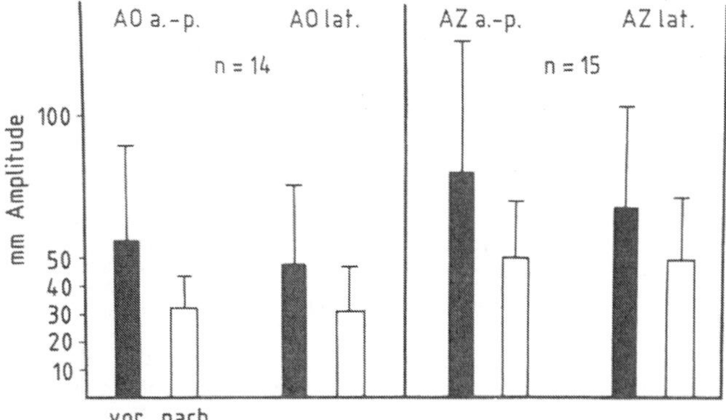

Abb. 2. Verbesserungen der Körperschwankamplituden in Millimeter vor (schwarze Säulen) und nach (helle Säulen) visuellem Bio-Feedback. *AO* Augen offen, *AZ* Augen zu, *a.-p.* anteriorposterior, *lat.* lateral

Darstellung ihrer Körperschwankamplituden auf einem Bildschirm eine Verbesserung, also eine Verkleinerung der Schwankamplituden, zu erreichen (Abb. 1). Es zeigte sich, daß die Mehrzahl aller untersuchten Personen, also sowohl die Probanden wie auch die Patienten, ihr Körpergleichgewicht durch zusätzliche Kenntnis ihres Kraftschwerpunktes stabilisieren konnten. Allerdings war dieses Phänomen nicht regelhaft vorhanden, so daß wir daraus den Schluß ziehen konnten, daß die Fähigkeit, die vestibulären Interaktionen zu benutzen, individuell unterschiedlich ausgeprägt ist.

In Langzeitstudien wurde gesunden Probanden die Möglichkeit gegeben, das Bio-Feedback mehrfach mit Unterbrechungen, aber über mehrere Stunden zu benutzen. Es stellte sich heraus, daß nicht nur das Bio-Feedback selbst gelernt wird, sondern daß es auch zu einer Übertragung des Effektes auf die gesamte Körpergleichgewichtsregulation kommt.

Aufgrund dieser positiven Ergebnisse im Langzeitversuch erschien das Verfahren des visuellen Bio-Feedbacks zur therapeutischen Anwendung geeignet. Das Hauptziel war die Stabilisierung der Körperhaltung. Es bestand die Hoffnung, daß sich die positiven Einflüsse auch auf das subjektive Empfinden, also die Schwindelbeschwerden, aber auch auf die oculomotorischen Reaktionen ausdehnen lassen.

Die Behandlung erfolgte an 10 Tagen 1 Std lang (2 min Bio-Feedback, 2 min Pause) an bisher 15 Patienten mit einer peripher-vestibulären Erkrankung.

Schon die Betrachtung der Mittelwerte aller Schwankamplituden weist darauf hin, daß es zu einer Verkleinerung der Körperschwankungen sowohl in Querrichtung als auch in Längsrichtung und dies bei geöffneten und bei geschlossenen Augen kommt. Bei einer individuellen Auswertung mit dem Binomialtest zeigt sich sogar, daß die Stabilisierung der Körperschwankamplituden vor und nach Bio-Feedback-Training signifikant ist (Abb. 2). Die Untersuchungen haben gezeigt, daß es möglich ist, durch Anwendung eines visuellen Bio-Feedbacks, im konkreten Fall durch Sichtbarmachen des Körperkraftschwerpunktes auf einem Bildschirm, die Körperschwankungen im Stehen zu verkleinern. Dieses Phänomen, das schon im Akutversuch nachweisbar ist, findet seine erfolgreiche Anwendung in der Therapie periphervestibulärer Störungen. Interessant ist, daß es zu einem Transfer der durch das Bio-Feedback erreichten Verbesserungen der Körperhaltung auf andere Leistungen des vestibulären Systems kommt.

108. A. G. Kühn, J. Lamprecht (Düsseldorf):
Das subjektive Schwindelerleben – Eine prospektive Studie

Zur Untersuchung der subjektiven Schwindelempfindungen und ihrer eventuellen Bedeutung bezüglich peripher-vestibulärer oder zentral-vestibulärer Genese des Schwindels eignen sich die Befragung während eines Schwindelanfalls oder eine anamnestische Untersuchung. Da die meisten Patienten sich nach einem Schwindelanfall im beschwerdefreien Intervall in Behandlung begeben, war eine Befragung während eines Schwindelanfalls nicht möglich. Aussagekräftige Antworten zum subjektiven Schwindelempfinden wurden durch die Befragung eines ausreichend großen Patientenkollektivs möglich. In einer prospektiven Studie wurden 264 Patienten, die sich in einem Zeitraum von April 1988 bis Dezember 1988 wegen Gleichgewichtsstörungen in der Ambulanz der Universitäts-HNO-Klinik Düsseldorf vorstellten, erfaßt. Diesem Patientengut wurde ein eigens für diese Studie entworfener Schwindelanalysebogen unter besonderer Berücksichtigung des vestibulo-visuellen Systems vorgelegt. Neben dem Ausfüllen des Analysebogens wurden die Patienten der gesamten Batterie unserer neurootologischen Diagnostik zugeführt. Von 264 Patienten gaben 184 eine anfallsweise Schwindelsymptomatik an. Von diesen Patienten beschrieben 47,3% Drehschwindelanfälle, 34,2% Schwankschwindelanfälle und 18,5% orthostatische Beschwerden. Ziel dieser Arbeit war insbesondere das visuelle Schwindelerleben und seine Beeinflussung bei anfallsweisem Drehschwindel in Hinblick auf die peripher-vestibuläre Genese des Schwindels. Bei der Beschreibung der Schwindelqualität waren von den 77 sicher beurteilbaren Patientenangaben 67,5% der Ansicht, die Welt drehe sich um sie selbst. Lediglich 19,5% meinten, sie würden sich selbst in der Welt drehen. 13% sagten aus, daß beides zutreffen würde. Dreiviertel der Patienten gaben eine Beeinflußbarkeit ihres Drehschwindelgefühls an. Die

Mehrheit (n = 36, 46,8%) konnte den Drehschwindel durch Schließen der Augen abschwächen. Der Patient sieht die Welt sich nicht mehr drehen. Eine kleinere Gruppe (n = 22; 28,6%) öffnet im Drehschwindelanfall die Augen und versucht durch optisches Festhalten das Schwindelgefühl zu mildern. Bei 19 Patienten (27,4%) blieb das Drehschwindelgefühl bei Augenöffnung oder Augenschluß unbeeinflußt. Im folgenden verglichen wir diese anamnestischen Angaben mit den Ergebnissen der Fixationssuppression während des kalorisch ausgelösten Nystagmus. Es zeigt sich, daß die Mehrzahl der Patienten, die anamnestisch die Augen im Schwindelanfall lieber geöffnet halten, überraschenderweise eine schlechte Fixationssuppression nach kalorischer Reizung haben. Bei den Patienten, die die Augen lieber geschlossen halten, ist kein deutlicher Unterschied erkennbar. Eine Gegenüberstellung der anamnestischen Daten mit der vermutlichen Genese der Schwindelsymptomatik zeigt in der Gruppe der Patienten, die die Augen im Drehschwindelanfall lieber geöffnet haben, eine gleichhäufige zentral- oder peripher-vestibuläre Ursache der Beschwerden. Bei „lieber geschlossenen Augen" sind die peripher-vestibulären Ursachen mit 16 doppelt so häufig wie die zentral-vestibulären Ursachen des Drehschwindelgefühls.

Diese Studie zeigt, wie unterschiedlich verschiedene Patienten ihren Drehschwindelanfall erleben, beziehungsweise bei der Erhebung der Anamnese beschrieben.

Der Charakter des subjektiven visuellen Schwindelerlebens im Drehschwindelanfall scheint keine zuverlässige anamnestische Größe für die Zuordnung zu zentral-vestibulärer oder peripher-vestibublärer Schwindelursache zu sein.

109. S. Holtmann, V. Reiman, P. Schöps (München):
Zervikookuläre Reaktionen bei Gesunden und bei Patienten mit einem oberen Zervikalsyndrom unter quantifizierten Reizbedingungen

Das Ausmaß zervikal induzierter Augenbewegungen, sog. zervikookulärer Reaktionen (COR), wird bei Gesunden in der Literatur kontrovers diskutiert. Auch die Frage, ob COR bei Patienten mit einem oberen Zervikalsyndrom stärker als bei Gesunden anzutreffen sind, ist umstritten. Es gibt Autoren, die die Ansicht vertreten, daß über eine Verspannung der Nak-

kenmuskulatur eine gesteigerte Erregung zervikaler Afferenzen resultiert, die sich in stärkeren, „pathologischen" Augenbewegungen niederschlägt.

Zur Klärung dieser Komplexe wurden 40 gesunde Probanden und 30 Patienten mit einem oberen Zervikalsyndrom, die eingehend manualdiagnostisch (Prüfung der aktiven und passiven Beweglichkeit, von Hypomobilität und Blockierung sowie des muskulären Befundes) und neurootologisch untersucht wurden, in die Studie einbezogen. Aus methodischen Gründen wurden Schwindelpatienten bewußt ausgeschlossen. Es war gewährleistet, daß die Normalpersonen – im Gegensatz zu den Kranken, die alle über einseitige Nackenkopfschmerzen klagten – nicht nur beschwerdefrei waren, sondern auch keinen pathologischen muskulären Befund in der Nackenregion aufwiesen. Der Halsdrehtest wurde unter reproduzierbaren Testbedingungen durchgeführt. Bei vollständiger Immobilisierung des Kopfes mit Hilfe einer individuellen Oberkieferzahnfixierung waren sämtliche Reizparameter quantifizierbar. Es wurde bei einer Rumpfdrehamplitude von 60° mit Hilfe von Infrarotlichtschranken und einem mikroprozessorgesteuerten Programmgenerator ein trapezförmiges Drehgeschwindigkeitsprofil angewendet mit einer gleichförmigen Winkelgeschwindigkeit des Drehstuhles von 5°/s (Beschleunigung 5°/s²).

Die Untersuchungen ergaben, daß alle Gesunde perrotatorisch zerviko-okuläre Reaktionen (Zervikalnystagmen und/oder Shiftdeviationen) aufwiesen. Bei Personen mit kräftigen Reizantworten sistierten diese nicht unmittelbar nach Beendigung der Rumpfdrehung, sondern reichten noch für einige Sekunden in den postrotatorischen Halteteil der Untersuchung (zervikaler Nachnystagmus). Bei zwei Gesunden war auch noch 15 Sekunden nach erfolgter Drehung ein schwacher Nystagmus vorhanden. Patienten mit einem oberen Zervikalsyndrom unterschieden sich be-

züglich ihrer zervikal ausgelösten Augenbewegungen von den Normalpersonen nicht. Bei Gesunden betrug die mittlere SPV (Geschwindigkeit der langsamen Nystagmusphase) des Zervikalnystagmus 1,7°/s und der mittlere Shift 15,6°, bei Kranken 1,4°/s bzw. 12,6°. Der mittlere Verstärkungsfaktor (Gain) für die maximale SPV des Zervikalnystagmus betrug 0,36 bei Gesunden und 0,28 bei Kranken.

Mit Hilfe des Halsdrehtests und der Bestimmung COR zeigt sich damit unter reproduzierbaren Testbedingungen, daß ein erhöhter Muskeltonus im Nackenbereich für die Blicksteuerung nicht relevant ist. Da auch Gesunde – im untersuchten Kollektiv ausnahmslos – über zervikal induzierte Augenbewegungen verfügen, handelt es sich weder bei Zervikalnystagmen noch beim Shift um pathognomonische Zeichen, die im Einzelfall auf zervikale Gleichgewichtsstörungen schließen lassen.

W. Keck (Berlin): Um wieviel Grad wurde der Stuhl maximal ausgelenkt? – Könnte der Zerivkalnystagmus angesichts des Shifts der Augen als Endstellnystagmus interpretiert werden?

S. Holtmann (Schlußwort):
Grundsätzlich betrug die Drehamplitude des Rumpfes 60° zu jeder Seite hin. Zur Frage, ob in Anbetracht des teilweise erheblichen Shifts der auftretende Nystagmus ein Blickrichtungsnystagmus sein könne: aufgrund von Korrelationsanalysen und Untersuchungen mit Ziellichtern läßt sich definitiv sagen, daß der beobachtete Nystagmus ein echter Zervikalnystagmus ist und kein Blickrichtungsnystagmus. Über diesen Themenkomplex durften wir auf der Jahresversammlung vor einem Jahr berichten.

110. J. Strutz (Freiburg):
Der Reflexbogen des Stapediusreflexes: Experimentelle Anatomie

Der Stapediusreflex stellt in der audiologischen Diagnostik einen wichtigen überschwelligen Test zur Aufdeckung eines retrocochleären Schadens dar. Der Stapediusreflex ist ein akustisch-facialer Reflex. Den afferenten Schenkel bilden die Cochlea, der N. statoacusticus und der Cochleariskern. Den efferente Schenkel bilden der N. facialis und der M. stapedius. Die neuroanatomischen Relaisstationen des Stapediusreflexes sind weitgehend unbekannt. Borg (1973) gab aufgrund von Degenerationsstudien sowohl den Cochleariskern als auch die obere Olive und die Kerne des Lemniscus lateralis an. Um den Stapediusreflex zur Topodiagnostik von retrocochleären Schäden sinnvoll einsetzen zu können, müssen die Relaisstationen bekannt sein.

Zur Klärung dieser Frage haben wir die modernen neuroanatomischen tracer-Techniken beim Meer-

schweinchen angewendet. Dazu ist ein zweigleisiges Vorgehen notwendig. Zum einen müssen die Motoneurone des Stapediusreflexes markiert werden; zum anderen muß eine zweite tracer-Injektion in den Bereich dieser Motoneurone erfolgen, um deren Innervation zu klären.

Die Injektion eines tracers wie Meerrettichperoxidase in einen Muskel führt zu einer Aufnahme des tracers in die Nervenendigungen und retrogradem axonalem Transport zu den entsprechenden Motoneuronen. Es kommt also zu einer selektiven Markierung der Nervenzellen, die den injizierten Muskel motorisch innervieren. Um die Frage der akustischen Innervationen dieser Motoneurone zu klären, muß gleichzeitig ein zweiter tracer stereotaktisch in den Bereich des Hirnstammes injiziert werden, in dem die Stapediusmotoneurone vermutet werden. Der experi-

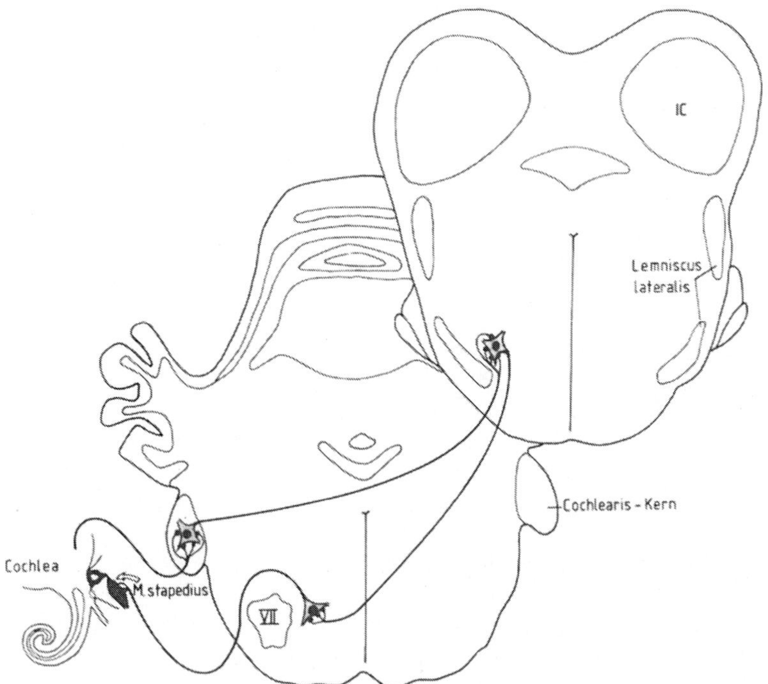

Abb. 1

mentelle Teil kann nur dann als positiv gewertet werden, wenn zum einen die Motoneurone ausreichend markiert sind und zum anderen die stereotaktische Hirnstamminjektion genau in den Bereich der Motoneurone erfolgte.

Eine erfolgreiche Doppelinjektion wurde bei 7 Meerschweinchen mit einem Gewicht von 280–330 g durchgeführt. Nach 24 Std wurde das Gehirn entnommen, auf dem Gefriermikrotom 50 mμ dick geschnitten und mit Tetramethylbenzidin zur histochemischen Darstellung der Meerrettichperoxidase reagiert. Die Motoneurone des M. stapedius fanden sich außerhalb des motorischen Facialiskerns, aber in unmittelbarer Nachbarschaft zu diesem. Sie lagen ipsilateral zur Injektion und waren dorsomedial, ventromedial und ventral zum Facialiskern angeordnet. Sie waren klein und spindelförmig im Vergleich zu den großen und poligonalen Facialisneuronen. Die Anzahl markierter Stapediusmotoneurone betrug weniger als 100 Zellen (Lyon 1978; Shaw u. Baker 1985; Thomson et al. 1985).

Nach gleichzeitiger stereotaktischer tracer-Injektion in das Gebiet der Stapediusmotoneurone fand sich als konstanter Befund eine Zellmarkierung in den Kernen des Lemniscus lateralis bds. Auffallend war die Topographie dieser markierten Neurone, denn sie lagen insbesondere medial vom Hauptkerngebiet. Diese Neurone waren 15–20 mμ mit meist spindelförmiger Gestalt. Die maximale Anzahl markierter Lemniscus-Neurone betrug 12 Zellen, wobei die Mehrzahl ipsilateral zur Injektion angeordnet war. Nicht klären konnten wir bisher die Innervation dieser Lemniscus-Neurone. Die kurze Reflexzeit des Stapediusreflexes von weniger als 10 ms ist nur mit einer begrenzten Anzahl von Synapsen vereinbar. Deshalb ist es wahrscheinlich, daß der Cochleariskern unter Umgehung der oberen Olive den Lemniscus lateralis direkt innerviert. Diese Innervation ist anatomisch nachgewiesen. Damit können die wahrscheinlichen Relaisstationen des Stapediusreflexes benannt werden: Ein akustischer Reiz aktiviert via Cochlea und N. statoacusticus den Cochleariskern, hier erfolgt die erste Umschaltung auf Cochlearisneurone, die den Lemniscus lateralis direkt innervieren. Eine zweite Umschaltung erfolgt auf medial gelegene Lemniscus-Neurone, die die Stapediusmotoneurone in der Nähe des Facialiskernes innervieren. Über eine weitere Synapse werden die Motoneurone innerviert, die die Kontraktion des M. stapedius hervorrufen (Abb. 1).

111. K. Welzl-Müller, K. Stephan, H. Stiglbrunner (Innsbruck): Stapediusreflex bei Patienten mit Cochlea-Implantat

Dem Nachweis des akustisch ausgelösten Stapediusreflexes kommt in der Audiometrie entscheidende Bedeutung im Rahmen der Funktionsdiagnostik des auditorischen Systems zu. Naheliegend ist daher die Frage, inwieweit es möglich ist, durch direkte elektrische Stimulation des Nervus cochlearis über ein Cochlea-Implantat den Stapediusreflex auszulösen, um so bei gehörlosen Patienten Aussagen über das auditorische System zu erhalten.

In der vorliegenden Studie wurden zwei Aspekte des über ein CI ausgelösten Stapediusreflexes untersucht: (1) die Reflexschwelle in Beziehung zum elektrischen Hörfeld und (2) die Intensitätsfunktion der kontralateralen Reflexamplitude, d. h. die Abhängigkeit des Ausmaßes der Impedanzänderung von der Intensität des Reizes.

In die Untersuchung wurden 21 Patienten, die mit einer Wiener Hörprothese versorgt sind, einbezogen.

Die Stimulation erfolgte über ein Standardstimulationssystem, welches sowohl im Rahmen der präoperativen Tests als auch bei der Anpassung des Sprachprozessors verwendet wird.

Die elektrischen Reize, Sinusbursts der Frequenz 125, 500, 1 000 und 2 000 Hz mit einer Dauer von 900 ms und einem Interstimulusintervall von 2 s, wurden randomisiert in bezug auf Frequenz und Intensität angeboten. Am Gegenohr wurde jeweils der zeitliche Verlauf der Impedanzänderung registriert.

Bei 12 der untersuchten Patienten (vgl. Tabelle 1) konnte der Reflex nachgewiesen werden. Hinweise auf das Fehlen des Reflexes sind der Tabelle zu entnehmen. Auffallend ist, daß bei 2 der 3 prälingual ertaubten Patienten der Reflex nicht nachzuweisen war, bei dem dritten Patienten nur bei 2 000 Hz und maximal tolerierter Intensität.

Tabelle 1. Patienten mit Cochlea Implantat

Pat.	G	Alter (a)	Ertaubung			Dauer T (a)	Alter I (a)	El. pos.	Stap. Ref.	Bemerkungen
			Alter (a)	Genese	Verlauf					
M.B.	w	40	36	Sch.fr.	Plötzl.	1	37	Extra	+	
A.F.	m	33	2	Mening.	Plötzl.	31	33	Extra	+	
J.F.	m	45	42	Sch.fr.	Plötzl.	2	44	Intra	+	
S.R.	w	18	9	Mening.	Plötzl.	6	15	Intra	+	
G.R.	w	25	5	Mening.	Plötzl.	18	23	Intra	+	
F.W.	m	37	19	Sch.fr.	Plötzl.	11	30	Intra	+	
S.S.	m	21	19	Mening.	Plötzl.	2	23	Intra	+	
J.S.	m	24	Geb.	–	–	24	24	Extra	+	
M.W.	m	46	42	Mening.	Plötzl.	1	42	Intra	+	
M.K.	w	29	24	?	Progr.	3	27	Extra	+	Stim.lim.
M.S.	w	44	41	Ototox.	Plötzl.	3	44	Extra	+	Syst.Änder.
R.W.	w	44	22	Hörst.	Plötzl.	17	39	Intra	+	Ängstlich
A.H.	w	30	11	Mening.	Plötzl.	16	27	Intra	–	Fehl.Koop.
S.O.	w	35	12	Sch.fr.	Plötzl.	17	29	Intra	–	Stim.lim.
P.L.	m	12	Geb.	–	–	12	10	Extra	–	
W.P.	m	13	Geb.	–	–	13	13	Extra	–	
G.B.	w	16	0; 8	Mening.	Plötzl.	14	15	Intra	–	
R.G.	m	47	2	Mening.	Plötzl.	43	45	Extra	–	
M.J.	w	77	76	?	Progr.	1	77	Intra	–	
H.H.	m	57	50	MO-OP	Plötzl.	3	53	Extra	–	Rad.höhle
H.L.	m	47	46	MO-OP	Progr.	0; 9	47	Extra	–	Rad.höhle

Pat.	Initialen der Patienten entsprechend der Abbildung	Sch.fr.	Schädelbasis-Fraktur
G	Geschlecht	Mening.	Meningitis
Alter (a)	Alter in Jahren zum Zeitpunkt der Untersuchung	Ototox.	ototoxische Medikamente
Alter (a)	Alter zum Zeitpunkt der Ertaubung	MO-OP	Mittelohroperation
Dauer T (a)	Dauer der Taubheit in Jahren	Progr.	progredient
Alter I (a)	Alter zum Zeitpunkt der Implantation	Syst. Änder.	Änderung im Meßsystem
El.pos.	Elektrodenposition	Fehl.Koop.	fehlende Kooperation
Stap.Ref.	Stapediusreflex	Stim.lim	Begrenzen von seiten der Stimulation
	(+ ... nachweisbar, – ... nicht nachweisbar)	Rad.höhle	Radikalhöhle am Sondenohr

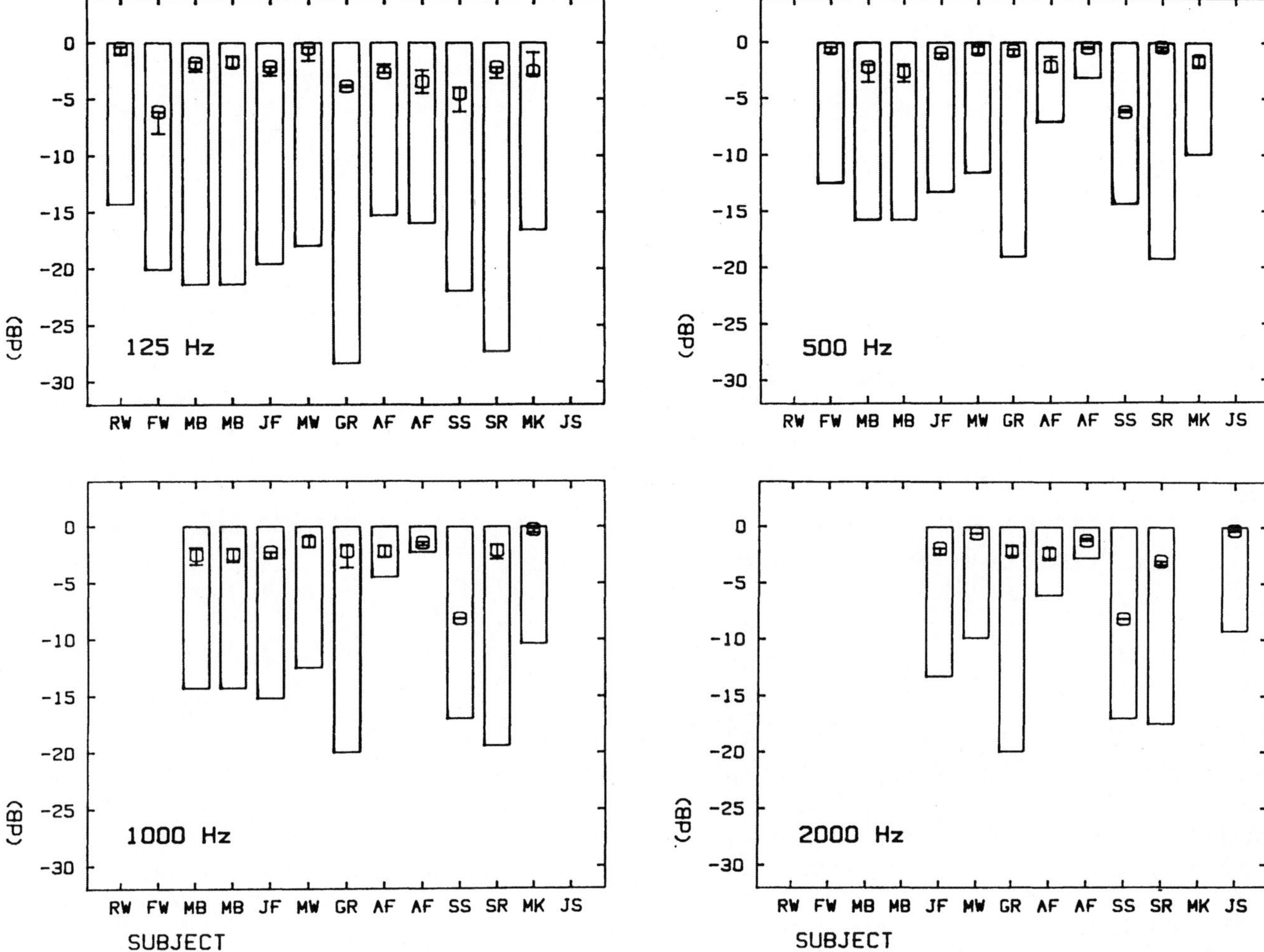

Abb. 1. Schwelle des Stapediusreflexes bei Elektrostimulation über Cochlea Implantat innerhalb des elektrischen Hörfeldes. Die Angaben in dB beziehen sich auf die Stimulationsamplitude an der Unbehaglichkeitsschwelle (0dB). Gleiche Initialen stehen für denselben Patienten. Die vertikalen Bereiche kennzeichnen den individuellen, elektrischen Hörbereich (Hörschwelle bis Unbehaglichkeitsschwelle). Stapediusreflexschwelle: Mittelpunkt von 0 ... Median, I ... obere und untere Grenze der gemessenen Werte

Die *Reflexschwelle* liegt bei allen Patienten und allen Prüffrequenzen bei relativ hohen Intensitäten im Bereich zwischen angenehmer Lautheit und Unbehaglichkeitsschwelle (Abb. 1).

Die *Reflexamplitude* steigt mit zunehmender Reizintensität an. Quantifiziert wurde die Intensitätsfunktion durch den Anstieg k, d. h. durch das Ausmaß der Impedanzänderung (ausgedrückt in % der maximalen, individuell beobachteten Impedanzänderung) pro dB Stimulusintensität (bezogen auf die Unbehaglichkeitsschwelle). Die gemessenen Werte für k liegen zwischen 5 und 85%/dB, wobei am häufigsten Werte um 44%/dB ermittelt wurden. Bei der Stimulationsfrequenz 125 Hz verläuft die Intensitätsfunktion deutlich flacher, k ist kleiner als bei allen anderen Frequenzen. Der Anstieg der Intensitätsfunktion ist bei der hier verwendeten, analogen Elektrostimulation wesentlich steiler als bei akustischer Stimulation unter Verwendung gleicher Reizparameter (k zwischen 3 bis 4% pro dB).

112. D. Gnadeberg, R.-D. Battmer, R. Laszig (Hannover):
Der elektrisch ausgelöste Stapediusreflex bei Cochlear-Implant-Patienten

Manuskript nicht eingegangen

Videopräsentation III

113. F. X. Brunner, R. Hagen, J. Müller (Würzburg):
Möglichkeiten und Techniken mikrovaskulärer Defektrekonstruktion

114. F. Bootz (Tübingen):
Der radiale Unterarmlappen: Anwendung, modifizierte Entnahmetechnik und Verschluß des Entnahmedefektes

115. U. Beimert, A. A. Behbehani, E. Walser, S. Holtmann (München):
Zur operativen Therapie des Blepharospasmus gravis

Das Krankheitsbild des Blepharospasmus gravis ist gekennzeichnet durch mehr oder weniger ausgeprägte, meist tonische Krämpfe der vom N. facialis versorgten Musculi orbiculares oculi, während derer die Patienten ihre Augen nicht aktiv öffnen können.

Die Ätiologie des essentiellen Blepharospasmus gravis ist außerordentlich vielfältig und häufig noch unklar. Therapeutisch kamen in der Vergangenheit zahlreiche konservative wie auch operative Maßnahmen zur Anwendung – meist mit wenig befriedigenden Ergebnissen.

An unserer Klinik wenden wir folgendes operative Verfahren an: Nach der Darstellung des Fazialishauptstammes und seiner proximalen Aufzweigungen wird der Ramus zygomatico-temporalis durchtrennt und teilreseziert. Damit wird eine weitgehende Denervierung der Orbikularismuskulatur erreicht.

Durch die jahrelangen Lidkrämpfe kommt es häufig zu einem Erschlaffen der Lidhaut, die nach Sistieren der Blepharospasmen häufig kosmetisch störend auffällt. Daher wird meist in gleicher Sitzung eine Lidplastik vorgenommen. In den vergangenen Jahren wurden von uns auf diese Weise 21 Patienten beidseitig sowie 6 Patienten einseitig operiert.

In allen Fällen konnten dadurch die Lidkrämpfe dauerhaft beseitigt werden.

W. Ristow (Nieste): Die durch diese Operation erzielte Beseitigung des Lidspasmus ist für den Patienten von ungeheurer Wichtigkeit. Tritt aber die Reinnervation der Lider mit Sicherheit immer wieder ein oder ist Ihnen aus der Literatur auch ein Ausbleiben bekannt?

H. Scherer (Berlin): Können Sie etwas sagen zur Therapie mit Botulismustoxin?

S. Holtmann (Schlußwort):
Zu Herrn Ristow: Der Lidschluß war in allen von uns operierten Patienten möglich.

Zu Herrn Scherer: Botulismustoxin zeigt immer nur vorübergehende Besserung, so daß wiederholt injiziert werden muß. Die meisten operierten Patienten waren daher auch zuvor vergeblich mit Botulismustoxin behandelt worden.

116. Ch. Milewski, J. Müller (Würzburg):
Problemfall „unstillbares Nasenbluten" – Eine Alternative zur Bellocq-Tamponade

117. W. Meuser (Wuppertal): Adenektomie unter Sicht

Heutzutage wird die Adenotomie wohl nur noch in Intubationsnarkose und nicht mehr unter Rausch-Anästhesie durchgeführt. Das eröffnet die Möglichkeit, am hängenden Kopf mit einem selbsthaltenden Gaumensegelhalter über einen Kehlkopfspiegel die Rachenmandel unter Sicht zu entfernen. Unter Verwendung spezieller Instrumente lassen sich auch in den Choanen und in den Rosenmüller'schen Gruben sitzende Teile der Rachenmandel entfernen, so daß der Eingriff nunmehr den Namen Adenektomie verdient. Entsprechend geformte bipolare Pinzetten ermöglichen die korrekte Blutstillung. Mit dieser Technik werden Nachoperationen und Nachblutungen zur großen Ausnahme. – Darüber hinaus ist der gezeigte Zugang zum Nasenrachenraum der beste Weg auch beim Erwachsenen zur Entfernung von Choanalpolypen und bei der Suche nach bösartigen Nasenrachentumoren.

Videopräsentation IV

118. O. Kleinsasser, E. Kruse, S. Albanese (Marburg):
Subtotale Laryngektomie

119. H. Glanz, E. Kruse, S. Albanese, O. Kleinsasser (Marburg):
Funktionelle Ergebnisse nach vertikalen Larynxteilresektionen wegen Stimmlippenkarzinomen

Subtotale Laryngektomie

Die Erhaltung der Stimme nach der Behandlung von malignen Tumoren des Kehlkopfes und des Pharynx ist ein altes Problem in der Chirurgie, das mit verschiedenen Methoden, abhängig vom Sitz und der Ausdehnung des Tumors, gelöst werden muß.

Bei Carcinomen, die am Übergang vom Oropharynx zum Larynx entstehen, muß vielfach der gesamte Kehlkopf mit entfernt werden, um postoperativ eine Aspiration zu vermeiden. Besonders gilt dies für Carcinome der Vallecula glossoepiglottica und auch für Carcinome der Zungenwurzel. Aber auch bei Carcinomen der infrahyoidalen Epiglottis und der Petiolus-Region sowie großen, in die Zungenwurzel durchgebrochenen Epiglottiscarcinomen ist die herkömmliche supraglottische Laryngektomie meist nicht ausführbar, weil ein verläßlicher Abschluß der Glottis nicht mehr gewährleistet werden kann.

Um den Patienten eine totale Laryngektomie mit Verlust der Stimme zu ersparen, hat Mozolewski ein Verfahren angegeben, das er Cricoarytaenoidvocalshunt nannte. Dieses Verfahren ist durchführbar, wenn beide Aryknorpel tumorfrei und aktiv frei beweglich geblieben sind.

Es werden der Schildknorpel, die supraglottischen Strukturen des Kehlkopfes und die betroffenen Abschnitte der Zungenwurzel und des Zungenkörpers reseziert. Zurück bleiben der Ringknorpel und die Aryknorpel.

Die Stimmlippenstümpfe werden miteinander vernäht und es entsteht dadurch ein sich aktiv öffnender und schließender Kanal zwischen den Aryknorpeln. Dieser Spalt gewährleistet eine ausgezeichnete Phonation und sichert die unteren Luftwege weitgehend vor einer Aspiration.

Die Atmung erfolgt durch eine Trachealkanüle, die beim Sprechen mit einem Finger oder einem Klappventil verschlossen wird.

Der willkürlich innervierte interarytaenoidale Shunt nach subtotaler Laryngektomie gewährleistet zwar keine Gesangsstimme, aber eine ausgezeichnete Sprechstimme. Diese Operationsmethode stellt bei geeigneten Fällen somit eine wertvolle Alternative zur totalen Laryngektomie mit Pharynx-Ersatzsprache oder artifizieller Stimmprothese dar.

120. W. F. Thumfart, H. Eckel, C. Pototschnig (Köln):
Endolaryngeale Laser-Chirurgie von Kehlkopftumoren

121. G. Müller, Ch. Loweg (Tübingen):
Freies Jejunumtransplantat nach Laryngektomie beim Hypopharynxkarzinom

Nase und Nasennebenhöhlen I

122. C. Weich, P. Kurt, P. Federspil (Homburg): Spätergebnisse nach Tränenwegsoperationen

Tränenwegsstenosen werden an den Uni-Kliniken des Saarlandes fast ausschließlich vom HNO-Arzt versorgt.

Wichtiger noch als die Klärung der Ätiologie ist die Durchführung einer gezielten Diagnostik. Je nach Lage der Stenose sprechen wir von praesacc., sacc., postsacc. Stenose. Die genaue Lokalisation der Stenose sowie die Größenabschätzung des Tränensackes ist für die Wahl des Operationsverfahrens von größter Wichtigkeit. Und hierbei spielt die Mikrokatheterherdacryozystographie eine herausragende Rolle.

An unserer Klinik wurde seit 1961 die Methode nach Falk durchgeführt. Dieses Verfahren wurde in den 70er Jahren durch Reduzierung des Knochendefektes vereinfacht.

Seit Anfang der 80er Jahre allerdings bevorzugen wir eine Modifikation der Methode nach Kaleff-Hollwich, bei der die vordere Saccuswand subkutan vernäht und dann keine hintere Naht gelegt wird. Dieses Verfahren konnte durch seine einfache Durchführbarkeit und seine guten Ergebnisse überzeugen.

Demgegenüber stehen die endonasalen Verfahren, die man dem Patienten heute als elegante mikrochirurgische Methode anbieten kann.

Bei praesacc. Stenosen reicht unter Umständen das Einlegen von Verweilsonden. Meistens aber empfiehlt sich die Kombination mit einer DCR. In komplizierten Fällen bzw. bei Re-Stenosen ist eine Can. DR oder eine Conj. DR durchzuführen. Unsere Untersuchungen erstrecken sich über einen Zeitraum von 1970–1986. Sie umfassen 159 Patienten bzw. 166 Operationen. Es wurden 131 saccale und postsaccale und 35 präsaccale Stenosen operiert. Die Frühergebnisse beziehen sich auf die ersten drei Monate postoperativ. Die Erfolgsquote liegt bei 68% für präsaccale Stenosen und bei 94% für postsaccale und saccale, womit im Gesamtkrankengut 88,5% erfolgreich behandelt werden konnten. Von den ursprünglich 166

Operationen konnten 71 erfaßt werden, die mindestens 1 Jahr vor der Nachuntersuchung operiert worden waren. Die Erfolgsquote liegt bei 41% für präsaccale, bei 89% für saccale und postsaccale Stenosen und somit bei 74% im Gesamtkrankengut.

Zu den 18 Patienten mit Restenosierungen bleibt zu sagen, daß bei allen erneut Epiphora auftrat, meist relativ schnell postoperativ. Bei 2 Patienten traten rezidivierend Eiterungen im OP-Bereich auf. Abschließend können wir sagen, daß die bei uns angewandten Verfahren sehr zufriedenstellende Ergebnisse ermöglichten.

M. E. Wigand (Erlangen): Arbeiten Sie mit bloßem Auge, oder benutzen Sie ein Mikroskop oder ein Endoskop beim endonasalen Zugang? – Welche Indikationen veranlassen Sie, den externen Zugangsweg zu wählen?

G. Rosemann (Frankfurt a. M.): Wodurch erklären Sie sich die eigenartige Zurückhaltung der HNO-Ärzte bei der operativen Behandlung der Tränenwegsstenosen in früheren und auch in neuer Zeit trotz der Fortschritte durch die endonasalen Operationsmethoden?

P. Federspil (Schlußwort):
Bei der Auswertung der Langzeitergebnisse waren keine endonasal-mikrochirurgisch durchgeführten Fälle, da wir diese Methode früher nicht angewandt haben.

Die Frage, warum bei den HNO-Ärzten wenig Interesse für die Tränenwegschirurgie besteht, liegt sicherlich im bisherigen Angebot der Ausbildung. Heute sollten sowohl die Tränenwegsoperationen von außen als auch von endonasal zum Operationsrepertoire der größeren HNO-Kliniken gehören, da diese Verfahren nicht nur zur Behebung von in der Nebenhöhlenchirurgie gesetzten Tränenwegsschäden, sondern auch in der Traumatologie und in der Tumorchirurgie benötigt werden. In Homburg werden die Tränenwegsoperationen nach Übereinkunft mit der Augenklinik in der HNO-Klinik durchgeführt, so daß zum Wohle des Patienten Augenarzt und HNO-Arzt gemeinsam die Indikation zu einer endonasalen oder externen Tränenwegsoperation stellen. In der ehemals von Falk geleiteten Klinik bieten wir heute neben der eben dargestellten vereinfachten OP-Methode von außen in gewissen Fällen die endonasale mikrochirurgische Methode an.

123. L. Keßler (Dresden):
Spätergebnisse nach Rhinobasisfrakturen

Rhinobasisfrakturen betreffen vorwiegend junge männliche Patienten. Häufigste Ursache sind hier Verkehrsunfälle. Das bestätigen auch unsere eigenen Erfahrungen, die wir bei der Behandlung von 186 Verunfallten mit Rhinobasisfrakturen gesammelt haben. Beim operativen Vorgehen einschließlich der Schnittführung richteten wir uns stets nach der Art der Verletzung, wobei wir uns an die von Escher empfohlene Fraktureinteilung gehalten haben. Stets wurde versucht, die Stirnhöhlenvorderwand zu erhalten oder primär osteoplastisch wieder aufzubauen. Bei 7 Patienten (4%) kam es postoperativ zu Komplikationen. 4mal trat erneut eine Rhinoliquorrhoe auf. Dabei entwickelte sich bei 2 Kranken eine Meningitis, an deren Folge ein Patient verstorben ist.

In 3 Fällen heilte die Wunde erst sekundär, bzw. kam es zur Abstoßung des für die Duraplastik verwendeten Cyanoacrylat-Klebers.

Ausgehend von der Tatsache, daß es sich bei allen Rhinobasisfrakturen um Schädel-Hirn-Sinnesorgan-Traumen handelt, interessierte uns in der vorliegenden Studie eine Aussage über die Spätergebnisse bei Patienten mit Rhinobasisfraktur. Dazu wurden die Krankenunterlagen von 117 Patienten, die wegen einer Rhinobasisfraktur in den letzten 15 Jahren in unserer Klinik operiert worden sind, ausgewertet. Das operative Vorgehen entsprach jeweils der Verletzungsform. So wurde 75mal vom Paranasalschnitt (Killian oder Siebenmann) und 35mal vom Bügelschnitt nach Unterberger vorgegangen. In 7 Fällen erfolgte die Schnittführung unter Einbeziehung der Gesichtsweichteilverletzung. Bei 116 der 117 Patienten (99%) konnte die Stirnhöhlenvorderwand erhalten bzw. primär osteoplastisch wieder aufgebaut werden. Eine Duraverletzung bestand bei 89 Patienten (76%).

Der Unfall lag im Durchschnitt 6,5 Jahre zurück (Mindestzeitraum 3 Jahre).

Der Aufforderung zur Nachuntersuchung folgten 96 Patienten. Neben der Erfassung der subjektiven Beschwerden und objektiven pathologischen Befunde einschließlich Röntgenkontrolle des Schädels, wurden auch die sozialen Auswirkungen im beruflichen und familiären Bereich eruiert.

Ergebnisse: Von den 96 Patienten waren lediglich 34 (36%) beschwerdefrei. Die am häufigsten angegebenen Beschwerden waren Kopfschmerzen, Einschränkung des Riechvermögens, Sensibilitätsstörungen im Operationsgebiet sowie psychische Veränderungen (Angstgefühl, Unsicherheit, schnellere Reizbarkeit, Konzentrations- und Merkschwäche).

Die Erhebung der objektiven Befunde führte zu dem Ergebnis, daß lediglich bei 27 Patienten (28%) keinerlei pathologische Veränderungen zu registrieren waren.

Im Vordergrund der objektiv nachzuweisenden Veränderungen standen Einschränkung des Riechvermögens, des Schmeckvermögens, Behinderung der Luftdurchgängigkeit der Nase als Folge von Septumdeviation sowie Formveränderungen der Nase. Bei 2 Patienten war es postoperativ zur Entwicklung einer Jackson-Epilepsie gekommen.

Die Beurteilung des ästhetischen Bildes ergab bei 86 Patienten, d. h. 90% der Verunfallten, ein gutes bzw. sehr gutes ästhetisches Endgebnis. Nur in einem Falle mit Zustand nach Riedel-Operation sowie Enucleation war das ästhetische Endergebnis absolut unbefriedigend.

Die Röntgenkontrolle des Schädels im anterioren und seitlichen Strahlengang sowie der Nasennebenhöhlen zeigte bei 76 Patienten (80%) einen normalen Befund. Bei 13 Patienten fand sich eine Verschattung der Nebenhöhlen im Operationsbereich.

Schließlich wurden die sozialen Auswirkungen zusammengestellt. Im beruflichen Bereich hatte sich bei 74 Kranken (72%) keine Änderung ergeben. 10 Kranke mußten aufgrund ihrer begrenzten Leistungsfähigkeit einen niederqualifizierten Beruf ausüben. 6 Patienten hatten eine höhere Qualifizierung als vor dem Unfallgeschehen erreicht. 3 waren invalidisiert worden. Von 9 Kindern konnten 7 die Schule normal weiter fortsetzen, 2 wurden zurückgestuft bzw. mußten umgeschult werden.

Im familiären Bereich hatte es bei 76 (79%) keine Veränderung gegeben. 17 hatten erst nach dem Unfall geheiratet. In 2 Fällen war es aufgrund der eingetretenen Verhaltensänderungen zur Scheidung gekommen. Ein Patient wurde alkoholkrank.

Zusammenfassend kann festgestellt werden, daß für die Behandlung von Patienten mit Rhinobasisfraktur eine interdisziplinäre Zusammenarbeit außerordentlich bedeutungsvoll ist. Unsere Erhebungen zeigen aber auch, daß im Ergebnis des erlittenen Schädel-Hirn-Traumas vielfältige Beschwerden auftreten können, die eine kontrollierte Nachsorge dieser Patienten gerechtfertigt erscheinen läßt. Auch hier ist eine interdisziplinäre Zusammenarbeit in vielen Fällen wichtig.

S. Takahashi (Gunma, Japan): Was halten Sie für den Grund der psychischen Änderung der Patienten mit Rhinobasisfraktur? Beruht diese auf einer Schädigung anteriorer Hirnpartien?

A. Koch (Homburg): Haben Sie Erfahrungen darüber, wie häufig die weiterführende röntgenologische Diagnostik, d. h. die konventionelle Tomographie und die Computertomographie bei klinisch gesicherter Liquorrhoe keinen erkennbaren Frakturspalt aufzeigten? – Wie sicher ist überhaupt die zur Verfügung stehende Diagnostik inklus. Liquordiagnostik bei der Erkrankung von Liquorrhoen? Sind Ihnen Fälle bekannt, bei denen eine Liquorrhoe bei unauffälliger Diagnostik erst später durch eine Komplikation zum Vorschein gekommen ist?

L. Keßler (Schlußwort):
Zu Frau Takahashi: Cephalgien sind Folge der Hirntraumatisierung und nicht die einer Nebenhöhlenentzündung. Wesensveränderungen sind ebenfalls Ergebnisse der Hirnschädigung.

Zu Herrn Koch: Bei zwei Kindern kam es posttraumatisch zu einer Meningitis, bei Erwachsenen, bei denen nicht operiert worden war, entstanden keine posttraumatischen endokraniellen Komplikationen.

CT in der Diagnostik von Knochenstrukturen der Schädelbasis ist ein großer Gewinn.

124. R. Rochels (Mainz): Traumatisches Orbitahämatom mit akuter Erblindung

Die akute, irreversible Erblindung als Komplikation eines traumatischen Orbitahämatoms ist zwar sehr selten, für den betroffenen Patienten aber immer äußerst folgenschwer. Ätiologisch kommen Mittelgesichtsfrakturen, chirurgische Eingriffe in der Orbita und den Nasennebenhöhlen sowie die Retrobulbäranästhesie vor intraokularen Eingriffen in Frage. Pathogenetisch handelt es sich um eine akute retroseptale Orbitablutung durch Verletzung der A. ophthalmica und/oder ihrer Äste. Hierbei kommt es zu einer direkten Kompression des Nervus opticus durch ein Hämatom in der Orbitaspitze oder ein subperiostales Hämatom im Bereich der mittleren oder oberen Orbitawand und seltener durch ein Optikusscheidenhämatom. Als weiterer pathogenetischer Faktor ist die Kompression der A. ophthalmica und der hinteren kurzen Ziliararterien anzuführen. Durch die extreme vis a tergo steigt im durch die vier geraden äußeren Augenmuskeln gefesselten Bulbus der Innendruck auf Werte von über 80 mmHg, was zu einer zusätzlichen Kompression und Okklusion der nutritiven Retinagefäße führt. An der Entstehung der akuten Amaurose sind mithin mehrere Faktoren einzeln oder kombiniert beteiligt. Die Symptomatik umfaßt die akute, massive Einblutung der Lider und Bindehaut, die explosionsartige Protrusio bulbi, die Amaurose mit ipsilateraler Mydriasis, die (in)komplette Motilitätseinschränkung und starke Schmerzen. Bei der Palpation fällt ein steinharter Bulbus auf. Die Funduskopie zeigt in ausgeprägten Fällen eine orbitale Stauungspapille, Netzhaut-Aderhautfalten durch Bulbuskompression, einen Verschluß der Netzhautarterien, eine massive Dilatation der Netzhautvenen, diffuse Netzhautblutungen und nach Stunden ein ischämisches Netzhautödem. Allgemein steht eine vagale Symptomatik mit Bradykardie, Brechreiz und Schweißausbruch im Vordergrund. Da die neurosensorische Netzhaut eine Ischämie nur maximal ein bis drei Stunden ohne irreversible Schädigung toleriert, hat die Therapie notfallmäßig einzusetzen. Alle Therapieschritte zielen auf eine akute Druckentlastung der Orbita und dadurch des Augapfels hin. Zunächst wird eine ausgedehnte laterale Kanthotomie mit Skalpell und Schere durchgeführt, hierzu muß zwischen äußeren Lidwinkel und Bulbus ein flacher Spatel eingeführt werden, um den nachdrängenden Augapfel nicht zu perforieren. Sodann wird das Septum orbitale durch einen Hautschnitt im Bereich des temporalen Unterliedes in Höhe der knöchernen Orbitabegrenzung so breit eröffnet, bis orbitales Fettgewebe prolabiert. Diese beiden Maßnahmen reichen in aller Regel

aus, um eine akute Druckentlastung herbeizuführen. Stets muß ein zusätzlich oder isoliert bestehendes subperiostales Hämatom als Kompressionsursache echographisch ausgeschlossen werden; bei seinem Nachweis wird die Periorbita im entsprechenden Bereich des Augenhöhleneingangs gespalten. Falls die Bulbushypertonie weiterbesteht, hat durch den Augenarzt eine transkorneale Punktion der Vorderkammer mit Ablassen von Kammerwasser zu erfolgen. Ist das retrobulbäre Hämatom Folge eines Eingriffs am Siebbein, muß dieses von außen revidiert werden; hierzu gehören die Ligatur des verletzten Gefäßes, das Abtragen der Lamina papyracea und die Spaltung der medialen Periorbita. Anschließend sollte eine hochdosierte Steroid- und je nach Situation Antibiotikatherapie angeschlossen werden. Keinesfalls darf zur Kompression der orbitalen Blutungsquelle ein Druckverband auf die Lider appliziert werden, da hierdurch der intraorbitale und -okuläre Druck noch weiter ansteigen würde. Die in der Literatur mitgeteilten Kasuistiken über die akute Amaurose als Komplikation eines traumatischen Orbitahämatoms zeigen eine sehr schlechte Prognose, da die Therapie fast immer erst nach mehreren Stunden oder überhaupt nicht erfolgte. Durch ein adäquates, notfallmäßiges Vorgehen hingegen konnte in einigen Fällen ein brauchbarer Visus wieder erreicht werden; dieser Versuch sollte unseres Erachtens stets unternommen werden.

K. Vogt (Berlin, Charitè): Wir würden in solchen Fällen technisch wie bei der Orbitadekompression aus traumatischer oder endokrinologischer Indikationsstellung heraus vorgehen, d. h. von einem paranasalen Schnitt aus die nasale Orbitawand abtragen sowie die Periorbita schlitzen.

H. Stammberger (Graz): 1. Welche Wertigkeit hat die Ultraschalluntersuchung bei der Feststellung der Hämatom-Lokalisation und Ausdehnung bzw. bei der Indikationsstellung zur operativen Revision? 2. Können Sie Angaben zur medicolegalen Situation bei intraorbitalen Injektionen z. B. eines Lokalanästhetikums machen?

M. E. Wigand (Erlangen): Ist ein Notfall-CT nützlich für die Indikationsstellung zur Orbitotomie?

A. Philipp (Kulmbach): Indikationsstellung zur orbitalen Dekompression bei akut aufgetretenem Orbitahämatom im Rahmen eines Ethmoideingriffs.

R. Rochels (Schlußwort):
Zu Herrn Vogt: Das Abtragen der medialen Orbitawand ist als weiterer Schritt zur Orbitadekompression nach den angeführten primären Schritten m. M. anzuschließen.

Zu Herrn Stammberger: Die medico-legale Situation ist klar: Die iatrogene Orbitablutung ist kein Kunstfehler per se, das Nichterkennen von diesbezüglichen Komplikationen wie

Amaurose hingegen könnte den Arzt in rechtliche Schwierigkeiten bringen. – Zur Lokalisation des Hämangioms (Orbitaspitze, subperiostal) eignet sich besonders die Echographie. – Bei Patienten in Allgemeinanästhesie weisen die Leitsymptome massive Exophthalmus, steinharte Bulbus und Mydriasis auf eine mögliche Amaurose hin.

Zu Herrn Wigand: Anstelle eines Notfall-CT's bevorzuge ich wegen der Dringlichkeit der Therapie die Echographie. – Embolien habe ich als Komplikation nicht gesehen.
Zu den Herren Phillip und Reck: Indikationen zur akuten Entlastung sind: Protusio, steinharte Bulbus, sofort einsetzende Mydriasis als Zeichen der Amaurose.

125. P. Segschneider (Daun):
Therapiesystem gegen die vasomotorischen Funktionsstörungen im HNO-Eingeweidebereich – Bericht über 10 Jahre manuelle Erfahrung

Ein zuverlässig wirkendes System zur Beeinflussung der Gesichts- und Kopfeingeweide über vertebrale Reflexbehandlung (Manuelle Medizin) beinhaltet die Kombination von zentraler Sympathikusbeeinflussung über die Seitenhörner des Rückenmarks und der eher sensomotorisch wirksamen cervikalen manuellen Behandlung. Wenn die Seitenhörner durch segmentale Bänderirritationen beeinflußt werden, so handelt es sich an den thorakalen Segmenten nie um nozizeptive segmentale Irritationen. Diese Irritationen müssen also mit dem Finger (Mackenzie-Phänomene) nach der Karl-Sell-Methode aufgesucht werden:

$C_7 D_1 D_2$ vasomotorische Balance des oberen Schädels, Stirn, Auge und Schwindel

D_3 und benachbarte Transversocostalverbindungen: Plexus tympanicus, Ohrtube

$D_4 D_5$ Mittelgesichtseingeweide, Nase, Oberkiefer, Zähne, Sinus

D_6 orale und oropharyngeale Region, Unterkieferzähne, Lippen, Zunge

D_7 Hypopharynx-Hyoid-Region

D_8 laryngeale Region, Stimme und wieder C_7-Region beeinflussend.

Die cervikalen, segmentalen Irritationen müssen damit kombiniert behandelt werden, haben aber nicht dieses konsistente eingeweidebezogene Höhenmuster wie der zentrale Sympathikus. Die z. B. beim sinubronchialen Syndrom stark vagal wirksamen C_2-Irritationen sind allerdings sehr bemerkenswert. Entsprechend ihrer praktischen Wichtigkeit kann man am Hals z. B. behandeln:

für das Mittelgesicht z. B. C_6, C_4, C_2 (C_0 wenn nötig),
für vertebralen Schwindel z. B. C_7, C_5, C_3, C_1, C_0,
für Mund- und Rachenprobleme z. B. C_3, C_4,
für das äußere Mittelohr z. B. C_6,
für stimmliche und Globus-laryngis-Beschwerden C_7, C_3.

Die Irritationspunkt-Diagnose nach Karl Sell ist als einzige geeignet, alle dorsalen und cervikalen, nicht spontan schmerzhaften, und damit vasomotorisch autonom wirksamen Wirbelsäulenirritationen herauszufinden.

Erfolg: Man spart in einer normalen HNO-Praxis mehr als 80% der Pharmakotherapie.

126. P. Strauss, P. Pult, Ch. Loske (Aachen):
Nasale Provokation bei ganzjähriger allergischer Rhinitis – Watteträger oder Spray?

Bei einer Rhinoallergie, besonders bei Mitbeteiligung der Lungen im Sinne einer asthmoiden Bronchitis oder eines Asthmas ist häufig die alleinige *Sanierung* der Hausstaubmilbe d. p. und/oder der Schimmelpilzsporen nicht ausreichend.

Die *Hyposensibilisierung* verlangt jedoch – um erfolgreich zu sein – bei ganzjährigen Allergenen über die Anamnese und den positiven Hauttest hinaus den Nachweis der pathogenetischen Relevanz, also der Aktualität der einzelnen Allergene durch eine positive intranasale Provokation.

Wir haben zwei unterschiedliche Formen des Intranasal-Testes verglichen: Aufbringen des Allergens durch Stieltupfer mit Aufsprühen des Allergens auf die Nasenmuschel.

Bei 25 Patienten mit ganzjähriger allergischer Rhinitis wurden Hausstaubmilbe d. p. und ein Schimmelpilz getestet. Zumindest einer der beiden Hautteste war positiv, von 50 Hauttesten waren nur 11 negativ. Die Reihenfolge der nasalen Teste (an verschiedenen Untersuchungstagen) Stieltupfer-Spray oder Spray-Stieltupfer wurde randomisiert. Die Testreihe wurde immer zuerst mit Lösungsmittel, dann mit Allergen und zum Abschluß mit Histamin fortgesetzt. Beurteilt wurde der Nasentest in vier „Stufen":

1. Stufe – sichtbares Naselaufen und/oder Nießen und/oder Augenrötung – dies wurde als objektiv (= 0) bezeichnet;

2. Stufe – Angabe von Kribbeln – als subjektiv (= S) bezeichnet;

3. Stufe – rhinoskopisch sichtbare Feuchtigkeitszunahme – als rhinoskopisch (= R) bezeichnet;

4. Stufe – Änderung des Nasenwiderstandes um 30% und mehr bestimmt mittels anteriorer Rhinomanometrie – als manometrisch (= M) bezeichnet.

Die Auswertung erfolgte in Prozent positiver Nasenteste, die Prozentsätze wurden von Stufe zu Stufe aufaddiert.

Was unterscheidet Stieltupfer-Methode von Spray-Methode?

Falsch positive Ergebnisse erhält man erstaunlich oft: bei Lösungsmittel in 56% und 50% auf der 4. Stufe der Rhinomanometrie (Abb. 1).

Falsch negative Ergebnisse bei Histamin auf der 4. Stufe bei 10% und 24%.

Das bedeutet: bei der Spray-Methode übersehe ich 14% mehr Kranke. Durch die vor jeder Provokation erfolgte Vortestung mit Lösungsmittel ist der Fehler des falsch-positiven Testes erkennbar und daher eliminierbar!

Bleibe ich auf der Stufe 1 stehen, sind mit der einfachen Stieltupfer-Methode bereits 52% der aktuell Erkrankten erkannt (Abb. 2) – bei Beurteilung allein der hautpositiven Reaktionen sogar 62%. Das ist nur statthaft, wenn vor der Provokation eine falsch-positive Reaktion auf das Wattestäbchen mit Lösungsmittel ausgeschlossen worden ist!

Bei soviel positiven Patienten bereits auf der 1. Stufe gewinnen wir bis zur 4. Stufe nur noch 14% dazu, d. h.: bereits mit der einfachen und schnellen Stieltupfer-Methode sind die meisten aktuell Erkrankten entdeckt.

Anders beim Spray: von 8% positiven Reaktionen auf der 1. Stufe erreichen wir schließlich 57% auf der 4. Stufe. Für die tägliche Praxis mit zahlreichen Nasentesten heißt das: zunächst alle Allergene in der Nase mit der Stieltupfer-Methode auf Stufe 1, d. h. Naselaufen/Nießen/Augenrötung austesten, vorher immer eine überempfindliche Nase mit Lösungsmittel ohne Allergen ausschließen. Den Test mit Histamin beenden, wenn das Allergen keine Reaktion zeigt. Man kann sogar bis zu 5 Allergene hintereinander testen, wenn keine Reaktion erfolgt.

Die Stufen 2, 3, 4 mit aufwendiger Rhinomanometrie sind der „empfindlichen" Nase vorbehalten.

Nach eigenen Behandlungserfolgen und den Untersuchungen der Ruhrlandklinik, Essen [Allergologie 12 (1989) 87] ersetzt die *positive* nasale Provokation auch den aufwendigen bronchialen Provokationstest.

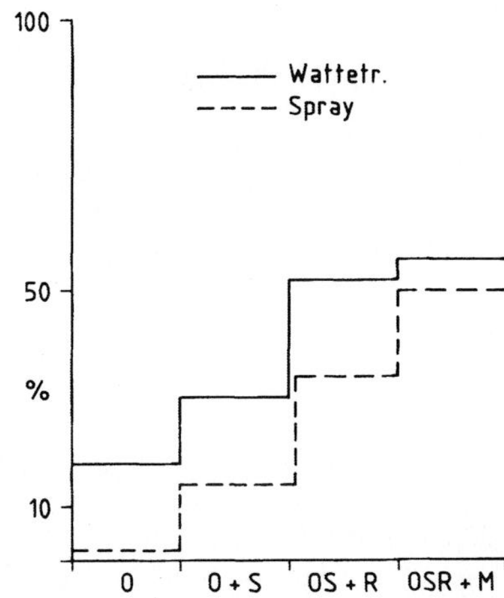

Abb. 1. Prozentsatz positiver Nasenteste *Lösungsmittel* (n = 50)

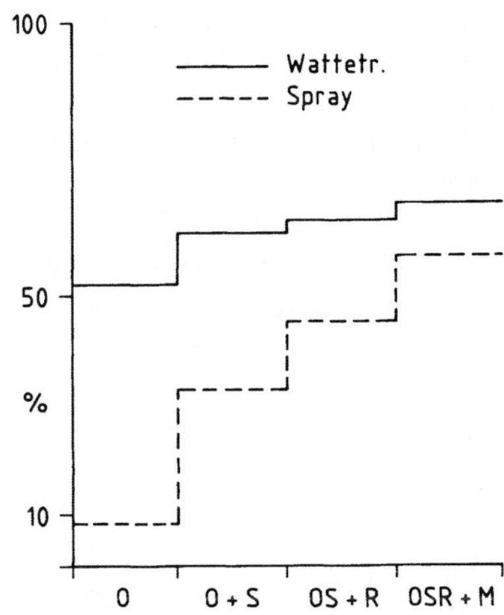

Abb. 2. Prozentsatz positiver Nasenteste *Allergene* (n = 50)

N. Feidert (Kiel): Das Einbringen von Wattebausch ist nicht geeignet, weil man hierdurch mechanische Situationen der unteren Muschel hervorruft, welche zu falsch negativen Reaktionen führen.

L. Kessler (Dresden): Der Begriff Rhinitis allergica sollte heute nicht mehr gebraucht werden, sondern durch den Begriff Rhinopathia allergica ersetzt werden.

P. Strauss (Schlußwort):
Zu Herrn Feidert: Sinn des Vortrages war es, gerade die Eignung des Nasentestes durch Aufbringen des Allergens mittels Wattestäbchen zu zeigen. Man hätte fragen können, wie die falsch positiven Reaktionen auf Lösungsmittel zu vermindern sind:
1. Durch Einbringen der Watteträger unter rhinoskopischer Kontrolle.
2. Durch Herabsetzen der nasalen Überempfindlichkeit durch nasale Cortiocoidsprays als Vorbehandlung.

Zu Herrn Keßler: Vielleicht sollte man von allerg. Erkrankung der Atemwegsschleimhaut sprechen, da bei uns etwa 1/3 der Patienten eine Mitbeteiligung der tiefen Atemwege aufweist.

127. G. Wolf, A. Saria (Graz, Innsbruck):
Die Behandlung der hyperreflektorischen Rhinopathie mit Capsaicin

Jüngste Untersuchungen weisen darauf hin, daß im menschlichen Respirationstrakt neben adrenergen und cholinergen Neuronen auch peptiderge Nervenfasern existieren, welche an der Entstehung der nasopulmonalen Hyperreagibilität verantwortlich sind. Entsprechend unserem derzeitigen Wissensstand sind folgende peptiderge Neurotransmitter in der menschlichen Nasenschleimhaut von Bedeutung:

Die Vasoaktiven Intestinalen Polypeptide und das Peptid Histidin Methionin, welche vasodilatierend sowie sekretionsfördernd wirken. Ferner das Neuropeptid-Y, von welchem eine sympathomimetische Wirkung angenommen wird.

Substanz-P (SP) ist der Überträgerstoff sensorischer afferenter Neurone (marklose c-Fasern). SP bewirkt eine Vasodilatation, Plasmaextravasation, Sekretionszunahme und Kontraktion glatter Muskelfasern.

Jüngste Untersuchungen zeigen, daß in SP-immunoreaktiven Neuronen auch Calcitonin-Gene-Related-Peptide, welches vasodilatierend wirkt und/oder Neurokinin-A, welches zu einer Kontraktion glatter Muskelfasern führt, koexistieren.

Diese peptidergen Transmitterstoffe können gemeinsam mit SP durch ein Aktionspotential freigesetzt werden und dessen Effekte verstärken.

Durch chemische, mechanische oder thermische Reize können im Zuge lokaler Reflexmechanismen SP-immunoreaktiver Nervenfasern SP, CGRP, Neurokinin-A, Vasoaktive Intestinale Polypeptide und das Peptid Histidin Methionin freigesetzt werden. Die Folgen sind eine Vasodilatation, Plasmaextravasation, Sekretionszunahme sowie Niesreiz als Schutzreflex der Atemwege.

Wie aus Tierversuchen bekannt ist, blockiert Capsaicin, ein Vanillinmandelsäurederivat, diesen lokalen Reflexmechanismus. Um Capsaicin in der Behandlung der hyperreflektorischen Rhinopathie einsetzen zu können, wurde es vorerst in Eigenversuchen und in Versuchen an freiwilligen Testpersonen auf seine gefahrenlose Anwendung am Menschen überprüft. Ab 1987 wurde begonnen, Patienten, welche an einer therapieresistenten hyperreflektorischen Rhinopathie litten, mit Capsaicin zu behandeln. Dabei wurde eine Capsaicin-Lösung steigender Konzentration in Oberflächenanästhesie 5- bis 7mal als Aerosol in die Nasenhöhle gesprüht. Die Zeitintervalle zwischen den einzelnen Behandlungen betrugen 3 bis 7 Tage. Es werden die Behandlungsergebnisse einer abgeschlossenen dokumentierten Gruppe von 35 Patienten gezeigt. Mittels einer Punkteskala wurden die Beschwerden vor und nach der Behandlung beurteilt (s. Abb. 1).

Es zeigte sich, daß Capsaicin zu einer deutlichen Verbesserung der behinderten Nasenatmung, Hypersekretion sowie der Begleitsymptome führte. Abgesehen von einer kurzzeitigen verstärkten Tränensekretion, Niesreiz, Hypersekretion aus der Nase und Schwellung der Nasenschleimhaut, kam es zu keinen negativen Nebenwirkungen.

Mit Capsaicin scheint ein neuer, interessanter und gefahrloser Weg zur Behandlung hyperreflektorischer Nasenschleimhautveränderungen gefunden worden zu sein.

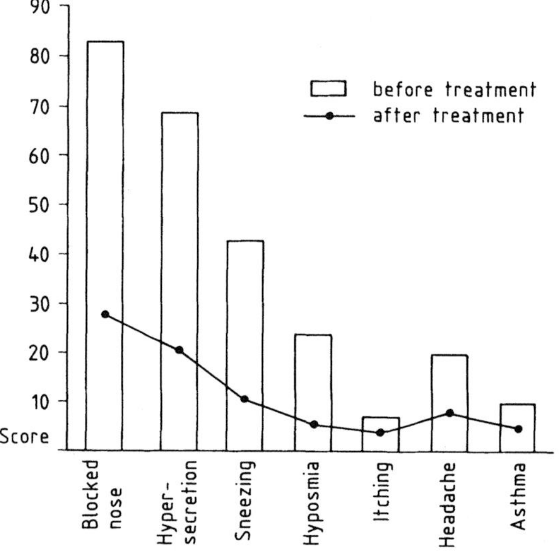

Abb. 1

G. Wolf (Schlußwort):
Capsaicin wird von der Firma Fluka in Pulverform bezogen. Die weitere Verdünnung erfolgt mit 0,9% NaCl, wobei entweder Äthanol oder Tween 80 als Lösungsmittel dient.

128. D. Loidolt, H. Mangge, M. Wilders-Truschnig, F. Beaufort et al. (Graz): Suppression der Lymphozytenfunktion bei Nebenhöhlenmykosen

In vorangegangenen Untersuchungen haben wir gezeigt, daß bei Patienten mit einem Aspergillom in den Nasennebenhöhlen zum Erkrankungszeitpunkt eine immunologische Dysregulation, die T- und B-Zellen betraf, vorliegt. Im Vergleich zu gesunden Kontrollen und Patienten mit nicht mykotischer chronischer Sinusitis war bei Patienten mit Aspergillus-Sinusitis in vitro eine herabgesetzte Stimulierbarkeit der Lymphozyten gegenüber den Mitogenen PHA (Phythämagglutinin), ConA (Concavalin A) und PWM (Pokeweed-Mitogen) zu sehen, obwohl die einzelnen Subsets in der FACS-Analyse keine quantitativen Verschiebungen zeigten (T-Helferzellen, T-Suppressorzellen, T-Zellen gesamt, B-Zellen). Im Hauttest auf Recall-Antigene zeigten die Aspergillompatienten in 56% Anergie.

Inwieweit diese in vivo und in vitro beobachtete herabgesetzte Aktivierbarkeit der Lymphozyten als Ursache oder Auswirkung einer Nebenhöhlenmykose aufzufassen sind, sollten Untersuchungen zeigen, die zwei Jahre nach endoskopischer Entfernung des Pilzkonkrementes durchgeführt wurden. Verglichen wurden die Ergebnisse der immunologischen Untersuchungen, die zwei Jahre nach endoskopischer Sanierung bei Patienten mit Aspergillus- und nicht mykotischer Sinusitis durchgeführt wurden.

Interessanterweise fand sich in der Aspergillomgruppe zwei Jahre postoperativ nach wie vor eine herabgesetzte in vitro Stimulierbarkeit gegenüber Mitogenen, während der Hauttest auf Recall-Antigene normerg war. Es wird angenommen, daß die zum Erkrankungszeitpunkt beobachtete verminderte in vivo Stimulierbarkeit eine Folge der Expression von Gliotoxin, einem Metaboliten von Aspergillus fumigatus, zuzuschreiben ist. Nachdem bei Aspergillompatienten auch zwei Jahre postoperativ eine herabgesetzte Lymphozytenstimulierbarkeit gegenüber Mitogenen festzustellen ist, kann angenommen werden, daß eine funktionelle Störung der T- und B-Zellen prädisponierend für die Entstehung von Nebenhöhlenmykosen ist.

H. Enzmann (Heidelberg): Vor Jahren hatten wir (zusammen mit Steinriede u. Klugies) über eine verminderte Immunabwehr bei einer anderen chronischen Infektion, der Tonsillitis berichtet. Dies wurde von uns damals als Toleranzinduktion interpretiert. Ist nicht gleiches bei der Aspergillus-Sinusitis möglich? Ich glaube zwar auch an die Wirkung des Gliotoxins, voll überzeugt wäre ich, wenn gleiches bei Patienten mit einer Mucor-Mykose nicht zu beobachten ist.

129. D. Knöbber, P. Federspil, H. Feidt (Homburg/Saar): Erregerspektrum bei akuter und chronischer Nasennebenhöhlenentzündung: Vergleich Direktpräparat – mikrobiologische Kultur

Patienten mit Erkrankungen der Nase und der Nasennebenhöhlen stellen einen großen Teil des Krankengutes in der HNO-Praxis und -Klinik dar. Gerade im Nasennebenhöhlenbereich zeigt sich, daß die HNO-Heilkunde neben der chirurgischen auch eine konservativ-therapeutische Seite aufweist. Bei Entzündungen der Nasennebenhöhlen werden zunächst medikamentöse Maßnahmen ergriffen. Zur Behandlung einer akuten und chronischen Entzündung stehen heute zahlreiche Antibiotika verschiedener Wirkungsweisen zur Verfügung, so daß es zur adäquaten Behandlung erforderlich ist, den hauptsächlichen Entzündungskeim sowie das zu erwartende Erregerspektrum akuter und chronischer Nasennebenhöhlenentzündungen zu kennen.

Wir sind dieser Frage anhand der Patienten, die ambulant und stationär wegen einer Nasennebenhöhlenaffektion an der Universitäts-HNO-Klinik Homburg/Saar behandelt wurden, nachgegangen.

Zur Auswertung kamen 225 Patienten, von denen 105 an einer akuten eitrigen Sinusitis litten. Vom steril entnommenen Eiter wurden Ausstriche angefertigt, nach Gram gefärbt und selbst befundet. Ebenso erfolgte der Abstrich bei allen Patienten zur mikrobiologischen Untersuchung, also Anlegen einer Kultur.

Über die Bedeutung des Grampräparates (Direktpräparat) wurde von uns bereits mehrfach referiert und publiziert (Feidt, Federspil u. Koch 1986, 1987), so daß lediglich noch erwähnt sei, daß wir eine bis zu 90%ige Übereinstimmung der Befunde des Direktpräparates mit dem kulturellen Ergebnis verzeichnen können.

Bei 44 Patienten mit eitriger Sinusitis maxillaris wurden sowohl Abstriche vom mittleren Nasengang als auch vom Kieferhöhlenpunktat untersucht, wobei in fast allen Fällen identische Erreger in beiden Lokalisationen gefunden wurden. Bei einer akuten eitrigen Sinusitis kann das aus dem Naseneiter ermittelte Erregerspektrum daher als repräsentiv für die beteiligten Nasennebenhöhlen gelten.

Sowohl bei der akuten als auch chronischen Sinusitis (Tabelle 1, 2) wurden als häufigste Erreger Staphylokokken nachgewiesen, wobei Staph. aureus eine besondere Bedeutung zukommt. Darauf weisen auch andere Untersucher hin (Luckhaupt 1984; Brook 1981; Burkhardt 1984; Renon 1984), wobei aber der Keim nicht immer in der von uns ermittelten Häufigkeit nachgewiesen wurde. Pneumokokken finden sich in einem hohen Prozentsatz bei der akuten Nasenne-

Tabelle 1. Kulturell nachgewiesene Erreger bei akuter Simsitis (n = 105)

	%	%
Staphylokokken		41
davon Staph. aureus	23,4	
Pneumokokken		24,5
Streptokokken		17,5
Haemophilus influenzae		10
Sonstige		5
Kein Keimnachweis		2

Tabelle 2. Kulturell nachgewiesene Erreger bei chronischer Sinusitis (n = 120)

	%	%
Staphylokokken		42
davon Staph. aureus	27	
Streptokokken		16
Pneumokokken		11
Haemophilus influenzae		6
Enterobacteriaceae		5
Anaerobier		5
Sonstige		4
Kein Keimnachweis		11

benhöhlenentzündung, daneben andere Streptokokken und Haemophilus influenzae. Pneumokokken u. Haemophilus infl. spielen bei der akuten purulenten Sinusitis bekanntlich eine große Rolle, darauf weist z. B. auch Federspil (1984) hin. Bei dem hier vorgestellten Krankengut handelt es sich aber überwiegend um Erwachsene. Andererseits haben Winter et al. (1974) bei gesunden Erwachsenen Pneumokokken im Nasen- und Rachenabstrich zu 19% gefunden.

Die chronische Sinusitis zeigt im Erregerspektrum ein bunteres Bild, hier liegen auch sehr häufig Misch-

infektionen vor, wobei aber in der Regel ein Erreger als Hauptkeim angesehen werden kann.

Die Bedeutung der Anaerobier wird bei der Sinusitis kontrovers diskutiert, wobei diese Keime bei der akuten Nasennebenhöhlenentzündung eher eine untergeordnete Rolle spielen dürften. Nach Pelz u. Mann (1980) und Brook (1981) sollen Anaerobier bei 50–55% der chronischen Sinusitiden den Hauptkeim stellen. Dies können wir aufgrund unserer Untersuchungen nicht bestätigen.

Zusammenfassend läßt sich sagen, daß das Direktpräparat (Grampräparat) eine große Information beinhaltet (Kokken oder Stäbchen, grampositive oder gramnegative Bakterien), so daß bei Kenntnis des klinischen Bildes der Entzündung sowie des zu erwartenden Erregerspektrums in einem großen Prozentsatz eine gezielte Therapie begonnen werden kann, bevor das Ergebnis der mikrobiologischen Kultur vorliegt.

L. Kessler (Dresden): Wie groß ist die Übereinstimmung der Keimflora zwischen Nasennebenhöhlen und Nasenhaupthöhlen bei der chronischen Sinusitis?

M. E. Wigand (Erlangen): Haben Sie die bakteriologische Untersuchung des Einzelpatienten wiederholt? Das lokale bakterielle Spektrum wechselt nach unseren Erfahrungen rasch.

D. Knöbber (Schlußwort):
Zu Herrn Keßler: Wir nehmen an, daß ohne Antibiotika kein Keimwechsel bei einer Sinusitis eintritt. Unsere Untersuchungsergebnisse, die sich auf eine gezielte Entnahme des Eiters im mittleren Nasengang bezogen und einen Ausstrich, Abstrich und eine Kultur beinhalten, belegen dies.

Zu Herrn Wigand: Die Diskrepanz zu Ihren Untersuchungsergebnissen könnte daraus resultieren, daß diese Ergebnisse länger zurückliegen und mit damals größeren Watteträgern gemacht wurden, so daß die Keimbesiedlung der Nase insgesamt – die von der Umgebung abhängt und stark wechseln kann – in die Ergebnisse eingeflossen ist.

130. M. H. Eckstein, F. X. Brunner, W. Döll (Würzburg): Untersuchungen zur bakteriellen Belastung von Rhinomanometriemasken[1]

Die Rhinomanometrie erlaubt als relativ unkomplizierte Methode eine objektive Messung der Luftdurchgängigkeit der Nase. Routinemäßig wird die Rhinomanometrie in der Sprechstunde allergologisch tätiger Hals-Nasen-Ohren-Ärzte zur Provokationstestung eingesetzt.

Die Sterilisation der aus Kunststoff, Gummi oder Silikon hergestellten Rhinomanometriemasken erscheint nach der Messung an einem Patienten unverhältnismäßig zeitaufwendig. Man begnügt sich daher normalerweise mit Desinfektionsmaßnahmen.

Tupferabstriche von in der Routinearbeit eingesetzten Rhinomanometriemasken ergaben eine Besiedlung mit Staphylokokken, Mikrokokken und anderen, z. T. als Erreger nosokomi-

aler Infektionen bekannter Keime. Die Wirksamkeit eines Desinfektionsverfahrens mit 80%igem Alkohol und konstanter Einwirkungszeit von 2 min wurde an 35 Masken überprüft.

Nach dieser Desinfektionsmaßnahme war kein Keimwachstum mehr nachweisbar.

W. Bachmann (Mannheim): Der Vergleich der Meßergebnisse, erhalten mit 2 verschiedenen Nasenadaptern, ist in der gezeigten Form nicht beweisträchtig. Ein deformierender N-Adapter bringt in der Regel eine Verschlechterung und keine Verbesserung der Widerstandskurven.

M. H. Eckstein (Schlußwort):
Zu Herrn Bachmann: Es handelt sich um Schaumstoffadapter und nicht um Metalladapter. Diese Schaumstoffadapter täuschen gelegentlich und zwar vor allem bei Sattelnasen eine gute Luftdurchgängigkeit vor.

---

[1] Der Vortrag wird ausführlich in der Zeitschrift „Allergologie" veröffentlicht werden.

Mittelohr

131. H. Heumann, H. Guggenberger (Tübingen):
Die Lokalanästhesie des Ohres

In der HNO-Klinik der Universität Tübingen werden bei etwa 90% der Erwachsenen die Operationen am Ohr in Lokalanästhesie durchgeführt.

Der Patient erhält als Prämedikation 0,5 mg Atropin und 1,0 mg Rohypnol i. m. 30 min bevor er in den Operationssaal gebracht wird. Dort erhält er über einen venösen Zugang 0,5–0,8 mg Rohypnol. Das Lokalanästhetikum wird im Operationssaal aus Xylocain-1%-Lösung und Suprarenin-Stammlösung 1:1 000 gemischt. Die Mischung richtet sich nach der für die Lokalanästhesie erforderlichen Menge, so daß der Patient höchstens 0,25 mg Suprarenin erhält. Zur Lokalanästhesie werden 4–6 ml Lösung benötigt, die um den Gehörgangseingang, in den Bereich der hinteren Umschlagsfalte und subperiostal in die 4 Gehörgangsquadranten gespritzt werden. Bei der enauralen Eröffnung ist die Anästhesie der hinteren Umschlagsfalte nicht erforderlich, dafür muß das Gewebe zwischen Tragus und Helix infiltriert werden. Wir haben das im Operationssaal gemischte Lokalanästhetikum und die käufliche Lösung (Xylocain mit Suprarenin 1:200 000) bei 20 bzw. 5 Patienten eingesetzt und ihre Wirkung auf den Organismus verglichen. Neben Blutdruck und Herzfrequenz wurde die periphere Sauerstoffsättigung ermittelt und mit Hilfe eines Knochenmehlsammlers die Blutmenge bestimmt, die bei den Operationen abgesaugt wurde.

Die Wirkung auf den Gesamtorganismus war bei der individuell hergestellten Lösung eher geringer als bei der fertig gemischten, wahrscheinlich durch deren schnelleren Abtransport aufgrund der geringeren Vasokonstriktion. Die Blutung war nach Gebrauch der fertigen Lösung ungleich stärker als mit der im Operationssaal hergestellten Mischung, die Operation dadurch wesentlich schwieriger.

J. Heermann (Essen): Seit 1976 haben wir mehrfach über Rohypnol berichtet. Die *orale* Gabe eine Stunde vor der Operation (nach einer Schlaftablette am Abend vorher) bewirkt eine bessere anterograde Amnesie als die von Ihnen angewandte i. m. und i. v. Gabe. In ca. 80% können sich unsere Patienten nicht an den Transport in den Operationsraum erinnern.

132. V. Schilling, D. Mischke, H. Lobeck, G. A. Wild (München, Berlin):
Das Cholesteatom – Ein autonomes, hyperproliferatives Krankheitsbild?

Das Cholesteatom des Mittelohres ist eine relativ häufige Krankheit. Charakterisiert ist sie durch lokal destruierend wachsendes Plattenepithel in der Pauke und den ihr angeschlossenen, pneumatisierten Hohlräumen. Das Synonym „chronische Knocheneiterung" wird zwar dem klinischen Bild, nicht aber dem Wesen der Erkrankung gerecht.

Abbildung 1 zeigt das Hämatoxylin/Eosin-gefärbte Präparat eines typischen Cholesteatomes. Man erkennt deutlich das überwiegend regulär geschichtete Plattenepithel, die Matrix, und darunter das mesenchymale Bindegewebe, die Perimatrix. Ausgehend von der Überlegung, daß epitheliale Differenzierungsmuster aus der konventionellen Histologie nicht notwendigerweise diagnostiziert werden können, wohl aber an der Expression intermediärer Filamentproteine vom Keratin-Typ, haben wir Cholesteatommatrizes biochemisch und immunhistochemisch mit polyklonalen und monoklonalen Antikörpern auf die Anwesenheit und Verteilung bestimmter Keratine untersucht.

Die immunhistochemischen Versuche zeigten eine kräftige suprabasale Expression des epidermalen Keratins 10 (K10), wobei sich in manchen Fällen als Zeichen gesteigerter Proliferation lediglich ein bis zwei oberflächliche Zellreihen darstellen ließen. Im biochemischen Experiment (Abb. 2a) zeigt sich, daß das Proteinmuster des Cholesteatomepithels grundsätzlich mit dem der Epidermis übereinstimmt, wenn auch K1 und K10 nicht in den für gesunde Epidermis üblichen Mengen exprimiert werden. Zusätzlich findet man in einigen Fällen K13, das sonst für Plattenepithel der Schleimhaut typisch ist. Das Protein ist aber nicht immer im Coomassie-Gel sichtbar, häufig läßt es sich erst im Immuno-Blot (Abb. 2b) nachweisen. Dieses Experiment steht im Einklang mit der immun-

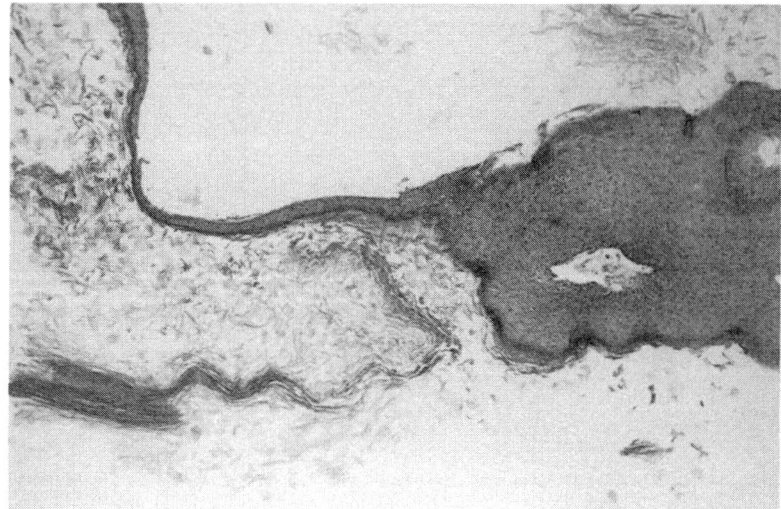

Abb. 1. Histologisches Präparat eines Cholesteatomes, gefärbt mit Hämatoxylin/Eosin. Man erkennt überwiegend regulär geschichtetes Plattenepithel (Matrix), darunter mesenchymales Bindegewebe (Perimatrix). (Vergrößerung 16 × 8)

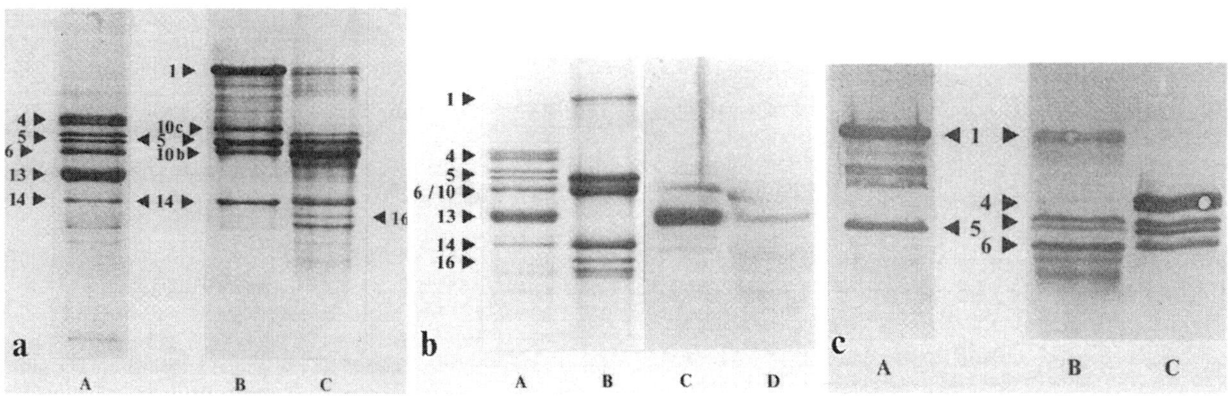

Abb. 2. a Vergleichende Analyse der Keratinmuster von Gaumentonsille *(Bahn A)*, Epidermis *(Bahn 2)* und Cholesteatom *(Bahn C)*. Die Proteine wurden in einem homogenen, 12,5%igen Polyacrylamid-Gel in Gegenwart von Natriumdodecylsulfat getrennt und durch Färbung mit Coomassie-Blau sichtbar gemacht. Die arabischen Zahlen bezeichnen Keratinproteine nach einer international gebräuchlichen Nomenklatur. **b** Nachweis des für nicht verhornendes Plattenepithel charakteristischen Keratins 13 im Tonsillenepithel *(Bahnen A und C)* und Cholesteatom *(Bahnen B und D)*. Die korrespondierenden Proteine wurden zunächst wie unter 2a beschrieben gelelektrophoretisch aufgetrennt *(Bahnen A und B)* und nachfolgend mit einem für das Keratin 13 spezifischen, polyklonalen Antikörper auf die Anwesenheit dieses Proteins untersucht *(Bahnen C und D)*. **c** Immunblottechnische Darstellung des als Marker epithelialer Hyperproliferation bekannten Keratins 6 mit dem AE-3-analogen Antikörper 10-2/2. Im Gegensatz zur gesunden Epidermis *(Bahn A)* ist K6 reichlich sowohl im Cholesteatom *(Bahn B)* als auch im Tonsillenepithel *(Bahn C)* nachweisbar

histochemischen Anfärbung von K13 in einem scheckigen Verteilungsmuster in den suprabasalen Schichten des Cholesteatomepithels. Die Herkunft dieses Keratins ist offen, da es weder von gesunder noch von krankhaft veränderter Epidermis exprimiert wird. Einerseits ist denkbar, daß K13 im Gegensatz zum Epithel der Epidermis des äußeren Gehörganges schon im Epithel des gesunden Trommelfells auftritt. Auch an anderer Stelle im menschlichen Körper, wo ento- und ektodermale Strukturen direkten Kontakt zueinander finden, ist das Phänomen der gleichzeitigen Expression der Leitproteine beider epithelialer Differenzierungsrichtungen bekannt, nämlich an der Zervix uteri. Andererseits kommt eine Metaplasie des Mittelohrepithels in ein Plattenepithel über die Zwischenstufe eines respiratorischen Epithels in Frage, wie sie auch bei chronischem Unterdruck in der Pauke beobachtet wird. Am Trachealepithel des Kaninchens ist experimentell nachgewiesen (Jetten et al. 1987), daß das respiratorische Epithel in ein Plattenepithel metaplasieren kann. Sadé hat histologisch mehrfach gezeigt, daß das kubische Epithel des gesunden Mittelohres zur Umbildung in ein Plattenepithel befähigt ist. Eine sukzessive Epidermisierung wäre dann möglich.

Mit einem gegen alle basischen Keratine gerichteten Antikörper läßt sich das Keratin K6 im Immuno-Blot verifizieren (Abb. 2c). K6 wird in normaler Epidermis nicht exprimiert und nach Sun et al. als Markerprotein der Hyperproliferation angesehen. Man findet es in Malignomen, aber auch in Papillomen, z.B. des Larynx. Hieraus folgend ist das Cholesteatom den hyperproliferativen Krankheitsbildern zuzuordnen. Zusammen mit der Verschiebung der Relation undifferenzierter zu differenzierten Zellen zugunsten der unreifen Formen erhebt sich die Frage nach der Ursache der abnorm gesteigerten Proliferation. Definiert man autonomes Wachstum als ein eigengesetzliches, spontan nicht endendes Teilungsverhalten einer Zellpopulation, so kann das Cholesteatom ein autonomes Krankheitsbild sein. Hier müssen weitergehende Studien angeschlossen werden, um zu erforschen, welche endogenen Wachstumskontrolleure im Rahmen dieser Erkrankung einer Veränderung unterliegen.

P. Strauss (Aachen): Cholesteatom und ortständige Mittelohrauskleidungen sind schon bei der Operation schwierig zu unterscheiden. Histologisch unterwächst das Cholesteatom die Mittelohrschleimhaut. Kann nicht bei der Präparation schon Mittelohrschleimhaut mit entnommen worden sein?

A. Koch (Homburg/Saar): Vom Otochirurgen wird in bestimmten Situationen ein Matrix-Rest in situ belassen. Obwohl man eigentlich erwarten müßte, daß dabei der oskolytische Prozeß in der Folge fortschreitet, passiert dies gerade nicht. Können Sie aufgrund Ihrer Ergebnisse darüber spekulieren, worauf dieses zurückgeführt werden kann?

F.-W. Oeken (Leipzig): Hinweis auf die früheren Untersuchungen von Lange an der Leipziger Klinik, der die minderwertige hyperplastische Schleimhaut im Epitympanon als Hauptursache der Cholesteatomentstehung angesehen hat.

V. Schilling (Schlußwort):
Zu Herrn Strauss: Es ist nicht ausgeschlossen, daß geringfügige Anteile von Mittelohrmukosa in der einen oder anderen Cholesteatomprobe enthalten sind. Wir wissen jedoch, daß die gesunde Mittelohrmucosa kein Keratin 13 exprimiert, so daß sein Vorkommen auf diese Weise keine Erklärung findet. Dafür sprechen auch die gezeigten immunhistochemischen Befunde.

Zu Herrn Koch: Wie am Schluß bemerkt, müssen weiterführende Studien zeigen, welche Faktoren die Wachstumspotenz resp. die Fähigkeit zur Osteolyse beeinflussen. Dabei könnte die operative Technik durch Beseitigung des retraktionsbedingten Flaschenhalses und der daraus resultierenden Veränderung des Milieus für das Epithel von Bedeutung sein.

Zu Herrn Oeken: Wir benötigen noch weitere Experimente, um den Einfluß der angesprochenen entzündlichen und hyperplastisch veränderten Mittelohrschleimhaut auf die Cholesteatomentstehung einschätzen zu können. Unsere Untersuchungen beschäftigen sich zwar mit der Matrix des Cholesteatoms, wobei aber die auf sie einwirkenden Faktoren nicht notwendigerweise in ihr produziert werden müssen.

133. E. Ferekidis, K. Papafrangos, G. Adamopoulos (Athen): Über die Rekonstruktion der Gehörknöchelchenkette – Eigene Erfahrung

Die Entwicklung der Tympanoplastik Anfang der 50ger Jahre von Moritz, Wullstein und Zöllner hat die erfolgreiche Behandlung der entzündlichen Mittelohrerkrankungen in Kombination mit einer Gehörverbesserung ermöglicht.

Weiterhin ist bekannt, daß das von Wullstein erarbeitete Konzept, das eine Wertung der Destruktion im Mittelohr und das Prinzip einer adäquaten Rekonstruktion angibt, sich weltweit generell durchgesetzt hat.

Bei Mittelohrentzündungen ist öfters neben dem Trommelfell auch die Gehörknöchelchenkette und damit der gesamte Schalldrucktransformationsmechanismus des Mittelohres zerstört.

In diesen Fällen muß sich der Operateur neben der operativen radikalen Entfernung des Krankheitsprozesses um eine exakte Rekonstruktion des Mittelohres bzw. der Gehörknöchelchenkette bemühen.

Es wird aus der Universitätsklinik Athen über 632 Patienten mit chronischer Otitis media und Ohropera-tion berichtet. 338 Patienten hatten eine Schleimhauteiterung, die übrigen 294 eine Knocheneiterung, 183 ein Cholesteatom. Das Alter der Patienten lag zwischen 14 und 72 Jahren. Die chronische Eiterung bestand anamnestisch seit 3 bis 60 Jahren.

Für die Überbrückung der Kettendefekte wurden autogene Gehörknöchelchen- oder Kunststoffprothesen oder bioinertes Al_1O_2-Keramik verwendet. Es wurde streng darauf geachtet, daß eine während der Operation festgestellte spontane bzw. automatische Tympanoplastik mit präoperativem ausreichendem sozialen Gehör, falls die radikale Entfernung der entzündlichen Veränderungen aus den Mittelohrräumen mit Sicherheit gewährleistet werden konnte, unangetastet blieb.

Bei dem ausgewerteten Patientengut (insgesamt 632) wurde bei der Operation in einer großen Zahl der Fälle (bei 194 Patienten) ein Amboßdefekt vorgefunden, bei 82 Patienten dagegen Amboß und Stapes. Eine totale Destruktion der Kette samt Trommelfell war bei 34 der Fälle zu finden; eine isolierte Zerstörung des Stapes bei 16.

Insgesamt wurden je nach Befund bei 120 Patienten Autoknochen, bei 44 Kunststoff, Polyäthylen Shea, Torp und Porp, und bei 23 Al_1O_2-Keramik verwendet. Trotz der bekannten Schwierigkeiten eines regelmäßigen follow-up konnten von den obengenannten Patienten eine große Zahl ein- bis zweimal innerhalb von ein bis drei Jahren nachuntersucht werden: Mit Autoknochen 52, mit Shea Torp 31 und mit bioinertem Keramik 14 Patienten.

Bei den nachuntersuchten Patienten, die hauptsächlich über eine Hörverschlechterung klagten, handelte es sich bei vielen um Columella-Konstruktionen, wobei in über 70% der Fälle mit Autoknochen das langfristige postoperative Ergebnis nicht gut war.

Obwohl die zweite Gruppe mit Shea Torp poröser Kunststoffprothese anfangs eine scheinbare günstige Funktion zeigte, war bei der Mehrzahl der Fälle das Langzeitergebnis ungünstig. Die Prothese war in einer großen Zahl abgestoßen worden.

Die bioinerten Keramik-Implantate zeigten ein besseres Verhalten bei der postoperativen Untersuchung. Bei den 14 nachuntersuchten Fällen funktionierten 4 Columella-Konstruktionen gar nicht. Dies kann evtl. an den postoperativen schlechten Mittelohrbelüftungsverhältnissen liegen. Bei den übrigen Patienten sind die Ergebnisse zufriedenstellend.

Zusammenfassend kann gesagt werden, daß bei fehlendem Stapes und zusätzlichem Defekt des Amboß die Columella-Konstruktionen allgemein in etwa nur 30–40% der Fälle zu einer Schalleitungskomponente unter 20 dB führen. Das bioinerte Keramik-Implantat sollte eine mögliche Lösung für dieses Problem bieten.

Eine endgültige Beurteilung kann aus unseren Ergebnissen leider wegen der kleinen Zahl der Fälle und der noch ausstehenden subtilen Langzeitergebnisse vorerst nicht abgeleitet werden.

134. G. Geyer, J. Helms (Würzburg):
Rekonstruktion der hinteren Gehörgangswand mit einem Biozement – Vorläufige klinische Resultate

In der Cholesteatomchirurgie wird bei kleinem Mastoid üblicherweise eine kleine selbstreinigende Höhle angelegt. Ein großes Mastoid wird entweder partiell obliteriert oder es wird die hintere Gehörgangswand wieder aufgebaut. Die vorläufigen Ergebnisse einer partiellen oder vollständigen Gehörgangswandrekonstruktion mit einem in situ erhärtenden Biozement werden vorgestellt.

Bei dem Knochenersatzmaterial handelt es sich um einen Glasionomerzement (Fa. Iones, 8031 Seefeld/Obb.). Er entsteht durch die Reaktion eines Glaspulvers mit einer Polycarbonsäure.

Während des Abbindevorgangs sind die Metallionen, welche mit der Säure die Matrix ausbilden, in löslicher Form vorhanden und können durch wäßrige Lösungen bei diesem Abbindungsvorgang gestört werden. Nach Beendigung des Aushärtungsvorganges ist der Zement durch Flüssigkeitseinwirkung nicht mehr angreifbar.

Hinweise auf eine Zelltoxizität fehlen.

Untersuchungen von Jonck (Centre for Bone Biology, Pretoria, RSA) der Glasionomerzement im Knochenmark einer Baboon-tibia deponierte, ergaben keinerlei Hinweis auf eine zellschädigende Wirkung.

18 Monate nach Applikation zeigte sich lamellärer Knochen in unmittelbarem Kontakt mit dem Glasionomerzement. Fremdkörperreaktionen oder Auflösungserscheinungen des Zements waren nicht nachweisbar.

Der Glasionomerzement wird vom Hersteller in einem Kapselsystem angeboten: Glaspulver und Säure sind in einem speziellen Mengenverhältnis vorbereitet. Die Säure wird in die Kapsel gepreßt, der Kapselinhalt mechanisch gemischt. Der Zement läßt sich ca. 5 min formen und erhärtet anschließend.

Zur Rekonstruktion der hinteren Gehörgangswand wird der vorgeformte zähflüssige Zement in Kontakt zum Gehörgangsboden sowie zum Dach des Gehörgangs gebracht. Nach ca. 10 min wird er beschliffen bis eine der ursprünglichen Gehörgangswand entsprechende Wölbung erzielt ist. Die passager zur Gewährleistung der Antrumpassage eingebrachten Silikonrohre werden entfernt, ein Trommelfelldefekt wird mit Knorpelperichondrium oder Perichondrium unterfüttert. Das Knochenersatzmaterial wird mit kranial oder kaudal gestielten Gehörgangshautlappen, einem Palvalappen oder je nach Ausgangsbefund ergänzend mit der ehemaligen Mastoidhöhlenauskleidung bedeckt.

Seit Juli 1988 erfolgte bei insgesamt 51 Patienten eine partielle oder vollständige Rekonstruktion der hinteren Gehörgangswand.

20mal handelte es sich um Ersteingriffe, 31mal um Revisionsoperationen. Die Diagnosen lauteten einmal chronische Schleimhauteiterung, 47mal chronische Knocheneiterung. Als weitere Indikationen für eine operative Revision bestanden 20mal unübersichtliche, sezernierende Mastoidhöhlen sowie in 14 Fällen ein vollständiger oder partieller Adhäsivprozeß. Seit Oktober 1988 setzten wir ergänzend Prothesen aus Glasionomerzement als TORP oder PORP ein, des weiteren verkleinerten wir seit 12/1988 in 20 Fällen die Mastoidhöhle mit einem Glasionomerzementgranulat.

Sämtliche Patienten, bei welchen ein Drittel der hinteren Gehörgangswand rekonstruiert wurde, zeigten eine vollständige Epithelisierung des Knochenersatzmaterials. In einer Gruppe von 18 Patienten mit

Zwei-Drittel-Rekonstruktion war die Gehörgangswand in 14 Fällen vollständig epithelisiert. Bei vollständiger Rekonstruktion der hinteren Gehörgangswand – teilweise mit Planum mastoideum – waren von 20 Fällen 7 vollständig mit Epithel bedeckt. Der Zement zeigte in allen Fällen einen festen Knochenverbund. Makroskopisch waren weder eine Veränderung seiner Oberfläche noch eine Irritation des angrenzenden Gewebes zu erkennen.

In sechs Fällen bestand prä- und postoperativ eine eitrige Ohrinfektion u. a. mit Staph. aureus, Proteus mirabilis und Pseudomonas aeruginosa. Nach erfolglosen konservativen Therapieversuchen wurde bei drei Patienten revidiert. Der bis zu 6 Monate in situ befindliche Zement zeigte makroskopisch keine Veränderung seines Aussehens oder seiner Stabilität.

Die bisherigen Erfahrungen mit Glasionomerzement weisen das Material aufgrund der einfachen Handhabung, seiner Stabilität, geringfügigen Irritationsneigung sowie dem festen Verbund mit Knochen als vielversprechendes Knochenersatzmaterial in der Otochirurgie aus.

Die Eigenschaften des Glasionomerzements lassen über die Verwendung in der Ohrchirurgie hinaus weitere Einsatzmöglichkeiten erkennen, z. B. bei plastisch rekonstruktiven Maßnahmen in der Schädelbasis- und Mittelgesichtschirurgie nach Trauma und Tumorresektion.

U. Koch (Hamburg): Eine Indikation zum Aufbau der gesamten hinteren Gehörgangswand mit Biozement sehe ich u. a. auch aufgrund des hohen Anteils der nichtepithelisierten Gehörgänge postoperativ nicht. Sollten Defekte der hinteren Gehörgangswand nicht besser mit Knorpel gedeckt werden?

D. Collo (Hamburg): Gelingt die Epithelisierung des Zements nicht spontan, wie erfolgt die Nachbehandlung – konservativ oder operativ? Wie lange dauert sie?

W. Meuser (Wuppertal): Falls Sie mit dem Glasionomer nicht nur die hintere Gehörgangswand aufbauen, sondern auch den Warzenfortsatz obliterieren, ist Ihre Methode als sehr lobenswert zu bezeichnen, denn Sie eliminieren damit den versteckten Nistplatz für Cholesteatomrezidive.

G. Geyer (Schlußwort):
Das verwendete Knochenersatzmaterial ist seit 15 Jahren in der Zahnheilkunde bekannt und wird dort seit etwa 10 Jahren klinisch eingesetzt. Eine vorübergehende Irritation der Gingiva ist bekannt. Mit dem von uns benutzten Vitron-Cem® steht eine spezielle Formulierung für die (HNO-)Chirurgie zur Verfügung.

Der Vorteil des Knochenersatzmaterials besteht darin, daß es situ formbar ist und sich nach Erhärten stufenlos an den angrenzenden Knochen finieren läßt. Eine Stufenbildung, die bei den extrakorporal zurechtgeschliffenen Keramiken nur schwer zu vermeiden ist und einer Epitheleinsenkung Vorschub leisten kann, besteht bei der verwendeten Methodik nicht.

Zu Herrn Koch: Die Verwendung von Biozement zum Verschluß kleinerer oder mittlerer Attikdefekte ist eine Alternative zur bisher üblichen Verschlußtechnik mit Knorpelperichondrium. Der erhärtete und durch Beschleifen mit einem Diamanten an die Form des äußeren Gehörgangs angeglichene Zement wird ergänzend mit Perichondrium oder Knorpelperichondrium gedeckt. Durch eine sorgfältige Lappenplastik ist eine zuverlässige Deckung des Knochenersatzmaterials und des angrenzenden Knochens zu erzielen.

Zu Herrn Collo: Nach den bisherigen Erfahrungen ist nach Ablauf von drei Monaten eine Spontanheilung von Restepitheldefekten auf dem Knochenersatzmaterial nicht mehr zu erwarten. Eine deutliche Verkleinerung von Epitheldefekten ist regelmäßig zu beobachten.

Zu Herrn Meuser: Der Zement wurde in unseren Fällen nicht zur Obliteration des Mastoids verwendet. Zur Verkleinerung mittelgroßer Mastoidhöhlen wird der Glasionomerzement in Granulatform – Vitron Por – benutzt.

135. Ch. Milewski (Würzburg):
Ergebnisse nach Tympanoplastik mit Faszie oder Perichondrium-Knorpel

Zur Rekonstruktion des Trommelfelles werden in der Hauptsache Faszien vom Musculus temporalis und Perichondrium oder Knorpel vom Tragus oder der Concha des betroffenen Ohres verwendet. Die Perichondrium-Knorpel haben aufgrund ihrer Struktur eine größere Chance die ersten Tage der Ernährung per Infusionen zu überleben. Da auch diese Ergebnisse von der Beschaffenheit des Transplantates beeinflußt werden können, wurden in dieser Studie die audiologischen Ergebnisse von Tympanoplastiken mit Faszie oder Tympanoplastiken mit Knorpel-Perichondrium gegenübergestellt.

Material und Methode: Die Operationen waren wegen chronischer Otitis media oder Cholesteatom durchgeführt worden.

Cholesteatome wurden unter Rücknahme der hinteren Gehörgangswand verfolgt. Die Trommelfelltransplantate wurden unterlegt und die Kette in der gleichen Sitzung mit menschlichen Ossiculae oder Keramikprothesen rekonstruiert. Im Beobachtungszeitraum von 1982 bis 1987 haben 27 verschiedene Kollegen an der Klinik Ohren operiert.

In die audiologische Auswertung kamen das präoperative Audiogramm und alle drei routinemäßig durchgeführten postoperativen Audiogramme. Insgesamt konnten 1 529 Ersteingriffe für diese Studie herangezogen werden. Es wurden vier Kategorien gebildet mit je einer Untergruppe für Faszie und für Knorpel-Perichondrium.

1. Typ I bei chronischer Otitis media
2. Typ I bei Cholesteatom
3. Typ III bei chronischer Otitis media
4. Typ III bei Cholesteatom.

Ergebnisse

In der ersten Kategorie haben 440 Patienten ein Faszientransplantat und 105 ein Knorpel-Perichondrium-Transplantat bekommen. In dieser Kategorie ist das Hörvermögen abhängig von der Größe und Lage der Trommelfellperforation. Bei den Ohren mit Knorpel-Perichondrium als Transplantat waren die prä- und postoperativen Audiogramme schlechter, da dieses Material besonders bei großen Perforationen und Totaldefekten benutzt wurde. Zwischen den Hörgewinnen durch die Operation in beiden Gruppen ergab sich kein signifikanter Unterschied.

In der Kategorie 2 hatte das Cholesteatom bei 130 Patienten die Kette nicht zerstört. Die Operation erfolgte ohne Abbau der Kette zu mehr als einem Drittel bei Patienten mit normalem Hörvermögen, z. B. bei einer unübersichtlichen Retraktion im Bereich der Shrapnell-Membran. Dementsprechend war der Hörgewinn in dieser Kategorie der kleinste der Studie, wobei sich zwischen Faszie und Knorpel-Perichondrium kein signifikanter Unterschied ergab.

In der dritten Kategorie chronischer Otitis media mit Kettendefekt fanden sich die schlechtesten präoperativen Audiogramme. Bei vielen dieser Patienten hatte die langandauernde Ohrerkrankung nicht nur zu einem Kettendefekt, sondern auch zu Veränderungen wie Schleimhautmetaplasie oder Tympanosklerose geführt. Trotzdem wurden in dieser Kategorie die besten Hörergebnisse durch die Operation erreicht. Vorher hatten 54% der Patienten eine Schalleitung zwischen 30 und 50 dB, nachher nur noch 15%, ohne einen statistisch signifikanten Unterschied zwischen den beiden Transplantatmaterialien.

In 660 Patienten war die vierte Kategorie mit Typ III bei Cholesteatom die größte der Studie. Hier zeigte sich eine deutlich schlechtere Hörverbesserung nach der Operation im Vergleich zur Kategorie 3. Nahezu ein Viertel der Patienten hatten nach der Operation noch eine Schalleitungsschwerhörigkeit zwischen 30 und 50 dB. Die ausgedehntere Zerstörung der Mittelohrstrukturen durch das Cholesteatom und die damit notwendigen chirurgischen Maßnahmen, wie Anlegen einer Radikalhöhle, fanden auch im Hörgewinn ihren Niederschlag. Auch in dieser Kategorie waren die Hörergebnisse bei Verwendung von Faszie oder Knorpel-Perichondrium gleich.

Statistisch sind die Hörergebnisse bei Verwendung von Knorpel-Perichondrium nicht schlechter als bei Faszie. Sobald die Einheilung durch die Umstände erschwert ist, halten wir Knorpel und Perichondrium für das Mittel der Wahl.

136. M. Handrock (Hamburg): Langzeitergebnisse nach Stapedektomie

Seit der ersten Steigbügelextraktion durch Kessel (1876) hat die operative Behandlung der Otosklerose einen langen Weg genommen. Bei der heute üblichen Technik gehört die Stapesplastik sicher zu den erfreulichsten Eingriffen unseres Faches, da wir mit diesem kleinen und relativ ungefährlichen Eingriff in der Lage sind, die bestehende Schalleitungsschwerhörigkeit dauerhaft zu beseitigen. Der Wandel in der Stapeschirurgie von der Stapedektomie mit Einsetzen einer Draht-Bindegewebsprothese zur Stapedotomie mit Piston-Technik ließ es sinnvoll erscheinen, die Langzeitergebnisse der von uns bis 1985 durchgeführten konventionellen Stapedektomie zusammenzustellen.

Von 413 Patienten, bei denen von 1968 bis 1985 eine Stapedektomie wegen Otosklerose durchgeführt worden war, konnten 215 Patienten mit insgesamt 271 Stapedektomien nachuntersucht und ausgewertet werden. Das Durchschnittsalter zum Zeitpunkt der Operation betrug 45,7 Jahre. Mit 68% gegenüber 32% waren Frauen mehr als doppelt so häufig erkrankt wie Männer. 76 Patienten (35%) hatten ein einseitige Otosklerose. Von den 139 Patienten mit beidseitiger Otosklerose wurden 83 nur einseitig operiert.

Es fanden sich folgende Ergebnisse: Die durchschnittliche Schalleitungsschwerhörigkeit in den Frequenzen 0,5 kHz, 1 und 2 kHz betrug präoperativ 36 dB, postoperativ 6 dB und zum Zeitpunkt der Nachuntersuchung 4,5 dB. Somit lag der durchschnittliche Langzeithörgewinn im mittleren Frequenzbereich bei 32,5 dB (Abb. 1). Entsprechend der Einteilung von Beickert konnte bei 90% (243 von 271 Ohren) ein voller Langzeiterfolg erzielt werden (Knochen-Luft-Leitungsdifferenz aufgehoben oder maximal 10 dB) und bei weiteren 6% (17 von 271 Ohren) ein Erfolg erzielt werden (mehr als 10 dB Hörgewinn). Somit betrug die Erfolgsquote insgesamt 96%. Bei insgesamt 3 von 271 Ohren (entsprechend 1,1%) trat postoperativ eine irreversible Ertaubung auf, die zweimal durch ein Granulom bedingt war. Der bei 145 Patienten (=67,5%) präoperativ bestehende Tinnitus konnte bei 83 Patienten (=57,2%) beseitigt bzw. erheblich verringert werden. Bei 24 Patienten (=11%) wurde ein bestehender Tinnitus verschlechtert bzw. trat erst postoperativ auf. Bei den übrigen Patienten wurde das Ohrgeräusch nicht beeinflußt.

30% gaben an, postoperativ vorübergehend Schwindel gehabt zu haben, und bei 25% hatte postoperativ eine vorübergehende Geschmacksstörung

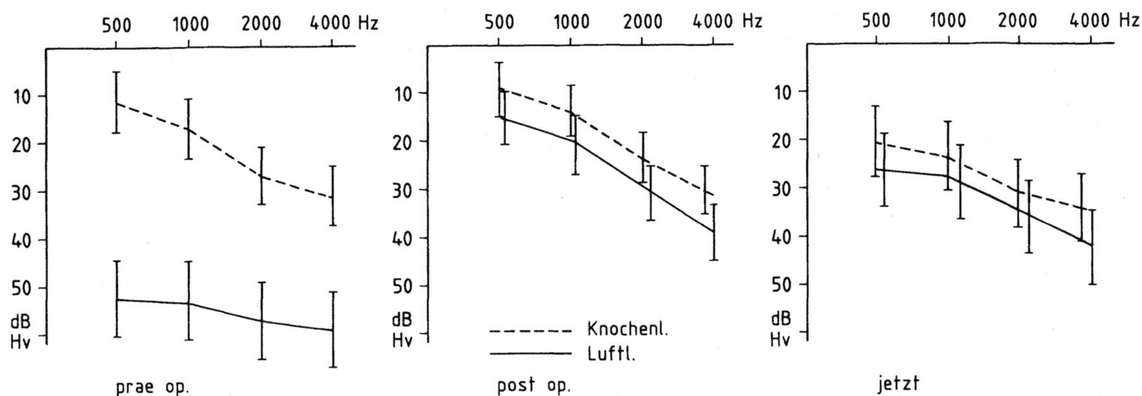

Abb. 1. Luft- und Knochenleitung vor und nach Stapedektomie sowie zum Zeitpunkt der Nachuntersuchung (MW und SD n = 271). Die Schalleitungskomponente beträgt präoperativ im Mittel 36 ± 17,8 dB, postoperativ 6 ± 3,6 dB und bei der Nachuntersuchung 4,5 ± 2,9 dB

Abb. 2. Progression der Innenohrschwerhörigkeit bei Otosklerose nach Stapedektomie (*links*) und auf dem nicht operierten, erkrankten Gegenohr (*rechts*). Bei den operierten Ohren beträgt die Zunahme der Innenohrstörung im Mittel 9,4 dB, bei den nicht operierten Ohren 16,6 dB (11 bis 16 Jahre postoperativ, n = 31)

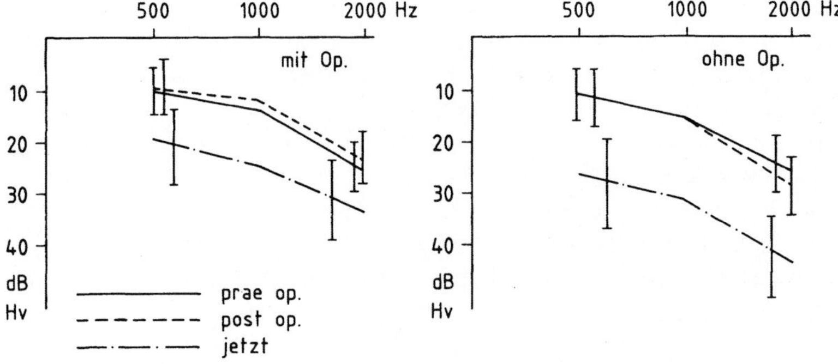

bestanden, obwohl in den meisten dieser Fälle die Chorda tympani nicht durchtrennt worden war. Eine bleibende Geschmacksstörung fand sich bei 5 Patienten (= 2,3%). Auch bei diesen Patienten war die Chorda tympani lediglich ausgelöst worden. Bei komplett durchtrennter Chorda tympani kam es in keinem Fall zu einer bleibenden subjektiven Geschmacksbeeinträchtigung.

Von besonderem Interesse war bei dem langen Nachuntersuchungszeitraum die Frage der Entwicklung der Innenohrfunktion. Dabei ergab sich folgendes: Auch nach Stapedektomie kam es zu einer weiteren Verschlechterung der Innenohrleistung, die 0,84 dB pro Jahr betrug. Ohne Stapedektomie fand sich sogar ein jährlicher Hörverlust von 1,19 dB (Abb. 2). Dieser Unterschied war deutlich, aber statistisch nicht signifikant. Interessant war, daß auch auf der scheinbar nicht erkrankten Gegenseite der jährliche Hörverlust 0,82 dB betrug und somit auch hier sehr viel ausgeprägter war als dies bei der Normalbevölkerung der Fall ist. Somit muß man grundsätzlich von einer beidohrigen Otosklerose ausgehen.

Die Studie zeigt, daß die Stapedektomie eine bewährte Methode mit sehr guten Langzeitergebnissen bei niedriger Komplikationsrate darstellt. Die Progression der Innenohrschwerhörigkeit kann durch die Stapedektomie offensichtlich verlangsamt, aber nicht beseitigt werden. Ob sich durch die zusätzliche Behandlung mit Fluor hier eine Verbesserung erzielen läßt, kann derzeit noch nicht eindeutig beantwortet werden.

B. Hüttenbrink (Münster): Sie geben ca. ein Drittel Schwindel nach der Stapesoperation an. Könnte dies nicht rein mechanische Ursachen haben? – Wenn nicht alle Blutkoagel aus dem Mittelohr entfernt wurden, so können sie postoperativ die Tube verlegen. Hierdurch kommt es zu einem Unterdruck, das Trommelfell und mit ihm der Piston werden stark einwärts gezogen. Ein zu langer Piston könnte dadurch den Sacculus berühren und zu Schwindel führen. Ein vorsichtiger Valsalva-Versuch könnte diesen Mechanismus beheben.

K. Terrahe (Stuttgart): Bei Ihrer Gegenüberstellung der Ergebnisse von Stapedektomie und Stapedotomie wurde nicht ganz deutlich, was Sie mit letzterer meinten: geht es bei der Stapedotomie lediglich um jene Eingriffe, bei denen nach Durchtrennung des Incudo-Stapedialgelenkes und Abtragen des Schenkelbogens ein Loch in die fixierte Fußplatte gebohrt, ein Piston eingebracht und am beweglichen Amboß befestigt sind oder ziehen Sie die Fisch-Technik zum Vergleich heran, bei der bei noch fixiertem Amboß-Stapeskomplex die Perforation der Fußplatte sowie Einfügung und Befestigung der pistonartigen Prothese erfolgt? Eine Verdeutlichung, was Sie genau vergleichen, erscheint mir hinsichtlich postoperativer cochleärer Leistung und vestibulärer Störungen grundsätzlich wichtig zu sein.

M. Handrock (Schlußwort):
Bei einer Granulombildung nach Stapedektomie kommt es durch Einwachsen von Granulationsgewebe in das Vestibulum zu einer progredienten Schwerhörigkeit bis zur Ertaubung sowie zu erheblichem Schwindel. Die Symptome beginnen meist erst ein bis zwei Wochen postoperativ. Natürlich kann es auch durch eine Tubendysfunktion zu einer Medialverlagerung der Prothese mit Hörstörung und Schwindel kommen. – Bezüglich der unterschiedlichen Operationsverfahren ist zu bemerken, daß wir die zwischen 1968 und 1985 in einheitlicher Stapedektomietechnik operierten Patienten nachuntersuchen wollten, da seither meist die Piston-Technik mit 0,4–0,6-mm-Prothesen zur Anwendung kommt.

137. H. Schobel (St. Pölten):
Eine neue Technik in der Otosklerosechirurgie – Erste Erfahrungen bei rund 600 Fällen mit Prothesen ohne Draht oder Bügel

So bestechend die in der Otosklerosechirurgie erzielbaren Resultate im Vergleich zur chronischen Otitis media auch sind, so kann dennoch nicht bestritten werden, daß Verbesserungen der Resultate auch in der Otosklerosechirurgie nicht nur möglich, sondern auch wünschenswert sind. Es sei auf die 1–2% Ertaubungen hingewiesen (Shambaugh, Shea, House), auf Schäden durch Perilymphfisteln und Granulome, auf das Wiederauftreten von Schalleitungsstörungen durch Lockerung der Gelenke, besonders jedoch der Drahtschlingen, ganz besonders jedoch auf die druckbedingten Atrophien und Nekrosen des langen Amboßfortsatzes.

Revisionsoperationen nach Eingriffen wegen Otosklerose haben besonders an entsprechenden Zentren in den letzten Jahren deutlich zugenommen. So berichtete Plester anläßlich des Klinischen Wochenendes in Bad Gastein (1989) über weit mehr als 1 000 an der Tübinger Klinik durchgeführte Stapes-Reoperationen an auswärts voroperierten Patienten, während an der HNO-Abteilung in St. Pölten in den letzten Jahren rund 100 Stapes-Reoperationen durchgeführt worden sind.

Beeindruckt vor allem von den Nekrosen des Amboßfortsatzes, die auch bei Anwendung von Metallbändern nicht völlig vermeidbar sind, bestand die Absicht, eine Stapesprothese zu entwickeln, die entsprechend dem anatomischen Bauplan eingesetzt werden kann und darüber hinaus jegliches Risiko einer Amboßschädigung vermeidet. Als Material wurde Bio-Glaskeramik Macor (Fa. Richards) verwendet. 3,5–4 mm lange Stifte von 0,7 mm Dicke erhielten an an einem Ende kelchartige Auftreibungen mit einer konkaven Delle, die als Gelenkspfanne für den Proc. lenticularis dient. Dadurch erfolgt die Fixation am Amboß, es kann auf jegliche Umschlingung des langen Fortsatzes mit Drahtbogen oder Kunststoffbügel verzichtet werden. Nach den Superstrukturen des Stapes werden von der Fußplatte die dorsale Hälfte oder zwei Drittel entfernt. Die Öffnung der Fußplatte wird mit einem uhrglasförmig gepreßten Faszienläppchen verschlossen, wobei darauf geachtet wird, daß der Verschluß des Vestibulums möglichst innerhalb weniger Sekunden nach der Eröffnung erfolgt. Zusätzlich wird immer mit Tissucol (Immuno) abgedichtet. Die völlige Gefahrlosigkeit dieser Abdichtung hat Siedentop tierexperimentell an Chinchilla-Ohren nachgewiesen. Die Prothesenlänge wird derart gewählt, daß die Basis der Prothese mit dem Faszienblatt etwa 1/4 bis 1/2 mm ins Vestibulum hineinragt.

In die Studie wurden alle seit September 1980 an der Abteilung operierten Otosklerosen einbezogen, rund 600 Operationen, davon 100 Reoperationen, wovon 5 an der eigenen Abteilung voroperiert waren. Zur Beurteilung wurden ausschließlich die an der Abteilung durchgeführten prä- und postoperativen Reintonaudiogramme herangezogen. Die postoperativen Kontrollen erfolgten nach 2 Wochen und nach 3 Monaten, die Spätkontrollen bei einer repräsentativen Serie (40 Fälle) nach durchschnittlich 2½ Jahren, bei einer weiteren Serie (50 Fälle) 4–8 Jahre postoperativ. Die Hörschwellen für Knochen- und Luftleitung wurden in den ersten Jahren mit dem Peters AP 6-Audiometer, in den letzten Jahren exclusiv mit dem Interacustics Clinical Audiometer AC 5 ermittelt.

Das Verfahren hat sich als überaus sicher erwiesen und führt zu exzellenten Langzeitresultaten. Unter bisher 600 Fällen ergab sich keine einzige Ertaubung. Nachoperiert wurden aus der ganzen Serie 5 Ohren. In einem Fall hatte sich eine neue knöcherne Fußplatte gebildet. In einem weiteren Fall war es zusätzlich zur Hammerkopf-Fixation gekommen. Bei 3 Ohren war die etwas zu kurze Prothese mit ihrer Basis an den Rand des ovalen Fensters gewandert. Alle diese Fälle wurden erfolgreich reoperiert. In keinem einzigen Fall kam es zur Perforation des Keramikstiftes im ovalen Fenster ins Vestibulum.

Die Beurteilung der Resultate erfolgt anhand einer Serie von 100 operierten Ohren aus 1987/88, die exakt mit einer Serie gleichen Umfanges aus 1981/82 übereinstimmt, mit einer weiteren Serie von 40 Patienten, operiert zwischen 1982 und 1986, bis zu 6 Jahre später nachkontrolliert – durchschnittliche Nachbeobachtungszeit 2½ Jahre – und aufgrund einer weiteren Serie von 50 Patienten, operiert 1981–1984, die 1989 über Aufforderung zur Nachkontrolle erschienen ist. Bei dieser Gruppe betrug die durchschnittliche Nachbeobachtungszeit 5½ Jahre.

Das Gesamtergebnis dieser Studie läßt sich wie folgt zusammenfassen: 2 Wochen nach dem Eingriff wird bei 0,5, 1 und 2 kHz ein durchschnittliches Ansteigen der Knochenleitung um 3,6, 2,9 und 10 dB festgestellt, während bei 4 kHz die Schwellen um 7 dB abgesunken sind. Nach 3 Monaten liegen die gemessenen KL-Schwellen durchschnittlich 5, 4. 14 (sic) und 4,7 dB über den Ausgangswerten. Auch bei allen Spätkontrollen nach 3 und 5½ Jahren liegen alle KL-Schwellen über den präoperativen Ausgangswerten, besonders deutlich bei 2 kHz (5–14 dB). Die Luftleitungsschwellen erhöhten sich in den genannten 4 Hauptfrequenzen nach den ersten 2 Wochen um 35, 30, 21 und 10 dB, nach 3 Monaten um 35, 33, 27 und 21 dB und befinden sich auch bei den beiden spätkontrollierten Serien praktisch auf demselben Niveau.

L. Kessler (Dresden): Wodurch ist die weitere Zunahme der Hörverbesserung (Knochen- und Luftleitungskurve) zwei Jahre nach der Stapesplastik zu erklären?

D. Collo (Hamburg): Läßt sich die Prothese auch bei gleichzeitiger Entfernung von Stapes und Amboß im Sinne einer Vestibulo-Malleo-Pexie verwenden?

W. Meuser (Wuppertal): Wie Ihnen ja bekannt ist, wurde die Technik der Interposition einer Columella zwischen Proc. lenticularis und einem Bindegewebspfropf schon von J. Shea, Memphis, angegeben. Sie haben die Technik durch Pressen des Bindegewebsläppchens und Verwendung von Fibrinkleber verbessert. Welchen Vorteil sehen Sie in der Anwendung von Keramik anstelle des ursprünglichen Polyäthylenröhrchens?

J. Schobel (Schlußwort):
Zu Herrn Kessler: Der Anstieg der Knochenleitung postoperativ entsprach im Schnitt dem Wegfall der Carhart Senke mit einem Maximum von ca. 15 dB bei 2 kHz. Darüber hinaus beobachteten wir in Einzelfällen bis zu 2 Jahre postoperativ ein weiteres Ansteigen der Knochenleitung bei Patienten unter einer Dauerbehandlung mit Tebonin retard.

Zu Herrn Collo: Eine Vestibulor-Malleo-Pexie machen wir nicht mehr. Wir haben früher regelmäßig beobachtet, daß die um den Hammergriff geschlungene Drahtschlinge nach außen penetriert ist. In derartigen Fällen von Hammerkopf-Fixation nehmen wir Amboß und Hammerkopf heraus. Der Hammerkopf wird mit einem Bohrloch versehen, in welches ein Keramikstift ohne Kelch versenkt wird. Diese zusammengesetzte Prothese wird zwischen Membran im ovalen Fenster und Trommelfell eingesetzt und ergab stets sehr gute Dauerresultate.

Zu Herrn Meuser: Polyäthylen ist weit weniger gewebefreundlich als das von uns verwendete Keramikmaterial Macor der Fa. Richards. Ich habe mehrere Fälle nachoperiert, bei welchen das Polyäthylenröhrchen Perilymphfisteln verursacht hat.

138. W. Stoll (Essen):
Klassifizierung und Prognose von Fenster- und Bogengangsfisteln

Die „Bogengangsfistel": Das klinische Verständnis bezüglich der Labyrinthfisteln basiert im wesentlichen auf den Plombierungsversuchen von Ewald an den lateralen Bogengängen. Ewald publizierte seine Ergebnisse vor exakt 100 Jahren.

Unsere Studie der Bogengangsfisteln umfaßt 120 Labyrintharrosionen, die aus einer Gesamtzahl von 2 800 Cholesteatomoperationen (Münster 1975–1985) ermittelt und in Anlehnung an Kleinsasser u. Jahnke (1974) klassifiziert wurden.

Stadium I: Oberflächliche Arrosion,   (n = 22)
              „blue line"
Stadium II: Tiefere Knochenarrosion,   (n = 61)
              intakter häutiger Bogengang
Stadium III: Tiefer Einbruch in das   (n = 12)
              Labyrinth, Endolymphschlauch
              zerstört
Stadium IV: Destruktion mehrerer   (n = 10)
              Bogengänge

Anmerkung: 15 Fälle konnten wegen ungenauer Beschreibungen nicht den einzelnen Stadien zugeteilt werden und bilden eine eigene Gruppe.

Das pressorische Fistelsymptom war durchschnittlich in 42,5%, im Stadium III jedoch in 60% der Fälle positiv. Präoperative Taubheit bestand bei 15/120. Häufigstes Symptom war jedoch der subjektive Schwindel (Stadium I 9%, Stadium II 61%, Stadium III 75%, Stadium IV 80%).

Therapeutisch wurde stets die einzeitige Sanierung mit Entfernung der Matrix und der hinteren Gehörgangswand sowie bindegewebige Abdeckung der Fisteln durchgeführt. Diese Maßnahmen trugen dazu bei, daß selbst im Stadium III postoperativ 42%, im Stadium IV postoperativ noch 30% der Ohren ihr Hörvermögen behielten oder sogar besserten.

Die „Fensterfistel": Für die Perilymphfisteln im Bereich der Fenster ist neben audiometrischen und vestibulären Befunden die Anamnese richtungsweisend. Während früher ausschließlich Differentialdiagnosen des Hörsturzes im Vordergrund standen, haben wir gelernt, auch die vestibulären Symptome zu berücksichtigen.

Bei der Lagerung auf das betroffene Ohr traten in 14 von 22 Fällen (= 63,6%) Schwindel und transitorischer Nystagmus auf (Tabelle 1). Dieses sog. *Fensterfistelsymptom* sollte in die gängige Nomenklatur eingehen, da der Begriff des *Lagefistelsymptoms* von

Tabelle 1

	Symptome	Intervall	Anamnese	Operationsbefund	Seite	Fensterfistel-symptom
1	Hörsturz (Ertaubung)	Unmittelbar nach	Holzhacken	Großer Defekt	rechts	−
2	Schwindel		Gymnastik	Fragl. Defekt	rechts	+
3	Übelkeit		Nies-, Hustenanfall	Großer Defekt	rechts	−
4	Tinnitus		Sturz von Fahrrad	Stapes luxiert	links	+
5			Tauchen	Fußplattenfraktur	rechts	+
6			Autounfall	Fensterfraktur	rechts	−
7			– Spontan –	Defekt	rechts	+
8		5–8 Tage nach	Sturz von Kamel	Defekt	rechts	−
9			Skigondeltalfahrt	Defekt	rechts	+
10			Linienflug	Großer Defekt	rechts	+
11			Tauchen	Perilymphfluß	rechts	−
12	Schwindel, Tinnitus	1 Jahr nach	Sturz auf Schultreppe	Randdefekt	rechts	+
13	Fluktuierendes Hören	Jahre nach	Schädelbasisfraktur 1967	Frakturspalt	rechts	−
14	Schwindel, Tinnitus		Schädelbasisfraktur 1970	Großer Defekt	rechts	+
15	Fluktuierendes Gehör	Unmittelbar nach	– Spontan –	Randdefekt	links	+
16	Rezidivierende Hörstürze	Monate nach	Schädelbasisfraktur 1982	Fragl. Defekt	links	−
17	Progredienter Hörverlust	6 Monate nach	Stapesplastik	Fenster o. B.	rechts	+
18	Schwindel	Unmittelbar nach	Stapesplastik	offenes Fenster	rechts	+
19		4 Wochen nach	Stapesplastik	Defekt	rechts	+
20		5 Monate nach	Stapesplastik	Defekt	rechts	+
21		2 Jahre nach	Attikoantrotomie (2 ×)	Subluxation	links	+
22		Unmittelbar nach	Traumat. Trommelfellperf.	Fragl. luxiert	links	−

Stenger (1955) bereits für eine Prüfung in der Sagittalebene bei Bogengangsarrosionen vergeben wurde.

Differentialdiagnostisch ist noch der benigne paroxysmale Lagenystagmus abzugrenzen. Dieser Befund, ausgelöst durch eine Otolithenstörung (Cupulolithiasis), ist an die Dynamik der Lagerungsprüfung gebunden und ändert seine Richtung.

T. P. U. Wustrow (München): Bezüglich Ihrer Klassifikation der Perilymphfisteln besteht die Frage, ob der Typ I schon eine Fistel ist, oder besser als Labyrintharrosion zu bezeichnen ist, da der Knochen noch in ausreichender Dicke erhalten ist. Da die Prognose der Perilymphfistel auch von dem operativen Vorgehen abhängt, wäre ich dankbar, wenn Sie noch etwas dazu sagen könnten.

H. Schobel (St. Pölten): Das Abdecken von Bogengangsfisteln mit Fascie ist eine von mehreren möglichen guten Lösungen, die wir früher ebenfalls angewandt haben. In den letzten 8–10 Jahren decken wir die Bogengangsfisteln nach Entfernung der Matrix mit Knorpelstückchen, die zusätzlich mit Fibrinkleber stabilisiert werden. Sind die Fisteln auf diese Weise versorgt, kann man sie vergessen und eine normale Rekonstruktion des Mittelohres durchführen. Bei diesen Patienten kann postoperativ durch Druck auf den Gehörgang weder Schwindel noch das Fistelsymptom ausgelöst werden.

K. F. Hamann (München): Wie erklärt sich das „Fenster-Fistel-Symptom" als horizontal schlagender Nystagmus, da ja im Bereich des ovalen Fensters ein „Otolithenschwindel" mit Otolithenzeichen wie einer vertikalen Schielstellung zu erwarten wäre?

H. Scherer (Berlin): Auch bei einer iatrogenen Fistel ist das Innenohr nicht verloren. Bei einem von mir beobachteten Fall war der Bogengang weit eröffnet worden. Nach Einlage von Bindegewebe *in* den Kanal blieb das Hörvermögen erhalten. Es bestand Schwindel für einen Tag mit Anfallnystagmus. Danach waren alle Symptome verschwunden.

H. Heumann (Tübingen): In Tübingen hat sich die Abdeckung der Fistel mit Knochen nicht bewährt.

W. Stoll (Schlußwort):
Zu Herrn Wustrow: Es ist sicher korrekt, das Stadium I, noch nicht als Fistel im eigentlichen Sinne zu bezeichnen, obgleich dies im Schrifttum durchaus gebräuchlich ist.

Zu Herrn Schobel: Für die Abdeckung der Fisteln sind auch Muskelstückchen, Knochenmehl, Fibrinkleber und andere Materialien geeignet, die meiner Meinung nach mit gleich gutem Erfolg eingesetzt werden können.

Zu Herrn Hamann: Der pathophysiologische Hintergrund des Fensterfistelsymptoms ist sicherlich spekulativ. Wahrscheinlich sind aber endo- bzw. perilymphatische Strömungen als Ursache denkbar. Die Häufigkeit des Symptoms, das in ca. 60% gefunden wird, hängt sicherlich auch von dem Intervall ab, das zwischen dem angeschuldigten Ereignis und der klinischen Objektivierung liegt. Bei unserem Kollektiv vergingen z. T. mehrere Tage bis der Patient die Klinik erreichte, so daß in dieser Zeit auch durchaus Spontanremissionen möglich sein können. Die besten Ergebnisse liefern die akuten Fälle.

Zu Herrn Scherer: Die aufgezählten therapeutischen Maßnahmen bei den Bogengangsfisteln sind natürlich auch bei den iatrogenen oder traumatischen Fisteln einsetzbar. Dabei gilt das gleiche Grundprinzip, das ich auch für die cholesteatombedingten Bogengangsfisteln herausstreichen wollte: Kein Ohr darf verloren gegeben werden, auch wenn es bereits taub die Klinik erreicht.

139. H.W. Pau, J. Hartwein (Hamburg): Lufttemperatur im äußeren Gehörgang – normale Ohren, Radikalhöhlen, operative Konsequenzen

Es sollen Messungen zur Lufttemperatur im Gehörgang unter verschiedenen Bedingungen dargestellt werden. Eine klinische Begründung dieser Untersuchungen ist u. a., daß Patienten mit Radikalhöhlen nicht selten über Schwindel bei Windexposition des operierten Ohres klagen, besonders aber über Schwindel bei ohrenärztlicher Reinigung durch Absaugen.

Es galt, Normalwerte festzulegen. Dabei wurden zum einen ein Nickel-Chrom-Nickel-Thermoelement, zum anderen eine selbstkonstruierte, kleindimensionierte Meßsonde mit einem NTC-Heißleiter verwandt.

Die Temperaturmessung an unterschiedlichen Stellen im Gehörgang (Abb. 1) liefert eine typische Kurve, wobei trommelfellnah die Temperatur sehr dicht an der Körpertemperatur lag. Dies galt für normale wie für operierte Ohren.

Ähnlich wie bei der normalen Ohrreinigung wurde mit einem Sauger definierter Dicke bei konstantem Sog das Temperaturverhalten registriert; auch trommelfellnah fällt dabei die Temperatur stark ab – bei langem Saugen asymptotisch bis zur Raumtemperatur.

Weiterhin wurde versucht, Windexposition durch standardisiertes Anblasen des Ohres mit raumtemperierter Luft zu imitieren. Dabei wurde im 90°-Winkel der Kopf mit einem Gebläse mit Raumluft angeblasen. Das Ergebnis war zunächst, daß unter Normalbedingungen trommelfellnah die Temperatur kaum absinkt.

Dies läßt sich – wie durch ein Zusatzexperiment gezeigt wurde – dadurch erklären, daß die Luftströmung zum Teil nur wirbelartig die äußeren, nicht aber die inneren Gehörgangsanteile erreicht. Die gemittelten Werte des trommelfellnahen Temperaturabfalles betragen 0,1 °C beim normalen Ohr, 1 °C bei der Radikalhöhle. Die Werte bei der Radikalhöhle schwanken jedoch sehr stark, was durch die unterschiedliche Weite des äußeren Gehörganges zu erklären ist.

Nun ist aus vielen Gründen ein weiter Gehörgang bei einer Radikalhöhle sehr wünschenswert: die Reinigung ist erleichtert, aber auch akustische Phänomene können eine Rolle spielen. Ein sehr weiter Eingang kann jedoch eine Abkühlung bei Wind begünstigen und u. U. zur vestibulären Reizung führen. Eine Reihe von Gründen sprechen dafür, operativ den Eingang zwar sehr weit anzulegen, die Höhle aber – falls vertretbar – so klein und glattwandig wie möglich zu gestalten.

Dabei sollte unserer Meinung nach angestrebt werden, die Gehörgangshinterwand wieder aufzubauen oder die Höhle primär oder sekundär zu verkleinern. Dabei wird die Höhle pflegeleicht und in ihren akustischen Eigenschaften verbessert, wie Hartwein zeigen konnte. Wir benutzen zur Radikalhöhlenverkleinerung in erster Linie Concha- bzw. Tragusknorpel, der auch die Gegend des lateralen Bogenganges abdeckt. Dieses Vorgehen ist natürlich nur dann erlaubt, wenn das Cholesteatom sicher ausgeräumt ist. Diese „Labyrinthprotektion" wirkt sich in der postoperativen Pflege z. B. beim Absaugen deutlich aus: Schwindelsensationen werden vermindert oder vermieden.

Abbildung 2 zeigt ein elektronystagmographisch dokumentiertes Beispiel. Zunächst wurde eine weite, unübersichtliche Radikalhöhle über 30 s unter definierten Bedingungen abgesaugt, was eine starke kalorische Reaktion mit heftigem Nystagmus zur Folge hatte (Abb. 2a).

Abbildung 2b zeigt den Zustand nach Höhlenverkleinerung. Subjektiver Schwindel und objektivierbarer Nystagmus sind nahezu vollständig verschwunden. Dabei ist selbstverständlich die vestibuläre Erregbarkeit z. B. bei der Spülung völlig erhalten.

Zusammenfassend wird festgestellt, daß zwar ein erweiterter äußerer Gehörgang bei Windbelastung zu vermehrter Abkühlung führen kann, daß aber moderne ohrchirurgische Maßnahmen nicht nur zu einer

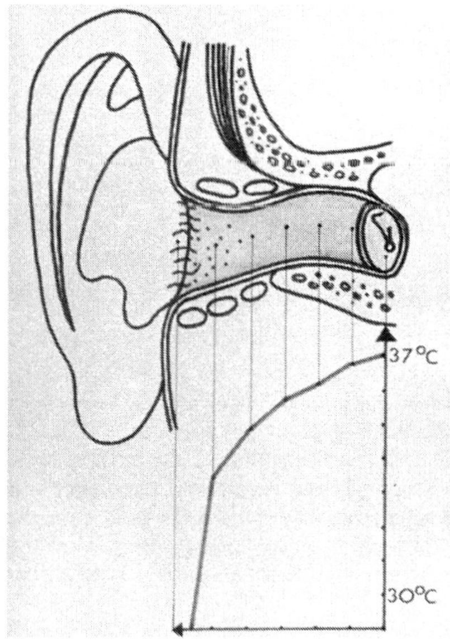

Abb. 1

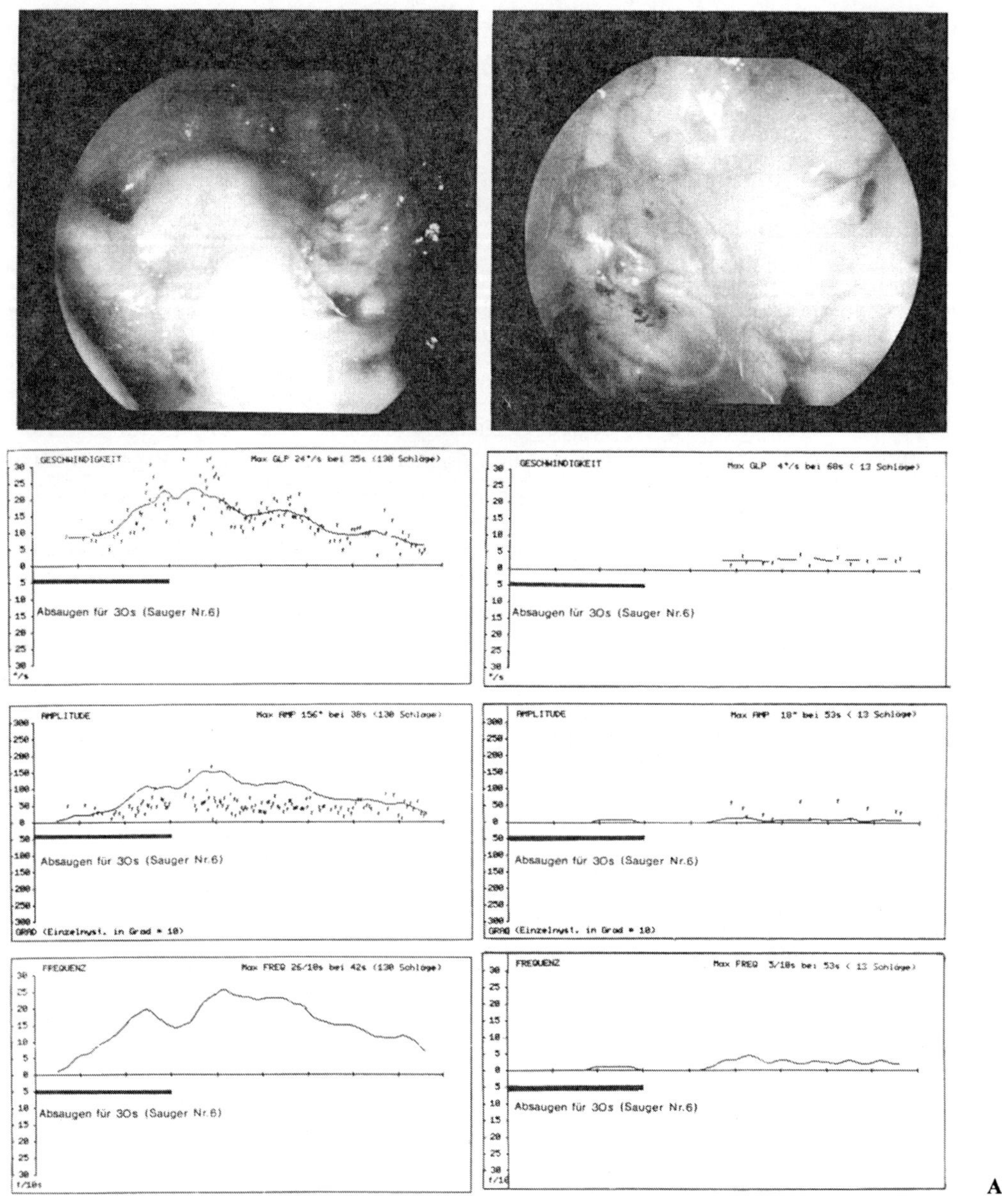

a   b   **Abb. 2**

pflegeleichten und akustisch verbesserten Radikalhöhle führen können, sondern auch eine Protektion des Labyrinthes gegenüber Kältereizen bewirken können.

H. Feldmann (Münster): Die Thermosonde im Gehörgang mißt gleichzeitig zwei Komponenten: 1. die Lufttemperatur, auf die Sie abgestellt haben, 2. die Strahlungswärme von den Gehörwänden. Diese Komponente ist proportional dem Quadrat der Entfernung und wird dann ganz beherrschend, wenn die Sonde der Gehörgangswand oder dem Trommelfell sehr nahe kommt. Darum vielleicht der gemessene Temperaturanstieg nahe dem Trommelfell. – Bei Radikalhöhlen kommt ein weiterer Effekt hinzu: da die Höhlen meist etwas feucht sind, kommt es durch die Luftzirkulation beim Einblasen oder beim Absaugen zu einer sehr starken Verdunstungskälte, die direkt am Labyrinthblock wirksam wird.

H. W. Pau (Schlußwort):
Wir sind uns darüber im Klaren, daß sich die Gehörgangstemperatur aus vielen Einzelfaktoren zusammensetzt. Mit unserer Meßapparatur und Meßanordnung läßt sich jedoch jeweils nur ein „Pauschalbetrag" ermitteln (Meßgenauigkeit $\pm 0,1$ °C), bei dem die einzelnen Faktoren nicht zu differenzieren sind. Für die von uns gewählte klinische Fragestellung ist das u. E. aber durchaus ausreichend.

140. J. Hartwein, H. Mensing, G. Schaeg (Hamburg):
Elektronenmikroskopische Untersuchungen zur Kollagenfaserstruktur des menschlichen Trommelfells beim Adhäsivprozeß

Da die mechanischen Eigenschaften des Trommelfells hauptsächlich von den in der Lamina propria befindlichen kollagenen Fasern geprägt werden, scheint es von besonderem Interesse, Veränderungen dieses Fasersystems beim Adhäsivprozeß zu untersuchen.

Die Kollagene sind eine Familie der Proteine mit dreifacher Helixstruktur; sie unterscheiden sich durch den unterschiedlichen Aufbau ihrer Aminosäureketten. In der Lamina propria des menschlichen Trommelfells dominiert das Kollagen vom Typ I, das hauptsächlich von Fibroblasten gebildet wird. Es zeichnet sich durch eine besondere Zugfestigkeit aus.

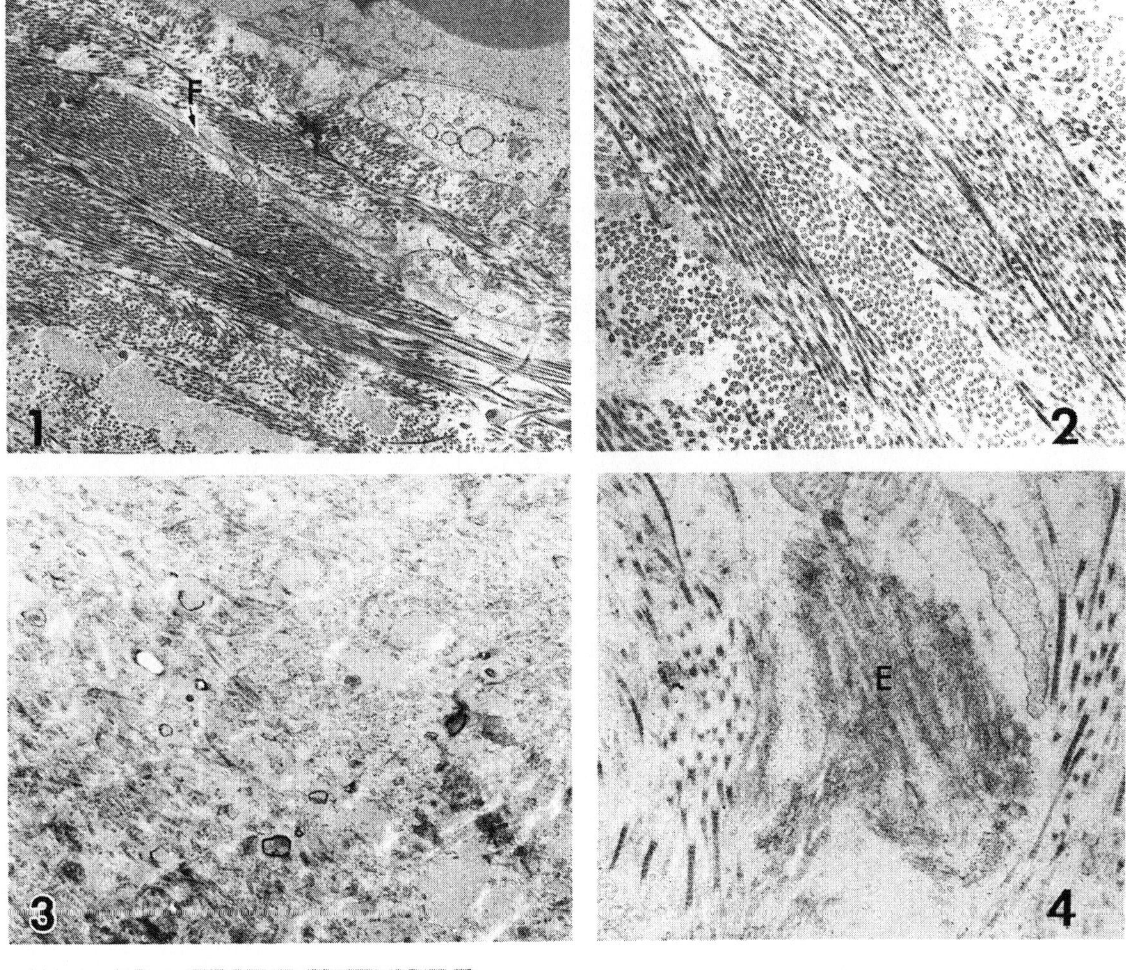

Abb. 1. Normalbefund (× 9 400) Es ist ein gerichtetes Fasersystem zu erkennen, das längs und quer getroffen ist. *F* Fibrocyt

Abb. 2. Normalbefund (× 19 000) Längs- und quergetroffene kollagene Fasern. Deutlich zu erkennen ist die für Kollagen Typ I typische periodische Querstreifung der Fibrillen in einem Abstand von 64–70 nm

Abb. 3. Adhäsivprozeß (× 19 000) Deutliche Entdifferenzierung der Faserstrukturen mit Auflösung der physiologischen Textur („Hyaline Degeneration")

Abb. 4. Adhäsivprozeß (× 19 000) Quellung der Fasern mit teilweise ungerichtetem Verlauf der Fibrillen. *E* elastische Faser

Abb. 5. Adhäsivprozeß (× 56 000) Neben quer getroffenen, unregelmäßig verteilten kollagenen Fibrillen sind vermehrt Mikrofibrillen nachzuweisen. Hierbei handelt es sich entweder um kollagene Protofibrillen oder um elastische Mikrofibrillen

Nachdem frühere lichtmikroskopische Untersuchungen beim Adhäsivprozeß eine Entdifferenzierung und Verklumpung der physiologischen Faserarchitektur ergeben hatten, sollen nun die Veränderungen im elektronenmikroskopischen Bereich untersucht werden.

Material und Methode: Es wurden intraoperativ bei 9 Patienten mit Adhäsivprozeß Trommelfellbiopsien entnommen und mit solchen von ohrgesunden Probanden verglichen. Die Entnahme erfolgte jeweils aus den hinteren Quadranten.

Nach Vorfixierung in Glutaraldehyd-Acodylat erfolgte die Nachfixierung in 1%igem Osmiumtetroxid. Nach Dehydrierung in aufsteigender Alkoholreihe wurden die Präparate über Propylenoxid in Epon eingebettet. Es wurden Ultradünnschnitte mit einer Schichtdicke von 600–800 Å angefertigt, die mit Uranylacetat und Bleicitrat nachkontrastiert wurden.

Die Untersuchungen wurden mit dem EM 9 S2 (Fa. Zeiss) durchgeführt.

Ergebnisse

Bei den Normalbefunden zeigt sich in der Übersichtsvergrößerung ein regelhafter Faserverlauf mit einer klar gerichteten Textur (Abb. 1). Unter 19000facher Vergrößerung läßt sich die für Kollagen Typ I typische Querstreifung der Fibrillen in einem Abstand von 64–70 nm nachweisen. Der Fibrillenverlauf ist regelhaft und geordnet (Abb. 2). Diese Untersuchungen decken sich mit Angaben aus der Literatur. Sämtliche beim Adhäsivprozeß entnommenen Präparate wiesen pathologische Veränderungen auf: typisch ist eine deutliche Entdifferenzierung der geordneten Faserstrukturen und eine Rarefizierung des Kollagens (Abb. 3) mit teilweise stark unterschiedlicher Form und Dicke der Fibrillen. Auch ließ sich eine Quellung der Fasern mit teilweise ungerichtetem Verlauf der Fibrillen (Abb. 4) beobachten.

Als Besonderheit fanden sich in einem Präparat vermehrt Mikrofibrillen (Abb. 5), bei denen es sich entweder um kollagene Protofibrillen – als Ausdruck eines reparativen Prozesses – oder um elastische Mikrofibrillen handelt.

Die Ursachen der nachgewiesenen Veränderungen könnten einerseits in mechanischen Faktoren zu suchen sein (andauernder Unterdruck im Mittelohr), andererseits kommen biochemisch ausgelöste Prozesse in Frage: da das Kollagenmolekül in nicht denaturiertem Zustand durch die meisten Proteasen nicht angreifbar ist, bedarf es hierfür spezifischer Kollagenasen. Letztere wurden von Granström et al. 1985 im Mittelohrerguß, der ja gewöhnlich einem Adhäsivprozeß vorausgeht, nachgewiesen.

141. A. Rauchfuss, L. Langer (Hamburg): Spannungsoptische Untersuchungen zur Ermittlung der Hauptspannungsrichtungen im Stapes und in 7 Interponaten bei Tympanoplastik

Die Spannungsoptik ist ein bewährtes Verfahren der Systemanalyse, welches in der Technik Anwendung findet. Aber auch in der Entwicklungsmechanik und zur Strukturanalyse des Knochenbaues wird sie verwendet. So wurde zum Beispiel mit Hilfe der Spannungsoptik nachgewiesen, daß das Trabekelmuster in

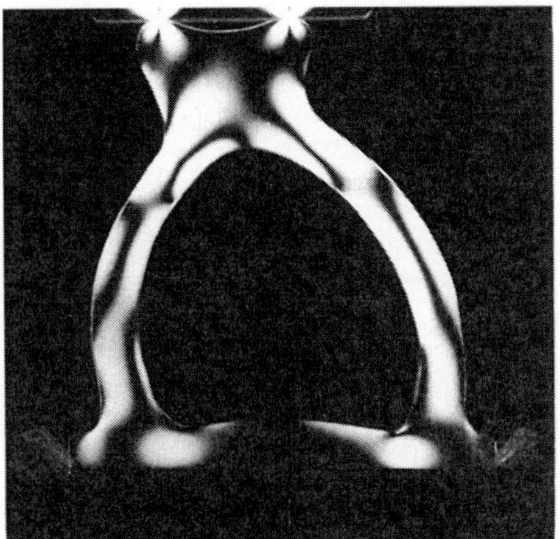

Abb. 1. Plexiglasmodell eines physiologisch belasteten Steigbügels in linear polarisiertem Licht

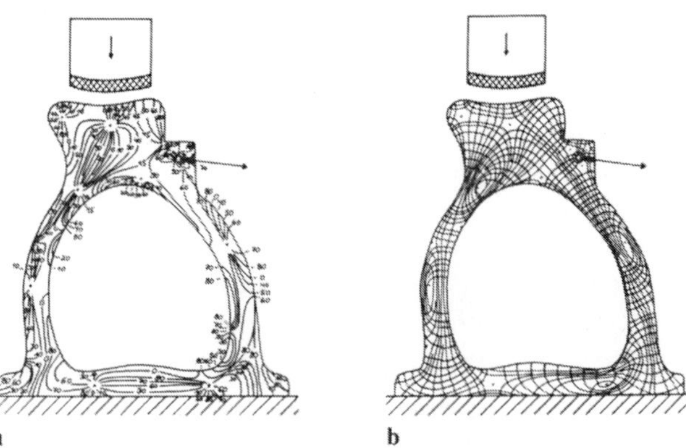

Abb. 2a, b. Spannungsoptische Analyse: Isoklinenverlauf in Abhängigkeit von der Polarisations-Filterstellung (**a**). Aufgrund der Untersuchungen im polarisierten Licht werden die Hauptspannungslinien aus den Isoklinen konstruiert (**b**)

den langen Röhrenknochen dem Kraftlinienverlauf entspricht. – Hier wurden Plexiglasmodelle vom Steigbügel sowie von 7 gebräuchlichen Interponaten bei Tympanoplastik in linear polarisiertem Licht untersucht. Ziel der Untersuchungen war die Definition der Kraftweiterleitung im Mittelohr unter normalen und pathologischen Bedingungen. Aufbauend auf die hier vorgestellten Befunde sollen in späteren Untersuchungen Anforderungen an Interponate und Interponatmaterialien definiert werden.

Mit Hilfe der hier durchgeführten spannungsoptischen Untersuchungen lassen sich in Steigbügelmodellen Spannungslinien nachweisen, die ihr mikroanatomisches Korrelat im Fibrillenverlauf finden. Fibrillen sind so angeordnet, daß sie die Kräfte, die auf den Steigbügel unter physiologischen Bedingungen einwirken, aufnehmen können. Randständige singuläre Punkte in den Steigbügelschenkeln entsprechen Gefäßeintrittspunkten, wobei sie sich auch in klare Beziehungen zu den Ossifikationspunkten setzen lassen

(Abb. 1, 2). Umschlossene singuläre Punkte in der Steigbügelfußplatte und im Steigbügelkopf weisen auf Gefäßkanäle hin.

Werden bei einer Tympanoplastik Interponate auf den Steigbügel aufgebracht, ändert sich im Prinzip nichts an den Spannungsverläufen. Eine Veränderung der Kraftweiterleitung erfolgt nicht. – An den Interponaten lassen sich je nach Belastungspunkten Krafteinleitung und Kraftausleitung darstellen. Für die Kraftweiterleitung ist im wesentlichen die Festigkeit der Interponate verantwortlich. Quantitative Aussagen können aufgrund der hier durchgeführten Untersuchungen noch nicht getroffen werden, da wir hier nur die Isoklinen ausgewertet haben. Erst die Auswertung der Isokromaten gestattet eine qualitative Analyse. – Auch bei dislozierten Interponaten resultiert keine ausgeprägte Veränderung der Kraftlinienverläufe. Das belegt, daß die physiologischen Reserven bei der Rekonstruktion der Schalleitungskette im Mittelohr außerordentlich groß sind.

142. A. Mahran, M. Samii, G. Penkert, H. Ostertag (Hannover): Hämangiome des inneren Gehörgangs

Vaskuläre Läsionen bzw. Dysplasien und Neoplasien im inneren Gehörgang sind eine ausgesprochene Rarität. Nach Duvoisin u. Yahr (1965) liegen intrakranielle Gefäßdysplasien zu 15–20% in der Region der hinteren Schädelgrube. Die nicht-neoplastischen Gefäßmißbildungen werden histopathologisch in 5 Hauptkategorien unterteilt: Angioma cavernosum, Angioma racemosum, Teleangiectasie, sackförmige und fusiforme Aneurysmen sowie arteriovenöse Malformationen (AVM). Im KHBW treten aneurysmatische Gefäßdysplasien häufiger als angiomatöse Dysplasien auf.

Zunächst waren es Castaigne et al. (1967), die einen Fall einer Gefäßmißbildung isoliert im inneren Gehörgang publizierten. Saundareasen und Mitarbeiter fügten 1976 drei weitere Fälle hinzu und zuletzt Penkert u. Samii (1985) in Zusammenarbeit mit der Univ. HNO-Klinik Erlangen einen Fall einer Gefäßdysplasie im inneren Gehörgang mit einer trigeminofacialen und vestibulo-cochleären Symptomatik. In Ergänzung berichten wir über ein *venöses Hämangiom* des inneren Gehörgangs, *u. E. erstmalig in diesem*, welches sich klinisch mit Hörsturz und Spasmus hemifacialis präsentierte (Abb. 1).

Fallbericht: 58jährige Patientin, Hörsturz vor 5 Jahren mit bleibender Ertaubung, Kopf-CT zunächst ohne pathologischen Befund. 2 Jahre später progredienter Spasmus hemifacialis auf der

gleichen Seite, NMR nun mit Nachweis eines Tumors des VIII. Hirnnerven, im CT ebenfalls bestätigt.

Laterale suboccipitale Craniotomie mit Eröffnung des inneren Gehörgangs, Darstellen eines vaskulären Tumors mit Kom-

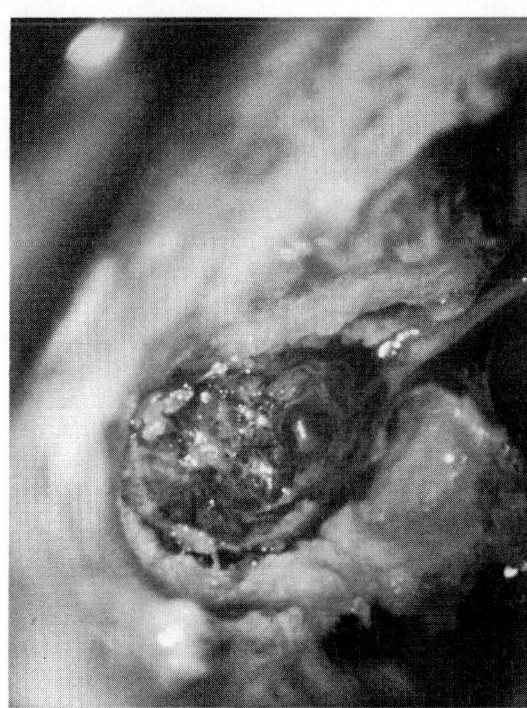

Abb. 1

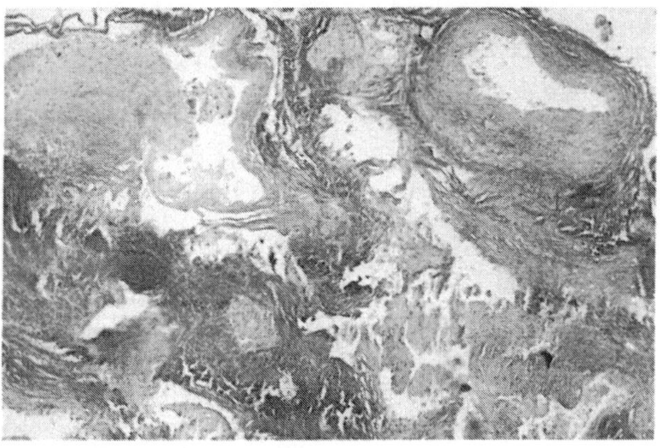

Abb. 2

pression des VII. und VIII. Hirnnerven, mikrochirurgische Exstirpation unter Erhaltung der nervalen Strukturen.

Postoperativ: Sistieren des Spasmus hemifacialis sowie unverändertes Surditas. Keine Schwindelattacken mehr.

Histopathologie: Deutung als venöses Hämangiom (Abb. 2). Man sieht die Gefäßmißbildung mit dicht stehenden großen sklerosierten Blutgefäßen. Die elastischen Fasern sind in den Gefäßwänden selten und elastische Membranen sind nicht ausgebildet. Das Stroma zwischen den Gefäßen ist ebenfalls sklerotisch.

Schlußfolgerung

Bei Nachweis intrameatal-gelegener Tumoren, die sich mit vestibulo-cochleärer und facialer Symptomatik, evtl. bei entsprechender Ausdehnung auch mit Trigeminus-Irritation präsentieren, sollte man an Gefäßprozesse in der Differentialdiagnose denken, wenn der innere Gehörgang keine Aufweitung zeigt.

A. Koch (Homburg): Eine der empfindlichsten Methoden in der Frühdiagnostik von Akustikus-Neurinomen ist die Ableitung der Hirnstammpotentiale. Wie sehen die evozierten Potentiale bei diesen Patienten mit einem Gefäßtumor im Bereich des inneren Gehörganges zu Beginn der Symptomatik aus?

A. Mahran (Schlußwort):
Es lag das Bild eines Hörsturzes vor. Die ERA ergab keine Reizantwort.

143. B. Gürsel, C. Kecik, A. Güngör (Ankara): Transdermales Scopolamine in der vestibulären Symptomatik – Behandlung nach der Stapedektomie

Einleitung

In der operativen und postoperativen Periode hat der stapedektomisierte Patient vestibulär-labyrinthäre Symptome (Schwindel, Erbrechen, Gleichgewichtsstörungen usw.), die meist auftreten, auch wenn eine sehr sorgfältige chirurgische Technik durchgeführt wird. Die Behandlung dieser Symptomatik wird mit vielen verschiedenen Medikamenten ausgeführt.

In dieser Studie haben wir transdermales Scopolamine (TTS-Scopoderm) über seine Effektivität geprüft und einen Vergleich mit der Routinebehandlung in unserer Klinik gemacht.

TTS-Scopoderm ist ein neues System mit Scopolamin, meist angewendet in der Prophylaxe der Kinetosen. Es enthält 1,5 mg Scopolamin in einem vierschichtigen Reservoir (Abb. 1), das geeignet ist, 0,5 mg/t d.h. 5 µg/s Scopolamine in die Zirkulation zu geben und die therapeutische Konzentration für 72 Std konstant zu halten, während Nebenwirkungen minimal auftreten. Im Vergleich mit Dimenhydrinat hat TTS-Scopoderm eine bessere Effektivität in der Kinetosenprophylaxis.

Material und Methode: 20 endomeatale Stapedektomie-Operationen mit Teflon-Piston-Applikation wurden unter lokaler Anästhesie durchgeführt. 10 Patienten erhielten 4 Std praeoperativ 1 TTS-Scopoderm auf die kontralaterale Mastoidregion (nach einer guten Reinigung mit Äther), das 72 Std lang am Platz gehalten und nach dieser Periode entfernt wurde. Dem klinischen Zustand entsprechend wurde ein neues TTS-Scopoderm verabreicht und am Platz gehalten, bis die Patienten symptomlos waren.

10 Patienten haben wir mit unserer routinemäßigen Stapedektomie-Medikation behandelt: Nembutal 100 mg p.o. vor dem Schlafen, Petidin HCl 1 mg/kg i.m., Atropin 0,01 mg/kg i.m., Dimenhydrinate 50 mg p.o. vor der Einlieferung in den

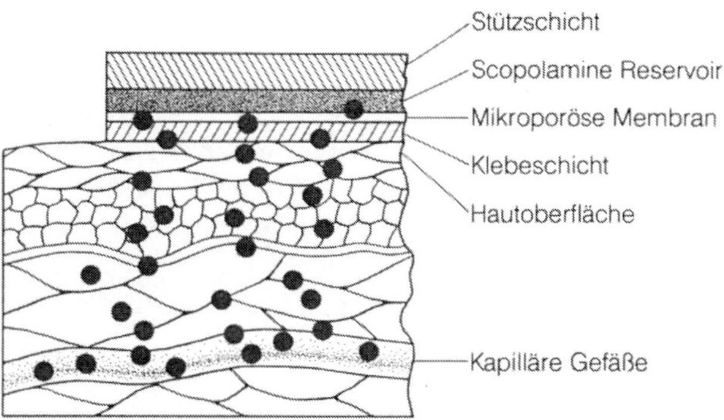

Abb. 1. Schematische Darstellung des TTS-Scopoderm-Systems auf der Hautoberfläche. [Aus C. M. Cronin et al. (1982), Pharmacotherapy 2:29–31]

Operationsraum (ca. 45 min vor der Operation), Dimenhydrinat 50 mg i. m. am Operationsbeginn und postoperativ Dimenhydrinat 50 mg p. o. t. i. d. bis die Patienten symptomlos sind.

Beide Gruppen wiesen eine ähnliche Alters- und Geschlechtsstruktur auf. Alle Patienten wurden in der postoperativen Periode im Hinblick auf die objektiven und subjektiven Symptome untersucht. Vertigo, Übelkeit, Nystagmus, Erbrechen, Mundtrockenheit, Sedation, Sehvermögensveränderung und jedes andere Symptom, das auf die Operation oder auf Medikationsnebenwirkungen zurückzuführen ist, wurde kontrolliert. In allen Fällen verlief die Operation ohne auffällige Symptome und die klinischen Otospongiose-Befunde waren operativ nachweisbar.

Ergebnisse

Vier Parameter, die am meisten auffällig waren, sind graphisch dargestellt (Abb. 2). Es stellte sich heraus, daß die beiden Gruppen sehr ähnliche Kurven haben, die auch dem klinischen Zustand der Patienten entsprechen. Wegen der kleinen Patientenzahl sind die vorhandenen Unterschiede statistisch unauffälllig. Alle 20 Patienten hatten Mundtrockenheit während der Behandlung.

Diskussion

Die Ergebnisse der klinischen Beobachtung zeigten folgendes: TTS-Scopoderm ist eine vertrauenswerte und effektive Alternative für orale und parenterale Medikationen, indem es mit leichter Anwendung einen konstanten Blutspiegel für 72 Std halten kann. In Situationen mit gastrointestinalen Distress und konfuser Absorption, wie in der Poststapedektomie-Periode, hat die transdermale Applikation klare Vorteile. Studien an großen Patientengruppen sind empfehlenswert für die weitverbreitete Anwendung des TTS-Scopoderm.

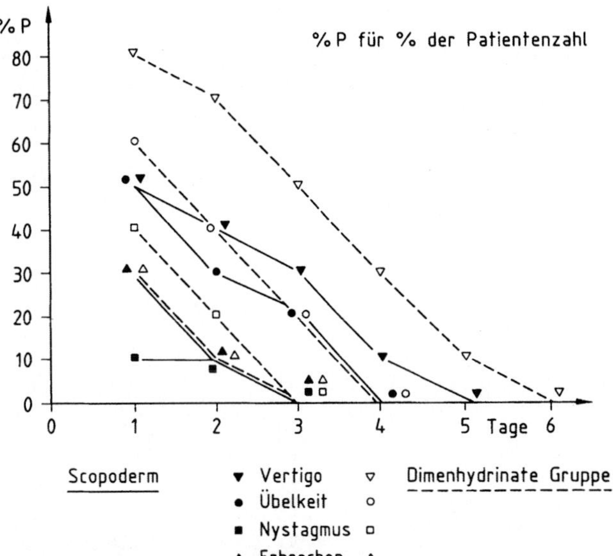

Abb. 2. Graphische Darstellung der Ergebnisse zum Vergleich und zur Erleichterung einer Diskussion

Plastische Chirurgie II

144. R. Münker (Stuttgart):
Nasenrekonstruktion mit dem expandervorbereiteten paramedialen Stirnlappen

Manuskript nicht eingegangen

145. W. Gubisch, M. Greulich (Stuttgart):
Orbitarekonstruktion mit gefäßgestielten mikrovaskulär anastomosierten Transplantaten

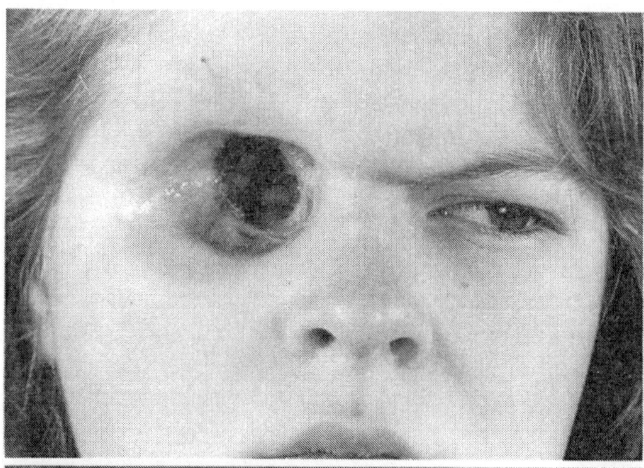

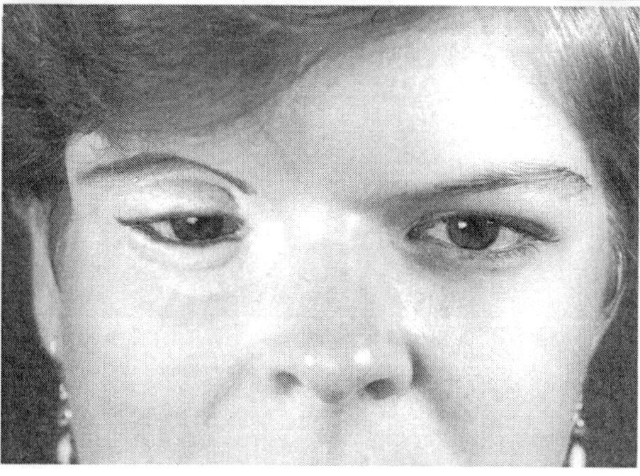

Abb. 1. N. R., 15 Jahre, Zust. nach Exenteratio orbitae wegen Rhabdomyosarkoms im Kindesalter mit anschließender Nachbestrahlung. Wiederaufbau durch Wanderlappen aus der Leiste sowie Lidrekonstruktion durch Oberarmlappen, der mit Ohrknorpeltransplantaten abgestützt wurde

Von 1980–1988 haben wir bei 44 Patienten plastische Eingriffe zur Rekonstruktion der Orbita durchgeführt. Am schwierigsten gestaltet sich dabei die Orbitarekonstruktion, wenn ein Zustand nach Exenteratio orbitae mit anschließender Bestrahlung vorliegt. Gerade die Bestrahlung vereitelt den Erfolg eines Orbitaaufbaus mittels freier Gewebetransplantate, da diese wegen der verminderten Vaskularisation im Empfängerbett entweder nicht einheilen, oder aber eine ausgeprägte postoperative Schrumpfung ein vorübergehend gutes Ergebnis wieder zerstört. Die schlechte Vaskularisation des Empfängerbettes kann durch die zusätzliche Verwendung eines gefäßgestielten Muskeltransplantates verbessert werden, wobei sich hierfür besonders der Muskulus temporalis, gestielt an den Temporalgefäßen, anbietet. Am günstigsten erscheint uns heute für den Orbitaaufbau aber die Verwendung freier mikrovaskulär anastomisierter Lappenplastiken. Hierfür hat sich der Unterarmlappen bewährt, weil es ein sehr sicherer Lappen mit einem langen Stiel ist, der sich auch von seinem Volumen her gut für die Abpolsterung der Augenhöhle eignet. Ungünstig ist eine starke Behaarung der Unterarminnenseite. In solchen Fällen empfehlen wir alternativ einen Fußrückenlappen, der auch einen unauffälligeren Hebedefekt verursacht. Im idealen Fall sollte die Augenhöhle mit Schleimhaut ausgekleidet sein. Deshalb sind wir in letzter Zeit dazu übergegangen, lediglich einen Fascienlappen zu verwenden, auf den zuvor Schleimhaut transplantiert wurde.

Zusammenfassend bestehen beim Aufbau einer prothesenfähigen Augenhöhle vor allem zwei Aufgaben:

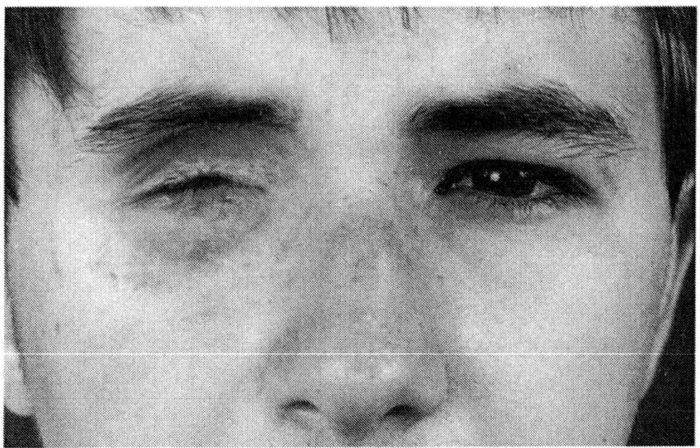

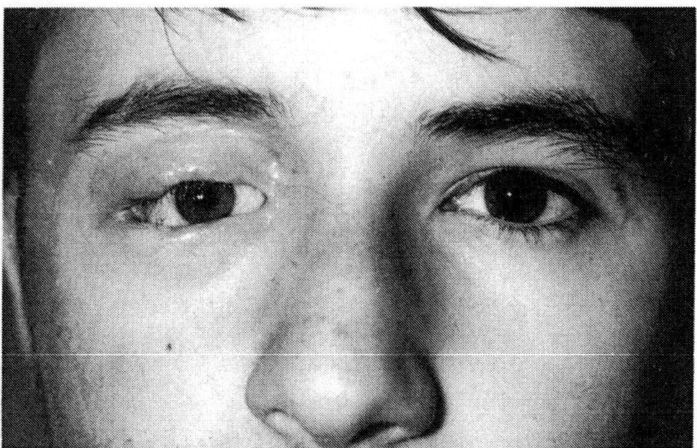

Abb. 2. A. S., 17 Jahre, im Kindesalter Exenteratio orbitae wegen Rhabdomyosarkoms, anschließend Nachbestrahlung, mehrfache Versuche, die Orbita durch Schleimhauttransplanta-te zu weiten, waren gescheitert. Orbitarekonstruktion in einer Sitzung mit freiem Unterarmlappen

1. Die Auffüllung der Orbita mit Weichteilgewebe, um die Augenhöhle abzupolstern.
2. Der Aufbau eines stabilen Oberlid- und Unterlids-ulkus, um der Prothese genügend Halt zu geben.

Dieses Ziel haben wir früher mit Fernlappenplastiken und zusätzlichen freien Schleimhaut- oder Hauttransplantaten erreicht (Abb. 1). Die Technik der freien mikrovaskulär angeschlossenen Lappenplastik hat beim Orbitaaufbau den bisherigen Verfahren gegenüber aber entscheidende Vorteile: der Aufbau einer prothesenfähigen Augenhöhle ist mit einem fasciocutanen Lappen in einer, mit einem Mucosa-Fascienlappen in zwei Sitzungen möglich, und das gut durchblutete Gewebe verhindert auch bei einem ungünstigen Empfängerlager (Infekt, Bestrahlung) eine postoperative Schrumpfung (Abb. 2).

P. Federspil (Homburg a. d. Saar): Haben Sie an die Möglichkeit der Anwendung knochenverankerter Augenepithesen gedacht, die technisch einfacher ist und zu noch günstigeren ästhetischen Ergebnissen führt?

R. Münker (Stuttgart): Hat der mikrovaskuläre Lappentransfer hinsichtlich der Schrumpfung tatsächlich eine derartige Bedeutung im Vergleich zum gestielten Fernlappen? Ist der letztere nicht ausreichend vaskularisiert?

W. Gubisch (Schlußwort):
Zu Herrn Federspil: Wir haben keine Erfahrung mit knochenverankerten Implantaten. Ich persönlich hätte aber Bedenken, im vorbestrahlten Knochen – und zwei Drittel unserer Patienten waren vorbestrahlt – ein Implantat zu verankern.

Zu Herrn Münker: Zunächst waren wir mit Ergebnissen mit dem Fernlappen sehr zufrieden. Die Schrumpfung setzte aber erst nach einem Jahr ein, es waren vielfache Eingriffe für die Rekonstruktion erforderlich. Die Rekonstruktion mit einem mikro-vaskulär angeschlossenen Lappen ermöglicht dagegen den Aufbau in einer Sitzung. In über drei Jahren war hier das Ergebnis konstant.

146. H.-J. Straehler-Pohl, J. Schreiber (Bonn): Rekonstruktion von Orbitabodendefekten mit PDS-Schalen

Zur Rekonstruktion des frakturierten Orbitabodens wurden viele Materialien mit unterschiedlichem Erfolg eingesetzt. Die Anforderungen, die an alle gestellt werden müssen, sind neben einer schnellen Verfügbarkeit eine sichere Stabilisierung des Orbitainhaltes und eine gute Gewebeverträglichkeit ohne wesentliche Fremdkörperreaktion. Handelt es sich um resorbierbares Material, so muß die Resorption langsam erfolgen unter Zurücklassung einer tragfähigen Narbe. Mit einer uhrglasförmigen Schale aus Polydioxanon (PDS), das als langsam resorbierbares Nahtmaterial seit längerer Zeit im Einsatz ist, steht eine weitere Möglichkeit zur Rekonstruktion des Orbitabodens zur Verfügung.

Bei 20 Patienten mit isolierten oder in Verbindung mit komplexen Mittelgesichtsfrakturen bestehenden Orbitabodenfrakturen haben wir die Rekonstruktion des knöchernen Orbitabodendefektes mit der PDS-Schale vorgenommen. Präoperativ wurde anhand des ophthalmologischen Status mit Enophthalmus, Doppelbildern und Motilitätseinschränkungen und radiologisch mittels NNH-Übersichtsaufnahmen in 2 Ebenen sowie einer konventionellen oder Computer-Tomographie die Diagnose der Orbitabodenfraktur und die Indikation zur operativen Revision gestellt. Über einen transkonjunktivalen, subziliaren oder Orbitarandschnitt wurde die zurechtgeschnittene Schale subperiostal eingelegt, wobei wegen der Festigkeit der Schale auf eine zusätzliche Abstützung maxillär oft verzichtet werden konnte.

Im Rahmen weiterer postoperativer Verlaufskontrollen fanden wir ohne Ausnahme eine reizlose Einheilung der PDS-Schale. Eine Dislokation oder Extrusion der Schale konnten wir in keinem Fall beobachten. Bei allen Patienten zeigten weitere ophthalmologische Untersuchungen 1 Jahr nach Rekonstruktion eine Beseitigung des Enophthalmus, eine Normalisierung der Bulbusmotilität sowie eine Beseitigung der Diplopie.

Bei radiologischen Verlaufskontrollen läßt sich die PDS-Schale zunächst als Überbrückung des Orbitabodendefektes nachweisen. Nach etwa einem halben Jahr ist die Resorption erfolgt und es zeigt sich ein anatomisch gerechtes narbiges Orbitabodenregenerat.

Gewebeproben aus dem Narbenbereich des Orbitabodens, die im Rahmen einer Zweitoperation entnommen wurden, zeigen histologisch ein zellarmes kollagenes Narbengewebe ohne Fremdkörperreaktion.

Zusammenfassung der Ergebnisse:

1. Die Rekonstruktion größerer knöcherner Defekte des Orbitabodens über eine PDS-Schale ist ein technisch einfaches Verfahren mit einer sicheren Stabilisierung des Orbitabodens auf lange Sicht.
2. Die Verwendung einer zusätzlichen Abstützung maxillär, z. B. über einen Antralballon, kann in vielen Fällen entfallen.
3. Die PDS-Schale ist gewebeverträglich und führt in keinem Fall zu einer Abstoßungsreaktion.
4. Die langsame Resorption über einen Zeitraum von ca. 6 Monaten ermöglicht die Ausbildung einer stabilen Narbenplatte.

L. Osterwald (Hannover): Aus welchem Grund haben Sie bei fünf Patienten revidiert und wie hoch war die Anzahl Ihrer operativ versorgten Patienten?

J. Schreiber (Schlußwort): Es wurden fünf Patienten einer Nachoperation unterzogen, wobei eine Biopsie aus dem Narbenbereich des Orbitabodens vorgenommen wurde. Die Indikation zum Zweiteingriff war die Metallentfernung nach osteosynthetischer Versorgung kompletter Mittelgesichtsfrakturen.

147. A. Berghaus, S. Hellmich, O. Staindl (Berlin/Dortmund/Salzburg): Jacques Josephs Elfenbeinspäne für die Sattelnasenkorrektur – Spätergebnisse nach über 40 Jahren

Manuskript nicht eingegangen

148. F. X. Brunner, R. Hagen, J. Müller (Würzburg): Möglichkeiten und Techniken mikrovaskulärer Defektrekonstruktion

An der HNO-Klinik Würzburg hat sich für die Rekonstruktion tumorbedingter Defekte nach Resektion von Mundhöhlen-, Oro- und Hypopharynxkarzinomen insbesondere der Unterarmlappen bewährt. Dieser Lappen – 1978 in der Volksrepublik China entwickelt – wurde schnell als ein sehr verläßliches und relativ einfach zu handhabendes Transplantat bekannt. Aufgrund seiner dünnen Konsistenz und Geschmeidigkeit ist der Unterarmlappen auch als Schleimhautersatz geeignet. An der HNO-Klinik Würzburg wird von einem Operationsteam die Halslymphknotenausräumung und die Tumorresektion durchgeführt. Sobald das Ausmaß des tumorbedingten Defektes abzuschätzen ist, wird simultan von einem zweiten Operationsteam mit der Hebung des Unterarmlappens begonnen. Wird ein größeres Lappenvolumen benötigt, beispielsweise zur Zungenrekonstruktion, kann dieser Lappen größer gewählt und partiell desepithelisiert werden. Der mikrovaskuläre Anschluß der A. radialis kann End-zu-End an den Stumpf der A. facialis oder der A. thyreoidea superior geführt werden. Der venöse Anschluß erfolgt in der Regel als End-zu-Seit-Anastomose beider Begleitvenen der A. radialis an die unteren Schilddrüsenvenen. Etwa 10 Tage postoperativ wird vor der Entfernung der Magensonde ein Gastrografinschluck zum Ausschluß einer Pharynxfistel durchgeführt. Die Fäden werden gegebenenfalls endoskopisch entfernt. Dann kann nach Abschluß der Wundheilung die Nachbestrahlung angeschlossen werden.

Ergebnisse

In der Zeit von November 1987 bis März 1989 wurden insgesamt 26 Patienten nach diesem Verfahren operiert. In allen Fällen lagen fortgeschrittene Plattenepithelkarzinome der Mundhöhle, des Oropharynx und des Hypopharynx mit regionaler Metastasierung in die Halslymphknoten vor. Vier Patienten waren bereits vorbestrahlt, weitere vier Patienten zytostatisch vorbehandelt. Die durchschnittliche Operationsdauer lag bei 8 Std 20 min, die Magensonde konnte durchschnittlich nach 12 Tage gezogen werden und die Wundheilung war in der Regel nach 16 Tagen abgeschlossen. Schwerwiegende Komplikationen ergaben

sich nicht. In je einem Fall mußte wegen einer Nachblutung eine Revision der arteriellen Anastomose bzw. des Lappenstiels vorgenommen werden. Eine partielle Lappennekrose sowie ein Verlust des Lappens ergaben sich in jeweils einem Fall, wobei, was den totalen Transplantatverlust anbelangt, nicht geklärt werden konnte, inwieweit eine Perfusionsstörung oder eine Infektion im Transplantatlager am Zungengrund ursächlich verantwortlich war. Bei diesen Patienten waren eine Vorbestrahlung und auch eine Zytostase mit Cisplatin vorausgegangen. Die bei einem Patienten entstandene Pharynxfistel heilte nach Defektdeckung durch eine lokale Lappenverschiebung komplikationslos wieder ab. Wundheilungsstörungen an der Lappenentnahmestelle am Unterarm konnten nicht beobachtet werden, ebensowenig funktionelle Störungen.

149. G. Grevers, Th. Vogl, C. Wilimzig (München): Operationsplanung im Kopf-Hals-Bereich mittels 3D-Rekonstruktionen – Erste Ergebnisse

Durch eine Verbesserung der technischen Voraussetzungen haben die bildgebenden Verfahren in den vergangenen Jahren zunehmende Bedeutung in der präoperativen Diagnostik von Raumforderungen des Kopf-Halsbereiches erhalten. Limitierender Faktor für die Aussagefähigkeit von CT und Kernspintomographie bleibt jedoch weiterhin die zweidimensionale Abbildung dieser Methoden.

Es haben sich deshalb im Laufe der letzten Jahre in verschiedenen Fachdisziplinen (Orthopädie, Neurochirurgie) 3D-Modelle klinisch etablieren können, die einen signifikanten Informationszuwachs gegen-

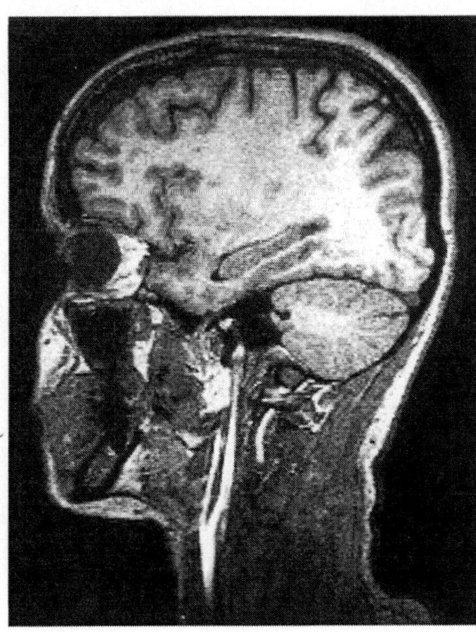

Abb. 1. Sagittalschicht zur Erstellung des Volumenmodells

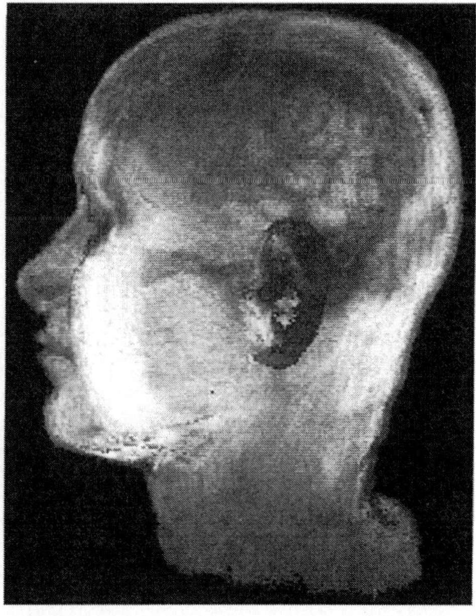

Abb. 2. Volumenmodell

über den „zweidimensionalen Methoden" bieten. Für die HNO-Heilkunde steht die Erstellung eines solchen Modells aus verschiedenen Gründen noch aus. Im vorliegenden Text wird über erste eigene Ergebnisse in der Kopf-Halsrekonstruktion berichtet.

Grundlage des verwandten Volumenmodells (die genaue Beschreibung der Methodik ist in der Zeitschrift Laryngo-Rhino-Otologie vorgesehen) stellen 3D-Sequenzen dar, die im Unterschied zum Routine-NMR neben den x- und y-Achsen auch noch eine z-Achse beinhalten.

Insgesamt werden pro Proband bzw. Patient 128 sagittale Schichten erstellt (Abb. 1) und vom Rechner zum Volumenmodell addiert (Abb. 2).

Interessierende Strukturen werden nun bei der Durchsicht der einzelnen Schichten aufgesucht, markiert und im fertigen Modell „projiziert". Hierdurch entsteht der 3 dimensionale Bildeindruck mit entsprechender Tiefenkomponente.

Die Ergebnisse müssen als weiterer, wichtiger Schritt bei den Bemühungen um eine optimierte Darstellung raumfordernder Prozesse des Kopf-Halsbereiches und ihrer umgebenden Strukturen angesehen werden und könnten in Zukunft eine wichtige Rolle bei der präoperativen Planung insbesondere der schwer zugänglichen Regionen spielen.

V. Bogatz (Aachen): Wie ist die Anwendung intraoperativ gewährleistet? Wie ist die Rechnergröße, welche Schnittführungen sind bei Ausschnitten möglich?

G. Grevers (Schlußwort):
Die praktische Durchführung ist über die Installation eines Bildschirms mit dem Rechner im OP leicht realisierbar. Es sind Rekonstruktionen am sagittalen und coronaren Schnitt möglich, Winkelbetrachtungen sind z. Z. aus technischen Gründen noch suboptimal.

Nase und Nasennebenhöhlen II

150. H. T. Gorgulla, E. K. Walther, W. Reinke (Bonn): Peri- und postoperative Antibiotikaprophylaxe bei Eingriffen an der Nase

Es wird immer wieder diskutiert, ob bei operativen Eingriffen in einem primär bakteriell kontaminiertem Bereich, wie der Nase und erkrankte Nasennebenhöhlen, eine antibiotische Prophylaxe von Infektionen indiziert ist. Dabei stehen prinzipiell eine längerfristige oder eine kurzfristige, im Sinne einer perioperativen Antibiotikagabe zur Verfügung.

Wir untersuchten prospektiv über einen Zeitraum von drei Monaten die qualitative Veränderung der Keimbesiedelung in der Nase und in chronisch-entzündeten Nasennebenhöhlen bei Routineeingriffen, wie der plastischen Septumkorrektur und Nasennebenhöhlensanierung.

Eine Patientengruppe wurde perioperativ mit einer Festkombination von 2 000 mg Amoxycillin und 200 mg Clavulansäure behandelt. Die andere Gruppe erhielt peri- und postoperativ für insgesamt 10 Tage 2mal täglich 960 mg Cotrimoxazol.

In beiden Gruppen wurden intraoperativ und am 2., 5. und 14. postoperativen Tag Abstriche mit sterilen Instrumenten mit Hilfe einer sogenannten Nasenfalle gewonnen und zur Routinebestimmung der Keime auf entsprechenden Nährböden in aerober und anaerober Kultur in das Mikrobiologische Institut der Universität Bonn gesandt.

Von den bei insgesamt 67 Patienten gewonnenen Abstrichen konnten 39, 17 von mit Cotrimoxazol und 22 von mit Amoxycillin/Clavulansäure behandelten Patienten, ausgewertet werden.

Der Vergleich der intraoperativ entnommenen Abstriche zeigt ein Überwiegen der Enterobakterien in der Amoxycillin/Clavulansäure Gruppe. Hier findet sich aber auch häufiger kein Wachstum von Keimen in aerober Kultur. Die insgesamt auffallende geringe Anzahl verschiedener nachgewiesener Keime ist schon Ausdruck der perioperativen Antibiotikagabe.

Postoperativ fällt eine deutliche Abnahme der koagulasenegativen Staphylokokken und Enterobakterien sowie mehr negative aerobe Kulturen in der mit Amoxycillin und Clavulansäure behandelten Gruppe auf.

Zusätzlich konnte in beiden Gruppen jeweils eine entzündliche Komplikation beobachtet werden.

Bei chirurgischen Eingriffen an der Nase und chronisch-entzündeten Nasennebenhöhlen wird in einem primär bakteriell besiedeltem Gebiet operiert. Neben sorgfältiger lokaler Desinfektion soll mit Hilfe einer systemischen Antibiotikagabe postoperativen Infektionen vorgebeugt werden.

Bei einmaliger perioperativer Gabe einer Festkombination von 2 000 mg Amoxycillin und 200 mg Clavulansäure konnte im postoperativen Verlauf im Vergleich zu einer Gruppe, die für insgesamt 10 Tage mit 2mal 960 mg Cotrimoxazol behandelt wurde, eine deutliche Abnahme der angezüchteten Keime sowie häufiger negative aerobe Kulturen gefunden werden. Eine Häufung entzündlicher Komplikationen bei den nur perioperativ behandelten Patienten konnte nicht beobachtet werden.

Die alleinige perioperative Antibiotikaprophylaxe ist somit für Routineeingriffe an der Nase und chronisch-entzündeten Nasennebenhöhlen ausreichend. Eine längerfristige Antibiotikaprophylaxe sollte komplizierteren rhinochirurgischen Eingriffen vorbehalten sein.

H. Stammberger (Graz): Haben Sie bei der Antibiotika-Prophylaxe differenziert zwischen unkomplizierten Eingriffen in einer „sauberen" Nase z. B. bei Septumplastik und Eingriffen bei kontaminierten Verhältnissen, z. B. einer eitrigen Sinusitis?

H. Luckhaupt (Dortmund): Welche Art von Nasentamponaden haben Sie benutzt? Die Liegedauer einer Tamponade ist u. E. ein entscheidendes Kriterium für eine Antibiotikaprophylaxe. Bei einer Septumplastik mit nur eintägiger Tamponade sehen wir keine Indikation zur Antibiotikagabe.

H. T. Gorgulla (Schlußwort):
Zu Herrn Stammberger: Die Untersuchungen wurden bei Erstoperationen mit plastischer Septumkorrektur und endonasaler Nebenhöhlensanierung durchgeführt. Alle Revisionsoperationen wurden länger antibiotisch behandelt.

Zu Herrn Luckhaupt: Wir verwenden Telfa-Tamponade, die maximal bis zum Morgen des Folgetages liegen bleibt. Prinzipiell haben wir auf die Erfassung einer „0-Gruppe", d. h. ohne Antibiotikagabe verzichtet – dies im Hinblick auf die medicolegale Situation.

151. W. Hosemann, U. Göde, M. E. Wigand (Erlangen): Die Wundheilung der Nasennebenhöhlen – Klinische und tierexperimentelle Untersuchungen [1]

Bei 17 Patienten wurde meist über drei Monate nach einer endonasalen Siebbeinoperation und wöchentlich eine standardisierte endoskopische Photodokumentation des Operationsgebietes vorgenommen. Aus der sich schließenden Wunde der respiratorischen Schleimhaut wurden nach genauer Dokumentation des Entnahmeortes über 125 Biopsien gewonnen und in histologischen Routineschnitten sowie -Färbungen ausgewertet. Diese Untersuchung belegt, daß der Prozeß der Wundheilung in den Nasennebenhöhlen einen komplexen Vorgang von beträchtlicher Dauer darstellt. Verschiedene Phänomene, wie das Aufschießen von Ödemen aus belassenen Schleimhautresten unmittelbar postoperativ, die Mitreaktion der Kieferhöhlenschleimhaut bei Siebbeineingriffen sowie die Verklebung-Verwachsung flottierender Reste der mittleren Muschel und ihre erfolgreiche Therapie lassen sich durch die Diaserien belegen. Der Epithelschluß und die Reifung der Lamina propria unterliegt einer Vielzahl von Einflüssen der individuellen Disposition des Patienten und evtl. seiner Mikroanatomie. Diese Wundheilung bedarf der besonderen Aufmerksamkeit und therapeutischen Steuerung durch den Operateur oder einen erfahrenen HNO-Arzt unter Einsatz des Endoskopes.

---

[1] Mit Unterstützung der Wilhelm-Sander-Stiftung, Neustadt a. d. Donau (Nr. 87.017.1).

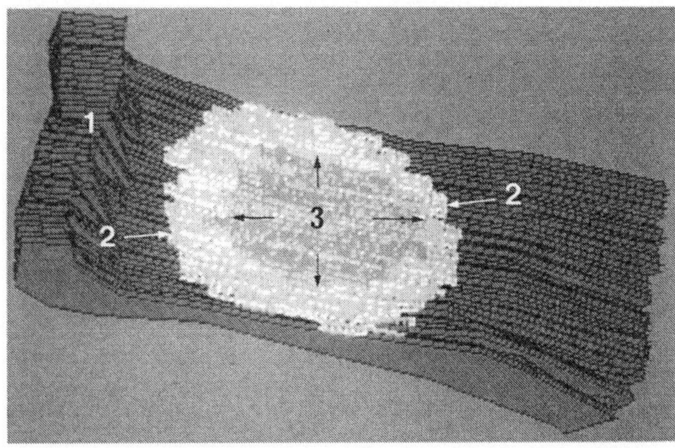

Abb. 1. Dreidimensionale Rekonstruktion der lateralen Kieferhöhlenwand (*1*) des Kaninchens. Zustand nach Anlage einer kreisrunden, knochenentblößenden Wunde vor 48 Std. (*3*) Verbliebene, Epithel-entblößte Wundfläche. (*2*) Drüsenfreies Areal, entspricht dem ursprünglich operativen Defekt. Die Differenz der Flächen von *2* und *3* wurde von den Epithelzellen in 48 Std bedeckt

Wir haben begonnen, die Vorgänge der Heilung einer Wunde der respiratorischen Schleimhaut über einem gefäßführenden Knochen und die Möglichkeiten ihrer therapeutischen Beeinflussung in einem standardisierten Tierversuchsmodell zu untersuchen. Bei derzeit 59 Kaninchen haben wir die Kieferhöhle beidseits über einen lateralen Zugang eröffnet. Die vorhandene Literatur über die Physiologie der Kaninchen-Kieferhöhle haben wir durch Dokumentation des Zilienstromes und des Lymphabflusses ergänzt. An der medialen Kieferhöhlenwand wurde je eine 4 mm i. D. große Schleimhautwunde angelegt und das Kieferhöhlenpräparat nach einem wechselnden postoperativen Intervall (derzeit max. 96 Std postoperativ) gewonnen. Die Wunde wurde nach Aufarbeitung in Stufenschnitten mit einem rechnergestützten System zur dreidimensionalen Rekonstruktion (Zeiss Videoplan) vermessen (Abb. 1). In über 3 600 Semidünnschnitten ließ sich die Morphologie der Wunde darstellen. Der Wundschluß vollzieht sich anfänglich durch Migration der z. T. noch Zilienbesetzten Epithelien über einem frischen, sich aus den Gefäßkanälen des freiliegenden Knochens und vom Wundrand her vorschiebenden Granulationsgewebe. Die Geschwindigkeit der Epithelmigration nimmt von $20\,\mu$ bis auf $9\,\mu$ nach 96 Std ab. Der Wundschluß ist primär unabhängig von Aspekten der örtlichen Mikroanatomie, wie dem gerichteten Strom von Mukoziliarapparat, Blut und Lymphe. Eine besondere pharmakologische Wirkung von Dexpanthenol auf den Wundschluß ließ sich nicht nachweisen. Desgleichen blieb die Eingabe von „Epidermal growth factor" ohne fördernden Einfluß auf den Epithelschluß. Cortison in einer Dosierung von 2 mg pro kg Körpergewicht systemisch verabreicht, hatte gleichfalls keinen Einfluß auf die epitheliale Wundheilung.

W.-F. Thumfart (Köln): Was sollen wir mit den postoperativen Krusten machen, wie reagiert das darunterliegende Epithel bei Abziehen der Kruste oder beim Belassen der Wunde?

W. Ristow (Nieste): Nach der Operation der Kieferhöhlen nach Caldwell-Luc erkennt man im Röntgenbild in manchen Fällen beträchtliche Bindegewebsschwarten, die sich auf den vom Mucoperiost befreiten Wundflächen gebildet haben. Diese Narben können auch zu Verziehungen der Kieferhöhlenwandungen führen, worüber wir vor 22 Jahren berichtet haben. Haben Sie derartiges beobachtet?

W. Hosemann (Schlußwort):
Das Verhalten gegenüber Krusten hängt ab von einer zusätzlichen Infektion oder der Größe und Lage der Borke. Bei örtlicher Infektion und mechanischer Obstruktion sollten Krusten

entfernt werden. Flach aufliegende reizlose Krusten können belassen werden.

Die vorgestellte Untersuchung bezieht sich auf den epithelialen Wundverschluß in einem Beobachtungszeitraum von 96 Std. Inzwischen haben wir ihn verlängert und auch mesenchymale Reaktionen einbezogen. In unserem Modell sind dann Knochen- und Bindegewebsreaktionen etwa nach sechs Tagen verstärkt nachzuweisen.

152. T. Deitmer, S. Phadhana-anek, Ch. Anger, Th. von Bömmel (Münster): Verhalten des respiratorischen Flimmerepithels unter Narkose

Eine Narkose gehört heutzutage zu den alltäglichen Eingriffen in einer operativ tätigen Klinik. Es ist bisher wenig bekannt und untersucht worden, welche Einwirkungen eine Narkose auf die Funktion des Flimmerepithels im Respirationstrakt hat. Da das Flimmerepithel eine dauernde Erneuerung der Schleimhautinnenauskleidung des Respirationstraktes bewirkt, kommt ihm eine wesentliche Bedeutung in der Infektabwehr und der Gesunderhaltung vor allem auch in der postoperativen Phase zu. Wir untersuchten deshalb mit Hilfe des vital-cytologischen Abstriches mit Flimmerfrequenzbestimmung 30 Patienten der Univ.-HNO-Klinik, die im wesentlichen wegen Ohr-Operationen eine Anästhesie erhielten. Es wurde direkt nach der Intubation ein Abstrich aus der Trachea und aus der Nase genommen und nach der Narkose gleiche Abstriche kurz vor der Extubation.

Während das Verhalten der Flimmerfrequenz, gemittelt aus 100 Einzelmessungen pro Präparat keine wesentlichen Veränderungen erkennen ließ, sank in den Abstrichen aus der Trachea der Anteil an vitalen Flimmerzellen beträchtlich und statistisch signifikant. Ein Abfall der vitalen Zellen fand sich ebenfalls in den Abstrichen aus der Nase, aber lange nicht in den Ausmaßen, wie in der Trachea gesehen. Es muß demnach angenommen werden, daß die Schädigung der Flimmerzellen in der Trachea im wesentlichen durch die Situation der künstlichen Beatmung mit Intubation bedingt ist. Welche Einwirkungen im einzelnen zu dieser Schädigung führen, kann nach dem ersten Versuchsprotokoll nicht entschieden werden. Es ist jedoch auch nach anderen Publikationen naheliegend, daß die volatilen Inhalationsanästhetika bei dieser Schädigung eine wesentliche Rolle spielen.

W. W. Kuchler (Graz): Wurde zwischen nasaler und oraler Intubation unterschieden? Wenn ja, gibt es Unterschiede im Untersuchungsergebnis?

H. Weerda (Lübeck): Kann es sich um einen Austrocknungseffekt gehandelt haben? Wir haben ähnliches bei Tierversuchen zur Injektbeatmung gesehen, daß es mit Zunahme der Entfernung vom Tubus zu einer Abnahme der Austrocknung der Trachealschleimhaut kam.

Th. Deitmer (Schlußwort):
Die Patienten dieser Untersuchung waren durchweg oral intubiert. – Die gemessene Feuchte bewirkt nach experimentellen Ergebnissen keine Beeinträchtigung der Flimmerbewegung; Störungen der Flimmerbewegung bei Jet-Ventilationen sind durch die hohen Drucke und Strömungen und auch durch die unsererseits einmal nachgewiesene Sekretviskositätserhöhung denkbar.

153. C. Bachert, P. Möller, U. Ganzer (Mannheim/Heidelberg): Ist die Nasenschleimhaut zu einer selbständigen Immunglobulinsynthese fähig?

Für den Bronchialtrakt konnte ein organisiertes, schleimhautassoziiertes Lymphgewebe definiert werden. Dieses MALT (Mucosa associated lymphoid tissue) ist zur Aufnahme von Antigen aus dem Bronchiallumen und zur Generierung einer lokalen selbständigen Immunantwort fähig. Das MALT ist an den Teilungsstellen im Bronchialtrakt lokalisiert, an denen es aufgrund von Luftwirbelbildungen zur Deposition von Fremdpartikeln kommt und weist ein spezielles retikuläres Epithel auf. Diesem Immunorgan kommt damit eine große Bedeutung bei der Abwehr von Infektionen des Respirationstraktes zu. Über die Existenz eines MALT der Nase ist bisher wenig bekannt.

Wir haben an 25 Nasenschleimhautproben die an einer humoralen Immunantwort beteiligten immunkompetenten Zellpopulationen hinsichtlich ihrer Oberflächenmerkmale mit Hilfe einer Palette monoklonaler Antikörper untersucht und differenziert. Makrophagen sind als typische Antigen-präsentierende Zellen vor allem subepithelial und zwischen den Drüsen anzutreffen. Zur Expression des Haupthistokompatibilitätskomplexes als Zeichen der Immunkommunikation sind aber nicht nur die Makropha-

Tabelle 1.

		unreifer	reifer	aktivierter	Plasmazelle
		B-Lymphozyt			
Immunglobulin		IgM	IgM +D	IgM, IgM+IgH IgH	Intrazytopl. IgH
Ober-	CD 19	+	+	(+)	–
flächen-	CD 22	+	+	(+)	–
merkmale	CD 23	–	–	+	–
	LN 1	–	–	+	–
	CD 38	–	–	(+)	+
Tonsille		+	+	+	+
Nasenschleimhaut		((+))	((+))	(+)	+

gen, sondern nach Stimulation auch das respiratorische Epithel, das Drüsenepithel und das vasculäre Endothel fähig. T-Helfer-Zellen überwiegen zahlenmäßig die T-Suppressor-Zellen, beide Subpopulationen sind vornehmlich schütter in der Lamina propria verteilt, vereinzelt auch im respiratorischen Epithel zu finden. Dem MALT vergleichbare lymphoide Strukturen oder eine Organisierung der immunkompetenten Zellen konnte in keinem Fall beobachtet werden. Oberflächenantigene, die typisch für die B-Zell-Aktivierung und Differenzierung auf dem Weg zur Plasmazellbildung sind, fehlen. Dies gilt vor allem für den niedrig affinen IgE-Rezeptor, der mit dem Isotypenswitch auf der B-Lymphozytenoberfläche assoziiert ist. Ebenso ist nur ausnahmsweise eine Expression

des Interleukin-2-Rezeptors oder des LN-1-Merkmals anzutreffen. Mit diesen Befunden kann ausgeschlossen werden, daß die Nasenschleimhaut zu einer selbständigen Immunglobulinsynthese und -Regulation befähigt ist. Dagegen läßt sich in den Gaumentonsillen die Aktivierung und Differenzierung von Gedächtnis-B-Lymphozyten zur Immunglobulinsynthetisierenden Plasmazelle nachweisen. Die B-Lymphozyten des Keimzentrums sind typischerweise LN 1- und CD 23-positiv, die T-Lymphozyten des Extrafollikulärraumes tragen Interleukin-2-Rezeptoren. Schließlich sind extrafollikuläre Plasmazellen durch den Oberflächenmarker CD 38 zu definieren, die in gleicher Weise – dies gilt besonders für IgA-synthetisierende Plasmazellen – in der Nasenschleimhaut um die seromucösen Drüsen herum zu markieren sind. Zusammenfassend kann gezeigt werden, daß die in der Nasenschleimhaut stattfindende Immunglobulinsynthese abhängig von der Aktivierung und Differenzierung von B-Vorläuferzellen in lymphatischen Organen ist, wobei die Gaumenmandel aufgrund ihrer exponierten Stellung als das MALT des oberen Respirationstraktes bezeichnet werden kann.

W. Bachmann (Mannheim): Wenn für MALT vorwiegend die Tonsillen verantwortlich sind, was ist dann mit den Patienten, welche tonsillektomiert sind?

C. Bachert (Schlußwort):
Die Tonsille hat eine immunologische Bedeutung im Kindesalter, ist aber – dies wissen wir aus langjähriger operativer Tätigkeit – verzichtbar. Zum Beispiel könnten die entsprechenden B-Zellen auch von Halslymphknoten generiert werden.

154. H. Enzmann, B. Daum (Heidelberg): Zephalgie bei Rhinosinusitis – Eine immunologische Pathogenese

Mit einem für rhinologische Fragestellungen modifizierten Ouchterlony-Test wurde das Serum von Patienten untersucht, die bereits zwei bis drei Jahre therapierefraktäre Beschwerden hatten. Das Probandenkollektiv bestand aus 100 Patienten, hiervon 52 weiblich und 48 männlich, im Alter von 15 bis 81 Jahren. Präzipitierende Antikörper fanden sich bei 41%.

Aufgrund eines schematisierenden Anamnesebogens wurde die Beschwerdesymptomatik der Patienten erfaßt. Anschließend erfolgte eine hals-nasenohrenärztliche Spiegeluntersuchung.

Die Patienten wurden eingeteilt in solche, die positive Präzipitationslinien im Ouchterlony-Test zeigten und solche, die keine hatten (Tabelle 1, 2). Durch diese Untersuchungstechnik ließ sich feststellen: Patien-

ten mit positiven Reaktionen im Ouchterlony-Test zeigen nicht die für die Atopie typischen Symptome Nasenlaufen und Niesreiz, jedoch auffällig oft eine Zephalgie. Das gehäufte Vorkommen der Zephalgie in Verbindung mit positiven Präzipitationslinien im Ouchterlony-Test gegen ubiquitäre Schimmelpilz-Allergene ist hochsignifikant ($p < 0,001$). Unter Berücksichtigung der Spiegelbefunde zeigte sich, daß diese Patienten zwar über eine verstopfte Nase klagten, jedoch die sonst typische Muschelhyperplasie im rhinoskopischen Befund, wie dies bei der Vergleichsgruppe war, fehlte. Es ist deshalb anzunehmen, daß das Gefühl der verstopften Nase bei diesen Patienten auf anderen Pathomechanismen beruht als bei den Patienten mit einer IgE-vermittelten Allergie, bei de-

Tabelle 1. Beschwerden

Beschwerden	Positive Linien im Ouchterlony n = 39 (100%)	Keine Linien im Ouchterlony n = 55 (100%)	p-Wert
Wässriges Sekret	35 (89,74%)	43 (78,18%)	0,142
Nasenlaufen	15 (36,46%)	36 (65,45%)	0,010[a]
Niesen	5 (12,82%)	26 (47,27%)	>0.001[a]
Verstopfte Nase	11 (28,21%)	6 (10,91%)	0,032[a]
Trockene Nase	9 (23,08%)	20 (36,36%)	0,169
Zephalgie	27 (69,23%)	9 (16,36%)	>0,001[a]
Pharyngitis	9 (23,08%)	7 (12,73%)	0,188
Rezidiv. Infekte	13 (33,33%)	20 (36,36%)	0,762

[a] Auffällige p-Werte

Tabelle 2. Rhinoskopischer Befund

Rhinoskopischer Befund	Positive Linien im Ouchterlony n = 39 (100%)	Keine Linien im Ouchterlony n = 55 (100%)	p-Wert
Rote, hyperämische Schleimhaut	33 (84,62%)	44 (80,00%)	0,567
Muschelschwellung	13 (33,33%)	16 (29,09%)	0,661
Muschelhyperplasie	3 (7,69%)	19 (34,55%)	0,002[a]
Polyposis	11 (28,21%)	19 (34,55%)	0,516
Eiter	6 (15,38%)	8 (14,55%)	0,910
Borken	9 (10,26%)	6 (10,91%)	0,919

[a] Auffälliger p-Wert

nen bereits der rhinoskopische Befund die Beschwerdesymptomatik der Patienten erklärt.

Aufgrund statistischer Kriterien läßt sich zeigen, daß mit dem von uns modifizierten Ouchterlony-Test Pathomechanismen nachgewiesen werden können, wie dies weder mit dem Prick-Test noch mit den bisher üblichen Provokationstests möglich ist. Günstiger wird die diagnostische Aussage bereits, wenn man beim Intracutan-Test auf die Haut-Spätreaktionen achtet. Nicht überraschend zeigte sich auch bei der lokalen Hyposensibilisierung, daß diese offensichtlich bei den anaphylaktischen Soforttyp-Allergien wirksam, bei den Immunkomplex-Allergien des Typ III jedoch erfolglos ist (p < 0,001).

C. Bachert (Mannheim): Haben Sie Normalpersonen nach präzipitierenden Antiköpern untersucht, da der Nachweis von Antikörpern z. B. bei der Farmerlunge nicht unbedingt die Krankheit belegt, sondern auch unspezifisch sein kann?

H. Stammberger (Graz): Wie fügen sich die peptidartigen Neurotransmitter in Ihr Schema?

Welche weiteren Untersuchungen haben Sie durchgeführt, um eine rhino-sinogene Ursache der Cephalea auszuschließen? Es gibt ja bedeutend mehr Ursachen für solche Beschwerden, als mit allergologischer Anamnese und Untersuchung und mit der einfachen Rhinoskopie aufgedeckt werden können. Wurden Tomographien und Endoskopien durchgeführt?

H. Enzmann (Schlußwort):
Zu Herrn Bachert: Mir ist bekannt, daß auch bei Gesunden bis zweistellige Prozentzahlen angegeben werden, die positive Reaktion im Test zeigen. Diese haben keine Krankheitserscheinungen. Es muß also offensichtlich eine Vorerkrankung vorliegen entsprechend dem hier vorgestellten Patientengut. Analoge Erklärungsversuche wie bei der Pollenallergie, bei der Sie gefunden haben, daß das Pollenkorn auf völlig gesunder Schleimhaut nicht auskeimt, also kein Allergen freisetzt, wären denkbar.

Zu Herrn Stammberger: Auch bei der allergischen Reaktion vom Typ III werden am Ende der Reaktion Mediatoren, z. B. Substanz P, freigesetzt. Meine Untersuchungen behandeln die Immunmechanismen zu einem früheren Zeitpunkt (Ätiologie) und sind nicht im Widerspruch zu Vorträgen, die sich vorwiegend auf Immunmechanismen zu einem späteren Zeitpunkt (Pathogenese) beziehen. Alle vorgestellten Patienten hatten ihre Beschwerden zwei bis drei Jahre und wurden entsprechend einer HNO- ggfs. auch neurologischen Untersuchung unterzogen. Tumorpatienten waren nicht dabei.

155. H. Moldenhauer, W. W. Schlenter, K.-H. Ahrens (Lübeck): Rhinomanometrische Untersuchungen zum Schwellverhalten der Nasenmuscheln nach endonasalen Nasennebenhöhlenoperationen und isolierten Muscheleingriffen

Operative Eingriffe an den Nasenmuscheln sollen in Abhängigkeit von der angewandten OP-Technik zu einer vorübergehenden oder ständigen Beeinträchtigung der Nasenphysiologie führen.

Bei perennialen Allergikern wurde zwei bis zwölf Monate nach submucöser Conchotomie bzw. endonasaler Nasennebenhöhlen-OP rhinomanometrisch die nasale Flowvolumendifferenz vor und nach topischer Histamin- bzw. Oxymetazolin-Applikation bestimmt und einer Gruppe nicht operierter perennialer Rhinitiker sowie nasengesunder Personen vergleichend gegenübergestellt. Die Flowvolumendifferenz vor und nach Medikamentengabe wurde als Grad der Obstruktion bzw. des Abschwelleffektes ermittelt. Submucös conchotomierte, endonasal Nasennebenhöhlen-Operierte, perenniale Rhinitiker und nasengesunde Personen wiesen in der Flowvolumendifferenz annähernd gleiche Werte auf, während bei nicht operierten perennialen Rhinitikern eine signifikant größe-re Flowvolumendifferenz und damit eine Hyperreagi-bilität der Nasenschleimhaut nachgewiesen werden konnte. Hinsichtlich der Flowvolumendifferenz be-stand kein signifikanter Unterschied zwischen der Gruppe der 2 bis 3 Monate post operationem und der Gruppe der 7 bis 12 Monate post operationem rhi-

nomanometrisch nachuntersuchten Patienten. Wie unsere Untersuchungen zeigten, bestand schon 2 bis 3 Monate nach dem operativen Eingriff ein dem Nasen-gesunden vergleichbares Muschelschwellverhalten, das sich im Laufe des Untersuchungszeitraums von 12 Monaten nicht wesentlich veränderte.

156. Ch. Gammert, E. Battle, W. H. Weihe (Zürich): Rhinomanometrisch erfaßte Veränderungen des Nasenwiderstandes in Abhängigkeit von der Temperatur der Atemluft

Manuskript nicht eingegangen

157. K. Vogt, K. Wernecke, D. Sachse (Berlin/Charité): Rhinomanometrische Untersuchungen zur Funktion der Nasenklappe

Die Einführung der computergestützten Rhinomano-metrie erleichtert nicht nur die Kontrolle der Meß-wertaufnahme und die Speicherung der gewonnenen Meßergebnisse, sondern führt auch zu einem erweiter-ten Verständnis der Physiologie der Nasenatmung. Dies setzt jedoch voraus, daß die Mittelwertkurve, welche vereinbarungsgemäß die Abhängigkeit zwi-schen Differenzdruck und Volumenstrom darstellt, nicht als Regressionskurve aus einer Anzahl von Ein-zelwerten in einer „Punktwolke" bestimmt wird, son-dern daß aus einer Anzahl von Atemzyklen zeitbezo-gen ein „repräsentativer Atemzug" für die beiden Meßgrößen berechnet wird, welcher alle 4 Quadran-ten der sinusähnlichen Kurve getrennt zur Darstel-lung bringt. Dies wird durch die Einführung der Spline-Interpolation in die Rhinomanometrie er-reicht. Da die Druck-Strömungsbeziehung während der an- und abschwellenden in- und exspiratorischen Anteile des Atemzyklus nur zufällig gleich ist, ergibt

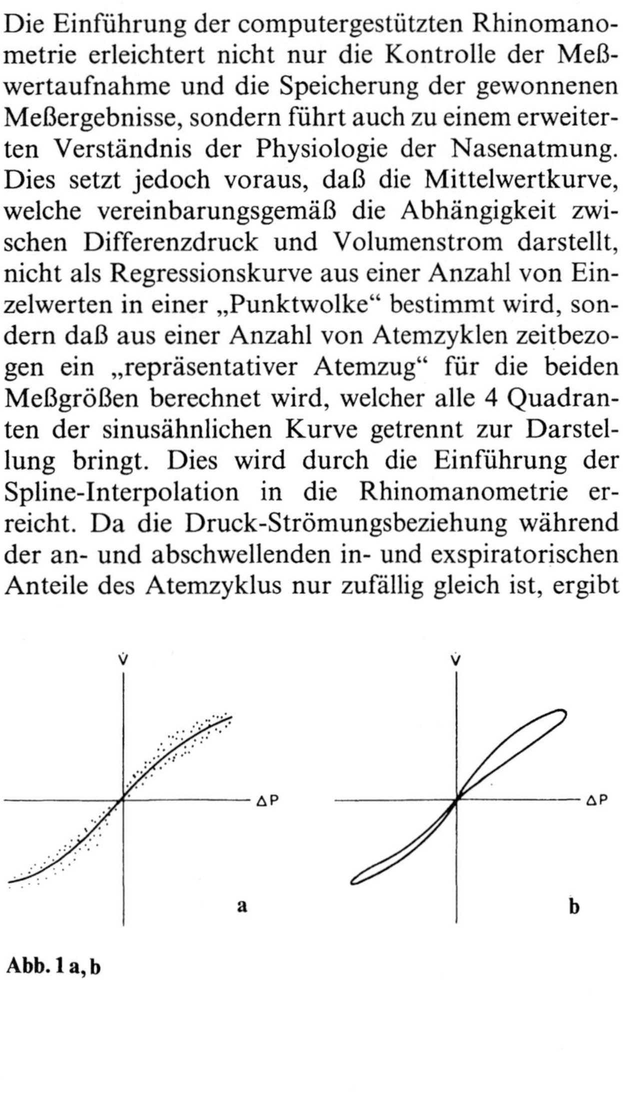

sich als allgemeine Kurvenform dieser Beziehung eine Schleife (Abb. 1 b) anstelle einer einfachen gebogenen Kurve (Abb. 1 a). Der Abstand zwischen den Schen-keln im in- und exspiratorischen Kurventeil wird durch Phasenverschiebungen zwischen Druck- und Strömungssignal bestimmt.

Derartige Phasenverschiebungen können sowohl technisch als auch physiologisch bedingt sein. Techni-sche Ursachen liegen in unterschiedlichem Frequenz-verhalten der Meßstrecken für Volumenstrom und Differenzdruck oder in einer zu niedrigen Abtastrate in der Analog-Digital-Umsetzung. Physiologische Ursachen sind bedingt durch elastische Veränderun-gen der durchströmten Nase im Sinne einer „Wind-kesselfunktion" oder das Auftreten unterschiedlicher Turbulenzanteile im an- und abschwellenden nasalen Luftstrom. Technisch bedingte Phasenverschiebun-gen lassen sich in der Praxis dadurch eliminieren, daß Atemkurven einer „künstlichen Nase", d. h. eines de-finierten starren Strömungswiderstandes mit verschie-denen Atemgeschwindigkeiten aufgenommen werden. Da es sich um starre Strömungskörper handelt, müs-sen die an- und abflutenden Kurvenschenkel unter al-len auftretenden Atmungsbedingungen deckungs-gleich sein. Ist dies nicht der Fall, müssen die kon-struktiven Eigenschaften des Rhinomaters in ge-eigneter Weise verbessert werden.

Beobachtet man eine menschliche Nase während eines Atemzyklus, so sieht man praktisch immer, daß die Nasenflügel während der Einatmung leicht einge-zogen werden und am Ende der Einatmungsphase

Abb. 1 a, b

wieder in die Nullage zurückgehen, sich danach während der Ausatmungsphase leicht aufblähen, um beim Übergang in die inspiratorische Phase wiederum die Nullage zu passieren.

Für die Praxis ergeben sich demnach folgende Konsequenzen:
1. Der nasale Atemzyklus besteht aus 4 Phasen mit unterschiedlichen Strömungsbedingungen. Dabei ist der Atemstrom inspiratorisch ansteigend, inspiratorisch abnehmend, exspiratorisch ansteigend oder exspiratorisch abnehmend.
2. Der Zusammenhang zwischen Differenzdruck und Volumenstrom wird durch eine Schleifenform gekennzeichnet, wobei der Abstand zwischen den auf- und absteigenden Schenkeln gegen Null gehen kann.
3. Bei der numerischen Auswertung des Schwellungsverhaltens der Nasenschleimhaut sind die in-oder exspiratorischen Phasen mit abnehmendem Atemstrom zu bewerten, da dann der Einfluß der „Windkesselfunktion" am geringsten ist.
4. Die Beurteilung des FEV oder FIV zur Beurteilung des Schwellungszustandes der Nase entspricht nicht den anatomischen oder physiologischen Gegebenheiten.

W. Bachmann (Mannheim): Bei welcher Atemfrequenz treten die von Ihnen geschilderten Schleifen am Kurvenende auf und in welcher Häufigkeit?

K. Vogt (Schlußwort):
Die Bildung von schleifenförmigen Kurven als Folge von Phasenverschiebungen ist weniger von der Atemfrequenz als vom Frequenzinhalt des einzelnen Atemzugs abhängig, die etwa 80 Hz betragen soll. Bei Frequenzinhalten von mehr als 100 Hz ist das Leistungsvermögen der üblichen Rhinomanometer ausgeschöpft.

158. G. Rasp, A. A. Behbehani (München):
Die diagnostische Wertigkeit der verschiedenen IgE-Klassen in Serum und Nasensekret bei der Rhinopathia allergica – Eine retrospektive Untersuchung bei 286 Patienten

Die Diagnose einer IgE-vermittelten allergischen Rhinopathie erfordert neben der Anamnese und dem Hauttest auch den Nachweis von IgE. Ebenso wird vor einer spezifischen Therapie der Nachweis der nasalen Relevanz der Allergene gefordert.

Zur Diagnostik einer nasalen Allergie stehen prinzipiell die in vivo-Testung und in vitro-Tests zur Verfügung. Die Testung am Patienten ist – bei unbestrittener Zuverlässigkeit – mit Unannehmlichkeiten und Risiken für den Patienten verbunden. Ziel dieser Untersuchung war es daher, mit bekannten Methoden eine sichere nichtinvasive Diagnostik der allergischen Rhinopathie zu entwickeln.

Der IgE-Nachweis kann bei der nasalen Allergie über die Gesamt-IgE-Bestimmung oder allergenspezifisches IgE (RAST) erfolgen. Zusätzlich wurden in den letzten Jahren Tests für mehrere allergenspezifische IgE-Antikörper in einem Ansatz entwickelt. Wir wählten die Gegenüberstellung der Gesamt-IgE-Bestimmung und eines „Sammel-RAST" für inhalative Allergene, Phadiatop. In diesem Screening-Test werden 13 der erfahrungsgemäß häufigsten Inhalationsallergene erfaßt, als Ergebnis zeigt sich ein positiver oder negativer Allergennachweis. Zusätzlich zu den üblichen serumchemischen Bestimmungen wurden auch die organspezifischen Veränderungen im Nasensekret erfaßt.

Zur Überprüfung der diagnostischen Wertigkeit der Bestimmung des Gesamt-IgE-Spiegels und von Phadiatop® (Pharmacia; seit 1989 MultiRAST sx1) im Serum und Nasensekret wurden in einem Beobachtungszeitraum von 15 Monaten aus 445 Patienten 286 Fälle zufällig ausgewählt. Bei diesen 286 Patienten wurde Gesamt-IgE und Phadiatop im Serum und im Nasensekret bestimmt. 171 dieser Patienten hatten eine gesicherte allergische Rhinopathie. Der Nachweis der nasalen Allergie wurde unabhängig von den untersuchten Methoden über die Anamnese, den

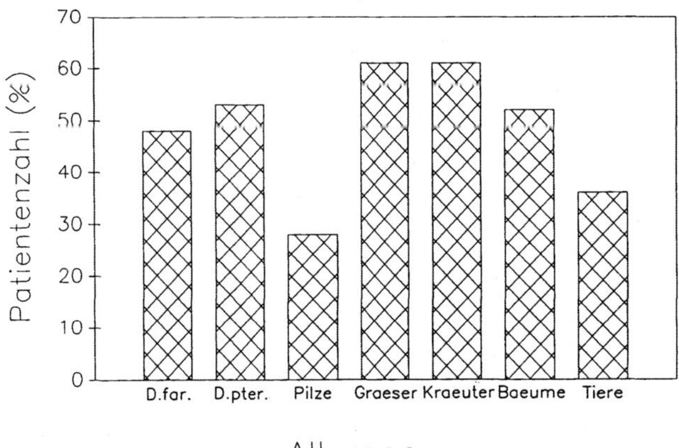

Abb. 1. Darstellung der Häufigkeitsverteilung der einzelnen Allergene und Allergengruppen bei 171 Patienten mit gesicherter allergischer Rhinopathie, aufgrund von Mehrfachallergien überschreitet die Gesamtsumme 100%

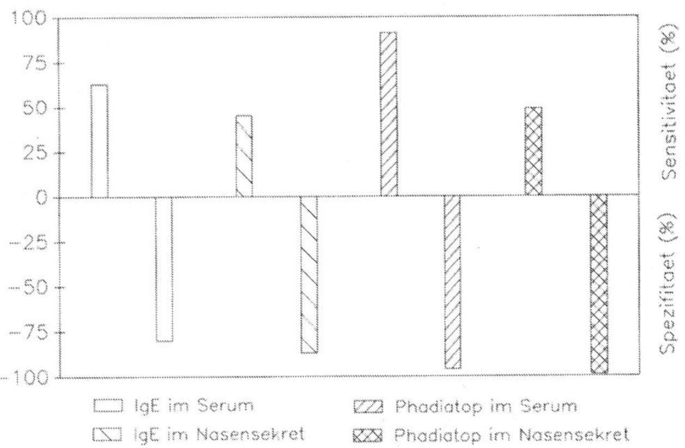

Abb. 2. Sensitivität und Spezifität der Bestimmung von Gesamt-IgE und Phadiatop in Serum und Nasensekret bei 171 Patienten mit einer nasalen Allergie. Zur besseren Übersichtlichkeit wurde die Sensitivität nach oben und die Spezifität nach unten aufgetragen

Prick-Test, die Bestimmung von RAST im Serum und die rhinomanometrisch kontrollierte intranasale Provokation geführt.

Von den 171 sensibilisierten Patienten waren je 61% empfindlich auf Gräser- oder Kräuterpollen, 53% auf Hausstaubmilben, 52% auf Baumpollen, 36% auf Tierhaare oder -epithelien und 28% auf Pilze (Abb. 1).

Wir fanden eine Sensitivität von Gesamt-IgE für die allergische Rhinopathie von 63% im Serum und 45% im Nasensekret, die Spezifität betrug 80% im Serum und 87% im Nasensekret. Für Phadiatop zeigte sich eine Sensitivität von 91% im Serum und 49% im Nasensekret, eine Spezifität von 96% im Serum und 99% im Nasensekret (Abb. 2).

Hiermit kann geschlossen werden, daß mit der Bestimmung von Phadiatop im Serum und Nasensekret eine hinreichend sensitive und spezifische nicht-invasive Suchmethode zur Diagnose einer IgE-vermittelten nasalen Allergie zur Verfügung steht. Ferner läßt sich durch die Kombination der obengenannten Verfahren eine zusätzliche Steigerung der diagnostischen Sicherheit erreichen.

C. Bachert (Mannheim): Der Nachweis von allergenspezifischem IgE im Nasenschleim ist abhängig von der Allergenexposition, also in der Saison erhöht.

G. Rasp (Schlußwort):
Grundsätzlich wurde extrasaisonal getestet, bei Milbenallergikern war dies nicht möglich. Damit mag sich die Ihnen gering erscheinende Sensitivität erklären.

159. G. Aurbach (Göttingen):
Anleitung zur Entnahme der mittleren und hinteren Anteile des Nasennebenhöhlenkomplexes aus dem Leichenschädel

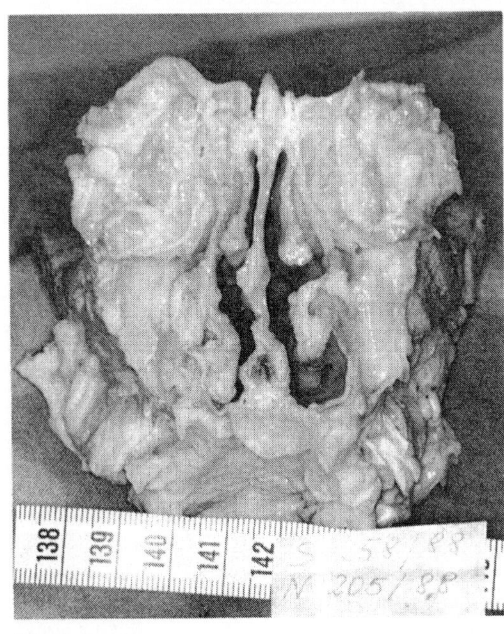

Abb. 1. Resektat

Die für chirurgisch-anatomische Präparationsübungen wünschenswerte Entnahme des Nasennebenhöhlensystems aus dem Leichenschädel birgt die Gefahr in sich, die äußeren Strukturen des Leichengesichtes zu verletzen. Die in der Literatur (Gräff 1932; Belal 1978; Bagatella 1981; Hosemann 1989) angegebenen Sektionstechniken finden einen jeweils unterschiedlichen Kompromiß zwischen dem Wunsch nach maximaler Resektatgröße einerseits und der Forderung andererseits, mit größtmöglicher Sicherheit eine Entstellung des Leichengesichtes zu vermeiden. Die in unserer Klinik erarbeitete Sektionstechnik schließt eine Veränderung der Gesichtsästhetik nahezu komplette aus und erlaubt, den mittleren und hinteren Anteil der Nasennebenhöhlen bds., den retrobulbären Orbitainhalt, den medialen Anteil der Fossa infratemporalis und fast das komplette Keilbein mit den dort die Schädelbasis durchziehenden Strukturen zu entnehmen (Abb. 1).

Die Sektion beginnt mit der zweifachen Umschneidung und Entfernung des dazwischen liegenden

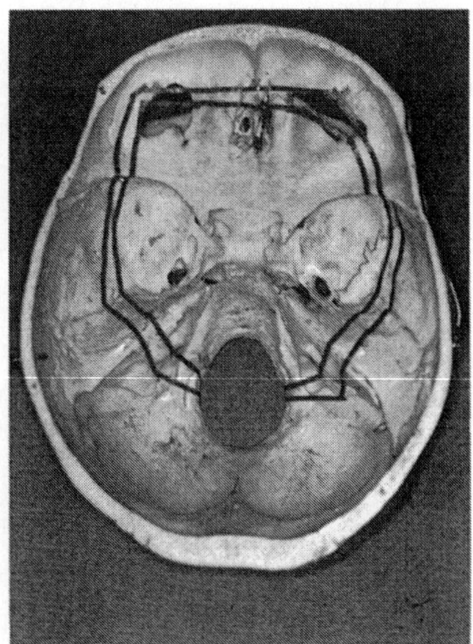

Abb. 2. Schnittführung bei Sektionsbeginn

Knochens der Schädelbasis nach Abschluß der Hirnsektion gemäß Abb. 2. Der nächste Schritt ist die Durchtrennung des Orbitainhaltes inklusive des Nervus opticus knapp hinter dem Bulbus oculi beidseits. Dann erfolgt die Durchtrennng des Nasenseptums, des vorderen Siebbeines beidseits und des Orbitabodens sowie der Kieferhöhlenvorderwand auf beiden Seiten jeweils vom Schädelinneren aus in Richtung Mundvorhof. Abschließend werden die Weichteile unterhalb der knöchernen Schädelbasis durchtrennt und das Resektat entnommen. Die Präparationsdauer beträgt ca. 30 min. Die für die Gesichtskonturen wichtigen Bestandteile wie knöcherner Orbitarand beidseits, Jochbeinkörper und Jochbeinbogen, facialer Anteil des Os maxillare mit seinem Processus nasalis, die Nasenpyramide und das Os frontale mit seinem Processus nasalis bleiben erhalten. Das Resektat ermöglicht dem operativ tätigen Hals-Nasen-Ohrenarzt eine chirurgisch/anatomische Präparationsübung nicht nur am entnommenen Nasennebenhöhlenanteil, sondern auch im Grenzgebiet zur Kieferchirurgie, zur Ophthalmologie und vor allem zur Neurochirurgie.

M. E. Wigand (Erlangen): Erlauben die entnommenen Blöcke das wichtige Training einer endoskopischen Präparation der vorderen Siebbeinzellen am Recessus frontalis und an der Siebbeinplatte? Tauchten medicolegale Probleme auf wegen der relativen Größe des entnommenen Schädelteils?

G. Aurbach (Schlußwort):
Das Resektat ist nicht geeignet, eine endonasale Päparation im vorderen Siebbein durchzuführen. Hier ist man auf die unversehrte Leiche angewiesen. Das Resektat eignet sich u. a., um die Komplikationen der Chirurgie im hinteren Siebbein zu studieren oder die Chirurgietechniken der NNH-nahen Strukturen zu verbessern.

160. R. Aero (Tallinn):
Zur Rolle von Nasennebenhöhlenkrankheiten bei allgemeinen HNO-Erkrankungen

Manuskript nicht eingegangen

161. G. Waitz, M. E. Wigand (Erlangen):
Endoskopische, endonasale Abtragung invertierter Papillome der Nase und ihrer Nebenhöhlen

Die invertierten Papillome der Nase sind seltene, histologisch gutartige Tumoren, die sich klinisch durch eine hohe Rezidivneigung und ein destruierendes Wachstum auszeichnen. Sie verdanken ihren Namen den tiefen Epithelinvaginationen in das Stroma, bei intakter Basalmembran.

Die bevorzugte Lokalisation invertierter Papillome ist die laterale Nasenwand, besonders der mittlere Nasengang, von wo die Tumoren in die angrenzenden Nebenhöhlen einwachsen. Die häufigsten Symptome sind einseitig behinderte Nasenatmung und Nasenbluten. Bei der Rhinoskopie fällt meist ein fleischiger, höckriger Tumor mit Verlegung der Nasenwege auf.

Die radiologischen Befunde bestehen meist in einer einseitigen Verschattung der Nase und ihrer Nebenhöhlen.

Knochendestruktionen sind nicht selten. Das Beispiel zeigt einen besonders schweren Krankheitsverlauf: Links radiologischer Befund bei Diagnosestellung, rechts Zustand nach mehrfachen Operationen bei endokraniellen und orbitalem Durchbruch. Zur vollständigen Abtragung der Tumoren wurden bislang fast ausschließlich extranasale Blockresektionen empfohlen, endonasale Operationsmethoden kamen nur ausnahmsweise zum Einsatz.

Material: Ziel dieser Untersuchung war es, die Ergebnisse 15jähriger endonasaler, endoskopischer Chirurgie bei invertierten Papillomen zu überprüfen, und mit denen transfazialer Operationen zu vergleichen. Es ließen sich die Krankheitsverläufe von 51 Patienten auswerten, davon waren 35 endonasal, und 16 transfazial operiert worden. Ihr postoperativer Verlauf – und damit auch die Dauer der Rezidivfreiheit – war über einen Zeitraum von mehr als 12 Monaten dokumentiert.

Die Mehrheit der Patienten war auswärts voroperiert (61%) worden, meist im Sinne eines limitierten endonasalen Eingriffs ohne Histologiegewinnung. Die Dauer des Krankheitsverlaufs konnte daher in der Regel nicht sicher ausgemacht werden. Die Männer waren mit 73% in der Überzahl (n = 37), das Altersspektrum reichte von 17 bis 81 Jahre, mit einer Häufung in der 5. und 6. Lebensdekade.

In 46 Fällen (90%) ging der Tumor von der lateralen Nasenwand – insbesondere vom mittleren Nasengang – aus, 5mal (10%) vom Nasenseptum und/oder -vestibulum. Davon war einmal das Septum isoliert betroffen.

Anhand der Graphik können Sie erkennen, daß sich die Tumoren am häufigsten um den mittleren Nasengang gruppieren, die mittlere Muschel, das Siebbein und die Kieferhöhle waren am häufigsten betroffen.

In drei Fällen entwickelte sich das Papillom im Krankheitsverlauf über die Mittellinie hinaus, einen primär beidseitigen Befall haben wir nicht beobachtet, ebensowenig wie eine eindeutig multifokale Papillomatosis. Auch die aufgetretenen Rezidivpapillome waren auf die Regionen des Primärwachstums beschränkt, eine Papillomversprengung in entfernte Nasenabschnitte trat nach den operativen Maßnahmen nicht auf. In zwei Fällen fanden wir ein Papillom mit fokalem Übergang in Plattenepithelcarcinom. Beide Patienten wurden transfazial operiert.

Therapie

Bei den 51 Patienten wurden insgesamt 69 Operationen ausgeführt mit dem Ziel, ein bekanntes, oder vermutetes invertiertes Papillom abzutragen. Bei 35 Patienten (69%) wurde ein endonasaler Zugang gewählt, der in 8 Fällen (23%) durch einen transoralen Kieferhöhlenzugang erweitert wurde, bei 16 (31%) ein extranasaler Zugang (transfazial, transoral, transpalatinal, transfrontal). Extranasale Zugänge wurden gewählt bei sehr großen Papillomen, bei peripherem Sitz in der Stirnhöhle, der alveolären Kieferhöhlenbucht, bei präoperativ erkennbaren Knochendestruktionen, oder dringendem Verdacht auf maligne Transformation. Waren diese Kriterien nicht gegeben, so wurde in der Regel endonasal operiert. Voroperationen, oder auch nachgewiesenes Rezidivwachstum waren für sich alleine keine Kriterien, vom endonasalen Zugang abzugehen.

Aufgrund dieser Voraussetzungen war die Verteilung der Tumorstadien in beiden Patientengruppen sehr unterschiedlich, in der Gruppe extranasaler Zugänge überwogen deutlich die großen Tumoren (T3, T4), während in der endonasalen Gruppe die kleineren und mittleren Tumorstadien stärker vertreten waren.

	endonasal [%]	extranasal [%]
T1	17	0
T2	40	13
T3	37	44
T4	6	44

Das operative Vorgehen war in beiden Gruppen auf eine restlose Ausräumung der Papillome ausge-

richtet. Die von anderen Autoren propagierten Blockresektionen haben wir nicht angestrebt. Vielmehr wurden die Papillome successive, unter weitgehender Schonung der funktionstragenden Strukturen abgetragen. Auf eine komplette Entfernung der verdächtigen Schleimhaut unter endoskopischer Sicht wurde größter Wert gelegt, der darunterliegende Knochen wurde mit dem Diamanten beschliffen. Zur Erfassung versteckter Tumorausläufer wurden Randproben entnommen. In 5 Fällen ergab sich daraus die Notwendigkeit einer Nachoperation, die definitionsgemäß nicht als Rezidiveingriff gewertet wurde.

Resultate

Wir beobachteten bei 18% unserer Patienten ein Papillomrezidiv nach in kurativer Absicht erfolgter Operation. Es betraf 6 Patienten nach endonasaler Operation mit insgesamt 8 Rezidiven (2 Zweifachrezidive), und 3 Patienten nach externen Zugängen mit 6 Rezidiven (1 Zweifach-, 1 Dreifachrezidiv). Die Rezidivquote in der endonasalen Gruppe betrug demnach hinsichtlich der Patienten 17% gegenüber 19% bei den extranasal operierten, hinsichtlich der Anzahl der Rezidiveingriffe 19% gegenüber 23%. Die Häufigkeit der Rezidive stieg mit der Höhe des Tumorstadiums an, im Stadium T1 wurden keine Rezidive beobachtet, die Rezidive in der extranasal operierten Gruppe betragen wiederum allein das Stadium T4. Von 6 Fällen mit Rezidivpapillomen nach endonasaler Operation konnten 4 auf endonasalem Weg saniert werden, in 2 Fällen führte ein transfazialer Eingriff zum Erfolg.

Bei 50 von 51 Patienten (98%) ist die postoperative Rezidivfreiheit über einen Zeitraum von mehr als 12 Monaten (durchschnittlich 46 Monate) gesichert, in einem Fall wurde vor 2 Monaten ein kleines Rezidiv gesichert, welches bioptisch in Lokalanästhesie abgetragen wurde. Bei denjenigen Patienten, die postoperativ zur Nachsorge kamen, wurden die Rezidive innerhalb einer Latenz von weniger als 24 Monaten gesichert. In diesen Fällen kann mit Sicherheit davon ausgegangen werden, daß es sich um nicht vollständig entfernte Papillomresiduen gehandelt hatte.

Keiner der 51 Patienten kam bislang durch das invertierte Papillom zu Tode.

Diskussion

Die hier präsentierten Fälle invertierter Papillome boten unterschiedliche Voraussetzungen hinsichtlich der Verteilung der Tumorstadien, der Tumorlokalisation sowie der malignen Transformation. Daher sind beide Patientengruppen nur sehr bedingt miteinander vergleichbar. Die etwas höhere Rezidivquote nach extranasalen Operationen ist mit Sicherheit auf die insgesamt ungünstigeren Voraussetzungen in dieser Gruppe zurückzuführen. Völlig verfehlt wäre der Schluß, der extranasale Zugang sei gegenüber dem endonasalen der weniger sichere. Er bietet jedoch funktionelle und ästhetische Nachteile, wie innere und äußere Narbenbildung, Hypaesthesien und Neuralgien, Funktionsstörungen der Nase, was Befeuchtung, mucociliäre Klärfunktion, oder Riechvermögen anbelangt. Die diesbezüglichen Risiken nach endonasaler Operation sind wesentlich geringer. Im Vergleich mit den jüngeren Veröffentlichungen schneiden unsere Ergebnisse nach endonasaler Operation hinsichtlich der Rezidivquote und Letalität gut – bis sehr gut – ab. Wir glauben, daß unter folgenden Voraussetzungen invertierte Papillome sicher auf endonasalem Weg abgetragen werden können:

Das Papillom hat die Begrenzung der Nase nicht überschritten, wächst nicht unübersichtlich in der Peripherie, zeigt keinen Übergang in Carcinom.

In diesen Fällen kann der Patient von den funktionellen Vorteilen der endonasalen, endoskopischen Operationsmethode profitieren, vorausgesetzt, sie wird vom Operateur sicher beherrscht. Zudem kann der endonasale Zugang jederzeit mit anderen Zugangsformen kombiniert werden. Er stellt in keinem Fall eine therapeutische Sackgasse dar.

Im postoperativen Verlauf sollte der Patient engmaschig endoskopisch nachuntersucht werden, bei verdächtigen Schleimhautveränderungen müssen diese bioptisch abgeklärt werden. Computertomographische Verlaufskontrollen können von Nutzen sein.

K. Vogt (Berlin-Charité): Wir haben in mehreren Fällen invertierte Papillome als Ursache von spontanen Septumperforationen histologisch bestätigt bekommen.

G. Waitz (Schlußwort):
Beim Zufallsbefund eines invertierten Papilloms nach Polypektomie sollte ggf. ein CT gemacht werden. Ein Papillom als Ursache einer Septumperforation sahen wir nicht. Überhaupt gehen Papillome sehr selten vom Septum aus.

Tag der Praxis

162. Chr. O. Greven, Chr. P. Hommerich, K. Frey (Düsseldorf):
Die Kompensation bei einseitigen Vestibularisausfällen

Sowohl in der täglichen Routine wie auch in gutachterlicher Tätigkeit spielt die Frage der Kompensation bei einseitigen Vestibularisausfällen eine wichtige Rolle. In der Literatur finden sich nur wenige ergiebige Angaben zur Dauer von Kompensationsvorgängen. Der durchschnittliche Verlauf soll 12 Monate andauern und altersabhängig sein.

In der vorliegenden Studie wurden aus einem Kollektiv von 110 einseitigen Vestibularisausfällen aus den Jahren 1984–1988 an der HNO-Universitätsklinik Düsseldorf 53 Patienten über einen unterschiedlich langen Zeitraum, z.T. bis zum Eintritt der Kompensation nachuntersucht. Dabei sind wir der Frage nachgegangen, wie sich der Zeitverlauf unter Berücksichtigung der Läsion und des Alters gestaltet.

Zur Beurteilung der Kompensation wurden folgende Parameter herangezogen: 1. subjektives Schwindelgefühl; 2. Spontan- oder Provokationsnystagmen; 3. Wiederauftreten des Postrotatorius II im Drehtest; 4. Prüfung der vestibulo-spinalen Reflexe (Romberg-, Unterberger-Test und Gangprüfung).

Die Patienten wurden in vier Altersklassen aufgeteilt: I: Pat. bis zum 20. Lebensjahr; II: Pat. bis zum 40. Lj.; III: Pat. bis zum 50. Lj.; IV: Pat. älter als 50 Jahre zu Erkrankungsbeginn.

Nach der letzten bei uns durchgeführten Untersuchung zeigten sich alle Patienten der Altersklasse I kompensiert. Patienten mit Felsenbeinfrakturen zeigten sich nach 17–21 Monaten kompensiert.

In der II. Altersklasse waren von 17 erkrankten Patienten 9 kompensiert; die Dauer lag bei 2–48 Monaten. Patienten mit einer Neuronopathia vestibularis waren spätestens nach 14 Monaten wiederhergestellt, während Patienten mit Felsenbeinfrakturen bis zu 48 Monate bis zur völligen Genesung benötigten.

5 der 15 Patienten in der III. Altersklasse erholten sich in einem Zeitraum von 1–7 Monaten, darunter auch solche, die an einem AN operiert worden waren.

In der letzten Altersgruppe konnte die Kompensation nach 2–27 Monaten objektiviert werden, wobei eine Unterscheidung zwischen peripherer und zentral-vestibulärer Ursache nicht getroffen werden konnte.

Insgesamt 26 der 53 ausgewerteten Fälle zeigten keine Kompensation, wobei Verläufe bis zu 54 Monaten verfolgt werden konnten. Sowohl der Anteil an peripheren als auch an zentral-vestibulär mitverursachten Ausfällen, wie auch die Verteilung innerhalb der Altersklassen zeigten keine wesentlichen Unterschiede.

Faßt man die Ergebnisse zusammen so stellt man fest, daß

1. die Zeitdauer für die Kompensation höher als 12 Monate angesetzt werden muß; Verläufe von mehr als 24 Monaten sind keine Seltenheit,
2. die Frage nach peripherer oder zentral-vestibulärer Ursache keine entscheidende Rolle spielt,
3. das Alter ebenfalls für die Kompensation eine untergeordnete Rolle spielt.

Große Bedeutung kommt allerdings der Durchführung eines Vestibularistrainigs zu, da hierdurch mit einer kürzeren Remissionsphase zu rechnen ist. Medikamente sollten zurückhaltend – wenn überhaupt – verordnet werden.

K.-F. Hamann (München): Erwähnenswert ist , daß noch nach 4 Jahren *De*kompensationszeichen gefunden wurden (Lange und Kornhuber). Bei Kompensationsvorgängen sollten *keine* sedierenden Medikamente angewandt werden, sog. Nootropika sind durchaus geeignet, die vestibuläre Kompensation zu fördern.

Th. Eichhorn (Marburg/Lahn): Mich verwundert Ihr hoher Prozentsatz an Patienten, bei denen eine Kompensation nach einseitiger Vestibularläsion ausgeblieben ist. Haben Sie die Bewertung der Kompensationsleistung vom Auftreten eines Postrotatorius II als conditio sine qua non abhängig gemacht? Wenn ja, forderten Sie, daß die Nystagmusreaktionen kein Richtungsüberwiegen aufweisen durften, also quantitativ symmetrisch ausfallen sollten, oder haben Sie lediglich darauf geachtet, ob ein PII auf beiden Seiten vorhanden war oder nicht?

Chr. O. Greven (Schlußwort):
Zu Herrn Hamann: Mit dem Begriff der Kompensation sollte man in der Tat vorsichtig umgehen, da es keine gesicherten Erkenntnisse gibt, die über die genauen physiologischen Vorgänge Aufschluß geben. Hinsichtlich der Medikamente haben wir eine symptomatische Therapie zu Erkrankungsbeginn für sinnvoll gehalten. Eine adjuvante Therapie zur Kompensation ist in der Wirkung zweifelhaft.

Zu Herrn Eichhorn: Zum einen ist der Zeitpunkt der Untersuchung mit vier Jahren relativ kurz, um einen höheren Anteil an kompensierten Fällen zu erreichen, zum anderen mögen auch später kompensierte Fälle aufgetreten sein, diese Patienten sind dann aber nicht mehr zur Untersuchung erschienen, vielleicht weil es ihnen gut ging. Der Postrotatorius II wurde nur qualitativ bewertet.

163. R. Siegert, K. Hörmann (Lübeck/Kaiserslautern): Otologische Symptome beim chronischen Gesichtsschmerz

Von 1984 bis 1987 existierte an der Universitätsklinik Hamburg (Nordwestdeutsche Kieferklinik; HNO-Klinik) eine interdisziplinäre Sprechstunde für Patienten mit chronischen Gesichtsschmerzen. Über die Diagnosenverteilung und einzelne otologische Symptome der ersten 300 Patienten wird berichtet.

Mit 35% waren muskuläre Fehlfunktionen die häufigste Schmerzursache. Annähernd ebensoviele Patienten litten an Kiefergelenkerkrankungen (34%). Eine kleinere Gruppe der Patienten hatte posttraumatische Beschwerden vorwiegend im Bereich des N. infraorbitalis nach Kieferhöhlenoperationen. Bei 13% der Patienten stand die psychogene Genese im Vordergrund. Ein Großteil der übrigen Patienten wies ebenfalls – meist leichtere – psychische Auffälligkeiten auf. Diese standen aber nicht im Zentrum der Symptomatik oder wurden als Reaktion auf die chronische Belastung gewertet. Eine große Palette weiterer Krankheitsbilder trat nur vereinzelt auf.

16% aller Patienten gaben Ohrgeräusche an. Es handelte sich dabei um subjektive Wahrnehmungen, die inkonstant und bei der audiometrischen Untersuchung in der Regel nicht quantifizierbar waren. Der Anteil der Patienten, die neben ihren Schmerzen unter Tinnitus litten, lag bei den myofacialen Schmerzpatienten mit 31% wesentlich höher als bei den Patienten mit Kiefergelenkveränderungen. 8% aller Patienten lokalisierten ihre Schmerzen ins Ohr.

Bei jedem Patienten mit myofacialen Schmerzen waren durchschnittlich knapp 4 muskuläre Triggerpunkte der Kopf- und Halsmuskeln nachweisbar. Am häufigsten betroffen waren der inferiore Bereich des M. masseter superficialis und der M. digastricus post. bei je 74% der Patienten, der M. temporalis mit 56%, M. masseter prof., anteriore Bereich des M. masseter superficialis, M. pterygoideus med. sowie der M. splenius capitis, and andere.

Die insgesamt häufigste übertragene Schmerzzone war das Ohr. Es wurde von 21 der 72 Patienten mit ausschließlich myofacialen Schmerzen angegeben. Die muskulären Auslöser dafür lagen bei 9 der 21 Patienten im M. masseter und bei 7 Patienten im M. digastricus posterior. In Einzelfällen führten aber auch Triggerpunkte im M. splenius capitis, M. temporalis und M. pterygoideus med. zur Schmerzübertragung ins Ohr.

Travell und Simons sowie Fricton und Mitarbeiter haben 1983 bzw. 1985 weitgehend konstante musku-

läre Übertragungsmuster postuliert. Diese konnten bei den ausgewerteten 72 Patienten mit myogenen Schmerzübertragungen sowohl bezüglich dieser sog. Ohrenschmerzen als auch für andere Schmerzübertragungszonen im Kopf-Halsbereich nicht bestätigt werden. Vielmehr scheint nach den Daten der vorliegenden Untersuchung die Vielfalt möglicher Schmerzübertragungsmuster typisch zu sein.

Die vorliegenden Ergebnisse bestätigen, daß bei otologischen Symptomen wie Tinnitus oder Ohrenschmerzen nach Ausschluß lokaler Ursachen Kiefergelenkerkrankungen sowie funktionelle Störungen der Kopf- und Halsmuskulatur differentialdiagnostisch zu berücksichtigen sind.

K. Seifert (Neumünster): Es ist verdienstvoll, daß die Autoren die in unserem Fachgebiet weithin unterschätzte Bedeutung des Kiefergelenks und seiner Störungen herausgestellt haben. Wenn sie allerdings immer wieder von der Bedeutung muskulärer Störungen – auch über die Kiefergelenksmuskulatur hinaus – sprechen, so wundert mich etwas, daß hierbei nicht die ursächlichen Zusammenhänge weiter erörtert werden. Triggerpunkte sind Beschreibungen der Pathologie, keine ätio-pathogenetische Erklärung. Kaum jemals ist die Muskelfunktion aus sich heraus gestört, ausgenommen nach Traumen, Entzündungen lokal usw., sondern fast immer sind Muskelstörungen Teil einer Störung im arthromuskulären Regelkreis. Muskel, Knochen-Gelenk-Bandapparat und steuernde segmentale Nerven bilden eine Funktionseinheit („Arthron"/PAP). Und wenn hier die Bedeutung von Störungen der Muskeln der Spleniusgruppe oder der Mundbodenmuskulatur angesprochen wird, so gehört dazu die Störung der oberen Halswirbelsäule, insbesondere der Kopfgelenke. Ohne Berücksichtigung der arthromuskulären Störungen der oberen HWS und der ihr zugeordneten Muskulatur sind Schmerzsyndrome im Kopf-Hals-Bereich nicht vollständig zu bearbeiten. – Zu den erwähnten „Ohrenschmerzen" möchte ich die Definition „Otalgie" für alle Schmerzen am Ohr ohne pathologisch-anatomisches Substrat am Ohr selbst ergänzen, sie stammt von Urbantschitsch. Daß die Otalgie zu den häufigsten Manifestationen funktionell bedingter Schmerzen im Kopf-Hals-Gebiet gehört, ist naheliegend bei der komplizierten Innervation des Ohres; hierzu sei verwiesen auf die Übersichtsarbeiten vor wenigen Jahren von Beck (HNO) und von Hansen (DMW).

R. Siegert (Schlußwort):
Auch wir haben bei unserer interdisziplinären Arbeit nicht nur die Hals-, sondern auch die Brust- und Lendenwirbelsäule sowie die Beckenstellung unter diagnostischen und therapeutischen Gesichtspunkten berücksichtigt. In der zahnmedizinischen Literatur wird die okklusale Genese der myofacialen Schmerzen favorisiert. Von anderen wird die psychosomatische Genese in den Vordergrund gestellt. Sicherlich sind die myofacialen Schmerzen multifaktoriell bedingt und sicherlich können Störungen der HWS einen pathogenetischen Faktor darstellen.

164. W. Meuser (Wuppertal):
Stellatumblockade – stationär, ambulant, überhaupt?

Wie an der Ausbildung des Hornerschen Symptomen-komplexes, an der stärkeren Füllung der Conjuctival-Gefäße und am subjektiven Wärmegefühl einwand-frei zu erkennen ist, greift die Stellatum-Blockade (St. B.) in das vegetative Gleichgewicht ein. Wer sich zur Wirksamkeit der HWS-Behandlung zwecks Min-derung der das Innenohr schädigenden Sympathicus-Irritation bekennt, der muß auch zwangsläufig die Nützlichkeit der St. B. bei Innenohrstörungen akzep-tieren.

Am 25.7.1979 suchten uns zwei Patienten auf, die bei einer Gasexplosion erhebliche reine Schallempfindungsstörungen bei-derseits erlitten hatten. Beide Patienten erhielten Rheo-Macrodex; weiterhin der eine (B.G.) im Abstand von einigen Stunden je eine St. B. rechts und links, der andere (O.M.) nur ei-ne St. B. links. Am folgenden Tag war das Gehör des doppelsei-

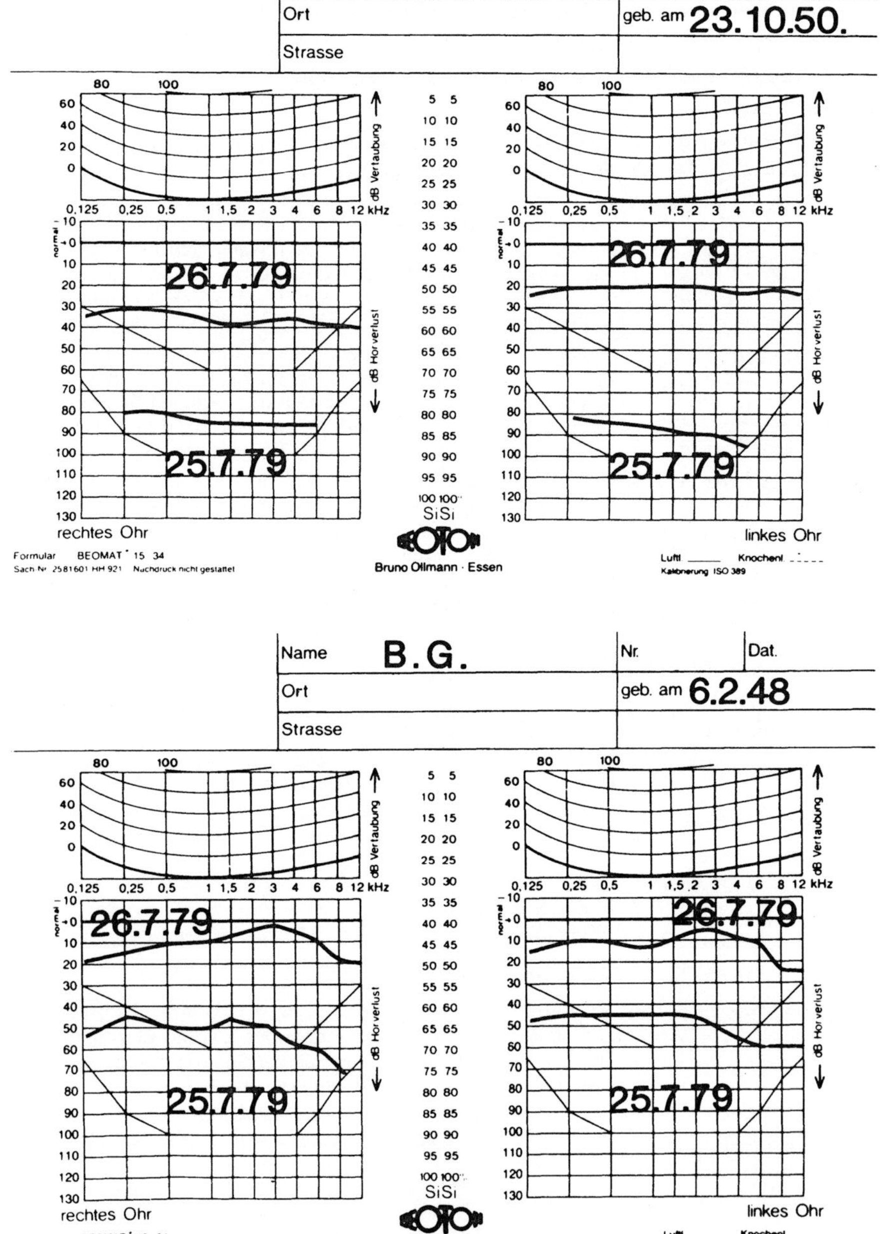

Abb. 1. Luftleitungskurven (mit Knochenleitung identisch) vor und nach Behandlung mit St. B.; das Gehör des Pat. O. M. zeigt am rech-ten, nicht mit St. B. behandelten Ohr geringere Besserung als links

tig mit St. B. behandelten Patienten beiderseits wieder normal, ebenso wie das linke, mit St. B. behandelte Ohr des zweiten Patienten. Das rechte, nicht mit St. B. behandelte Ohr des zweiten Patienten war zwar auch erheblich gebessert, wies aber noch eine deutliche Restschwerhörigkeit auf (s. Abb. 1). Diese Beobachtung besagt zwar nicht, daß sich das Gehör nicht ohne St. B. erholt hätte, zeigt aber, daß die unbehandelte Seite in der Erholung deutlich nachhinkte.

Die Frage, ob nur stationäre oder auch ambulante Durchführung der St. B., ist eine Frage der Risiken. Diese können bei Beachtung einiger Regeln so klein gehalten werden, daß ambulante St. B. ohne weiteres zu verantworten sind. Auf folgende Weise lassen sich die 3 Risiken Halsmarkanästhesie, Pneumothorax und intraarterielle Injektion sicher vermeiden:

1. Die Halsmarkanästhesie ist bei der Herget-Schmittschen Technik mit Einstich von vorn praktisch ausgeschlossen. Zusätzliche Sicherheit erreicht man, wenn der Patient bei Einstich und Injektion den Kopf streng in der Mittellinie hält und man das Suchen nach dem Köpfchen der 1. Rippe unterläßt. Denn durch Infiltration des Anästheticums um das Ganglion und den Grenzstrang wird volle Wirkung erzielt.

2. Der Pneumothorax läßt sich durch Einstich in tiefer Exspiration mit Aspirationsprobe vermeiden.

3. Bei der Gefäßinjektion ist nur die intra*arterielle* Injektion von mehreren ml in die A. carotis oder vertebralis von Bedeutung: die Injektion einer größeren Menge Anästheticum in diese Gefäße führt zu klonischen Krämpfen mit kurzem Bewußtseinsverlust (mit Amnesie) bei gleichzeitiger Hypertension und Tachykardie. Die Aspirationsprobe darf daher niemals unterlassen werden. Wie ich 1975 schon berichtete, ist jedoch auch bei negativer Aspirationsprobe im weiteren Verlauf der Injektion noch ein Eindringen der Kanüle in eine Arterie möglich. Aus diesem Grunde muß die Injektion nach jeweils 1 ml durch neue Aspirationsproben unterbrochen werden. Das unbeabsichtigte Injizieren von 1 ml Anästhesielösung in die Arterie führt zu keiner Reaktion und wird vom Patienten nicht bemerkt. Gerät man in ein Gefäß, dann kann nach leichtem Zurückziehen der Nadelspitze und neuer Aspirationsprobe die Injektion fortgesetzt werden.

Recurrensparesen, Plexus brachialis-Anästhesie und Bronchospastik (durch Überwiegen des N. vagus) sind keine echten Komplikationen oder Zwischenfälle. Bei Bronchospastik genügt es, dem sitzenden Patienten über eine Maske Sauerstoff zu verabreichen.

Bei 35 000 bis 40 000 in den letzten 25 Jahren durchgeführten St. B. haben wir als einzigen Zwischenfall nur *einen* Pneumothorax durch Nichtbeachten der oben genannten Regel erlebt.

Wird „HNO" zur ausführlicheren Veröffentlichung angeboten.

N. Hibler (Salzburg): Vor über 40 Jahren habe ich die Anwendungsmöglichkeit der Stellatum-Blockade beschrieben, in der Zwischenzeit wurden an meiner Abteilung 5000 derartige Eingriffe durchgeführt. Es ist dabei nur einmal ein – allerdings tödlicher – Zwischenfall gesehen worden. Es handelte sich um einen jungen Mann, der – wie die Obduktion ergab – einen Status thymolymphaticus hatte. Das Ganglion war bei der Injektion nicht getroffen. – Ein zweiter Zwischenfall ist mir erinnerlich, bei dem die Blockade an einer anderen Abteilung gleichzeitig beiderseits durchgeführt worden war. Unglückseligerweise trat bds. eine Recurrensparese auf, so daß eine Nottracheotomie notwendig wurde. Vor einer beidseitigen gleichzeitigen Anwendung ist daher zu warnen.

D. Pellnitz (Berlin): Vortragender hat die Komplikationsmöglichkeiten auch aus meiner Sicht lückenlos aufgelistet und beachtenswerte Hinweise auf die Vermeidung von Fehlern gegeben. Berichte über Zwischen- und sogar Todesfälle beweisen aber, daß es sich, wahrscheinlich auch bei vorsichtigem Vorgehen, um eine nicht ungefährliche Methode handelt. So haben wir in der seinerzeit von mir geleiteten HNO-Abt. des Rudolf-Virchow-Krankenhauses auch bis ca. 1969 grundsätzlich Stellatum-Blockaden durchgeführt, dann aber nicht mehr, weil uns die Gefährdung der Patienten in keinem Verhältnis zu stehen schien zu einem möglichen Nutzen, den wir nicht überzeugend erkennen vermochten. Vor einer Polypragmasie, die Herr Meuser soeben empfohlen und begründet hat, möchte ich ausdrücklich warnen. Wir sollten uns vielmehr bemühen, eine individuelle und, wenn möglich, causale Behandlung durchzuführen; ich erinnere nur an eine eventuelle Ruptur der Membran des runden Fensters bei plötzlicher einseitiger praktischer Ertaubung.

H. Sauer (München): Wird ein Hornersches Symptom gefordert oder beobachten Sie auch ohne dieses eine Wirksamkeit? – Wie lange lassen Sie den Patienten in der Praxis warten? Haben Sie Erfahrung mit einer in der Praxis gut durchführbaren Methode nach Lériche, modifiziert nach Dosch? Hierbei wird durch nur subcutane Injektion an dem Sternocleidomastoideus-Hinterrand bei Drehung des Kopfes zur Gegenseite das Ganglion bzw. dessen Ausläufer erreicht.

H. Weerda (Lübeck): Sie haben die Stellatumblockade für den Hörsturz als Mittel der Wahl angegeben, aber als Beispiele zwei Explosionstraumen gezeigt. Das ist ja aber nicht das Gleiche.

H. Luckhaupt (Dortmund): Hinweis auf die Möglichkeit der Elektrostellatum-Blockade beispielsweise in der Technik nach Jenkner als Alternative zur herkömmlichen Stellatumblockade.

W. Meuser (Schlußwort):
Zu Herrn Hibler: Es ist nicht erforderlich, das Ganglion selbst zu treffen. Die Infiltration des das Ganglion und den Grenzstrang umgebenden Bindegewebes führt zu voller Wirksamkeit. Damit entfällt auch die von Ihnen erwähnte Möglichkeit der Fortleitung des Anaestheticums innerhalb der Nervenscheide. – Sie haben recht: gleichzeitig doppelseitige Stellatum-Blockade sind wegen der möglichen doppelseitigen Recurrens-Parese verboten.

Zu Herrn Pellnitz: Die hohe Zahl der in der Literatur beschriebenen Zwischenfälle mag auf der Anwendung seitlicher oder rückwärtiger Injektionstechniken sowie auf der Nichtbeachtung der von mir eben aufgeführten Sicherheitsregeln beruhen. – Polypragmasie darf natürlich nur nach erschöpfender vorheriger Diagnostik betrieben werden; so muß bei einseitiger Schallempfindungsschwerhörigkeit ein Acusticusneurinom vorher ausgeschlossen werden.

Zu Herrn Sauer: Der Horner tritt meistens auf, kann aber auch ausbleiben. Das subjektive Wärmegefühl und die stärkere Füllung der Conjuctivalgefäße zeigen dann aber doch die Wirkung der Blockade an. – Mit subcutanen Anästhesien mit gleicher Zielsetzung habe ich keine Erfahrung. Deren Wirkung könnte auf der Resorption des Anästhetikums beruhen (was übrigens auch bei der Stellatum-Blockade zusätzlich eine Rolle spielen könnte). – Bei ambulanter Durchführung sollten die Patienten eine halbe Stunde unter Beobachtung bleiben; in dieser Zeit würde man einen evtl. sich entwickelnden Spannungspneumothorax erkennen können.

Zu Herrn Weerda: Sie haben recht, daß es sich bei den gezeigten Fällen um ein Explosionstrauma und nicht um einen Hörsturz handelte. Wir wenden jedoch die Stellatum-Blockaden in allen Krankheitsfällen an, bei denen wir uns eine Besserung durch Durchblutungsförderung des Innenohres versprechen, also auch beim Knalltrauma, beim M. Menière, der idiopathischen Innenohrschwerhörigkeit und der Neuronopathia vestibularis.

Zu Herrn Luckhaupt: Die von Ihnen erwähnte risikoarme Methode kenne ich nicht. Auf die Risikoarmut der Stellatum-Blockade hinzuweisen, war jedoch Zweck meines Vortrages.

165. E. Heise (Göttingen):
Änderung im Erregerspektrum und der Resistenzentwicklung bei HNO-Erkrankungen

Die Bedeutung der Antibiotikatherapie in der heutigen Zeit ist unbestritten. Der Einsatz dieser Medikamente muß ständig hinterfragt werden. Es wird eine ständige Aktualisierung nach Resistenzentwicklung gefordert.

Ziel unserer Untersuchung war, nachzuweisen, ob es eine Änderung im Erregerspektrum der HNO-Erkrankungen gibt. Es wurden retrospektiv die Abstriche der letzten 3 Jahre aus der Universitäts-HNO-Klinik in Göttingen ausgewertet. Es wurde geprüft, ob das Erregerspektrum jahreszeitlichen Schwankungen unterworfen ist.

Insgesamt wurden in den Jahren 1986–1988 2437 Abstrichuntersuchungen durchgeführt. 57% machten dabei Abstriche aus, die von Patienten mit Ohrproblemen gewonnen wurden. An 2. Stelle stehen die Entnahmeorte der Mundhöhle, der Nase und Nasennebenhöhle und des Oropharynx mit jeweils etwa 10%. Es muß erwähnt werden, daß die Patienten zum Teil schon in einer Praxis anbehandelt wurden, und erst zu einem späteren Zeitpunkt nach Auftreten der Erkrankung in unsere Klinik kamen.

Die Abstriche wurden von poliklinischen – aber auch von stationären Patienten gewonnen. Das Patientengut ist selektioniert und die Ergebnisse spiegeln nicht unbedingt das normale Keimspektrum in einer HNO-Praxis wieder. Sicher sind die Problemkeime überproportional vertreten.

Insgesamt wurden 2437 Keimbestimmungen durchgeführt. Pseudomonas aeruginosa wurde 566mal nachgewiesen, gefolgt von Staph. aureus mit 514 positiven Bestimmungen. Der Keim Staph. epidermidis wurde 343mal nachgewiesen. Mit 286 Bestimmungen liegen die Hefen an 4. Stelle. Der häufigste Keim mit 209 Nachweisen war Proteus.

Dem einzigen Keim, dem jahreszeitliche Schwankungen zugesprochen werden können, ist Pseudomonas aeruginosa. In den Sommermonaten kam es in den 3 beobachteten Jahren jeweils zu einer Keimhäufung.

Für die Gesamtmenge der Keime wurden exemplarisch 2 Blöcke ausgewertet. Der 1. ausgewertete Block wurde zu Beginn 1986 gewählt und umfaßt 81 Abstrichergebnisse. Der 2. Block umfaßt 164 Abstrichergebnisse und wurde Ende 1988 ausgewertet. Die häufigsten Keime sind Pseudomonas aeruginosa, Proteus, Streptococcus viridans, Streptococcus faecalis und Staph. aureus. Sämtliche Keimisolate von Proteus reagierten empfindlich auf die Chinolone.

Bei Pseudomonas aeruginosa wurden für Ofloxacin 1986 Resistenzen von 9% nachgewiesen. Bei Gentamicin zeigten sich 1986 14% resistente Keime mit einem Anstieg auf über 25% resistente Keime im Jahre 1988. Bei Ciprofloxacin zeigten sich 1988 4% resistente Keime. Bei Streptococcus viridans und Streptococcus faecalis waren die Chinolone unwirksam. Hier zeigen die Aminopenicilline eine gute Wirksamkeit.

Es gibt somit keine Substanz, die bei allen Problemkeimen im Hals-Nasen-Ohrenbereich eine gute Wirksamkeit besitzt. Ciprofloxain zeigt eine sehr gute Wirksamkeit gegenüber dem Problemkeim Nr. 1 Pseudomonas aeruginosa. Dieses Medikament sollte zurückhaltend eingesetzt werden, um eine Resistenzentwicklung nicht zu fördern.

166. H. Luckhaupt, G. Bertram (Dortmund):
Medikamentöse Therapie der Neuralgien im Kopf- und Halsbereich.
Aktuelles Therapiekonzept für den HNO-Arzt

Die Schmerztherapie hat in den letzten zwei Jahrzehnten fraglos an Bedeutung gewonnen. Kopfschmerzen stellen in der Praxis das häufigste Schmerzsyndrom dar. Dem HNO-Arzt kommt bei der Abklärung und Behandlung von Schmerzzuständen im Kopf- und Halsbereich eine wichtige Rolle zu.

Als Neuralgie wird ein Schmerz im Ausbreitungsgebiet eines peripheren Nerven bezeichnet; ist die Ursache unbekannt, so spricht man von idiopathischer Neuralgie. Dieser steht die symptomatische Neuralgie gegenüber. Beim Tic douloureux (idiopathische Trigeminusneuralgie) ist das membranstabilisierende Carbamazepin (einschleichende Dosierung!) Mittel der Wahl (Tagesdosis bis maximal 1 200 mg). Bei unzureichender Wirkung kann ein Behandlungsversuch mit Clonazepam (1,5–4 mg) oder Phenytoin (300–500 mg/die) erfolgen. Eine synergistische Wirkung in der Therapie des Tic douloureux haben Carbamazepin und das Myotonolytikum Baclofen (30–60 mg täglich). Bei nicht ausreichendem therapeutischen Effekt des Carbamazepin kann dieses auch mit einem Neuroleptikum (z. B. Levomepromazin) kombiniert werden. Eine Alternative in der medikamentösen Therapie des Tic douloureux stellt die Doxepinkur (nach Thomalske) dar (trizyklisches Antidepressivum). Erst bei Versagen der medikamentösen Behandlung wird die Indikation zu chirurgischen Interventionen im Bereich des Nervus trigeminus gestellt.

Die medikamentöse Therapie der seltenen Glossopharyngeusneuralgie entspricht derjenigen der idiopathischen Trigeminusneuralgie. Es ist stets zu beachten, daß vor der Diagnosestellung „idiopathischer Trigeminus- oder Glossopharyngeusneuralgie" aus HNO-ärztlicher Sicht Tumoren im Kopf-Halsbereich ausgeschlossen werden müssen!

Der HNO-Arzt wird im Bereich des N. trigeminus auch einmal mit der Postzosterneuralgie konfrontiert. Ältere Patienten klagen mitunter über quälende (oft brennende) postherpetische Dauerschmerzen. In der Behandlung dieser Schmerzen hat sich die transkutane elektrische Nervenstimulation (TENS: Erregung sensibler, nicht schmerzleitender Nervenfasern, die im Bereich des Rückenmarks die Schmerzweiterleitung unterdrücken) bewährt, ggf. kombiniert mit einer low-dose-Therapie eines Antidepressivums (z. B. Amitriptylin) und/oder eines Neuroleptikums (z. B. Levomepromazin). Mit der transkutanen Nervenstimulation haben wir auch gute Erfahrungen in der Behandlung der symptomatischen Trigeminusneuralgie (N. infraorbitalis) bei Zustand nach früherer Kieferhöhlenradikaloperation oder bei Zustand nach Mittelgesichtsfrakturen gemacht. Bremerich et al. (J. Cranio-Max.-Fac. Surg. 163:379, 1988) bestätigen dies.

Gerade nach Kieferhöhlenradikaloperationen auftretende symptomatische Trigeminusneuralgien (V2) sollten zukünftig durch den vermehrten Einsatz der endonasalen Nasennebenhöhlenchirurgie (gegenüber der klassischen Caldwell-Luc-Operation) praktisch nicht mehr zur Beobachtung gelangen.

R. Siegert (Lübeck): Können Sie unsere Erfahrungen bestätigen, daß die transkutane elektrische Nervenstimulation zwar erfolgreich bei symptomatischen Neuropathien wie posttraumatischen Schmerzen eingesetzt werden kann, bei idiopathischen Neuralgien aber eher zur Schmerzauslösung führt?

W. Meuser (Wuppertal): Sie bewerten die Anwendung von Lokalanästhesie als enttäuschend. Ich habe jedoch schon oft durch eine einmalige Impletol-Injektion teils langdauernde, teils endgültige Beschwerdefreiheit erzielen können. Vielleicht liegt der Unterschied in der Wahl des Mittels. Welches Lokalanästhetikum benutzen Sie?

H. Sauer (München): Die Infiltration des Ganglion pterygopalatinum im Sinne einer therapeutischen Lokalanästhesie hat sich mir in der Praxis als vorzügliche Therapiemöglichkeit bewährt, vor allem auch als Langzeittherapie bei hartnäckigen Fällen. – Bei der von Ihnen vorgestellten medikamentösen Therapie sehe ich die Schwierigkeit, unseren Patienten die Notwendigkeit eines Psychopharmakons klarzumachen. – Eine invasive medikamentöse Therapie sollte für uns nur die Ultima ratio sein, wichtig ist, daß die myoarthrogenen Regelkreise im Kopf-Kiefergelenksbereich beachtet und therapeutisch entblockiert werden. Hierdurch werden eine Vielzahl neuralgieformer Beschwerden erträglicher.

H. Luckhaupt (Schlußwort):
Zu Herrn Siegert: Bei der idiopathischen Trigeminusneuralgie haben wir im Gegensatz zur symptomatischen Neuralgie keine Besserungen unter TENS-Behandlungen beobachtet.

Zu Herrn Meuser: Bei den symptomatischen Trigeminusneuralgien haben wir häufig Therapieversager gesehen; als Lokalanästhetikum verwenden wir Bupivacain.

Zu Herrn Sauer: Selbstverständlich werden Psychopharmaka zurückhaltend eingesetzt, sie haben aber ihren Stellenwert.

167. Th. Rossbach, R. Herzeg, G. Würtemberger (Freiburg):
Neue Erkenntnisse in der Inhalationstherapie

Manuskript nicht eingegangen

168. W. W. Schlenter, K.-H. Ahrens, R. Blessing (Lübeck):
Chronische Sinusitis – Erfolge einer konservativen Therapie
mit bakteriellen Extrakten

Klinische Studien belegen, daß die Aufnahme abgetöteter Viren und Bakterien zum Auftreten von IgA Antikörpern in verschiedenen Sekreten führen, wenn sie in genügender Menge und in einem günstigen Zeitintervall appliziert werden. Das von uns verwendete orale Bakterienlysat besteht zu gleichen Teilen aus den abgetöteten Erregern Hämophilus influenzae, Diplococcus pneumoniae, Streptococcus pyogenes und viridans und Neisseria catarrhalis.

Die chronische Bronchitis läßt sich durch dieses Bakterienlysat deutlich bessern. Da die oberen und die unteren Atemwege als funktionelle respiratorische Einheit betrachtet werden, interessierte uns, ob dieses Bakterienlysat auch im Bereich der oberen Atemwege eine Wirkung zeigt.

284 Patienten mit chronischer, auch eitriger Sinusitis und sinubronchialem Syndrom wurden einer randomisierten placebokontrollierten doppelblinden Multicenter-Studie zugeführt. Alle Patienten wurden mit der üblichen Therapie wie Antibiotika, Mucolytika, Nasentropfen, Antiphlogistica und Schmerzmittel behandelt. 143 Patienten wurde zusätzlich das Bakterienlysat Broncho-Vaxon, 141 zusätzlich eine Placebomedikation verabreicht. Vor, während und nach der Therapie wurde eine klinische und röntgenologische Untersuchung der NNH durchgeführt und mit entsprechenden Score-Punkten belegt. Der Schweregrad ihrer Symptome Husten, Auswurf, Kopfschmerzen, Nasenlaufen wurde mit 0–4 charakterisiert.

Eingangs der Studie und während der ersten 2 Monate unterscheiden sich die Bakterienlysat- und die Placebo-Gruppe nicht wesentlich in den Symptomen Kopfschmerzen und schleimige Nasensekretion. Das Symptom schleimige Nasensekretion zeigt nach 3 Monaten eine hochsignifikante Differenz zugunsten der Bakterienlysat-Gruppe. Nach 6 Monaten hat sich die Bakterienlysat-Gruppe deutlich gebessert. Bei den Symptomen Husten und Auswurf ist es ähnlich. Hier zeigt sich nach 2–3 Monaten ein signifikanter Unterschied, der nach 6 Monaten zugunsten der Bakterienlysat-Gruppe hochsignifikant wird. Als weiterer therapeutischer Effekt läßt sich die Zahl der Reinfektion während des sechsmonatigen Beobachtungszeitraumes heranziehen.

Nach 3 Monaten erkennt man signifikante und nach 6 Monaten hochsignifikante Unterschiede zwischen der Bakterienlysat- und der Placebo-Gruppe. Nach 6 Monaten ging die Zahl der Reinfektionen in der Bakterienlysat-Gruppe rapide zurück. Die Röntgenbefunde unter der Bakterienlysat-Therapie besserten sich wesentlich gegenüber der Placebo-Gruppe. Deutlich zeigt sich die therapeutische Wirkung des Bakterienlysates bei einer Totalverschattung im Bereich der Nebenhöhlen. In der Bakterienlysat-Gruppe ging der Anteil von 38% auf 7% gegenüber 34% in der Placebo-Gruppe zurück. Gravierende Nebenwirkungen nach Medikamenteneinnahme traten in den beiden Gruppen nicht auf. Wie bei anderen Autoren, so ließ sich auch in unserer Studie der therapeutische Effekt des Bakterienlysates Broncho-Vaxom auf die oberen Atemwege nachweisen. Patienten mit chronischer Sinusitis entwickeln häufig ein Bronchialasthma.

Durch den protektiven Effekt des Bakterienlysates läßt sich das Persistieren einer Sinusitis verhindern und daher in vielen Fällen der Etablierung eines Asthmas vorbeugen. Die orale Bakterienlysat-Therapie kann jedoch nicht als Alternative zu einer chirurgischen Intervention gesehen werden. Wenn eine schwere chronische Sinusitis seit langem besteht und medikamentösen Versuchen widersteht, dann ist die operative Behandlung absolut notwendig. Postoperativ sollte dann das Bakterienlysat mehrmals den chronischen Sinusitispatienten verabreicht werden.

E. Haas (Karlsruhe): Im Handel ist auch ein lokal applizierbares Bakterienlysat erhältlich. Ist Ihnen bekannt, ob dieses Präparat (IRS 19) gleich günstige Wirkungen zeitigt wie das von Ihnen propagierte Broncho-Vaxom?

Chr. Desloovere (Frankfurt/M.): Wirkt das Präparat auch bei allergischen Patienten?

W. W. Schlenter (Schlußwort):
Persönliche Erfahrungen mir IRS 19 und Antiflamin-Salbe besitze ich nicht. Bei allergischen Patienten sind aufgrund des häufig perennialen Reizes die Behandlungsergebnisse mit dem oralen Bakterienlysat schlechter.

Podiumsgespräch:
Nebenhöhlenchirurgie heute – Wandlung durch die mikrochirurgischen und endoskopischen Operationsmethoden

Teilnehmer: W. Draf, Fulda
             C. Herberhold, Bonn
             W. Messerklinger, Graz
             H. Stammberger, Graz
             M. E. Wigand, Erlangen
             J. Zinreich, Baltimore

Sitzungsleiter: H. Rudert, Kiel

Experimentelle Onkologie I

169. R. Bettinger, R. Knecht, M. Lörz, Ch. von Ilberg (Frankfurt/Main): Zur Bedeutung des lymphophagozytären Zellinfiltrates bei Plattenepithelkarzinomen der Mundhöhle und des Pharynx

Wir untersuchten mittels konventionellen, lichtmikroskopischen und ergänzenden immunhistochemischen Methoden in 23 Plattenepithelkarzinomen der Mundhöhle, des Oro- und Hypopharynx die immunonkologischen Stromareaktion. Die prozentuale Häufigkeit von Tumor-assoziierten Makrophagen (TAM) wurde immunhistochemisch in Abhängigkeit vom histopathologischen Grading auf der Basis von 1 000 ausgezählten Zellen bestimmt. Hierzu wurden die monoklonalen Antikörper EBM 11 und OKM 5 verwendet. Es zeigte sich eine deutliche Zunahme der Dichte des Makrophageninfiltrates bei geringgradig differenzierten Karzinomen mit einem gemittelten Markierungsindex von 30,32% (SD = 8,1%). Zur immunhistochemischen Bestimmung von Lymphozyten und Lymphozytensubpopulationen, nämlich T-Helfer und T-Suppressorzellen wurden ebenfalls monoklonale Antikörper benutzt. Hier ließ sich kein signifikanter Unterschied, wie etwa eine überwiegend T-Helfer oder T-Suppressorzellen dominierte entzündliche Stromareaktion feststellen.

170. D. Mischke, G. A. Wild (Berlin/München): Herstellung und Charakterisierung einer cDNA-Genbank aus dem Plattenepithel des Kopf-Hals-Bereiches

Epitheliale Proliferation und Differenzierung sind dynamisch-gerichtete Prozesse von außerordentlicher wissenschaftlicher Aktualität und klinischer Tragweite, da ihre krankhafte Störung autonomes, vielfach malignes Wachstum hervorrufen kann. Der Einblick in die Differenzierung des normalen Plattenepithels und der Verlust dieser Eigenschaft bei seinem maligne transformierten Phänotyp sowie die Ableitung spezifisch wirksamer Therapieprinzipien, ist an die Aufklärung vieler Details geknüpft, deren Komplexität den Einsatz moderner molekularbiologischer Werkzeuge erfordert.

Als einen ersten Schritt auf dem Wege zur Identifizierung der Faktoren, die die epitheliale Reifung beeinflussen, haben wir eine cDNA-Genbank von der im geschichteten, primär nicht verhornenden Plattenepithel exprimierten genetischen Information erstellt und demonstrieren am Beispiel der Keratine, die als Marker epithelialer Differenzierungsleistungen von besonderer Bedeutung sind, ihre Charakteristik.

Dazu wurde zytoplasmatische RNA von Gaumenmandelepithelien mit dem Keratinphänotyp K4a + K5b + K6 + K13 + K14 isoliert und daraus die für Proteine kodierenden Sequenzen (mRNA) angereichert sowie ihre Intaktheit durch in vitro Translation bestätigt. Die mRNA wurde mittels „Reverser Transkription" in DNA (cDNA) übersetzt und diese im Phagenvektor λgt11 kloniert. Der verwendete Vektor exprimiert unter geeigneten Bedingungen die eukaryotischen Sequenzen im bakteriellen Wirt (E. coli), so daß die synthetisierten Polypeptide mit Hilfe von Antikörpern nachgewiesen werden können.

Bei der cDNA-Synthese erhielten wir Moleküle mit einer Länge von bis zu 3000 bp, die Klonierungseffizienz betrug $1,5 \times 10^6$ Phagen/µg cDNA. Insgesamt wurden $0,4 \times 10^4$ Phagen mit eukaryotischer Insertion erhalten, von denen jedoch nur ein Sechstel, also $1,6 \times 10^4$, im korrekten Lese-Raster für den Proteinnachweis sind. Allerdings übertrafen wir damit die $1,2 \times 10^4$ Klone, die theoretisch notwendig sind, um mit einer Wahrscheinlichkeit von 99% einen Klon von einer RNA mittlerer Häufigkeit zu erhalten: eine Bedingung, die für Keratin-RNA im Tonsillengewebe erfüllt ist.

Das Immunoscreening mit unseren eigenen Anti-Keratin-Antikörpern war so angelegt, daß wir von vornherein zwischen Klonen mit Sequenzen von sau-

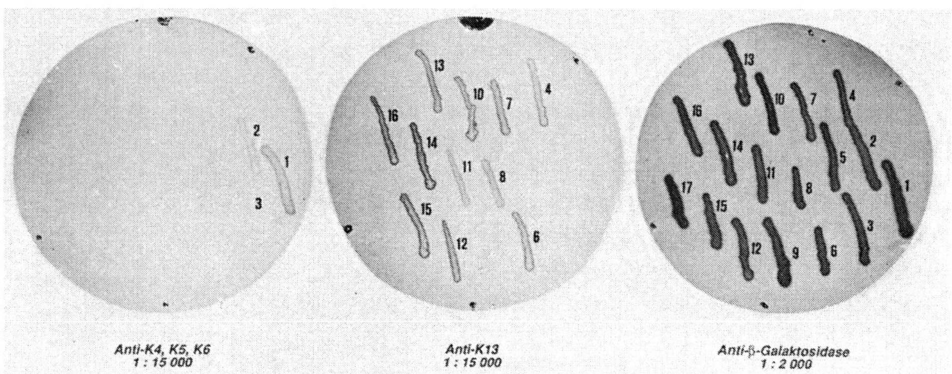

Abb. 1. Differentielles Immunoscreening isolierter keratin-spezifischer Klone der cDNA-Genbank. Identische Phagen wurden entsprechend einem vorgegebenen Verteilungsplan auf drei Agarplatten ausgestrichen, die einen Rasen von E. coli trugen, zur Expression induziert und die synthetisierten Proteine an Nitrozellulose-Filter gebunden. Als primäre Antikörper wurden unsere Anti-Keratin-Antiseren 6-2/2 (Anti K13) und 10-2/2 (Anti K4, K5, K6) sowie ein Anti-β-Galaktosidase Antiserum in der angegebenen Verdünnung verwendet, deren Bindung durch Peroxidase-konjugierte sekundäre Antikörper nachgewiesen wurde. Die Zahlen *1–16* bezeichnen Klone mit Keratin-Gen-Insertionen, *17* diente als Kontrolle. Die Reaktion mit den Anti-Keratin-Antikörpern weist *1, 2, 3* als zur basischen Keratin-Genfamilie gehörig und *4, 6–8, 10–16* als Keratin K13 kodierend aus. Der β-Galaktosidaseanteil in den Fusionsproteinen läßt sich bei allen Phasen nachweisen

ren oder basischen Keratinen unterscheiden konnten. Wir konnten insgesamt 16 keratin-spezifische Klone identifizieren, von denen 3 Sequenzen für basische und 13 Sequenzen für saure Keratine enthielten. Unter den 13 Klonen der sauren Gruppe waren 11, mit denen unser für Keratin 13 spezifisches Antiserum (As 6-2/2) reagierte und die somit das korrespondierende Gen enthalten sollten (Abb. 1).

Die Größe der in den Klonen inserierten DNA war unterschiedlich und betrug zwischen 200 und 1 900 bp, ein Befund, der sich auch in der Größe der in E. coli synthetisierten Fusionsproteine aus menschlichem Keratin und Phagen-β-Galaktosidase widerspiegelt (Abb. 2). Hier weisen wir den Keratin- bzw. Galaktosidase-Anteil im Immunblot nach gelelektrophoretischer Auftrennung nach und zeigen, daß in Abhängigkeit von der Insertionsgröße auch die Größe des nachweisbaren Fusionsproteins zunimmt.

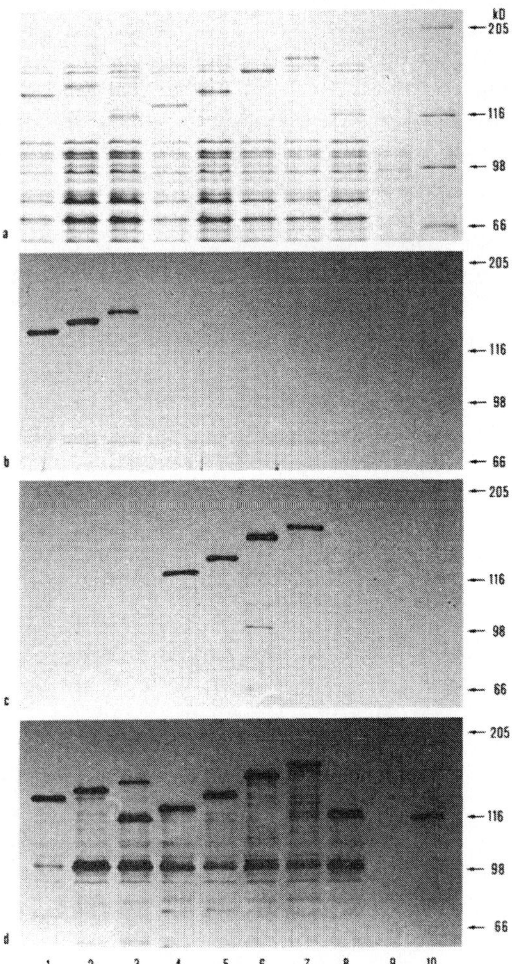

Abb. 2 a–d. Nachweis der von ausgewählten Klonen synthetisierten Fusionsproteine mittels eindimensionaler SDS-Polyacrylamid Gelelektrophorese von entsprechenden E. coli-Lysaten. Coomassie-Blau gefärbtes Gel (**a**) und Immunoblots zum Nachweis der basischen Keratine mit dem Antiserum 10-2/2 (**b**), von Keratin K13 mit dem Antiserum 6-2/2 (**c**) und von β-Galaktosidase mit Anti-β-Galaktosidase Antiserum (**d**). Die Bahnen *1–8* enthalten Lysate mit klonierten Sequenzen [Insertionsgröße: ca. 200 bp (*1*), 1 000 bp (*2*), 1 300 bp (*3*), 630 bp (*4*), 840 bp (*5*), 1 300 bp (*6*), 1 900 bp (*7*), 560 bp (*8*)], Bahn *9* ein Kontroll-Lysat und Bahn *10* Molekulargewichtsstandards (Myosin, 205 kD; β-Galaktosidase, 116 kD; Phosphorylase B, 98 kD; Albumin, 66 kD). Die spezifisch nachgewiesenen Fusionsproteine sind deutlich größer als β-Galaktosidase

Mittlerweile konnten wir 2 der isolierten keratin-spezifischen Klone weiter charakterisieren bzw. sequenzieren und wissen, daß einer ca. 1,3 kbp des Gens für das basische Keratin K4a und der andere 1 177 bp des Gens für das saure Keratin K13 enthält. Die Sequenz des K13-Gens wurde von Dr. Peter Schulz (HNO-Forschung München) ermittelt und ist bereits bei der internationalen Datenbank für DNA-Sequenzen, die am Heidelberger European Molecular Biology Laboratory geführt wird, akzeptiert und registriert worden, da die Sequenz für das Keratin K13 des Menschen bislang nicht bekannt war.

Mit den isolierten Klonen für die Keratine K4 und K13 stehen uns somit die Gene zur Verfügung, deren Genprodukte im geschichteten, nicht verhornenden Plattenepithel des Kopf-Hals-Bereiches den Zustand terminaler Differenzierung anzeigen.

In unseren derzeitigen Experimenten analysieren wir die Transkriptionsprodukte dieser Gene und ihre Modifikationen im Verlauf der Differenzierungsvorgänge im Normalepithel und im Zuge der malignen Transformation. Weiterhin untersuchen wir, welchen Faktoren Wachstum und Differenzierung im normalen Plattenepithel und in Plattenepithel-Karzinomen unterliegen und wie diese die Transkriptionsaktivität der Gene regulieren und modulieren.

Die gewonnenen Erkenntnisse könnten zum besseren Verständnis der molekularen Grundlagen der Differenzierung in Epithelgeweben beitragen und Aufschluß über die Kontrollen erbringen, denen sich eine Karzinomzelle entzieht. Dies wiederum könnte dazu beitragen, die Präzision und Aussagekraft der Tumordiagnostik und damit die Klassifikation von Tumoren zu verbessern sowie eine sichere Früherkennung von malignen Veränderungen zu erreichen.

171. Ch. Kürten, R. J. Kau, H. Kumazawa, P. Koldovsky (Düsseldorf): Morphologische Studien zur Effektor-Zielzell-Interaktion

Die Behandlung von Tumorerkrankungen mit Hilfe von Immunozyten hat in den letzten Jahren an Beachtung gewonnen, da sich hierdurch neben den etablierten chirurgischen, strahlentherapeutischen und chemotherapeutischen Behandlungskonzepten neue Möglichkeiten der Therapie ergeben. Im wesentlichen haben sich drei Zellpopulationen als relevant in der Behandlung von Tumoren erwiesen:

1. Die natürlichen Killerzellen, die als Effektorzellen der angeborenen Immunität anzusehen sind. Sie stellen die erste Reihe der körpereigenen Abwehr dar und wirken unspezifisch gegen einige Tumorzellinien sowie gegen virusinfizierte Zellen.

2. Die zytotoxischen T-Zellen gelten als diejenigen Zellen, die am ehesten in der Lage sind, Tumoren spezifisch zu attackieren und das umgebende gesunde Gewebe zu schonen. Sie reagieren mit tumorassoziierten Antigenen auf der Tumorzelloberfläche. Zytotoxische T-Zellen reagieren jedoch nur im autologen System mit einer Tumorzelle, d. h. Immunozyt und Tumorzelle müssen von demselben Patienten stammen. Wenn durch die maligne Transformation auch die Zelloberfläche der Tumorzelle derartig verändert ist, daß der T-Lymphozyt eine Tumorzelle als nicht körpereigen identifizieren kann, kommt es nicht zum Zell-zu-Zell-Kontakt. Aus diesem Grunde sind zytotoxische T-Zellen nur beschränkt einsatzfähig in der Immuntherapie von Tumoren.

3. Die lymphokinin-aktivierten Killerzellen (LAK) haben demgegenüber einige Vorteile. Sie sind auch im allogenen System wirksam und sind nach vorheriger Inkubation mit Interleukin-2 relativ leicht in größeren Mengen herzustellen. Außerdem läßt sich durch zusätzliche Inkubation mit einem Antikörper gegen tumorassoziierte Antigene die Bindungsfähigkeit an Tumorzellen beträchtlich erhöhen.

Unsere Fragestellung galt einer morphologischen Darstellung der LAK-Zell-Tumorzell-Interaktion. Als Zielzellen verwendeten wir permanente Tumorzellinien wie die Melanomlinie M21, die Adenokarzinomlinie HT29, die Nasopharynxkarzinomlinie KB und die Larynxkarzinomlinie Hep-2. Als Effektorzellen dienten Peripheralblutlymphozyten gesunder Personen, die 4–5 Tage mit Interleukin-2 inkubiert wurden. Gegen die Tumorzellinien wurden kommerziell hergestellte Antikörper verwandt. Von den Tumorzellinien wurde eine Einzelzellsuspension hergestellt und anschließend die LAK-Zellen entweder direkt oder nach vorheriger Inkubation mit dem jeweiligen Antikörper hinzugegeben. Nach durchschnittlich achtstündiger Inkubation wurde der Überstand entfernt und das Sediment mit Hilfe von Thrombin und Fibrinogen zu einem Koagel gestaltet. Nach Fixation mit Formalin bzw. Glutaraldehyd wurden Schnitte für die Licht- bzw. Elektronenmikroskopie hergestellt.

Prinzipiell ließen sich phagozytotische und zytotoxische Reaktionen darstellen. Elektronenmikroskopisch erkennt man bei der Phagozytose zunächst den Kontakt zwischen Tumorzelle und LAK-Zelle. Der Lymphozyt umschließt die Tumorzelle ganz, wobei er sich dem Relief der Tumorzelle genau anpaßt. Schließlich wird die Tumorzelle abgetötet.

Bei der zytotoxischen Reaktion kommt es zunächst auch zum Kontakt zwischen Tumorzelle und Lymphozyt. Dann verschmelzen die beiden Membranen jedoch miteinander und es kommt zum Übertritt zytotoxischer Enzyme ins Zytoplasma der Tumorzelle. Diese ist geschädigt, erkenntlich an den Vakuolen im Zytoplasma. Es ist möglich, daß mehrere Lymphozyten gleichzeitig eine Tumorzelle angreifen oder daß ein Lymphozyt gleichzeitig mehrere Tumorzellen attackiert.

Interessanterweise sahen wir eine Phagozytose nur bei der alleinigen Verwendung von LAK-Zellen, während die Kombination von LAK-Zellen und Antikörpern immer zu einer zytotoxischen Reaktion führte.

T. P. U. Wustrow (München): Da sich die Effektor-Zielzellzerstörung bei zytotoxischen T-Zellen durch die Antigenspezifität von der Unspezifität von zwei LAK-Zellen unterscheidet, möchte ich fragen, ob morphologisch zwischen beiden zytotoxischen Systemen Unterschiede bestehen? Haben Sie die Oberflächenantigene der Zellen und des Fibrinogens bestimmt?

R. Nowak (Rostock): Sie haben die zytotoxisch auf die Tumorzellen wirkenden Substanzen in der elektronenoptischen Darstellung in sog. „dunklen Körperchen" lokalisiert. Handelt es sich dabei um Mitochondrien, da die Form diesen entsprechen könnte?

Ch. Kürten (Schlußwort):
Wir haben bei unseren Untersuchungen keine Differenzierung zwischen LAK-Zellen und zytotoxischen T-Zellen vorgenommen. Wir sind der Meinung, daß für die klinische Anwendung LAK-Zellen eher in Frage kommen als zytotoxische T-Zellen. – Wir haben keine HLA-Typisivierung vorgenommen. – Es ist durchaus möglich, daß es sich bei den Granula um Mitochondrien handelt. Eine genauere Differenzierung der optoplasmatischen Kompartimente haben wir nicht vorgenommen.

172. R. J. Kau, Ch. Kürten, H. Kumazawa, P. Koldovsky (Düsseldorf): Morphologische Studien zur zytotoxischen Aktivität menschlicher Lymphozyten in dreidimensional gewachsenen Tumorzellinien

Zwei immunologische Tumortherapieansätze werden unterschieden. Neben der unspezifischen Stimulation des Immunsystems, z. B. durch BCG, sucht man nach der Möglichkeit tumorassoziierte Antigene zu nutzen. Lymphokinaktivierte Killerzellen, kurz LAK-Zellen genannt, gehören zwar zu dem unspezifischen Abwehrsystem aber durch Kopplung mit monoklonalen Antikörpern kann ihre Spezifität erhöht werden. LAK-Zellen lassen sich in größeren Mengen herstellen, jedoch die Ergebnisse der ersten Therapieversuche sind widersprüchlich. Der therapeutische Effekt scheint abhängig von der unterschiedlichen Qualität der LAK-Zellen zu sein. Wir haben nach einer Methode zur Beurteilung der antitumoralen Effektivität gesucht, die der klinischen Realität möglichst nahe kommt und den Einfluß von LAK-Zellen auf Tumorwachstum nachweist.

Der Nierenkapsel-Assay hat zwar gute Ergebnisse gezeigt, ist jedoch mit Nachteilen behaftet. Neben den äußerlichen Voraussetzungen – gut ausgestatteter Tierstall und erteilte Tierversuchsgenehmigungen – ist bis heute nicht endgültig geklärt, wie weit die Nacktmaus das Tumor-Xeno-Transplantat bzw. das Tumorwachstum beeinflußt und ob die Funktion der menschlichen Lymphozyten in der Maus behindert wird.

Der Clonogeneic-Assay läßt sich zwar vollständig in vitro durchführen, doch wenige Tumoren haben eine so hohe Anwachsrate, daß in ausreichendem Maße Kolonien ausgebildet werden. Hinzu kommt, daß der Test mit Zielzellen in Form von Zellsuspension oder Zellmonolayern arbeitet.

Wir haben nun Gelitatamponade, die aus reiner Gelatine besteht, mit einem Tumorkonzentrat beimpft. Aus Tumorzelli-nien wurde eine Suspension mit einer Konzentration von 5 Millionen Zellen pro ml gebildet. Nach Zentrifugation wurden ca. 50 000 Zellen auf ein Stück trockene Gelita aufgebracht und nach 15 min soviel Medium hinzugegeben, daß der Tumor an der Grenze von Medium zur Luft wachsen kann. Lichtmikroskopisch zeigte sich ein Tumorwachstum ohne zentrale Nekrosen, das die Gelitastruktur als Leitschiene nutzt. Diesen so etablierten, dreidimensional wachsenden Tumoren konnten LAK-Zellen und LAK-Zellen kombiniert mit Antikörpern zugegeben werden.

In der morphologischen Auswertung ließ sich eine Lymphozyteninfiltration und Tumorzerstörung nachweisen. Neben den morphologischen Beobachtungen wurden erste quantitative Aussagen über die Wirkung der LAK-Zellen bzw. der LAK-Zellen mit monoklonalen Antikörpern auf die Anzahl der Tumorzellen mit proliferativer Potenz gemacht. Im Kolonieninhibitationstest (Abb. 1) wurde dem auf dem Gelitablock in solider Form angewachsenen Tumor nach einer Frist von 7 Tagen LAK-Zellen alleine oder LAK-Zellen inkubiert mit monoklonalen Antikörpern zugegeben. Nach weiteren 7 Tagen wurde das Gelitastück aus dem Medium entfernt, PBS gewaschen, nach Zerkleinerung dann trypsiniert, mit Medium

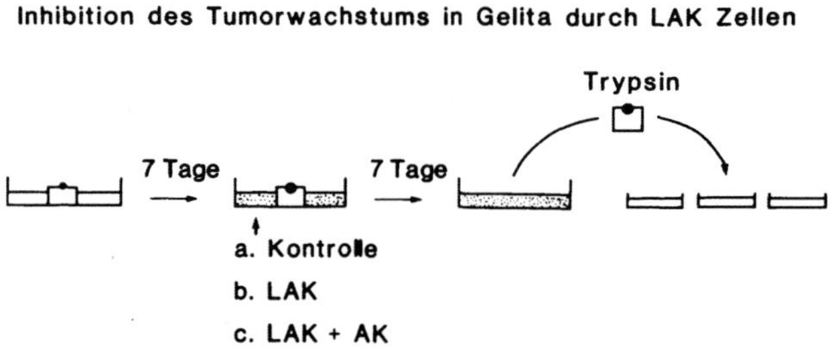

Abb. 1

	Kontrolle	LAK	LAK + AK
HEP #2	87, 95, 126	63, 71, 85	27, 13, 11
KB	75, 77, 111	61, 48, 46	11, 11, 16

Abb. 2. Kolonien von Laryngeal-Carcinom-Linien: Inhibition durch LAK-Zellen und ADCC

verdünnt und auf neue Petrischalen verteilt. Nach erneuter Wartezeit von 7 Tagen konnten die Petrischalen eingefärbt und die Kolonien ausgezählt werden. Eingesetzt wurden von uns zwei Tumorzellinien: Hep 2 und KB (Abb. 2).

Wurden dem Medium LAK-Zellen alleine zugegeben, kam es schon zu einer Reduktion in der Anzahl der angewachsenen Kolonien. LAK-Zellen, die mit monoklonalen Antikörpern inkubiert wurden, bewirkten im Vergleich zur Kontrollgruppe einen drastischen Rückgang des Kolonienwachstums. Der Befund für die KB-Zellinie ist ähnlich.

Die hier vorgestellte Methode ist in ihrer Durchführung einfach und frei von allen Einwänden, die zum Nierenkapselassay gemacht wurden. Sie liefert eine günstige Beobachtungsmöglichkeit für eine mehrtägige Interaktion von LAK-Zellen mit Tumorgewebe. Sie kann durch das erstmals in vitro ermöglichte dreidimensionale Tumorwachstum gute Resultate über die Wirksamkeit einer geplanten immunologischen Therapie im Vorfeld bieten. Die ersten Ergebnisse basieren auf Versuchen mit permanenten Tumorzellinien. Der geplante Einsatz von Patiententumoren wird zeigen, ob vor einer klinischen immunologischen Therapie mit dieser Methode Aussagen über die bestmögliche Kombination von LAK-Zellen mit monoklonalen Antikörpern und ihrer Wirksamkeit gemacht werden kann.

173. E. Zöller, S. Kießling (Essen): Wie verhält sich die Leukozytenelastase bei Tumoren im Kopf-Hals-Bereich?

In der vorliegenden Studie untersuchten wir das Verhalten der Leukozytenelastase bei malignen Tumoren im Kopf-Hals-Bereich.

Die Elastase ist ein proteolytisches Enzym der neutrophilen Granulozyten, das unter physiologischen Bedingungen eine wichtige Aufgabe beim Abbau phagozytierten Materials und der Zerstörung von Toxinen erfüllt. Nur unter pathologischen Bedingungen gelangen relevante Mengen der Leukozytenelastase in den Extrazellulärraum. Folgen können eine Inaktivierung von Plasmaproteinen, die Produktion von Toxinen und Gewebsveränderungen bzw. Gewebszerstörung sein. Die schädliche Wirkung der Elastase wird durch Komplexbildung mit körpereigenen Inhibitoren (Alpha-1-Antitrypsin, Alpha-2-Makroglobulin) gehemmt.

Wir untersuchten die Plasmaelastasewerte bei 158 Patienten: 89 Hypopharynxtumoren, 54 Oropharynxtumoren und 15 Nasopharynxtumoren. Alle Tumoren waren histologisch gesichert. Die Elastasespiegel der Kranken verglichen wir mit denen der Kontrollgruppe, die aus 55 Blutspendern bestand. Um den Plasmaspiegel der Leukozytenelastase im Komplex mit Alpha-1-Antitrypsin zu bestimmen, bedienten wir uns eines Enzym-Immuno-Assays. Unsere Untersuchungen ergaben für alle 3 Patientengruppen deutlich erhöhte Plasmaelastasewerte im Vergleich zur Kontrollgruppe.

Mittelwerte und Standardfehler (in µg/l): Nasopharynx-Tumoren $(N = 15)$ $187,20 \pm 36,45$; Oropharynx-Tumoren $(N = 54)$ $121,50 \pm 8,95$; Hypopharynx-Tumoren $(N = 89)$ $182,94 \pm 11,99$; Kontrollen $(N = 55)$ $99,10 \pm 3,13$.

Der Wilcoxontest zeigte einen signifikanten Unterschied zwischen den Normalpersonen und den jeweiligen Krankengruppen. Die Spezifität des Tests lag bei 81,8%; die Sensitivität schwankte je nach Tumorlokalisation zwischen 38,1% und 64,2%.

Zu den Plasmaproteinen, die von der Leukozytenelastase gespalten werden können, gehören unter anderem auch Fibrin und Fibrinogen. Gropp et al. wiesen im Plasma von Patienten mit Bronchialkarzinomen an Alpha-1-Antitrypsin gebundene Leukozytenelastase nach, während sie bei Gesunden keine solchen Komplexe fanden. Die Elastase könnte nach Ansicht dieser Autoren durch zirkulierende Immunkomplexe aus den Granulozyten freigesetzt werden und zur Spaltung von Fibrin und Fibrinogen führen. Hohe Elastasespiegel und große Mengen solcher Fibrinogenspaltprodukte im Plasma der Patienten korrelieren mit der Anzahl zirkulierender Immunkomplexe. Havemann et al. konnten zeigen, daß Fibrinogenspaltprodukte Immunreaktionen unterdrücken und so die Tumorausbreitung unterstützen können. Die Ergebnisse unserer Studie könnten auf einen ähnlichen Pathomechanismus der Elastase bei Tumoren im Kopf-Hals-Bereich hinweisen. Die Bestimmung der Leukozytenelastase erscheint uns in der Tumornachsorge von klinischem Interesse.

E. Wilmes (München): Ist die Elastase-Erhöhung typisch für Tumorpatienten oder kommt sie auch bei entzündlichen Erkrankungen vor?

E. Zöller (Schlußwort):
Die Plasmaelastasewerte der Kontrollgruppe lagen im Gegensatz zu den untersuchten Tumorpatienten im Normalbereich. Die Elastase ist aber auch bei entzündlichen Erkrankungen erhöht. Bei chronischen Tonsillitiden fanden wir ebenfalls signifikant erhöhte Plasmaelastasewerte.

174. W. Bergler, H. Bier, U. Ganzer (Mannheim): Cisplatin-induzierte EGF-Rezeptorenverminderung

Da ein Großteil der Patienten mit Mundhöhlenkarzinom eine positive Alkohol- und Nikotinanamnese aufweisen, und des weiteren sich in der Mukosa häufig Leukoplakien und Hyperproliferation von epithelialen Zellen finden, untersuchten wir Tumor sowie Mucosa auf die Ausprägung von Rezeptoren für den epidermalen Wachstumsfaktor. Eine Möglichkeit einer pathologischen Wachstumsstimulation besteht in einer erhöhten Anzahl von Rezeptoren in der Zellmembran. Mit Hilfe der APAAP-Methode weisen wir EGF-Rezeptoren in Mukosa, Tumor, bei Rauchern und Trinkern sowie bei Patienten ohne diese Risikofaktoren nach. Es fand sich eine deutlich erhöhte EGF-Rezeptorenausprägung im Tumorgewebe sowie in der Mukosa von Rauchern und Trinkern.

Cisplatin, ein in unserem Fachbereich häufig verwendetes Zytostatikum, hat unter anderem auch Wirkung auf die Zellmembran, weshalb wir Larynxkarzinomzellen in vitro mit Cisplatin behandelten, um eine Analyse der EGF-Rezeptoren auf diesen Zellen durchzuführen. Verwendet wurde ein Radiorezeptor Assay mit radioaktiv markiertem EGF. Die Zellen wurden mit einer niedrigen sowie mit einer hohen Dosis von Cisplatin behandelt. Anhand eines Scatchard-Plots, der eine lineare Darstellungsweise der Bindungskurve für EGF bedeutet, zeigt sich, daß nach Cisplatintherapie bei den Zellen mit hoher Cisplatindosis eine Verminderung der EGF-Rezeptorenmenge von 30% eingetreten ist. Die Ergebnisse wurden mittels einer computergestützten nichtlinearen Regressionsanalyse gewonnen. Um den Effekt einer Rezeptorenreduktion hinsichtlich der Proliferation zu untersuchen, fertigten wir eine Wachstumskurve unter verschiedenen EGF-Konzentrationen an. Es zeigt sich, daß die hochdosierte behandelte Zellinie eine etwa 5fach höhere EGF-Konzentration im Medium braucht, um einen maximalen proliferativen Effekt zu erzielen. Dieser Sachverhalt konnte mit Hilfe der Michaelis-Menden-Gleichung mathematisch bestätigt werden. Offensichtlich zeigen die EGF-reduzierten Zellen einen Proliferationsnachteil, der eventuell therapeutisch genutzt werden könnte.

B. P. E. Clasen (München): Sie zeigten, daß die Wachstumskurve der DDP-hochbehandelten Zellen niedriger liegt als die Kurven für unbehandelte und DDP-niedrig-behandelte Tumorzellen, lediglich bei einer Konzentration von 100 mg/ml liegt sie deutlich höher als die der anderen Linien. Haben Sie dafür eine Erklärung?

U. Koch (Hamburg): Kann der EGF als Indikator für eine Cisplatin-Sensitivität der Tumorzelle verwendet werden, z. B. als in vitro-Test vor einer geplanten Chemotherapie?

W. Bergler (Schlußwort):
Zu Herrn Clasen: Eine Erklärung fand sich nicht, allerdings sollte dies nicht überbewertet werden, da die Standardabweichungen sehr groß sind.

Zu Herrn Koch: Eine diesbezügliche Anwendung ist sehr schwierig, da es notwendig wäre, eine in vitro-Zellinie des Tumors zu etablieren. Bis jetzt bestehen nur in vitro-Untersuchungen, inwieweit der Proliferationsnachteil auch für in vivo-Systeme gilt, ist noch nicht nachgewiesen.

175. T. P. U. Wustrow (München): Antigenspezifische Antikörperproduktion zur Analyse des Immunstatus bei Kopf-Halskarzinomen

Da die B-Zellreifung bei der Antigenaktivierung von Makrophagen bzw. Interleukin-1 (IL-1) abhängt und bei der B-Zellproliferation durch die verschiedenen T-Zellsubpopulationen wie Helfer- und Suppressor-T-Zellen und Interleukin-2 (IL-2) beeinflußt wird, ist dieses System besonders geeignet, die funktionelle Immunantwort von Patienten zu analysieren.

Wir haben nach Dichtegradientenzentrifugation die antigenabhängige Antikörperbildung von B-Zellen aus dem peripheren Blut zur Bestimmung der spezifischen Immunreaktivität

Tabelle 1. Veränderung der Kultivierung von menschlichen mononukleären Zellen aus dem peripheren Blut zur antigenspezifischen Antikörperbildung in vitro

---

Modifikation der Mishell Dutton Methode (1967)

Zugabe von:
1) inaktiviertem Staphylococcus aureus (Kessel et al. 1975)
2) Interleukin-1 haltigem Kulturüberstand nach LPS Stimulation (Salmonella abortus equi) (Finelt et al. 1979)
3) gepooltem menschlichem Serum
4) 2-Mercaptoethanol
5) durch Trennung über eine Sephadex-G-10 Säule (Ly et al. 1974)

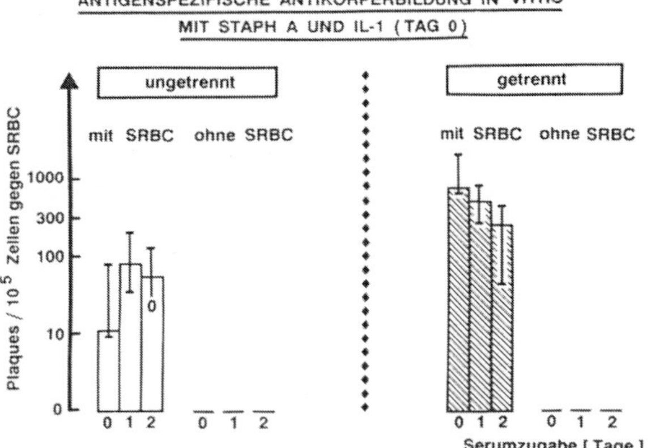

Abb. 1. Fehlende antigenspezifische Antikörperproduktion in vitro ohne Stimulation mit Schafserythrozyten als Fremdantigene

untersucht. Die ursprünglich für das Maussystem beschriebene Methode wurde durch Zugabe von inaktiviertem Staphylococcus aureus (Staph A), IL-1, gepooltem allogenem Serum, Mercaptoäthanol und eine Trennung über Sephadex-Säulen modifiziert (Tabelle 1). Zur maximalen Antigenaktivierung mit Schafserythrozyten als Fremdantigene wurde den Zellkulturen IL-1 zugesetzt.

Gesunde Spender zeigten eine maximale antigenspezifische Antikörperproduktion in vitro nach Gabe von 0,003% inaktiviertem Staph A zur Überwindung der natürlichen Immunsuppression. Herauszuheben ist der signifikante Anstieg der Antikörperbildung nach Passage der Zellen über Sephadex-G-10-Säulen zur Entfernung von funktionell wirksamen Suppressorzellen. Die zeitlich unterschiedliche Zugabe von inaktiviertem Staph A zeigte eine maximale Antikörperbildung in vitro, wenn inaktivierter Staph A zum Zeitpunkt der Antigenaktivierung zugegeben wurde. Dies traf sowohl für ungetrennte als auch für über Sephadex-Säulen getrennte Kulturen zu. Ohne Stimulation mit Schafserythrozyten war keine antigenspezifische Antikörperbildung auch in Gegenwart von in-

aktiviertem Staph A und IL-1 sowohl in ungetrennten als auch in über Sephadex-Säulen getrennten Kulturen nachweisbar (Abb. 1). Nachdem Makrophagen durch die Sephadex-Trennung entfernt werden, könnte die signifikante Steigerung der antigenspezifischen Antikörperbildung in vitro durch einen Makrophageneffekt hervorgerufen sein, weil die Antigenaktivierung von Makrophagen bzw. von IL-1 abhängig ist. Da in Gegenwart der antigenpräsentierenden Makrophagen und nach Entfernung der Makrophagen bei gleichzeitiger Absättigung mit IL-1 gleich hohe Werte der Antikörperproduktion sowohl in ungetrennten als auch in über Sephadex-Säulen getrennten Kulturen erreicht wurden, kann die signifikante Steigerung der Antikörperbildung in vitro nicht durch die Entfernung von Makrophagen hervorgerufen sein.

Patienten mit Plattenepithelkarzinomen im Kopf-Halsbereich wiesen eine signifikante Abnahme der antigenspezifischen Antikörperbildung in vitro auf. Als Kontrollgruppen dienten alters- und geschlechtsentsprechende, gesunde Spender mit und/oder ohne hohen Alkohol- und Zigarettenverbrauch, die je nach Alkohol- und/oder Zigarettenabusus sowohl in ungetrennten als auch in über Sephadex-G10-Säulen getrennten Kulturen eine zunehmende, signifikante Hemmung der Immunabwehr zeigten. Interessanterweise konnte die antigenspezifische Antikörperbildung in vitro bei Kopf-Halskarzinompatienten nach Sephadex-Trennung signifikant gesteigert werden, und zwar auf Werte, die denen der gesunden Spender mit hohem Alkohol- und Zigarettenkonsum entsprachen. Wurden die Karzinome nach ihrer Tumorlokalisation aufgeschlüsselt, so unterschieden sich Oropharynx- von Kehlkopfkarzinompatienten durch einen signifikant höheren Anstieg der antigenspezifischen Antikörperbildung nach Trennung über Sephadex-Säulen. In beiden Gruppen fand sich jedoch eine Patientenuntergruppe, die überhaupt nicht restimulierbar war. Diese Patienten zeigten sowohl für Karzinome im Oropharynx als auch im Kehlkopf eine signifikant höhere Rezidivrate als die Patienten, deren Zellen nach Sephadex-Trennung wieder stimulierbar waren.

Insgesamt steht somit eine empfindliche, funktionelle Methode zur Verfügung, mit der als Voraussetzung für eine adjuvante Immuntherapie in vitro die Interaktionen der Immunantwort und deren Störungen analysiert werden können.

H. Bier (Mannheim): Wie beurteilen Sie die Relevanz der spezifischen Antikörperproduktion im Rahmen der Tumorkontrolle, z.B. im Sinne einer ADCC oder gar einer „Antigen-Blockierung"? – Sie haben die Funktion der Makrophagen durch IL-1 z.T. ersetzt. Geht hierbei die sehr viel komplexere Antigenpräsentation, wie sie für die zelluläre Antigenpräsentation gefordert wird, nicht in wesentlichen Teilen verloren?

P. B. U. Wustrow (Schlußwort):
Eine Antikörperuntersuchung nach Stimulation mit Tumorantigen haben wir selbstverständlich nicht durchgeführt, da bisher keine tumorspezifischen, sondern nur tumorassoziierte Antigene beschrieben sind. Sicherlich ist die B-Zellaktivierung unter Mitwirkung von Makrophagen ein sehr komplexer und komplizierter Ablauf. Wir haben die Makrophagenfunktionen nicht durch hochgereinigtes Interleukin-1, sondern durch Interleukin-1-Überstände nach mitogener Stimulation mit LPS verwendet. Die Aktivität von Interleukin-1 wurde dabei im biologischen System auf Thymozyten von LPS-resistenten C_3H-He-Mäusen bestimmt.

176. H. Bier, Ch. Stoll, W. Bergler, U. Ganzer (Mannheim): Serumfreie Wachstumsmedia für die humane Plattenepithelkarzinomlinie HLac 79

In aller Regel erfordert die in vitro Kultivierung von Zellen den Zusatz von tierischem oder menschlichem Serum zum Wachstumsmedium. Der Verwendung von Serum in der Zellkultur stehen aber einige Nachteile gegenüber: 1. Die Zusammensetzung und die Bioaktivitäten von verschiedenen Serumchargen weisen erhebliche Unterschiede auf, 2. Serum kann mit der Wirkung von Medikamenten, Wachstumsfaktoren, Hormonen usw. interferieren, 3. Serum kann eine intrinsische Zytotoxizität entfalten und 4. Serum erschwert die Charakterisierung und Isolierung von Kulturüberständen. Um diesen methodischen Schwierigkeiten zu entgehen, entwickelten wir für die humane Plattenepithelkarzinomlinie HLac 79 zwei serumfreie Kulturmedien (SFM).

Dies erfolgte parallel über zwei unterschiedliche Methoden – einmal wurde der Wachstumsinhibition durch sukzessiv verringerte Serumanteile im Kulturmedium durch Zugabe verschiedener Substanzen entgegengewirkt und zum anderen wurden bekannte serumfreie Basismedien mit verschiedenen Komponenten angereichert, bis ein befriedigendes Zellwachstum eintrat. Die Qualität der SFM wurde über die Erstellung von Wachstumskurven (Zellverdoppelungszeit in der „log-phase", Zelldichte in der „plateau-phase" und die Klonogenizität im soft agar bilayer colony forming assay (CFA) bestimmt. Eine nochmalige Überprüfung der letztendlichen Zusammensetzung der SFM erfolgte durch Weglassen einzelner oder Gruppen von Zusätzen. SFM 1 entspricht einem chemisch und hormonell definiertem Kulturmedium bestehend aus einer 1·1-Mischung von DMEM und F12-Medium, Insulin, Transferin, Selenit, EGF, Cortison, T3, L-Glutamin, Natriumpyrovat und nicht essentiellen Aminosäuren. SFM 2 enthält zusätzlich Sojabohnen-Lipide, Rinderserum-Albumin, Mercaptoethanol und Nutridoma HU. Als Vergleichsmedium diente RPMI 1640 mit 10% FCS und Zusatz von L-Glutamin, Natriumpyruvat und nicht essentiellen Aminosäuren (NM).

In Abhängigkeit von dem verwendeten Kulturmedium ergaben sich für HLac 79 Tumorzellen folgende Wachstumscharakteristika: Die Zellverdopplungszeit (log-phase) betrug 78/42 Std in SFM 1/SFM 2 gegenüber 25 Std in NM, die maximale Sättigungsdichte lag bei $2,1/2,7 \times 10^5$ Zellen/cm² (SFM 1/2) gegenüber $2,9 \times 10^5$/cm² (NM). Im CFA zeigte sich eine Verringerung der Klonogenizität um 24%/13% (SFM 1/2) gegenüber NM (100%). Die Überführung von HLac 79 Zellen von NM in SFM erforderte keine schrittweise Adaptation. Für die erfolgreiche Weiterkultivierung unter SFM-Bedingungen waren vor allem eine sorgfältige Beschichtung der Kulturgefäße mit Fibronectin (1,25 µg/cm²) sowie eine ausreichende Zellaussaat erforderlich. Gelegentlich kam es unter der Langzeitkultivierung mit SFM 1 dennoch zu Einbrüchen der Proliferation. Das HLac 79-SFM-System erlaubt durch seine definierten Kulturbedingungen die Untersuchung von Aspekten der Tumorzellbiologie z. B. in bezug auf Wachstums- und Differenzierungsfaktoren, welche durch den Zusatz von Serum zu dem Wachstumsmedium normalerweise behindert oder gar unmöglich gemacht werden.

Experimentelle Onkologie II

177. Th. Koch, H. Eiffert, M. B. Spindler (Hannover/Göttingen):
Squamous Cell Carcinoma Antigen (SCC) –
Ein neuer Tumormarker für Plattenepithelkarzinome im Kopf- und Halsbereich

Das SCC-Antigen ist ein Plattenepithelkarzinom assoziiertes Protein, das als Tumormarker bereits für die Diagnostik und Verlaufskontrolle von Zervix-, Ösophagus- und Bronchialkarzinomen verwendet wurde. Es kommt auch beim Gesunden in niedriger Konzentration im Serum vor. Ziel unserer prospektiven Studie war es, festzustellen, ob auch bei Plattenepithelkarzinomen des Kopf- und Halsbereiches das SCC-Antigen als Tumormarker zur Verlaufskontrolle verwendbar erscheint. Bei 108 nicht vorbehandelten Patienten mit einem Plattenepithelkarzinom des Kopf-Hals-Bereiches wurde zum Zeitpunkt der Erstdiagnose und während der Therapie der SCC-Titer bestimmt. Nach eigenen Voruntersuchungen und den Ergebnissen anderer Autoren wurde der Normbereich im Serum von 0–2 ng/ml festgelegt. Prätherapeutisch fanden wir im Gesamtkollektiv in 38,9% der Fälle einen erhöhten SCC-Wert. In Abhängigkeit vom Tumorstadium wurden in folgender Häufigkeit pathologisch erhöhte SCC-Werte gemessen: T1: 6,2%, T2: 30,8%, T3: 47,2%, T4: 76,2%. Einige Tumoren schienen auch in einem fortgeschrittenen Stadium das Antigen nicht zu exprimieren. Eine Korrelation zwischen dem SCC-Titer und der Lokalisation des Primärtumors sowie dem Auftreten von Lymphomen und Fernmetastasen wurde in unserem Kollektiv nicht beobachtet. Im Gegensatz zu der Angabe von Clasen et al. (1988) fanden wir auch keine stärkere Expression des SCC-Antigens bei höher differenzierten Tumoren. Die Verlaufsbeobachtung ergab bei allen operierten Patienten eine Normalisierung des prätherapeutisch erhöhten SCC-Titers binnen einer Woche. Unter primärer Radiatio oder Chemotherapie war ein langsamerer Abfall eines erhöhten SCC-Wertes zu beobachten. Bei primär erhöhtem SCC-Antigen war posttherapeutisch ein erneuter Anstieg des Tumormarkers stets auch von einem Rezidiv begleitet, wobei der SCC-Anstieg dem Rezidiv manchmal schon um Wochen vorauseilte. Primär normalwertige SCC-Titer blieben auch im Falle eines Rezidivs im Normbereich. Im Gegensatz zu vielen falsch negativen Befunden wurde ein falsch positiver Wert in unserem Kollektiv bisher noch nicht beobachtet. Man muß die Sensitivität des Tumormarkers SCC daher als niedrig, die Spezifität jedoch als hoch bezeichnen. Unter dem Aspekt von Kosten und Nutzen der Untersuchung empfehlen wir, bei allen Patienten mit einem gesicherten Plattenepithelkarzinom eine einmalige Bestimmung des SCC-Antigens durchzuführen. Im Falle eines prätherapeutisch erhöhten Wertes sollten dann weitere Kontrollen in regelmäßigen Abständen erfolgen, um die Frühdiagnose eines Tumorrezidivs zu erleichtern.

B. P. E. Clasen (München): Sie empfehlen den Tumormarker SCC-Antigen zur Verlaufskontrolle bei Tumorpatienten mit prätherapeutisch gesichertem pathologisch erhöhtem Serumtiter. Von einem Marker erwartet man in der Tumorkontrolle weniger eine hohe Spezifität, denn den Tumor kennt man ja, als eine hohe Sensitivität. Vergleichen Sie Ihre Werte mit der Höhe der Blutsenkung bei den untersuchten Patienten, so werden Sie finden, daß diese kostengünstige Untersuchung ebenso gute Ergebnisse liefert. Bevor also eine Methode als spezifisch für Tumoren des Kopf-Halsgebietes u. U. auch den kleineren Abteilungen und vielleicht sogar den niedergelassenen Kollegen empfohlen werden kann, sollte die Notwendigkeit der sorgfältigen HNO-ärztlichen Tumornachsorge in den Vordergrund gerückt sein.

178. P. Péré, B. P. E. Clasen, R. Senekowitsch, E. Menz (München): Was leistet der neue Tumormarker SCC (Squamous Cell Carcinoma Antigen) bei der Initialdiagnostik von Kopf-Halskarzinomen? – Ergebnisse einer zweijährigen Studie

Die klinische Wertigkeit der Serumkonzentrationsbestimmung des Plattenepithelkarzinom-assoziierten Antigens (squamous cell carcinoma antigen, SCC-Antigen) als Tumormarker bei der Erstdiagnostik von Tumoren des Kopf-Hals-Gebietes wird im Rahmen einer prospektiven Studie bestimmt. Werte von über 2 ng/ml im Serum werden als pathologisch gewertet. Die Auswertung nach Beendigung der Studie von 24 Monaten Dauer bei 105 Patienten zeigt, daß bei Patienten mit manifesten Plattenepithelkarzinomen des oberen Aerodigestivtraktes nur in 40% der Fälle zum Zeitpunkt der Diagnosestellung ein pathologischer Titer gefunden wurde. Unter Berücksichtigung der Tumorlokalisation zeigten Oropharynxkarzinome in 56% die meisten pathologischen Serumkonzentrationen. Zunehmende Ausdehnung der Tumorerkrankung korreliert nur wenig mit der Häufigkeit erhöhter SCC-Antigenwerte. Von 9 Karzinomen mit gutem histologischen Differenzierungsgrad hatten 6 erhöhte SCC-Antigenwerte, Karzinome mit mäßigem und schlechtem Differenzierungsgrad weisen weniger häufige pathologische SCC-Antigenwerte auf. Bei fehlender hoher Spezifität und Sensibilität ist die routinemäßige Konzentrationsbestimmung der SCC-Antigentiter im Serum mit der derzeit verfügbaren Methode bei Patienten mit Kopf-Halskarzinomen nicht zu empfehlen.

179. E. Wilmes, I. Funke, D. Hempel, B. Bock et al. (München): Epitheliale Zellen im Knochenmark von Patienten mit Plattenepithelkarzinomen im Kopf-Hals-Bereich

Ein beträchtlicher Prozentsatz unserer Patienten mit soliden Malignomen entwickelt innerhalb weniger Jahre nach einer kurativ erscheinenden lokoregionalen Therapie ein Rezidiv bzw. Fernmetastasen. Eine Erklärung dafür ist die offensichtlich frühzeitige, bereits zum Zeitpunkt der Primärtherapie vorliegende, hämatogene Streuung der Tumorzellen.

Es liegt auf der Hand, für den frühen Nachweis einzelner disseminierter Tumorzellen monoklonale Antikörper mit ihrer hohen Spezifität einzusetzen. Als am besten zugänglicher Ort für eine solche Suche bietet sich das Knochenmark, genauer, der relativ große Raum des Knochenmarks im Beckenskelett an.

Angeregt durch bereits vorliegende Ergebnisse an Patienten mit Mammakarzinomen und Tumoren des Gastrointestinaltraktes (Schlimok et al. 1987), haben wir mit Hilfe eines Panels monoklonaler Antikörper (anti CK 19, anti HEA 125) versucht, epitheliale Tumorzellen im Knochenmark von Patienten mit Karzinomen im Kopf- und Halsbereich immunzytochemisch nachzuweisen. Die Knochenmarksaspirate wurden intraoperativ im Rahmen der Primärtherapie gewonnen.

Ergebnisse

Bei fernmetastasenfreien Patienten mit Karzinomen unterschiedlicher Größe und Lokalisation ($n = 42$) konnten bei 16 Patienten einzelne Tumorzellen im Knochenmark nachgewiesen werden.

Schlußfolgerung

Mit Hilfe monoklonaler Antikörper können bei Karzinompatienten ohne Fernmetastasen gestreute Tumorzellen im Knochenmark nachgewiesen werden. Die Bedeutung dieser Befunde für Prognose bzw. Überwachung adjuvanter Therapieansätze muß durch Langzeitbeobachtung der untersuchten Patienten weiter abgeklärt werden.

B. P. E. Clasen (München): Unter Radiochemotherapie sehen wir zunehmend länger anhaltende Vollremissionen auch der größeren Tumoren, dafür aber mehr Fernmetastasen und hierbei auch Skelettmetastasen. Spekulativ könnten vielleicht bei fehlenden Skelettmetastasen die trotzdem im Knochenmark zu findenden epithelialen Zellen dadurch erklärt werden, daß die meisten Patienten, zumindest bisher, selten lange genug gelebt haben, um solche Metastasen zu entwickeln. – Im Rahmen der

DAHANCA-Studie hat Hansen in Dänemark an einer sehr großen Patientenzahl prospektiv nachgewiesen, daß der Hämoglobinwert des Patienten bei seiner Einlieferung unabhängig von Größe und Lokalisation eines Kopf-Hals-Carcinoms mit der Prognose signifikant korreliert. Könnte die Infiltration des Knochenmarks durch epitheliale Zellen vielleicht mit der Hämatopoese interferieren?

H. Weidauer (Heidelberg): Die therapeutischen Langzeitergebnisse bei T1-Malignomen sprechen gegen die Annahme, daß Ihren aufregenden Befunden klinisch offenbar eine größere Relevanz zukommt. Haben Sie hierfür eine Erklärung? Ihre Befunde würden der Wertigkeit einer adjuvanten Chemotherapie neue Impulse geben. Wie sieht das Knochenmark nach antineoplastischer Chemotherapie aus?

C. v. Ilberg (Frankfurt/M.): Die Tatsache, daß Sie im Beckenkammbiopsat Tumorzellen auch bei sehr frühen Stadien T1-T2, d. h. bei bekannt guter Prognose finden, bedeutet doch wohl, daß Ihre Befunde sicher noch keine prognostische Aussage zulassen. Bei den zu Fernmetastasen neigenden adenoid-cystischen Carcinomen mag Ihre Technik aber allerdings von besonderer Bedeutung sein. Haben Sie solche Patienten untersucht?

E. Wilmes (Schlußwort):
Zu Herrn Clasen: Eine Interaktion zwischen epithelialen Zellen und Zellen der Hämatopoese ist mir nicht bekannt.

Zu Herrn Weidauer: a) Wir haben 2 T_{1-2}-Larynxkarzinome unter unseren Patienten, die bei unserer Untersuchung positiv waren. Diese unerwarteten Ergebnisse können wir bisher nicht interpretieren. b) Der Einsatz einer adjuvanten Chemotherapie bei Patienten mit Mikrometastasen ist verlockend, der Erfolg noch nicht belegt. c) Epitheliale Zellen im Knochenmark sind nach einer lokoregionären Therapie gelegentlich nicht mehr vorhanden. Sie können aber erneut auftreten und gelten – falls ein Analogieschluß zugelassen ist – als Predikles für ein Rezidiv.

Zu Herrn v. Ilberg: Therapeutische Schlußfolgerungen – auch wenn sie sich aufdrängen – sind zum jetzigen Zeitpunkt nicht erlaubt.

180. R. Nowak, H. Friemel, P. Loebe, J. Schock et al. (Rostock, Halle/Saale): Interleukin 2-Inhibitor-Aktivität im Serum von Patienten mit ausgewählten Erkrankungen der HNO-Heilkunde

Interleukin 2 ist eines von mehreren Lymphokinen, das die Differenzierung und Proliferation von *t*-Zellen kontrolliert. Nach bisherigen Untersuchungen kommt im Serum verschiedener Spezies ein Faktor vor, der die IL 2-abhängige Zellproliferation unterdrückt. IL 2-Inhibitor-Aktivität im Serum unterdrückt dosisabhängig die IL 1- und IL 2-induzierte Thymozyten-Proliferation, die IL 2-induzierte *t*-Zell-Blastenproliferation und die IL 2-induzierte CTLL-Proliferation in vitro. Diese Ergebnisse sprechen dafür, daß normales Serum eine Komponente enthält, die direkt inhibitorisch auf Interleukin 2-abhängige Zellproliferationen wirkt.

Wenn in einer CTLL-Kultur-Humanserum mit IL 2 gemeinsam inkubiert werden, so resultiert eine dosisabhängige Reduzierung der Zellproliferation in Abhängigkeit von der Humanserum-Konzentration. Die Zellproliferation, die durch den IL 2-Standard induziert wird, ist in Gegenwart von Serum inhibiert.

Kommt IL 2-Inhibitoraktivität in allen Normalseren vor? Zur Beantwortung dieser Frage untersuchten wir 51 Blutspenderseren. Wir fanden in allen untersuchten Seren IL 2-Inhibitor-Aktivität; im Mittel betrug die Hemmung 96,7% (bei 25% Serumzusatz), bei 2,5% Serumzusatz im Mittel 71%.

Ausgehend von der Hypothese, daß die IL 2-Inhibitor-Aktivität im Blutserum mit der Immunreaktivität korreliert, untersuchten wir Seren von Patienten mit Allergie Typ I, der Rhinitis allergica, und von Tumorpatienten.

In nachfolgender Tabelle sind die Befunde zusammengefaßt:

Tabelle 1. IL 2-Inhibitoraktivität im Blutserum von Tumorpatienten, Blutspendern und Patienten mit Allergie Typ I, Rhinitis allergica[a]

Untersuchungs-Gruppe	Anzahl der getesteten Seren	Inhibition[b]
Blutspender	59	98,8 ± 4,2
Allergiepatienten	40	94,3 ± 6,3
Tumorpatienten		
Prätherapeutisch	30	70,7 ± 25,4
Posttherapeutisch	30	94,7 ± 5,2

[a] CTLL-Test, 50 µl Serum in 200 µl Kulturvolumen, Medium-Kontrolle: 348 ± 34 cpm, IL 2-Standard: 64 494 ± 2 589 cpm

$$^{b}\ \%\ \text{IL 2-Inhibition} = 100 - \left(\frac{\text{cpm Probe} \cdot 100}{\text{cpm IL 2-Standard}} \right)$$

Die Annahme, daß bei erhöhter Immunreaktivität die IL 2-Inhibitorreaktivität im Serum vermindert ist, konnte in der Gruppe mit 40 an einer Rhinitis allergica erkrankten Patienten nicht bestätigt werden. Die Inhibitoraktivität betrug im Mittel 94,3%.

In den Seren von 30 Patienten mit Tumoren des Naso-, Meso-, Hypo- bzw. Oropharynx war die IL 2-

Inhibitoraktivität mit 70,7% gegenüber den der Blutspender 96,7% deutlich vermindert. Nach der Therapie der Tumoren normalisierte sich der IL 2-Inhibitor (94,7%).

Verminderung der IL 2-Inhibitoraktivität bedeutet gesteigerte Immunreaktivität, wie sie bei Autoimmunerkrankungen, einigen chronischen Infektionen und bei Patienten mit Tumoren präoperativ von uns gefunden wurde. Demgegenüber bedeutet erhöhte Il 2-Inhibitoraktivität im Serum eine Reduzierung der Immunreaktivität, wie bei Schwangerschaft, Verbrennungen, AIDS und von uns bei Tumorpatienten posttherapeutisch beobachtet wurde.

Es könnte sich beim IL 2-Inhibitor um einen löslichen Rezeptor handeln, der im Serum nachweisbar ist. Vieles spricht auch für ein neues Zytokin, z. B. produziert von *t*-Suppressorzellen als Antwort auf einen antigenen Stimulus.

V. Gerein (Frankfurt a. M.): Die Funktionen von dem von Ihnen vorgestellten Interleukin sind sehr mit dem Gamma-IFN ähnlich. Die Erniedrigung von Gamma-IFN bei Autoimmunerkrankungen wie z. B. bei chron. infektiöser Polyarthritis wird heute in der Klinik mit Erfolg durch Einsatz von Gamma-IFN korrigiert. Haben Sie Interleukin-2-Inhibitor mit Gamma-IFN verglichen? Ist das nicht ein und dieselbe Substanz?

R. Nowak (Schlußwort):
Das Interleukin 2 ist ein Antigen unspezifischer, wenig speziesspezifischer T- und B-Zellproliferationsfaktor, welcher bei den unterschiedlichsten Specis im Blutserum nachgewiesen wurde. Inwieweit das auch für das Gamma-IFN zutrifft, entzieht sich meiner Kenntnis. Eigene Untersuchungen bezogen sich auf den Nachweis der IL-2-Inhibitoraktivität im Blutserum verschiedener Patientengruppen.

181. R. Hagen, G. Köcknitz, U. Schweikert (Würzburg/Bonn): Androgenrezeptorenbestimmung beim juvenilen Nasenrachenfibrom (JNF)

Histologisch ist das JNF ein gutartiger Tumor bestehend aus 2 Komponenten: 1. einem kollagenreichen Bindegewebe (Hauptzellen: Fibroblasten) und 2. einem z. T. angiomatös erscheinenden Gefäßsystem (Merkmal: unreife Endothelzellen). Schon Anfang des Jahrhunderts wurden unter der Annahme einer Störung im Haushalt der Sexualhormone Versuche mit einer Hormontherapie durchgeführt. Androgen-Gaben brachten nicht nur eine fehlende Tumorregression, sondern manchmal sogar ein verstärktes Tumorwachstum, unter einer Östrogen-Therapie zeigte sich meist ein Schrumpfen und Ausreifen des Tumors (makroskopisch, licht- und elektronenmikroskopisch). Versuche, Östrogen-Rezeptoren im Tumor zu bestimmen, gelangen nicht, 1987 konnte Farag jedoch die Bindung von DHT (Dihydrotestosteron) an Gewebshomogenaten aus Tumorproben (JNF) nachweisen. Dies veranlaßte uns, die eigentliche Tumorzellen des JNF – die Fibroblasten – auf Androgenrezeptoren zu untersuchen.

Bei einem 16jährigen Patienten mit einem JNF wurden 3 Proben genommen: aus dem Tumor, aus der Genitalhaut und der Gesichtshaut. Die Androgenrezeptorenbestimmung erfolgte nach der von Schweikert beschriebenen Methode. Nach Anzüchtung der Fibroblasten erfolgte der Bestimmungsansatz mit radioaktiv markiertem DHT ($\pm$500facher Überschuß nicht radioaktives DHT, 60 min, 37 °C). Die weiteren Bestimmungsschritte wie Auswaschen, Anlegen der Zellsuspensionen, ultrasonographische Zellzertrümmerung und Zentrifugation erfolgten bei 0–4 °C. Überschüssiges Hormon wurde mit dextranbeschichteten Kohlepartikeln abgebunden und abzentrifugiert. Die Messung der verbleibenden Radioaktivität erfolgte in einem Szintillationszähler. Der DNA-Gehalt der Proben wurde nach der von Collier beschriebenen Methode bestimmt. Berechnet wurde der Anteil des rezeptorgebundenen Hormons, die maximale Bindungskapazität und die Dissoziationskonstante, zusätzlich wurde in einem weiteren Ansatz die Thermostabilität des Rezeptors bei 42 °C gemessen.

Die aus dem Tumor kultivierten Fibroblasten banden DHT mit einem Bindungsmaximum von 15 fmol/mg Protein (Normbereich für Genitalhaut normaler Probanden > 18 fmol/mg Protein). Dissoziationskonstante (0,4 nMol) und Thermostabilität (72%) des Rezeptors lagen im Normbereich. Die Werte der Genitalhaut lagen vollkommen im Normbereich, die Werte der Gesichtshaut zeigten erwartungsgemäß eine gegenüber der Genitalhaut verminderte DHT-Bindung. Damit ist sicher, daß die Tumorfibroblasten Androgenrezeptoren enthalten und somit ebenfalls „Zielorgan" der Androgene darstellen. Das ausschließliche Vorkommen bei männlichen Patienten mit Einsetzen der Pubertät (oder später) aufgrund des natürlichen Anstieges der Androgen-Produktion ist damit erklärbar. Die vereinzelt beschriebenen weiblichen Patienten dürften tatsächlich andere, wenn vielleicht auch ähnliche Tumoren besessen haben. Offen bleibt die Frage, wieso androgensensibles Gewebe im Nasenrachenraum (insbesondere am Foramen sphenopalatinum) angesiedelt ist. Möglicherweise handelt es sich doch um eine Fehlleitung androgensensibler Zellen im Rahmen einer embryonalen Entwicklungsstörung. Die Wirkung einer Östrogentherapie über eine Hemmung der Androgenproduktion wird durch die Ergebnisse erneut plausibel gemacht.

182. J. Wustrow, M.-L. Hansmann, J. A. Werner (Kiel):
Neurogene Marker bei Glomustumoren

Vortrag nicht gehalten.

183. R. Knecht, R. Bettinger, E. Meyer-Breiting, Ch. von Ilberg (Frankfurt/Main):
Die Bedeutung der Immunhistochemie für die pN-Klassifikation
von Kopf-Halskarzinomen

An 25 „Neckblöcken", die im Rahmen von Primärtumoroperationen der Mundhöhle ($4/pT_{1,4}$), des Oropharynx ($14/pT_{1-4}$) und des Larynx ($7/pT_{1-4}$) gewonnen wurden, wurde die Trefferquote von Lymphknotenmetastasen sowie die p-N-Klassifikation in Abhängigkeit von der Anzahl untersuchter Lymphknoten/Neckblock und der angewandten histologischen Methodik untersucht.

Bei Anwendung der histologischen Routinemethodik (1–2 Hämatoxylin-Eosin gefärbte Referenzschnitte pro Lymphknoten) zeigte sich bei Isolierung von 5 unter Berücksichtigung der Primärtumorlokalisation repräsentativen Lymphknoten eine Verteilung der pN-Klassifikation von $N_{0=11}$, $N_1 = 7$, $N_{2=6}$, $N_3 = 1$. Bei der Isolierung von 10 Lymphknoten verschob sich das pN-Stadium in je 2 Fällen von 0 auf 1 bzw. von 1 auf 2, bei Isolierung von 15 Lymphknoten in einem zusätzlichen Fall von 0 auf 1: $N_{0=8}$, $N_1 = 8$, $N_{2=8}$, $N_3 = 1$. Wurden mehr als 15 Lymphknoten untersucht, ergaben sich keine weiteren Veränderungen der pN-Stadien.

Bei Anwendung der Serienschnittechnik (Aufarbeitung aller isolierbaren Lymphknoten in Stufen, pro Stufe ein Hämatoxylin-Eosin-Schnitt) ergab sich in 2 Fällen ein pN-Anstieg von 1 auf 2: $N_0 = 8$, $N_1 = 6$, $N_2 = 10$, $N_3 = 1$.

Bei Anwendung der Serienschnittechnik mit immunhistochemischer Färbung [pro Stufe ein Hämatoxylin-Eosin-Schnitt und ein Gesamtcytokeratin-Antikörper-mAB-1u5-Antikörper, vgl. von Overbeck et al.: Virchow. Arch. A 401:1 (1985) – gefärbter – ABC-Peroxidase-Methode-Schnitt] zeigten sich in 25,9% aller untersuchten Lymphknoten (468) ausschließlich durch Cytokeratinfärbung ermittelbare Mikrometastasen. Das führte zu einem pN-Anstieg in 2 Fällen von 1 auf 2, in einem Fall von 0 auf 1 und in einem Fall von 0 auf 2: $N_0 = 6$, $N_1 = 5$, $N_2 = 13$, $N_3 = 1$.

Im Vergleich der histologischen Methoden sieht man, daß durch die Serienschnittechnik (Paraffinschnitte) mit immunhistochemischer Färbung eine deutliche Anhebung des Stadiums pN_1 auf das Stadium pN_2 erfolgt. Darüber hinaus wurden in 2 von 8 als (Lymphknoten-)tumorfrei beschriebenen Neckblöcken durch Immunhistochemie Metastasen gefunden (25%) was den Anteil der insgesamt mit Lymphknotenmetastasen besiedelten Neckblöcke um etwa 10% erhöhte.

184. G. Bertram, H. Luckhaupt, G. R. F. Krueger (Dortmund/Köln):
Das nasopharyngeale Karzinom (NPC) –
Beeinflussung peripherer zellulärer Parameter
durch Applikation von Interferonen (IFN)

Seit der Mitteilung von Treuner et al. (1980) wird der therapeutische Einsatz von Interferonen (IFN) in der Behandlung von Nasopharynxkarzinomen (NPC) diskutiert. In der BRD ist ein natürliches β-Interferon (n-IFN-β) seit 1983 für die Therapie des NPC durch das BGA zugelassen. Im Rahmen einzelner klinischer Studien wurde bzw. wird der adjuvante Einsatz rekombinierter Interferone geprüft.

Wir behandelten bisher seit 1983 25 Patienten mit verschiedenen Interferonen und überprüften speziell den Einfluß der verwendeten Präparate auf die peripher zellulären Parameter dieser Patienten. Die wichtigsten geprüften Parameter neben der Epstein-Barr-Virusserologie waren: Gesamt-T- und -B-Zellzahl, T-Helfer- und -Suppressor-, natürliche Killer-Zellzahl sowie aktivierte T-Zell- und cytotoxische Killerzellzahl.

Wir behandelten unter adjuvanter wie auch palliativer Indikation, im Mittel ½ Jahr mit n-IFN-β wie auch mit rekombinierten IFNen (r-IFN-α_2 und r-IFN-Γ).

Erste Ergebnisse (r-IFN-α_2) teilten wir anläßlich der Jahrestagung unserer Gesellschaft 1986 mit.

Unsere Ergebnisse mit Interferonen der verschiedensten Subgruppen zeigen für alle verwendeten Typen eine nicht zu vernachlässigende Beeinflussung der zellulären Parameter, gemessen an den Absolutzahlen der peripheren lymphozytären Subgruppen.

In der Literatur verzeichnete therapeutische Dosen zeigten bei NPC-Patienten in den angegebenen Dosen hemmende Einflüsse auf Helfer- und natürlicher Killerzellen, deren Stimulation andererseits erwünscht wäre.

Bei einigen Patienten sprachen die erhobenen klinischen- und Laborparameter sogar für nicht erwünschte IFN bedingte zelluläre Suppressionen mit besonderer Depression patienteneigener zellulärer

anti-tumorgerichteter Mechanismen. Von den verwendeten Interferonen zeigte n-IFN-β in reduzierter Dosierung von 7,5 bis 10×10^6 E/70 kg Körpergewicht und Woche die geringste suppressive Wirkung und erscheint uns daher z. Z. im Gegensatz zu anderen Dosierungen und Interferonen am ehesten in seiner Anwendung vertretbar.

Erste Erfahrungen mit r-IFN-Γ scheinen, ebenfalls in geringer Dosierung von etwa 300–500 µg/Woche/70 kg Körpergewicht, besonders einer Zytostase vorgeschaltet, durch gutes Ansprechen, vor allem von anderweitig therapieresistenten Lymphknotenmetastasen, eine Verbesserung der Therapiesituation rezidivierter NPC-Filialisierung zu ermöglichen. Letzteres wird zur Zeit an unserer Klinik nach ersten Erfolgen bei 2 Patienten bei einem weiteren 3. Patienten überprüft.

Unsere Beobachtungen weisen insgesamt darauf hin, daß in jedem Fall adjuvanter wie auch palliativer Interferongaben engmaschige Kontrollen der peripheren Lymphozytenzahlen und -Subgruppen durchgeführt werden müssen um iatrogen-IFN-bedingte Zelldepressionen mit fatalen Folgen für den Patienten zu vermeiden, eine Kontrolle von Leukozytenzahl und Differentialblutbild allein reichen nicht aus.

185. Chr. Desloovere, V. Gerein, E. Lodemann, W. Draf et al. (Frankfurt/Fulda): Langzeit-alpha-Interferon-Therapie bei rezidivierender Larynxpapillomatose nach einem individuell ermittelten Dosierungsschema

Die juvenile Larynxpapillomatose manifestiert sich im Kleinkindalter. Durch das exophytische Wachstum der Papillome in den Lumen der Atemwege kommt es an dieser Stelle zu mechanischen Behinderungen der Atmung. Bis in die letzten Jahre ist die chirurgische Abtragung der Papillome die Therapie der Wahl gewesen. Die dabei entstehenden lokalen Probleme im wachsenden Organismus (Vernarbung des Larynx, Instabilität, Tracheomalazie) sind auch durch die Einführung der Lasertherapie bei Patienten mit mehr als 20 bis 30 Abtragungen nicht wesentlich besser geworden. Seit Mitte der 70er Jahre wurde über den erfolgreichen Einsatz von β- und α-IFN bei Larynxpapillomatose berichtet. Dosierung und Anwendungsschemata wurden empirisch gewählt. Infolge dieser Therapieansätze wurden auch Nebenwirkungen beobachtet, die häufig einen Abbruch der erfolgreichen Therapie erzwangen. Eigene Erfahrungen und Berichte aus der Literatur über das Auftreten von Rezidiven nach dem Absetzen von Interferon veranlaßten uns, nach einem Therapiekonzept zu suchen, das

eine wirksame und nebenwirkungsarme α-IFN-Therapie ermöglicht. Eines der wesentlichsten Kriterien für einen Therapieerfolg ist die richtige Wahl der IFN-Dosierung. Um eine Orientierung über das Ausmaß der IFN-Wirkung im Organismus des Patienten zu bekommen, entschieden wir uns für die Bestimmung der (2′-5′)-Oligo(A)-Synthetase (OAS)-Aktivität in den mononukleären Zellen (MNC) des peripheren Blutes. Dieses Enzym ist eines der durch IFN in menschlichen Zellen induzierten Proteine und wird als einer der Mediatoren der antiviralen Wirkung der Interferone betrachtet. Da die Resorption und die Eliminierung von IFN bei verschiedenen Patienten durchaus unterschiedlich sein kann, ermöglicht die Bestimmung der OAS in den Lymphozyten die prinzipielle Einstellung eines IFN-Wirkspiegels. Für die Dauertherapie wurde die IFN-Dosierung gewählt, die zur sechs- bis zwölffachen Steigerung der OAS führte. Die nächste Applikation von IFN erfolgte vor dem vollständigen Erlöschen der induzierten OAS-Aktivität. Die Beobachtung von Rezidiven nach Absetzen der α-IFN-Therapie bei weiter bestehender HPV-Persistenz im Larynxepithelium selbst bei Patienten mit histologischer Remission führte zur Konzeption folgender Vorgehensweise:

1. sorgfältige Papillomenabtragung mit Laserkoagulation,
2. HPV-Nachweis,
3. Einstellung auf eine individuelle Langzeit-α-IFN-Therapie,
4. Behandlungsdauer bis zum negativen HPV-Nachweis im Papillomengebiet („virologische" Remission).

Bei 28 Patienten mit schwerer rezidivierender Papillomatose der Atemwege wurde die Therapie nach dem beschriebenen Konzept durchgeführt. Die ermittelte Dosis (2–6×10^6 U/m^2 Körperoberfläche) wurde nach der Laserabtragung der Papillome zwei- bis dreimal pro Woche eingesetzt. Alle 28 Patienten sprachen auf die Therapie an, 17 Patienten kamen in eine klinisch-histologische Remission. Bei fünf Patienten wurde eine partielle Remission erreicht, bei sechs Pa-

tienten liegt die Beobachtungszeit unter einem halben Jahr. Von den 17 „histologischen" Patienten kamen 9 während der weiteren IFN-Behandlung, die nach der Remission für ein weiteres Jahr fortgesetzt wurde, in die virologische Remission (keine HPV-DNA in den Biopsien feststellbar). Von diesen 9 Patienten befinden sich 5 bis zu 2 Jahre *ohne Interferon* in Remission. Bei den verbleibenden 4 Patienten läuft die IFN-Therapie demnächst aus. Die gesamte Behandlungsdauer in dieser Gruppe lag zwischen 2 und mehr als 4 Jahren.

Vor kurzem wurden Ergebnisse von zwei randomisierten Studien publiziert. Aufgrund der in der ersten Studie genannten zu geringen IFN-Dosierung (2×10^6 U/m^2 für 1 Jahr) und der in der zweiten Studie zu kurzen Behandlungsdauer (5×10^6 U/m^2 für 6 Monate) waren negative Ergebnisse vorprogrammiert.

Die von uns vorgestellten Ergebnisse zeigen hingegen, daß die individuelle IFN-Dosierung und die Behandlungsdauer für die erfolgreiche Behandlung rezidivierender Papillomatose der Atemwege von entscheidender Bedeutung sind.

186. W. Damenz, R. Laskawi, M. Schröder, C. Unger (Göttingen): Hexadecylphosphocholin in der topischen Therapie von Tumoren im Kopf-Hals-Bereich

Ein großes Problem in der Onkologie ist die Therapie von Tumorrezidiven, da aufgrund der vorausgegangenen Behandlungen häufig nur sehr eingeschränkte oder gar keine therapeutischen Möglichkeiten mehr zur Verfügung stehen. Auf der Suche nach neuen Möglichkeiten wurde in unserer Klinik die in Göttingen entwickelte neue Substanz Hexadecylphosphocholin erstmals bei HNO-Tumoren angewendet.

Hexadecylphosphocholin ist eine Substanz aus der Gruppe der Alkylphosphocholine, die als Analoga zu den natürlicherweise vorkommenden Esterlysolecithinen und den synthetischen antitumoral wirksamen Alkyl-lysophospholipiden von Eibl und Unger entwickelt wurde.

In präklinischen Studien zeigte diese Substanz in Zellkulturen eine deutliche Dosis-Wirkungs-Beziehung hinsichtlich der zytotoxischen und zytostatischen Wirksamkeit.

Am Tiermodell zeigte sich beim DMBA-induzierten Mammacarcinom der Ratte bei ausgezeichneter Verträglichkeit eine deutlich überlegene Wirkung des Hexadecylphosphocholin gegenüber dem Cyclophosphamid, der an diesem Tumormodell wirksamsten Substanz. Bemerkenswert ist, daß im Gegensatz zu konventionellen Chemotherapeutika im Tiermodell selbst bei hoher Dosis keine Leukozytendepression beobachtet wurde;

über einen Zeitraum von sechs Wochen unter Therapie mit Hexadecylphosphocholin kam es bei Sprague-Dawley-Ratten zu einem Anstieg der Leukozytenzahl auf 150% der Norm (Hilgard, Bielefeld).

Erste klinische Anwendung fand diese neue Substanz in der Lokaltherapie von Hautmetastasen. Zur Verbesserung der Penetration durch die Haut wurde Hexadecylphosphocholin in KASKADE, einer Mischung aus Alkylglycerinen verschiedener Kettenlänge und Wasser, gelöst. Die Konzentration betrug 20 bis 60 mg/ml, die Behandlung erfolgte zweimal täglich als lokales Auftragen auf die betroffenen Hautareale. Systemische Nebenwirkungen wurden nicht beobachtet, lediglich geringe lokale Nebeneffekte wie kurzdauernder Juckreiz, geringe Rötung und verstärkte Schuppung. Dabei zeigte sich bei einigen Patienten, daß die Hautmetastasierung durch die Therapie zum Teil am weiteren Fortschreiten gehindert werden konnte, teilweise zeigte sich auch eine Rückbildung von Hautmetastasen.

In einer HNO-Pilotstudie wurden insgesamt sechs konventionell austherapierte Patienten mit Lokalrezidiven fortgeschrittener Plattenepithelcarcinomen im

Kopf-Hals-Bereich mit Hexadecylphosphocholin/Kaskade behandelt. Von allen sechs Patienten wurde die Behandlung gut vertragen; bei vier der sechs Patienten zeigte sich eine deutliche Abnahme der Foetors und der nekrotischen Beläge, ein Patient berichtete über deutlich nachlassende Schmerzen.

Derzeit läuft in unserer Klinik eine Phase-I/II-Studie bei Patienten mit Plattenepithel-Carcinom-Rezidiven der Haut oder der Schleimhäute. Über einen Zeitraum von sechs Wochen wird eine Lösung von 40 mg/ml Hexadecyphosphocholin in KASKADE zweimal täglich appliziert.

Bisher wurden zwölf Patienten in die Studie aufgenommen, von denen sieben im Rahmen der Studie ausgewertet werden konnten. Von diesen zeigten zwei fortschreitende Ausbreitung, vier Patienten zeigten keine Änderung; bei einem Patienten kam es zu einer deutlichen Rückbildung eines ausgedehnten Oropharynx-Tumorrezidivs mit deutlich verringerter Schmerzsymptomatik.

Zusammenfassend ergeben sich folgende Schlußfolgerungen:

- abgesehen von geringen lokalen Begleiterscheinungen wurden keine Nebenwirkungen beobachtet;
- Hexadecylphosphocholin in KASKADE hat bei Tumorrezidiven von HNO-Tumoren möglicherweise eine gewisse therapeutische Wirksamkeit;
- es sollten weitere HNO-Tumoren in der Zellkultur und am Tiermodell untersucht werden.

H. Bier (Mannheim): Warum wurde die Substanz im Tierversuch oral, also systemisch appliziert und nicht lokal, z. B. intratumoral? – Wieweit entfaltet die Substanz antibakterielle Wirkungen? – Wurden Untersuchungen zur intraläsionalen Applikation der Substanz unternommen?

W. Damenz (Schlußwort):
Zu der oralen Anwendung von Hexadecylphosphocholin beim Menschen laufen derzeit erste Studien in der Med. Klinik der Universität Göttingen. Eine antibakterielle Wirkung konnte für Alkylglycerine nachgewiesen werden, die Einzelkomponente der KASKADE. Diese antibakterielle Wirkung ist möglicherweise mitverantwortlich für die lokale Besserung im Sinne einer Verminderung der Superinfektion. Die intratumorale Injektion von Hexadecylphosphocholin wurde bisher nicht durchgeführt, weil durch die Lösung in KASKADE eine gute Tiefenpenetration erreicht werden kann.

187. M. Hess, J. Lamprecht (Düsseldorf):
Beobachtung der Atemströmung durch den Nasopharynx

Wir berichten über eine neue Methode zur Darstellung des Strömungsverhaltens im Nasenrachenraum.

An Leichen werden Silikon-Negativausgüsse von Nasenrachenraum und beiden Nasenhöhlen angefertigt. Diese dienen wiederum zur Herstellung eines transparenten, originalgetreuen Positivmodelles aus Gießharz.

Nach Anschluß an ein Schlauchsystem mit Pumpe ist eine Durchströmung mit Flüssigkeit in beiden Richtungen bei stufenlos regulierbarer Geschwindigkeit möglich. Durch Zusatz von Partikeln oder gesteuertes Einbringen von Farblösungen gelingt die gezielte Darstellung einzelner Strombahnen.

Zusätzlich werden die Modelle mit Luft durchströmt zur Beobachtung des Niederschlags von zugefügten Stäuben. Diese Methode bietet die Möglichkeit, die aerodynamischen Verhältnisse von individuellen Formen des Nasenrachens zu studieren.

K. Fleischer (Gießen): Die Strömungsverhältnisse im Nasenrachen sollten überprüft werden auch bei pathologischen Zustän-

den, z. B. bei hinteren Enden und die dann sich ergebenden Besonderheiten am Tubenostium. Tonndorf hat seinerzeit die Strömungskurven bei Zigarettenrauch am Nasenmodell studiert und dabei nach oben gewölbte Verläufe gefunden. Sie haben sich der Nasenhaupthöhle ja weniger zugewandt. Ich sah bei Ihnen einen Strömungsverlauf, der von Tonndorfs Ergebnissen abweichend am unteren Nasenboden entlanglief. Das sollte überprüft werden in einem analogen Modell.

T. B. v. Westernhagen (Oldenburg): Die verwendeten Modelle sind starre Rohre, die nicht den physiologischen Verhältnissen entsprechen. Von welcher Strömungsgeschwindigkeit an treten aerodynamische Soge auf, die sich negativ auf die Weichteilverhältnisse auswirken können?

M. Hess (Schlußwort):
In unseren vorläufigen Untersuchungen haben wir den Hauptatemstrom im unteren Nasengang gesehen. Über Einzelheiten des Strömungs- und Niederschlagsverhaltens im Bereich des Tubenostiums können wir noch keine Aussagen machen, ebensowenig wissen wir z. Z. über den Einfluß von Veränderungen im Nasenrachenraum wie z. B. bei adenoiden Vegetationen. Da unser Gießharzmodell starr ist, können keine Gaumenbewegungen während der Strömungsversuche durchgeführt bzw. simuliert werden.

Schlafapnoe

188. H.-W. Mahlo, Chr. Hannig, A. Hannig-Wuttke (München): Anwendung der Fernweichteilaufnahme des Schädels bei der Diagnose des Schnarchens und des Schlaf-Apnoe-Syndroms

Es ist bekannt, daß kraniofaziale Mißbildungssyndrome gehäuft zu einem Schlaf-Apnoe-Syndrom führen können.

Zur Beurteilung von Schädelanomalien wird das Verfahren der Röntgencephalometrie, d. h. das Vermessen von Strukturen des Schädels und seiner Weichteile, seit längerem herangezogen.

Es ist deshalb der Versuch unternommen worden, mit Hilfe der Röntgencephalometrie Charakteristika herauszuarbeiten, die die Gruppe der Schnarcher und Schlaf-Apnoe-Patienten von Gesunden unterscheiden.

Einschlußkriterien waren das in einem Schlaflabor nachgewiesene obstruktive Schlaf-Apnoe-Syndrom oder die in einem Screening-Bogen gemachte Angabe von regelmäßig auftretendem Schnarchen seit mindestens 10 Jahren.

Die seitliche Fernweichteilaufnahme wird in einem Abstand von 3,50 m angefertigt, wobei sich der Kopf in einer natürlichen Geradeaus-Position befindet. Zum Erfassen von Winkeln und Strecken werden eindeutig definierte Bezugspunkte gewählt (u. a. Nasion, Sella, Orbitale, Porion, Os hyoideum, Gnathion, Gonion).

Verschiedene Strecken und Winkel des knöchernen Schädels von 31 Patienten wurden mit denen von 8 Gesunden verglichen.

Die Untersuchungen ergaben keine Unterschiede hinsichtlich der Länge der vorderen und der hinteren Schädelbasis; ebenso sind Maxilla und Mandibula bei beiden Kollektiven gleich lang.

Auffällig ist die Verlängerung des Mittelgesichts und die Position des Hyoids bei Schnarchern und Schlaf-Apnoe-Patienten, das signifikant tiefer steht.

Möglicherweise spielt das Hyoid eine zentrale Rolle bei der Entwicklung des Schnarchens. Durch die Tiefstellung des Hyoids ist die den Zungengrund bildende Masse der Zunge relativ groß und der auf dem Mundboden ruhende Anteil des Zungenkörpers entsprechend kleiner. Dies erleichtert bei einer Relaxation z. B. während des Schlafs eine dorso-kaudale Kippbewegung der Zunge in Richtung der Schwerkraft.

Es ist mittlerweile bekannt, daß eine Palatopharyngoplastik bei der Therapie der chronischen Rhonchopathie und des obstruktiven Schlaf-Apnoe-Syndroms nicht immer zum Ziel führt. Die Fernweichteilaufnahme des Schädels kann so zur Entscheidung beitragen, ob in Abhängigkeit der Lokalisation der Obstruktion eine Palatopharyngoplastik therapeutisch sinnvoll erscheint oder ob zu anderen Methoden, z. B. zum nasalen CPAP gegriffen werden soll.

G. Münker (Ludwigshafen): Ihr Schlußsatz hat große praktische Bedeutung. Bitte sagen Sie uns, welche Meßstrecken oder Winkel im Fernröntgenbild einen Erfolg oder einen Mißerfolg einer Palato-Pharyngoplastik erwarten lassen.

H.-W. Mahlow (Schlußwort):
Eine Indikation zur Retropharyngealplastik stellen große hypertrophe Gaumentonsillen dar, wobei zusätzlich das Velum relativ lang ist und die typische Schleimhautduplikatur aufweist. In den meisten Fällen wird eine Heilung des Schlaf-Apnoe-Syndroms oder jedoch eine wesentliche Reduktion der Apnoe-Phasen erreicht. – Die Röntgencephalometrie verlangt die Erstellung eines eigenen Normalkollektivs, da die in der Literatur angegebenen Normalwerte in erster Linie für kieferchirurgische und kieferorthopädische Patienten erstellt wurden und nicht zwischen gesunden und Schlaf-Apnoe-Patienten unterscheiden.

189. J. Mayer-Brix, U. Müller-Marschhausen, H. Becker, J. H. Peter (Marburg/Lahn): Die Häufigkeit pathologischer HNO-Befunde bei Patienten mit Verdacht auf obstruktives Schlaf-Apnoe-Syndrom

Das zunehmende medizinische und öffentliche Interesse an der Diagnostik und Therapie des obstruktiven Schlaf-Apnoe-Syndroms (OSAS) hat zu einer steigenden Zahl von Patienten geführt, die unter dem Verdacht auf ein OSAS untersucht werden.

Da die klinischen Symptome Schnarchen, Müdigkeit, Dyspnoe und Kopfschmerzen aber auch durch pathologische HNO-Befunde bedingt sein können und zahlreiche pathologische Befunde wie z. B. Zysten im Pharynx, Papillome, Lymphome, kraniofaziale Dysplasien und Fremdkörper als Ursachen eines OSAS beschrieben wurden, ist mit einer erhöhten Inzidenz pathologischer Befunde in diesem Patientengut zu rechnen.

Wir haben deshalb 431 Patienten, die wegen des Verdachts auf ein OSAS im Schlaflabor gemessen wurden, auf pathologische HNO-Befunde hin untersucht. Bei 336 Patienten erfolgte die HNO-Untersuchung routinemäßig bei der Diagnose V. a. OSAS, 95 Patienten hatten unsere Klinik bereits wegen HNO-Beschwerden aufgesucht.

In der Gruppe der 336 routinemäßig untersuchten Patienten fanden wir pathologische Ohrbefunde in 8% (IOS, Chronische MOE, Hörsturz), und meist operationsbedürftige Befunde in Nase und Nasenrachen in 20% (Adenoide, Polyposis, Chron. Sinusitis, Septumdeviation).

Der Oropharynx wurde in 40% als eingeengt beurteilt, regelrechte pathologische Befunde fanden sich aber nur in 4% (hyperplastische Tonsillen und Zungengrundtonsillen).

Im Hypopharynx und Kehlkopf ergaben sich in 5% pathologische Befunde (Chron. Laryngitis, Stimmlippengranulome, Recurrensparesen). Am Hals fanden wir in 1% operationsbedürftige Befunde (Struma nodosa, Parotistumor).

Insgesamt ergab sich bei 37% der Patienten ein pathologischer Befund und bei 24,5% wurde eine Operation indiziert, wobei Nasen/Nasenrachenoperationen den größten Anteil bildeten.

Ausgeprägte obstruierende Prozesse oder Anomalien fanden wir bei keinem Patienten.

Nach unseren Ereignissen ist bei Patienten mit Verdacht auf OSAS besonders eine Nasen- und Nasenracheninspektion wichtig, insbesonders da die wirksamste Therapie, die nasale Überdruckbeatmung, eine freie Nasenventilation erfordert.

Der Vergleich der klinischen HNO-Symptome mit der Schlaf-Labor-Messung bei 95 Patienten, die primär HNO-Beschwerden hatten, zeigte, daß bei unklaren Symptomen wie Schwindel, Synkopen, Schnarchen und Tagesmüdigkeit sowie Cephalgien in bis zu 75% ein OSAS bestand, so daß an diese Differentialdiagnose gedacht werden sollte.

T. v. Westernhagen (Oldenburg): Sie haben häufig bei Patienten mit Schlaf-Apnoe eine Operationsindikation gestellt. Wie oft ist es danach zu einer Beseitigung der Apnoephasen gekommen?

W. Schlenter (Lübeck): Haben Sie die nasenpathologischen Veränderungen Ihrer schnarchenden Patienten rhinomanometrisch verifiziert?

J. Mayer-Brix (Schlußwort):
Grundsätzlich sollten wir bei der Diskussion zwischen Patienten, die schnarchen und OSAS-Patienten unterscheiden, auch wenn sich bei Schnarchern später ein OSAS entwickeln kann.

Diesen Unterschied konnte Herr Schäfer aus Ulm ja schön anhand der Frequenzspektren dokumentieren.

Während ein Schnarcher sicher mit gutem Erfolg operierbar ist, zeigen zahlreiche Studien, daß bei OSAS die Apnoephasen vermindert, aber selten beseitigt werden können. (Wobei der subjektive Erfolg meist besser ist als der objektive.)

Insofern hängt sehr viel von der genauen präoperativen Diagnostik ab, die natürlich am besten im Schlaf-Labor erfolgen sollte. Hier fehlen leider noch geeignete ambulante Screening-Systeme. Nachdem wir 3 OSAS-Patienten mit sehr engem Oropharynx ohne objektiven Erfolg operiert hatten, haben wir uns zurückhaltend verhalten.

Die Septumplastik hatte bei vier Patienten, die bisher im Schlaf-Labor nachkontrolliert wurden, eine leichte Verminderung der Apnoephasen aber bei drei Patienten eine deutliche Senkung des erforderlichen CPAP-Druckes ergeben, so daß wir sie bevorzugt unter dieser Indikation durchführen.

Die hier vorgestellten Fälle nasaler Obstruktion beziehen sich auf Rhinomanometriewerte unter 30 l/min beids.

Grundsätzlich sollten wir uns bemühen, die operativen Techniken zu verbessern, da viele Patienten eine Operation der lebenslangen CPAP-Therapie vorziehen würden.

Hauptvortrag III

E. Lehnhardt (Hannover):
Derzeitiger Stand der Cochlear Implants

Über dieses Thema in 30 min zu berichten, heißt

- vieles vorauszusetzen und
- aus dem Verbleibenden sich auf wenige Punkte zu
  beschränken.

Ich werde deshalb Detailaspekte ausklammern und versuchen, lediglich die für den Kliniker bedeutenden Fakten oder Fragen anzusprechen, also auf

- derzeit relevante Systeme,
- präoperative Auswahlkriterien,
- operative Grundsätze,
- postoperative Anpassung und
- Ergebnisse eingehen sowie einen
- Ausblick in mögliche Entwicklungen geben.

Einleitung

Cochlear Implant ist nicht mehr der Traum, den Djourno, Eyries u. Vallancien (1957) und Zöllner u. Keidel (1963) träumten, den House (1973), Banfai (1978) und Burian (1979) aufgriffen – Cochlear Implant ist Wirklichkeit geworden. Das Innenohr ist – mit vielen Abstrichen – heute prothetisch ersetzbar – für ein Sinnesorgan eine Novität!

Die Realität kommt schon darin zum Ausdruck, daß allein in Europa an die Stelle von ca. 25 zumeist Laborgeräten nur noch wenige industriegefertigte Modelle getreten sind. Weltweit sind es – außer dem Implex der Fa. Hortmann mit derzeit noch kleinen Stückzahlen und begrenzter Verbreitung – nur das Ineraid von Symbion und das Nucleus-Gerät der Fa. Cochlear. In Europa kommen dazu das 3M-Vienna-Gerät von Burian u. Hochmair sowie das von Banfai und EMC-Köln (Tabelle 1).

Bausteine des Cochlear Implants – gleich welcher Produktion – sind das Mikrophon, der Sprachprozessor, irgendeine Form der Signalübertragung und das Implantat mit den Elektroden (Abb. 1). Prinzip aller Systeme ist es, daß die elektrischen Signale

- bezüglich der topischen Zuordnung (Ortscode) der anatomischen Frequenzanordnung in der Schnecke und
- bezüglich der zeitlichen Impulsfolge (Zeitcode) der bioelektrischen Spikefolge in der Hörnervenfaser

entsprechen.

Sieht man von der ehemals *extra*kochleären Philosophie Banfais ab, dann drückt sich die Realität des Cochlear Implants auch in einer inzwischen eingetretenen Uniformität aus. Alle Autoren sind sich einig darin, daß mit mehreren Kanälen und intrakochleärer Elektrodenanordnung ein größerer Gewinn zu erzielen ist als mit Einkanalgeräten und mit extrakochleären Elektroden.

Derzeit relevante Systeme

Dementsprechend werden jetzt am häufigsten verwendet das Nucleus 22 der Fa. Cochlear (Clark et al. 1987; weltweit ca. 1 600 implantiert) und das Ineraid der Fa. Symbion (weltweit ca. 200 implantiert; Abb. 2, 3 a). Bei beiden liegen die Elektroden intrakochleär, beide arbeiten mehrkanalig, Nucleus mit 22, Symbion

Tabelle 1. Die derzeit geläufigsten Cochlear Implants

CI 1989
International
Ineraid von Symbion
Nucleus von Cochlear
3M-Vienna-Burian
National
Hortmann
EMG-Banfai

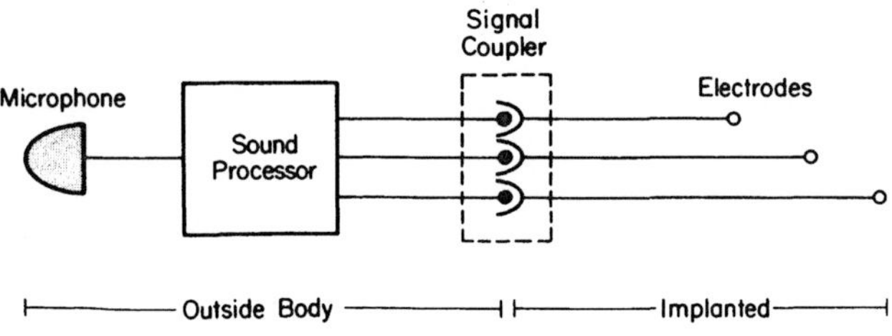

Abb. 1. Bausteine des Cochlear Implants. (Aus Nadol u. Eddington 1988)

Tabelle 2. Gegenüberstellung des Nucleus 22 der Firma Cochlear und des Ineraid der Firma Symbion

	Nucleus	Ineraid
	Intrakochleär	
Reizmodus	Bipolar	Monopolar
Kanäle	21	4
Reizfolge	Seriell	Parallel
Bevorzugter Code	Orts→Zeitcode	Zeit→Ortscode
Übertragung	Digital transkutan	Analog perkutan
Sprachverarbeitung	Feature extraction	Frequenzbänder

mit 4 Kanälen. Im Nucleus-Gerät werden benachbarte Elektroden gegeneinander geschaltet (bipolar), in dem von Symbion die aktiven intrakochleären jeweils gegen eine außerhalb der Schnecke liegende (monopolar). Im Nucleus-Implantat wird – wenn auch in schneller Folge (200/s) – immer nur ein Elektrodenpaar angesteuert, im Ineraid geschieht dies für alle vier Kanäle jeweils gleichzeitig. Preislich ist die Differenz zwischen beiden Systemen zu vernachlässigen.

Nucleus betont mit seinen vielen tonotop angeordneten Elektroden den Ortscode, Symbion legt gleichen Wert auch auf den Zeitcode der Stimulation. Der Sprachprozessor von Nucleus gibt digitale Impulse an die Elektroden ab (pulsatil), der von Symbion analoge. Symbion überträgt die Gesamtsprache, lediglich gefiltert in vier Frequenzbänder für die vier Kanäle. Das Nucleus 22 wertet nur die vermutlich wesentlichsten Eigenschaften (features) der Sprache, nämlich die Grundfrequenz (FO), die 1. und 2. Formanten (F1 und F2) sowie die Amplitude (A) im jeweiligen Formantenbereich (Tabelle 2).

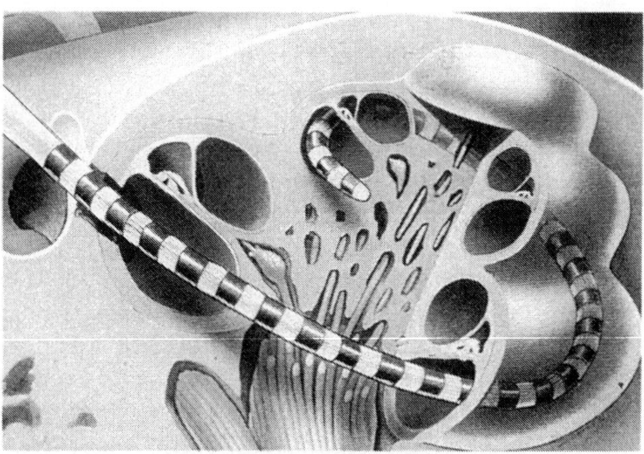

Abb. 2. Intrakochleäres Nucleus-Implantat mit 22 Elektroden: die Signalübertragung geschieht über transkutane Induktion

Die den Physiologen mehr befriedigende Lösung ist diejenige von Symbion, nämlich die vorrangige Berücksichtigung des Zeitcodes; dies ist allerdings bislang nur mit *analoger* Sprachverarbeitung möglich. Der Übergang auf das Implantat kann dann *mehrkanalig* jedoch nur über eine *per*kutane Steckerverbindung geschehen (Abb. 3 b). Demgegenüber erlaubt die pulsatile *und* mehrkanalige Verarbeitung der Sprache im Nucleus 22 eine transkutane Übertragung, sie vermeidet also den perkutanen Stecker. Der Nutzer muß sich deshalb heute entscheiden, ob er für die vornehmlich zeitcodebezogene mehrkanalige Informationsverbreitung die Steckerverbindung in Kauf nehmen will oder ob er die *trans*kutane Signalübertragung als unverzichtbare Voraussetzung für das Cochlear Implant ansieht. Obwohl sich die Infektion um die Steckerver-

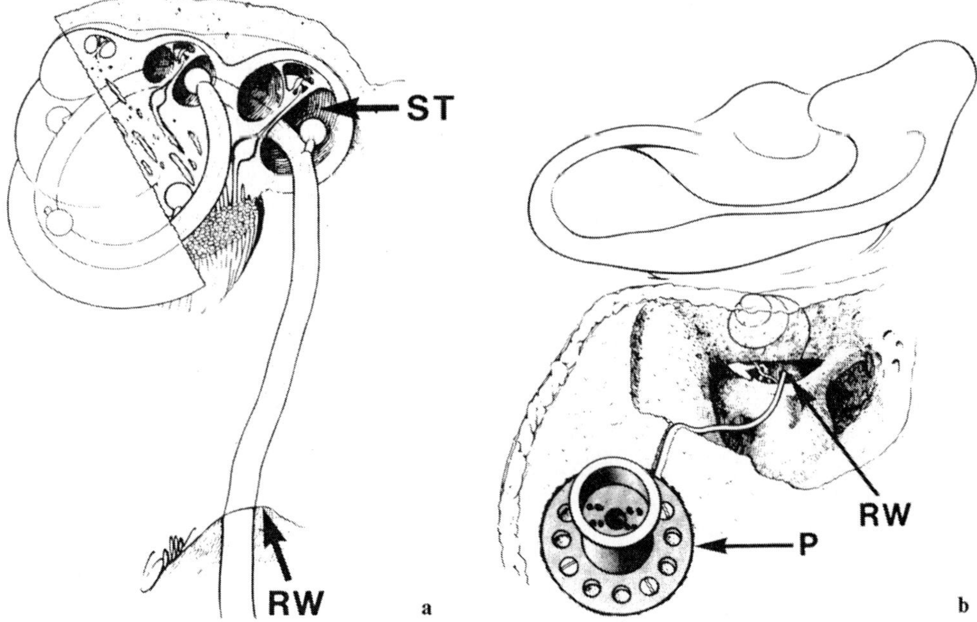

Abb. 3. Intrakochleäres Symbion-Implantat mit vier Kanälen und perkutaner Steckerverbindung (*P*). *RW* rundes Fenster, *ST* Scala tympani

bindung bei dem von Symbion empfohlenen, in Boston entwickelten und vorwiegend in Salt Lake City (Eddington et al. 1978; Kiang et al. 1979) ausgearbeiteten Vorgehen in Grenzen hält, hat das Symbion-Gerät nur wenige Anwender gefunden, vielleicht weil frühere Erfahrungen mit den durch die Haut durchgeführten Stecker zum Teil erschreckend waren.

Nach Nadol u. Eddington (1988), den Promotoren des Symbion-Gerätes, sind im Vergleich gegen andere mit dem Ineraid die besten Spitzenergebnisse zu erzielen. Andererseits konnten nach dem jüngsten umfassenden Leistungsvergleich von Tye-Murray et al. (1989) an 17 Symbion- und 23 Nucleus-Patienten die Nucleus-Patienten beim Satztest mit Vorgabe eines inhaltbezogenen Wortes ohne Lippenlesen signifikant mehr Wörter verstehen als die Symbion-Patienten. Nach Teig et al. (1989), die zweimal 6 unterschiedlich versorgte Patienten miteinander verglichen, lassen sich Vor- und Nachteile nicht in Zahlen fassen; sie weisen aber darauf hin, daß ihre beste Patientin, eine 16jährige, mit dem Nucleus 22 versorgt worden war. Die Leistungsdifferenz mag gering sein; sie kann *für das Ineraid bei älteren Patienten* ins Gewicht fallen, eben wegen der schnelleren Gewöhnung an das Gerät.

Banfai (pers. Mitteilung 1989) implantiert bei Erwachsenen jetzt auch intrakochleär mehrkanalig und bei Kindern weiterhin vorwiegend extrakochleär, allerdings einkanalig; seit zwei Jahren habe er die perkutane Signalübertragung verlassen. Über seine intrakochleäre Elektrode waren detaillierte Informationen nicht zu erhalten. Hortmann versucht derzeit, mit achtkanaliger digitaler und transkutaner Signalübertragung den Anschluß an den Standard zu gewinnen. Erfahrungen mit dem sog. „Implex" sind im Schrifttum noch nicht zu finden.

Nachdem Storz aus der Weiterentwicklung des UCSF-Gerätes in San Francisco ausgestiegen ist und nachdem 3M die Produktion der House-Version eingestellt hat, ist es tröstlich, daß die sogenannte Vienna-Version von 3M in Innsbruck und Wien fortgeführt wird, bislang allerdings nur *ein*kanalig extra- oder intrakochleär; ein mehrkanaliges Gerät sei in Entwicklung (Burian 1988).

Die *präoperativen Auswahlkriterien* haben sich gegenüber den von Burian in seinem Referat von 1979 genannten nicht grundsätzlich geändert – es sei denn in dem Sinne, daß jetzt auch ertaubte *Kleinkinder* mit dem Cochlear Implant versorgt werden sollten (s. u.).

Für das intrakochleäre Vorgehen ist die Untersuchung mit bildgebenden Verfahren von großer Bedeutung, nämlich zur Beurteilung der Schneckenhohlräume. Ihre Obliteration läßt sich eventuell schon im hochauflösenden CT erkennen, deutlicher jedoch im NMR mit Oberflächenspule.

So kann bei einer Fraktur durch die Basalwindung die Schnecke im HRCT frei erscheinen, im NMR sich dort aber ein reduziertes Flüssigkeitssignal zeigen.

Nach einer Meningitis schien die Schnecke im HRCT jedenfalls teilweise frei zu sein, im NMR dagegen stellte sie sich nicht dar, eben wegen des fehlenden Flüssigkeitssignals. Die vermutete vollständige knöcherne Obliteration bestätigte sich leider während der Operation.

Trotz dieses Vorteils der NMR vor dem HRCT müssen wir bei Kindern wegen der dafür notwendigen langen Narkose auf die NMR verzichten; bei Erwachsenen erscheint sie uns in Zweifelsfällen unverzichtbar.

Für die Entscheidung zum Cochlear Implant stellt sich unter anderem die Frage, ob auch *prälingual Gehörlose* versorgt werden sollen. Banfai hat die seit Geburt oder sehr früher Kindheit Gehörlosen sogar bevorzugt operiert, bei Burian machen sie fast die 50% des Patientengutes aus. Wir haben die Indikation sehr zurückhaltend gestellt. Zweifellos können auch gehörlose Erwachsene einen Nutzen vom Cochlear Implant haben – gewiß aber in sehr viel beschränkterem Rahmen als die ertaubten. Sie erreichen nach unseren Beobachtungen jedenfalls bislang nicht die Fähigkeit eines offenen Satzverstehens ohne Lippenlesen; sie haben eventuell aber – wie Burian et al. (1987) betonen – eine große Hilfe beim Lippenlesen. Ihre Gehörlosensprache bessert sich erst nach jahrelangem Gebrauch des Cochlear Implants und auch dann nur in begrenztem Umfang. Der gehörlos Geborene wird durch das Cochlear Implant nicht zum Schwerhörigen und findet schon wegen seiner schwer verständlichen Sprache keinen Anklang bei Schwerhörigen; er bleibt gefangen in der Gemeinschaft der gehörlos Geborenen und ist dort eventuell nicht einmal mehr gern gesehen. Wir glauben deshalb, gehörlos geborene Jugendliche und Erwachsene nur ausnahmsweise mit dem Cochlear Implant versorgen zu sollen und nur solche, die fest in den Kreis einer fürsorglichen, hörenden Familie eingebettet sind.

Banfai nimmt auch in den diesbezüglichen Ergebnissen eine Sonderstellung ein insofern, als er meint, 6 seiner prälingual Gehörlosen hätten ein sogar offenes Sprachverstehen erreicht und „das Niveau zufriedenstellender Leistungen" sei für die gehörlos Geborenen kaum schlechter ausgefallen. Ja, für Banfai spielt es bei der Indikation zur Implantation „heute keine Rolle mehr, ob ein Patient prälingual oder postlingual ertaubt ist" (Banfai 1988). Diese Aussage ist in Relation zu dem Maßstab zu sehen, den man an die Absolutergebnisse legt.

Die *Operation zum Cochlear Implant* stellt an den erfahrenen Otochirurgen keine besonderen Anforderungen; bei hinreichender Routine kommt man auf eine Operationsdauer von 1 ½ bis 2 Std unabhängig von den speziellen Gegebenheiten der einzelnen Systeme. Den *Schnitt* führen wir sehr weiträumig, zum einen um die Schnittränder möglichst 2 cm vom Implantat entfernt zu halten, zum anderen um für eventuell notwendige Nachoperationen einen weiterhin von der A. retroauricularis und der A. occipitalis versorgten, kaudal gestielten Lappen verfügbar zu haben (Abb. 4). Damit der Hautschnitt nicht über dem ausgeräumten Warzenfortsatz und damit über der Elektrodenführung liegt, gehen wir *vor* der Ohrmuschel an der hinteren Zirkumferenz des Gehörgangseingangs ein. Seitdem wir diese Schnittführung verwenden, haben wir bei mehr als 100 Operationen keine auch nur partielle Nahtdehiszenz gesehen, während Cohen et al. (1988) in den USA bei insgesamt 459 Cochlear-Implant-Operationen 9 gänzliche und 16 partielle Lappennekrosen zählten; in den USA wird der Lappen wesentlich kleiner gestaltet und zumeist vorn gestielt.

Die Frage, ob die Elektroden durch das runde Fenster oder durch eine Trepanation des Promontoriums eingeführt werden sollen, hat sich insofern weitgehend erledigt, als die einen das runde Fenster nach vorn erweitern und die anderen die Trepanation zunehmend weiter posterior verlegen und damit dem Rahmen des runden Fensters sehr nahekommen (Abb. 5).

Nach der Operation sollte man einen Druckverband anlegen; eine Saugdrainage ist nicht notwendig, dagegen medizieren wir prophylaktisch mit Gramaxin (2 × 2 g/2 Tage), dann Bidocef (3 × 1 Tabl./7 Tage).

Möglichst bald postoperativ sollte röntgenologisch (Stenvers) die korrekte Position der Elektrode kontrolliert werden (Abb. 6).

Irritationen des *N. facialis* haben wir wenige Tage nach der Operation beginnend und nur für eine bis zwei Wochen anhaltend lediglich bei 3 von 137 intrakochleär implantierten Patienten gesehen; in keinem dieser Fälle war der Fazialis freigelegt worden. Cohen et al. (1988) nennen aufgrund einer Umfrage 12 passagere Paresen bei 459 Patienten. Über *Schwindel* klagten 4 unserer Patienten – und auch nur für jeweils zehn bis vierzehn Tage; dabei ist jedoch zu berücksichtigen, daß etwa die Hälfte der operierten Patienten schon präoperativ vestibulär ausgefallen war; von den vestibulär präoperativ intakten Patienten blieb die große Mehrzahl (ca. ¾) sogar auch postoperativ erregbar (Brackmann 1987).

Bei der Symbion-Prothese wird operativ ähnlich vorgegangen. Dort legt man das Hauptaugenmerk auf die korrekte Befestigung des Steckerfußes; sie erfolgt mit Minischrauben in die Kortikalis der Schläfenbeinschuppe (Parkin 1988). Die Haut darüber wird mit einem speziellen Instrument ausgestanzt. Das Ein-

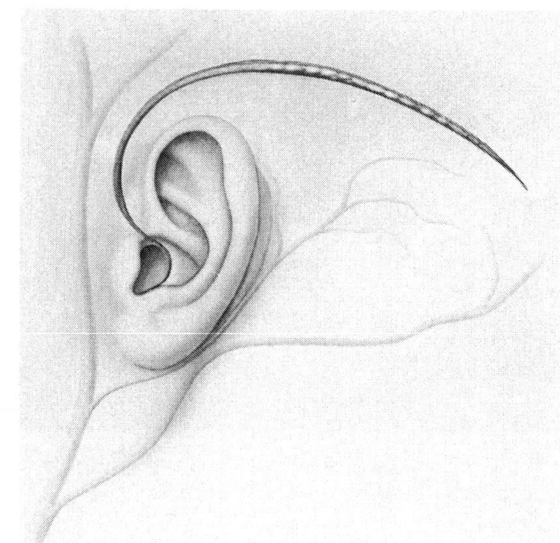

Abb. 4. Hautschnitt zur Cochlear-Implant-Operation

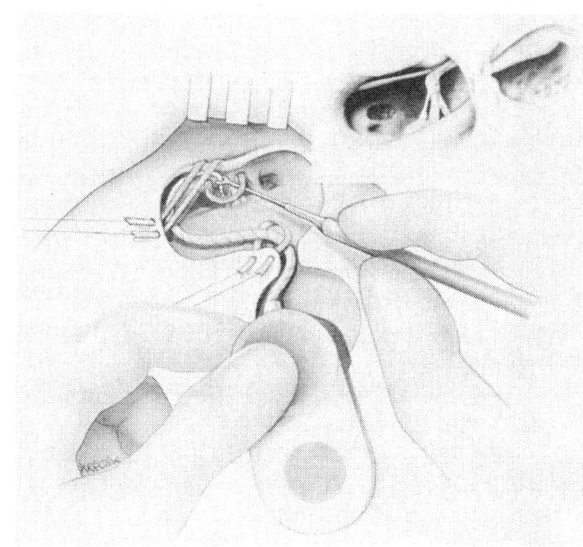

Abb. 5. Mastoidhöhle, Knochenbett für das Implantat, Einführen des Elektrodenträgers durch den Chorda-Fazialis-Winkel und durch eine Trepanation des Promontoriums unmittelbar vor dem runden Fenster (*rechts oben*)

führen des Elektrodenträgers durch das erweiterte runde Fenster scheint ein wenig schwieriger zu sein, weil die Elektroden wie kleine Beeren am Elektrodenschaft hängen.

Auf den Einwand, mit dem intrakochleären Vorgehen gegebenenfalls Hörreste zu zerstören, gibt es nur eine Entgegnung: Hörrestige dürfen nach unserem Verständnis nicht intrakochleär operiert werden. In den USA dagegen wird seit einem Jahr immer häufiger und offener die intrakochleäre Versorgung auch

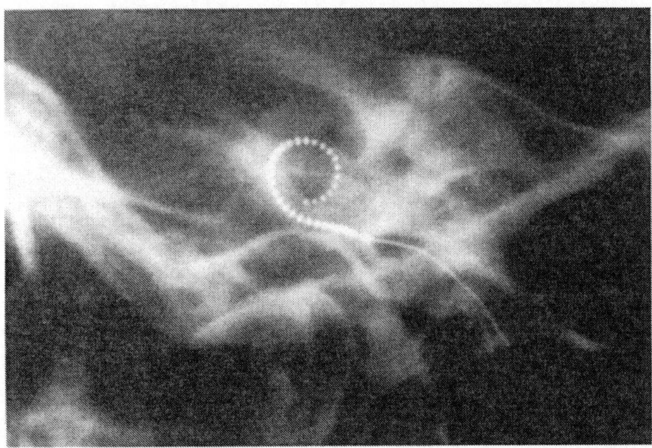

Abb. 6. Röntgenaufnahme nach Stenvers zur postoperativen Kontrolle der korrekten Elektrodenposition

der severe deaf patients diskutiert – wahrscheinlich weil für das, was wir die vollständige Taubheit nennen, dort – listigerweise – der Terminus *profound deaf* verwendet wird.

Nicht bewahrheitet hat sich die Befürchtung, durch den Einschub der Elektroden eine bindegewebig-narbige Obliteration der Schnecke in einem solchen Ausmaß zu induzieren, daß ein späteres Auswechseln der Elektroden unmöglich sei; vielmehr bleibt der Hohlraum der Scala tympani offenbar weitgehend erhalten. Die Möglichkeit der Reimplantation hat man schon 1984 in Melbourne im Video festgehalten. Inzwischen berichteten Burian et al. (Hochmair-Desoyer u. Burian 1985; Burian u. Eisenwort 1989) darüber, und auch wir machten die gleichen günstigen Erfahrungen.

Als wirklich ernsthafte Störung der Operation ist die Obliteration der Schnecke zu nennen. Balkany et al. (1988) halten sie für überwindbar durch einfaches Schaben mit der Nadel; dies hatten auch wir in drei Fällen gesehen. Offenbar aber war Balkany in den wenigen von ihm operierten Fällen ausschließlich auf kurzstreckige Obliterationen gestoßen. Wir sahen auch weiterreichende, wahrscheinlich – wie z.B. von Nadol (1984) beschrieben – vollständige, jedenfalls nicht überwindbare Verknöcherungen der Schnecke bei 4 von unseren Hannoverschen sowie bei einem von uns in Portugal operierten Patienten. Bei ihnen konnten wir selbst nach langen, verzweifelten Versuchen mit einem sehr kleinen Plattenmesserchen letztlich kein Lumen finden. Auch unsere Bemühungen mit einer 0,5-mm-Diamantkugel an einem flexiblen Schaft – von Hand gedreht – blieben in diesen Fällen erfolglos.

Derzeit sehen wir für diese Patienten keine Möglichkeit einer wirksamen prothetischen Hilfe, eben weil die Perilymphe als Mittler zwischen Elektrode und Hörnervenfaser fehlt. Dies schließt nicht aus, daß

die Patienten über das Implantat Hörempfindungen haben, ein Sprachverstehen ist schon deshalb nicht möglich, weil die tonotope Zuordnung fehlt. Möglicherweise wäre ein einkanaliges Gerät mit einer extrakochleären Elektrode unter diesen speziellen Gegebenheiten nützlicher, obwohl auch dann der Ersatz der Perilymphe durch osteoides Gewebe den Übergangswiderstand sehr hoch sein läßt. Oder man entschließt sich nach den Empfehlungen von Gantz et al. (1988) zur gänzlichen Freilegung des Modiolus – ein gewagtes Verfahren, das außerdem vom Operateur den Glauben verlangt, die Nervenfasern in der Lamina spiralis ossea würden selbst dann noch funktionstüchtig bleiben.

Die *postoperative Anpassung* des Sprachprozessors ist für das Symbion-System relativ einfach. Nach Messung der elektrischen Impedanz für die vier intrakochleären Elektroden werden die vier Kanäle entsprechend den vier Frequenzbändern lediglich auf gleiches Leistungsniveau eingeregelt. Die einzelnen Patienten sollen dabei nur geringe Unterschiede in der Fähigkeit erkennen, die Sprachsignale der vier Kanäle den zugehörigen Frequenzbereichen zuzuordnen. Unterschiede dagegen im Dynamikbereich und im Frequenzunterscheidungsvermögen seien bestimmend für das Sprachverstehen (Knapp et al. 1989). Ein spezielles Computersystem ist für die Anpassung der Symbion-Prothese nicht notwendig.

Aufwendiger gestaltet sich die Anpassung beim Nucleus 22. Hier muß über ein Interface der Sprachprozessor individuell programmiert werden. Der Sprachprozessor muß also „wissen", mit welchen Stromstärken er das jeweilige Elektrodenpaar minimal und maximal ansteuern darf, in welche Stromstärken-Schritte dieser Dynamikbereich zu unterteilen ist, mit welcher Pulslänge er arbeiten soll, ob der bipolare Reizmodus ausreicht oder ob ein jeweils größeres Basilarmembran-Areal zu stimulieren, d.h. ob auf bipolar +1 oder sogar +2 überzugehen ist. Schließlich müssen die Frequenzbereiche des 1. und 2. Formanten der Sprache auf die funktionierenden Elektroden verteilt werden und der Sprachprozessor muß „erfahren", welche Elektrode welchem Formantenbereich zugeordnet ist. Schwellen und Dynamik ändern sich in den ersten Tagen und Wochen zu günstigeren Werten hin und müssen dann jeweils korrigiert werden.

Von dieser Anpassung des Sprachprozessors an das individuelle unterschiedliche Überlebensmuster der Hörnervenfasern ist das eigentliche *Rehabilitationstraining* zu trennen.

Die Notwendigkeit solchen Trainings wird unterschiedlich beurteilt. Für die ertaubten Erwachsenen glaubt Montandon (1988) als Verwender des Symbion-Gerätes auf eine systematische Schulung verzichten zu können, während Teig, der mit Symbion *und* Nucleus arbeitet, eine dreimonatige Rehabilitation mit anfangs 2 Stunden pro Tag und dann 2 × 2 Std pro Woche anbietet (zit. nach Montandon 1988).

Pfaltz (1988) – er implantiert das Nucleus 22 – hält ein Rehabilitationstraining für unverzichtbar, es sei in seinem Ausmaß allerdings abhängig von der psychischen Situation, der Auffassungsgabe und der Motivation des Patienten sowie vor allem von der Dauer der Taubheit. Dies entspricht wohl der Handhabung bei den Nucleus-Patienten generell.

Besonders sorgfältig wird das Hör- und Sprechtraining offensichtlich in Wien betrieben (Eisenwort u. Burian 1988) – eine Situation, die sich dort ausnehmend günstig durch eine exzellente Zusammenarbeit zwischen dem Operateur und der Pädagogin ergeben hat. Sie sollte Vorbild sein für den Standard postoperativer psychologisch-pädagogischer Voraussetzungen an *den* Kliniken, *die* die Implantation betreiben.

Das auditive Training umfaßt steigende Schwierigkeitsstufen:

– Erkennen von Geräuschen und Tönen
– Unterscheiden von Geräuschen und Stimmen,
– Erkennen von Sprache,
– Erkennen suprasegmentaler und segmentaler Merkmale der Sprache,
– Verstehen von gesprochenem Text,
– Verstehen von gesprochenem Text im Hintergrundgeräusch.

Von genereller Bedeutung für die Führung der Patienten ist es, sie in der Anfangsphase nicht durch zu komplizierte Tests zu überfordern; so darf man ihnen anfänglich auf keinen Fall die Möglichkeit zusätzlichen Lippenlesens nehmen. Der frisch-implantierte Patient muß psychologisch gestützt und in seinem Zutrauen zum Verstehen behutsam bestätigt werden.

Hinsichtlich der *Ergebnisse* sei unterschieden zwischen

– Frühergebnissen,
– Durchschnittsresultaten und
– Spätergebnissen.

Bewußt sollten Befunde von Star-Patienten hintangehalten werden, weil sie zwar beeindrucken können, nicht jedoch differenzieren lassen zwischen

– Leistungsfähigkeit des Gerätes,
– Intellekt und Engagement des Patienten und
– Ausmaß des Rehabilitationstrainings.

Die *Früh- und Sofortbefunde* spiegeln in erster Linie die Leistung des Gerätes wider. Die Abbildung zeigt die Ergebnisse im sog. Speech tracking ohne Lippenlesen zwei Wochen nach der ersten Anpassung bei drei Patienten ohne nennenswertes Hörtraining

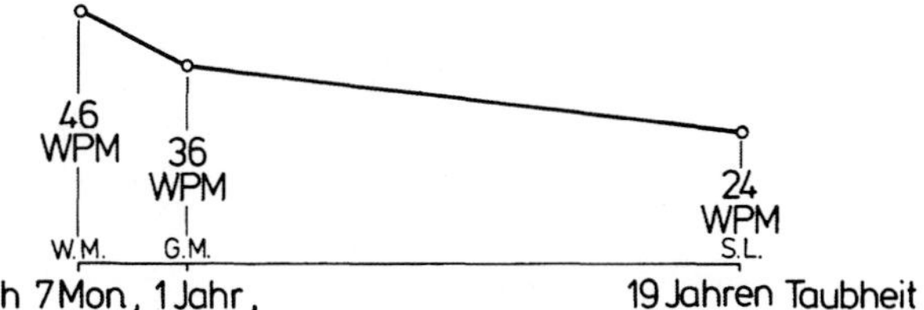

Abb. 7. Frühe Einzelergebnisse zwei Wochen nach Beginn der Anpassung, also ohne wesentliches Rehabilitationstraining. Die ersten beiden Patienten waren nur sieben Monate bzw. ein Jahr taub gewesen; aber auch der dritte Patient mit 19jähriger Taubheit erreichte beim Speech tracking schon ein Verstehen von 24 Wörtern pro Minute (WpM)

(Abb. 7). Die beiden ersten Patienten waren seit nur kurzer Zeit taub, so daß man geneigt ist, dies als Grund für den schnellen Gewinn anzunehmen. Der dritte Patient aber war 19 Jahre lang taub gewesen und kam trotzdem sehr schnell zu einem fast gleich guten Resultat; er hatte möglicherweise eine noch kaum beeinträchtigte Hör*nerven*funktion – vielleicht sogar eine noch volle Anzahl von Hörnervenfasern, so daß trotz der langen Taubheit und der dementsprechend reduzierten Spracherinnerung schon zwei Wochen nach der ersten Anpassung immerhin 24 Wörter pro Minute (WpM) korrekt nachgesprochen wurden (normal 100–120!).

Für die Beurteilung des einzelnen Patienten scheint zu gelten, daß z. B. Patienten mit progredienter Innenohrschwerhörigkeit unbekannter Ursache offensichtlich größere Chancen zu offenem Sprachverstehen haben als beispielsweise die postmeningitisch Tauben (Abb. 8a, b). Bei der Gegenüberstellung verschiedener Ertaubungsursachen schneiden auffallend günstig die postluetisch Tauben ab; gleichgültig ob nach wenigen Jahren oder erst nach zwei Jahrzehnten operiert, gelangen sie zu einem Sprachverstehen auch ohne Lippenlesen. Dies ist verwunderlich, weil Nadol (1984) meint beobachtet zu haben, daß auch die syphilitische Entzündung nicht auf das Labyrinth beschränkt ist, sondern auf das erste Neuron übergreift. Leider haben wir bislang keine Möglichkeit, einen Einblick in das individuell unterschiedliche Ausfallmuster der Hörnervenfasern zu erlangen; auch der Promontoriumstest erlaubt keine quantitative Aussage und insofern keine Prognose. Vielleicht eröffnet die Messung des Magnetfeldes über dem auditorischen Cortex in Kombination mit dem Promontoriumstest eines Tages verläßlichere Vorhersagen (Hoke et al. 1989).

Durchschnittsergebnisse werden bestimmt von der generellen Patientenauswahl. Unabhängig von den Maßstäben, die diesbezüglich angelegt wurden, ist hierbei auf jeden Fall zwischen Ertaubten und gehörlos Geborenen zu unterscheiden. Bei den Ertaubten

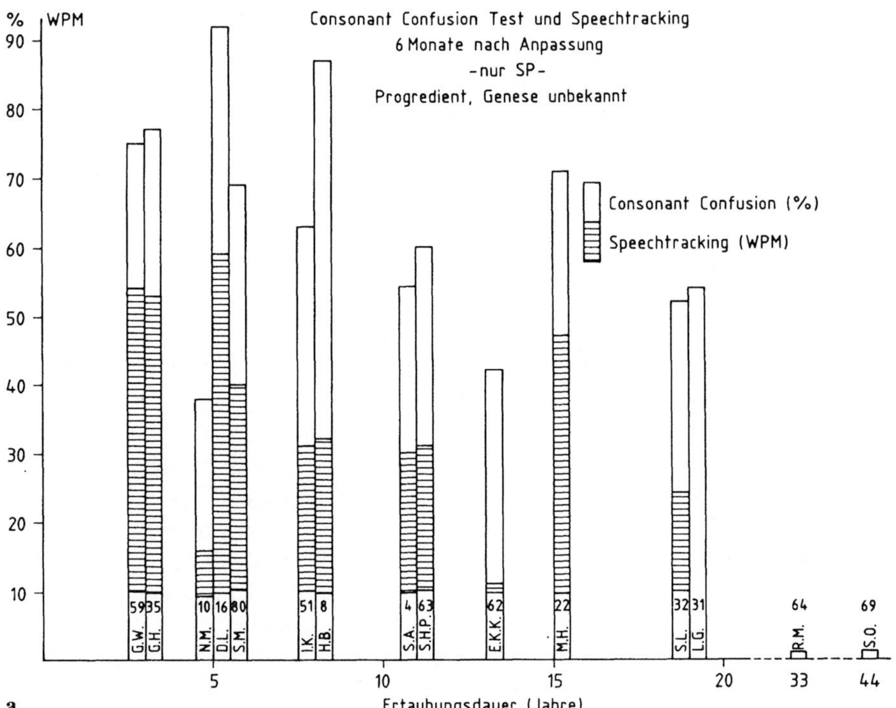

Abb. 8. a Progredient Ertaubte mit unbekannter Genese erlangen zumeist schon bald (sechs Monate nach Anpassung) ein offenes Sprachverstehen ohne Lippenlesen. **b** Wesentlich ungünstiger fallen die Ergebnisse für die postmeningitisch ertaubten Patienten aus; sie erlangten ein offenes Sprachverstehen nur, wenn sie bald (∼6 Jahre nach der Ertaubung) mit dem Cochlear Implant versorgt wurden

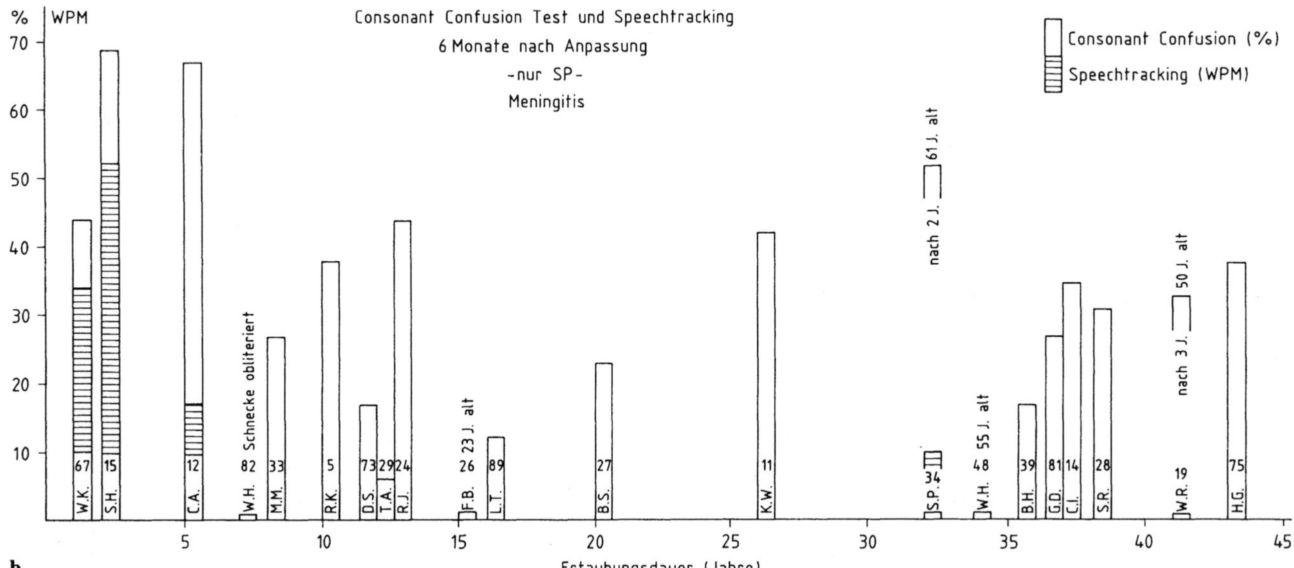

bemessen wir unsere Ergebnisse nach dem Verstehen mit Cochlear Implant *ohne* Lippenlesen (LR) (Tabelle 3).

Als *Gruppe I* definieren wir Patienten, die beim Speech tracking ohne Lippenlesen zurechtkommen. *Gruppe II* kann dies nicht, kann aber Konsonanten ohne Lippenlesen erkennen. *Gruppe III* kann lediglich Vokale ohne Lippenlesen verstehen. Unter diesem Aspekt kommen (Stand April 1989, mindestens sechs Monate nach der Implantation) von

78 Patienten in Gruppe I 34 Patienten
in Gruppe II 27 Patienten
in Gruppe III 17 Patienten (Abb. 9).

43,6% der Patienten erreichten also ein offenes Sprachverstehen,

34,6% (Gruppe II) verstanden mit Lippenlesen noch 42 WpM, die restlichen

21,8% (Gruppe III) erreichten mit Lippenlesen noch ein Verstehen von 37 WpM gegenüber 100–120 des Normalhörenden.

Tabelle 3. Gruppeneinteilung der Ergebnisse an Hand des Verstehens mit Cochlear Implant ohne Lippenlesen

Gruppe	Verstehen mit CI Ohne Lippenlesen
I	Nachsprechen eines unbekannten Textes (Speech Tracking)
II	Nur Konsonanten, zu $\geq 25\%$ (Consonant Confusion)
III	Nur Vokale, zu $\geq 25\%$ (Vowel Confusion)

Über die Zeit des Cochlear-Implant-Tragens bessert sich kontinuierlich das Konsonantenverstehen und parallel dazu das Verstehen beim Speech tracking. Dementsprechend hat sich die Gruppe III in der Nachuntersuchung – also in den *Spätresultaten* – unserer ersten 32 Patienten als passager erwiesen; nach zwei Jahren waren alle in Gruppe II aufgestiegen. 9 der Patienten aus Gruppe II waren in Gruppe I gekommen. In den Spätergebnissen betrug der Anteil der Gruppe I am Gesamtkollektiv also sogar 62,5% (Abb. 10)!

Ausblick

Je früher die Ertaubten zur Operation kommen, um so aussichtsreicher wird die Versorgung mit dem Cochlear Implant sein. Dies wird sich erst recht in den nächsten Jahren zeigen, wenn die vielen Alt-Ertaubten operiert sind oder sich nicht mehr zum Cochlear Implant entschließen können. Um dann die Frisch-Ertaubten zu erfassen, ist es notwendig, das Cochlear Implant nicht weiterhin generell abzulehnen; wir sollten uns nicht von einer Woge subjektiver Begeisterung tragen lassen, wir sollten aber die Wirksamkeit der Innenohrprothese als erwiesen anerkennen.

William House war der erste, der *auch Kleinkinder* – vorwiegend gehörlose – in sein Patientengut aufnahm, inzwischen sind es fast 200 Kinder, die das House-Implantat (zum großen Teil in der einkanaligen 3M-Version) tragen (House 1988). Die Zahl der weltweit auch mit dem Nucleus 22 versorgten Kinder beträgt jetzt schon 240; daran ist Hannover mit 13 Kindern bis zu 9 Jahren und sechs 10- bis 17jährigen beteiligt. Auf dieses „Kinderprogramm" näher einzugehen, würde den Rahmen des Vortrags sprengen. Die ertaubten Kinder *können* nicht nur versorgt, sie *müssen* möglichst bald operiert werden. Schon sechs Monate nach einer Haemophilus-Meningitis haben wir eine gänzlich knöchern obliterierte Schnecke vorgefunden, so daß wir glauben, heute nicht mehr länger als drei Monate nach der Meningitis mit der Implantation zögern zu dürfen. Wir sahen dies bei drei Kindern; einmal konnten wir die Elektroden trotzdem noch einbringen, zweimal mußten wir die Operation

Gruppe	N	Ertaubungsdauer	Wiederholung gesprochenen Textes Wörter/min		Konsonanten Test %		Vokal Test %	
			nur SP	LR + SP	nur SP	LR + SP	nur SP	LR + SP
I	34	8	40					
II	27	20	nicht getestet	42	38			
III	17	18	nicht getestet	37	nicht getestet		50	

Abb. 9. Ergebnisse von 78 Patienten ~ 6 Monate nach der Anpassung. 34 Patienten ($\sim 45\%$) gelangten in Gruppe I; sie waren durchschnittlich nur acht Jahre taub gewesen und verstanden nun 40 WpM ohne Lippenlesen. 27 Patienten ($\sim 35\%$) kamen in Gruppe II; sie waren durchschnittlich 20 Jahre taub gewesen und verstanden jetzt ohne Lippenlesen Konsonanten zu 38% und mit Lippenlesen 42 WpM. Die restlichen 17 Patienten ($\sim 20\%$) blieben – vorerst – in Gruppe III; sie verstanden ohne Lippenlesen nur Vokale und zwar zu 50%, mit Lippenlesen aber noch 37 WpM

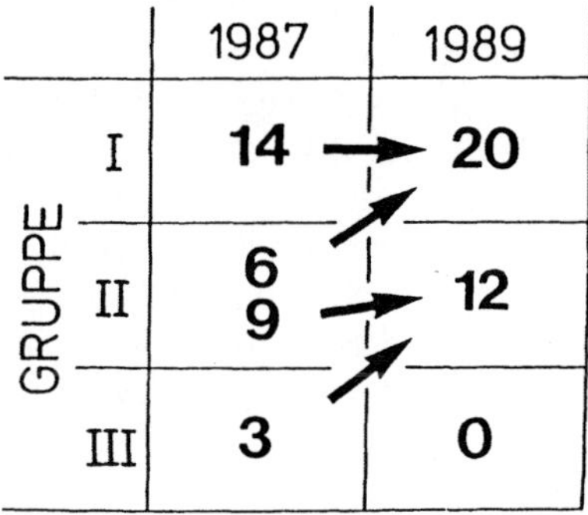

Abb. 10. Vgl. Abb. 9. Von den 32 im Jahre 1987 zusammengestellten Patienten waren zwei Jahre später 6 Patienten aus Gruppe II in Gruppe I aufgestiegen und 3 Patienten aus Gruppe III in

abbrechen, eine schreckliche Enttäuschung für die Eltern und ein Monitum für alle HNO-Ärzte, Kinderärzte und Lehrer, die Frage des Cochlear Implants bei *ertaubten* Kindern nicht hinauszuzögern, sondern sie möglichst bald zu stellen.

Die vielfach geäußerte Vorstellung, eine Meningitis-Taubheit könne sich teilweise zurückbilden, ist nach unseren Beobachtungen irrig und gegebenenfalls irreführend insofern, als durch ein so begründetes Abwarten die Möglichkeit des Cochlear Implants eventuell gänzlich verwirkt wird.

Der auffallendste Indikator für die postmeningitische Ertaubung der Kinder ist der Schwund der

Sprachproduktion als Folge der Sprachperzeption. Wenn sich dann audiometrisch mit großer Wahrscheinlichkeit eine Taubheit vermuten läßt, ein Hörgerät nicht hilft oder gar hartnäckig abgelehnt wird, sollte dem Cochlear Implant nichts mehr im Wege stehen, zumal schließlich nur *ein* Ohr versorgt wird. Natürlich bedarf es zuvor einer auch neuropädiatrischen Untersuchung, um solche zusätzlichen Meningitisfolgen auszuschließen, die einer wirksamen postoperativen Rehabilitation im Wege stehen.

Wenn ein ertaubtes und verstummtes *Kleinkind* wieder unsere, also eine „normale" Sprache erlernt – und tatsächlich lernen die Kinder wieder sprechen und verstehen –, dann sollten wir glauben dürfen, daß das Cochlear Implant eine der Norm mindestens ähnliche auditive Information vermittelt. Mit dieser Folgerung stimmen die Angaben der Patienten überein, die nach kurzer Taubheit versorgt wurden, also solcher Patienten, deren Spracherinnerungsvermögen noch nicht gelitten hatte. Von ihnen kann man auf die Frage nach dem „Klang" des Gehörten die Antwort erhalten: „Wie Sprache, wie normale Sprache." Selbst wenn diese Aussage optimistisch gefärbt ist und nur von den kurzzeitig Ertaubten stammt, sollte sie uns hoffen lassen, mit dem Cochlear Implant auf dem rechten Weg zur Rehabilitation auch der ertaubten Kinder zu sein.

Die Anpassung des Sprachprozessors gestaltet sich bei Kleinkindern naturgemäß ungleich schwieriger als beim Erwachsenen. Es gehören viel pädagogisches Geschick und viel Geduld dazu, um die jeweils korrekten Schwellenwerte (T-level) und maximalen Behaglichkeitswerte (C-level) zu finden. Entsprechendes gilt für die langwierige Rehabilitation. Die Erfolge aber sind ein schöner Lohn für die Mühen und für den Kampf gegen die immer noch schwelende Skepsis der Physiologen (z. B. Klinke 1988) gegenüber den Möglichkeiten des Cochlear Implants. Angesichts überzeugender Ergebnisse wird der Kliniker erinnert an den Spruch, den einst Ranke in sein Referat über die Fortentwicklung der Hörtheorie (1955) einflocht:

„Nicht wahr", sprach zum Adler die Taube,
„wo das Denken aufhört, beginnt der Glaube."
„Ganz recht", darauf der Adler, „doch
wo du schon glaubst, da denk' ich noch."

Da stellt sich uns die Frage: Wer ist heute die Taube, nachdem die Klinik – im wahrsten Sinne des Wortes – sprechende Beweise gegen die skeptischen Vorbehalte der Physiologen vorlegen kann?

In dieser Situation sollten wir sogar darüber nachdenken, ob nicht auch das *gehörlos geborene Kleinkind* Nutzen vom Cochlear Implant hat.

Aus physiologischer Sicht warnt Klinke (1988) ausdrücklich vor der Implantation bei gehörlosen Kindern. Ja, er meinte wörtlich, „es wäre ein Verbrechen, ein Kind zu implantieren". Unausgesprochen will er dies sicher nur auf gehörlos geborene Kinder bezogen haben.

Trotzdem glaube ich, aus ärztlicher Sicht widersprechen zu dürfen. Die bisherigen Versuche zum Nachweis einer unwiederbringlichen auditiven Deprivation der zentralen Hörbahn sind allesamt lückenhaft. Auch Klinke apostrophiert lediglich Analogbefunde aus dem visuellen System. Die neueste, wenngleich ebenfalls nur begrenzt aussagefähige, aber sehr sorgfältige Untersuchung stammt aus der Gruppe um Leake u. Snyder 1989). Die Autoren haben akustisch bzw. elektrisch ausgelöste Reizantworten des unteren Vierhügels bei neugeborenen und zum Teil neomycinintoxikierten Katzen registriert und konnten nach sechs bis sieben Monaten noch keine Zeichen der Deprivation erkennen.

Sind wir als Wissenschaftler verpflichtet, Zurückhaltung zu wahren, bis unwiderlegbare Beweise dafür erbracht werden, daß eine auditive Deprivation *nicht* vorliegt oder daß sie sich in Grenzen hält? Müssen wir gar befürchten, daß ein Hörsystem, das nie – selbst nicht im Mutterleib – auditiv funktionierte, auch elektrisch nicht mehr in Gang zu setzen ist? Dürfen wir als Ärzte untätig abwarten, bis den *Klein*kindern von heute der Segen des Cochlear Implants nicht mehr zuteilwerden kann, weil sie dann „zu alt" sind? Was spricht denn dagegen, dem Kleinkind eine Einkanal-Elektrode extrakochleär in die Rundfensternische zu legen, wie dies übrigens *Burian* schon getan hat? Ist dies nicht sogar geboten, solange wir nicht schaden? Das Kind könnte theoretisch ja zusätzlich weiterhin auf demselben Ohr und natürlich auch auf dem anderen ein herkömmliches Hörgerät tragen. Nicht die absolute Gehörlosigkeit wäre – wie Klinke (1988) meinte – Voraussetzung, sondern das absolute nil nocere.

Spillmann (1988) ist der Warnung des Theoretikers mit der Antithese des Praktikers entgegengetreten: Ein taubes Kind *nicht* zu implantieren, ist ein Verbrechen. Ich wünsche uns, daß die Diskussion um dieses Thema in Zukunft nicht so kontrovers, aber intensiv und auf der Basis der Fakten und objektiven Ergebnisse fortgeführt wird.

Zusammenfassung

Nur wenige Systeme werden heute noch verwendet; führend sind Nucleus mit weltweit 1 600 und Symbion mit ca. 200 versorgten Patienten. Nucleus stützt sich vornehmlich auf den Ortscode, Symbion mehr auf den Zeitcode – kann dies aber nur mit Hilfe eines perkutanen Steckers verwirklichen. Allgemein hat sich das intrakochleäre, vielkanalige Vorgehen durchgesetzt, nur für Kleinkinder ergibt sich noch die Indikation zum extrakochleären, einkanaligen Implantat.

Gehörlos Geborene erreichen mit dem CI kein offenes Sprachverstehen (ohne Lippenlesen), wenn sie nach dem sechsten Lebensjahr implantiert werden. Über die Versorgung gehörloser Kleinkinder liegen noch keine hinreichenden Erfahrungen vor. Ertaubte Kinder dagegen bieten gute Aussichten auf ein Wiedererlangen der Sprachperzeption und Sprachproduktion.

Die Ergebnisse bei ertaubten Erwachsenen sind um so besser, je weniger lange sie taub waren. Auch die progredient ertaubten und an das Hörgerät gewöhnten Patienten erlangen zumeist ein offenes Satzverstehen. Nach $\sim 2\frac{1}{2}$ jährigem Gebrauch des CIs konnten 62,5% unserer ertaubten Erwachsenen ($N = 78$) Sprache verstehen, ohne auf die Lippen schauen zu müssen.

Für die Zukunft sind bessere Resultate zu erwarten, wenn zunehmend Patienten mit kürzerer Taubheitsdauer zum CI anstehen und die Langzeitertaubten sich immer weniger zum CI entschließen werden. Die aktuelle Entwicklung wird durch die notwendige Versorgung ertaubter Kinder und vielleicht auch gehörlos geborener Kleinkinder bestimmt.

Literatur

Balkany T, Gantz B, Nadol B (1988) Multichannel cochlear implants in partially ossified cochleas. Ann Otol 97 (Suppl) 137:3–7

Banfai P (1988) 10 Jahre Erfahrungen mit Cochlea-Implantationen. Forschung in Köln 1:17–23

Banfai P, Hortmann G, Wustrow F (1978) Erste Beobachtung nach Cochlear Implant-Operation. HNO 26:377–380

Brackmann Th (1987) Vestibularisbefunde bei Cochlear Implant-Patienten. In: Lehnhardt E, Hirshorn MS (Hrsg) Cochlear Implant. Eine Hilfe für beidseitig Taube. Springer, Berlin Heidelberg New York Tokyo

Burian K (1979) Klinische Erfahrungen mit der Elektrostimulation des Hörorgans. Arch Otorhinolaryngol 223:139–166

Burian K (1988) Rundschreiben an die Träger der österreichischen Cochlearprothese – Juni 1988

Burian K, Eisenwort B (1989) Erfahrungen und Ergebnisse mit der Wiener Hörprothese. Laryngol-Rhinol-Otol 68:95–97

Burian K, Eisenwort B, Hochmair ES, Hochmair-Desoyer IJ (1984) Clinical experiences with the „Vienna Cochlearimplant". Adv Audiology 2:19–29

Burian K, Eisenwort B, Hochmair IJ, Hochmair E (1985) Cochlear prosthetic rehabilitation. In: Myers E (ed) New dimensions in otorhinolaryngology – head and neck surgery. Elsevier Science Publishers BV (Biomed. Division)

Burian K, Eisenwort B, Pfeifer C (1986) Hörtraining. Ein Trainingsprogramm für Kochlearimplantatträger und Hörgeräteträger. Thieme, Stuttgart

Burian K, Hochmair-Desoyer IJ, Eisenwort B (1986) The Vienna cochlear implant program. Otolaryngol Clin North Am 19:313-328

Burian K, Eisenwort B, Fritze W (1987) Rehabilitation of the deaf with cochlear implants. Adv Oto-Rhino-Laryng 37:169–173

Clark GM, Blamey PJ, Brown AM et al. (1987) The University of Melbourne-Nucleusmulti-electrode cochlear implant. Adv Otorhinolaryngology 38:1–181

Cohen NL, Hoffman RA, Stroschein M (1988) Medical or surgical complications related to the Nucleus multichannel cochlear implant. Ann Oto Rhinol Laryngol 97:8–13

Djourno A, Eyries Ch, Vallancien B (1957) De l'éxcitation électrique du nerf cochléaire chez l'homme, par induction à distance, à l'aide d'un microbobinage inclus ádemeure Sociétéde Biologie, secae du 9 Mars 1957, zit in Djourno A, Eyries Ch, Press Med 65 (1957) 1417

Eddington DK, Dobelle WH, Brackmann DE, Mladejovsky M, Parkin JL (1978) Auditory prostheses research with multiple channel intracochlear stimulation in man. Ann Otol Rhinol (St Louis (Suppl) 53:1–39

Eisenwort B, Burian J (1988) Rehabilitation von Cochlear-Implantat-Patienten. HNO 36:329–331

Gantz BJ, McCabe BF, Tyler RS (1988) Use of multichannel cochlear implants in obstructed and obliterated cochleas. Head Neck Surg 98:72–81

Hochmair-Desoyer J, Burian K (1985) Reimplantation of a molded scala tympani electrode: impact on psychophysical and speech discrimination abilities. Ann Otol Rhinol Laryngol 94:65–70

Hoke M, Pantev C, Lütkenhöner B, Lehnertz K, Sürth W (1989) Magnetic fields from the auditory cortex of a deaf human individual occuring spontaneously of evoked by stimulation through a cochlear prosthesis. Audiology 28:152–170

House WF (1973) Direct electrical stimulation of the VIIIth nerve in sensory deafened patients. X World Congr ORL, Venice, May 21–25

Kiang NY, Eddington DK, Delgutte B (1979) Fundamental consideration in designing auditory implants. Acta Otolaryngol 87:204–218

Klinke R (1988) Physiologische Grundlagen eines Cochlea-Implantats. 3. Internat Congr der Schwerhörigen. Montreux 6.–8. Juli 1988

Klinke R, Hartmann R (1979) Physiologische Grundlagen einer Hörprothese. Arch Otorhinolaryngol 223:77–137

Knapp RB, Shannon RV, Gerona B et al. (1989) Relating speech discrimination and psychoacoustic test results in cochlear implant patients. Ass for Research in Otology Meeting 5.–9.2.1989

Leake u. Snyder (1989) Consequences of chronic electrical stimulation in an animal model of congenital profound hearing loss. Ass for Research in Otology Meeting 4.–9.2.1989

Montandon P (1988) Multichannel cochlear implant results with Ineraid, the Symbion device from Utah/USA. Internationaler Kongreß der Schwerhörigen, Montreux 6.–8.7.1988

Nadol JB (1984) Implant patients. Arch Otolaryngol 110: 160–163

Nadol JB, Eddington DK (1988) Treatment of sensorneural hearing loss by cochlear implantation. Ann Rev Med 39:491–502

Parkin (1988) Surgical technique for implantation of the Ineraid (Symbion) multi-channel cochlear implant. P/N 950034 Rev OA:1–23

Pfaltz CR (1988) Improvement of communicative ability (speech production, speech intelligibility) by use of cochlear implant. 3. Internationaler Kongreß der Schwerhörigen, Montreux 6.–8.7.1988

Ranke OF (1955) Die Fortentwicklung der Hörtheorie und ihre klinische Bedeutung. Arch Ohr- usw. Heilk u. Z Hals-usw. Heilk 167:1–15

Spillmann T (1988) Cochlear implantation – experiences with preoperative tests in the selection of candidates for a cochlear implant. 3. Internationaler Kongreß der Schwerhörigen, Montreux 6.–8.7.1988

Teig E (1989) Comparison with other cochlear implants. 1989 International Surgical and Technical Course on Cochlear Implantation, AURIS Foundation for Ear and Hearing Research Febr. 24–25, Geneva/Schweiz

Tye-Murray N, Tyler RS, Gantz B (1989) Comparison of two different multichannel cochlear implants. Ass. for Research in Otolaryngology meeting 4.–9.2.1989

Zöllner F, Keidel WD (1963) Gehörvermittlung durch elektrische Erregung des Nervus acusticus. Arch Ohr-, Nas- Kehlk Heilk 181:216–223

R. G. Matschke (Recklingshausen): Erlauben Sie bitte vier kurze Fragen:

1. Halten Sie nach Ihren Erfahrungen mit mehrkanäligen Systemen die weitere Forschung und Implantation von einkanaligen Systemen für überflüssig?
2. Wie beurteilen Sie die deutlich höhere Rate an Mittelohrinfektionen im Kindesalter in bezug auf die endocochleäre Implantation?
3. Ist Ihrer Meinung nach die Hörgeräteversorgung und der Langzeittrageversuch von 12–15 Monaten nach Ertaubung im Kindesalter überflüssig geworden?
4. Wie beurteilen Sie die Möglichkeit der extracochleären einkanaligen Implantationen bei prälingual ertaubten Erwachsenen, nicht nur um Sprache, sondern sonstige akustische Informationen zu vermitteln?

J. Müller-Deile (Kiel): 1. In Ihrem ausgezeichneten Vortrag weisen Sie auf die großen Schwierigkeiten bei der Anpassung der Sprachprozessoren hin. Erwarten Sie, daß der über das Implantat ausgelöste Stapedius-Reflex hier eine Hilfe sein kann?
2. Zur Vergleichbarkeit der Ergebnisse des Speak-trading: Sie gaben einen Normwert von 126 W/min an. In unserer Prüfsituation erreichen wir mit 3 Normalhörigen nicht mehr als 85 W/min.

R. Schönfeld (Oldenburg): Welche Indikation zur Implantation von kongenital ertaubten Schulkindern ergibt sich für die Clark-Nucleus-Prothese? Bisherige Erfahrung mit der Banfai-Prothese ist negativ. Sind die jahrelangen Phasen der „Gehörlosigkeit" keine Kontraindikation?

G. Hortmann (Neckartenzlingen): Bei prälingual Ertaubten muß der Maßstab des Erfolges eines CI nicht immer ein offenes Sprachverständnis sein. Der individuelle Gewinn an Lebensqualität kann durchaus auch nur durch „Verstehen" von Umweltgeräuschen etc. erreicht werden.

A. Rahman (Lahr): 1. Macht das Heranwachsen der Kinder einen Implantwechsel notwendig? Wenn ja, in welchen Abständen?
2. Wie ist die Wirkung von intensivem Lärm auf die Implantate a) im Moment; b) auf Dauer?

E. Lehnhardt (Schlußwort):
Zu Herrn Vosteen: Der primäre Preis eines Cochlear Implants kann getäuscht haben, wenn sich nämlich nach wenigen Jahren ein Defekt einstellt und dann ein zweites oder bald ein drittes Gerät bezahlt werden muß. Wir haben kein einziges Implantat wegen eines Defekts auswechseln müssen, und nicht mehr als ein Dutzend Einzelektroden von 22×137 haben sich im Laufe der Jahre als defekt erwiesen. – Ja, die PET wird uns sicher von Nutzen sein für die Indikation und Bewertung des Cochlear Implants bei „prälingual Tauben". Die Bezeichnung prä- oder postlingual taub versuche ich zu vermeiden; meines Erachtens sollte man für jeden Einzelfall das Lebensalter bei Ertaubung und die Dauer der Taubheit in Jahren angeben, beim gehörlos

geborenen Kind also, das mit 4 Jahren operiert wurde, 0/4. Jedenfalls wird ein solches Kind beispielsweise bezüglich Cochlear Implants schlechter gestellt sein als ein im zweiten Lebensjahr (auch prälingual) ertaubtes und mit vier Jahren operiertes Kind.

Mit der Cochlear Implant-Versorgung jeweils zu warten, bis ein besseres Gerät auf den Markt kommt, heißt zugleich Jahre früherer Rehabilitation zu versäumen – und auf das „beste" Implantat werden wir noch lange warten müssen.

Ihre Skepsis hinsichtlich der Motivation bei Kindern kann ich nicht teilen – im Gegenteil, sie ist oft größer als bei Erwachsenen. Komplikationen durch Mittelohrinfektionen haben wir bislang weder bei Kindern noch bei Erwachsenen gesehen, sie würden nach Tierversuchen auch auf den fensternahen Teil der Basalwindung begrenzt bleiben (Jackler et al., Ann Otol Rhinol Laryngol 1986, 95:66–70).

Zu Frau Hildmann: Interessant, daß Sie progrediente Verläufe der postmeningitischen Ertaubung beobachtet haben. Die Entscheidung darüber, zu welchem Zeitpunkt dann die Cochlear Implant-Versorgung indiziert ist, ist schwierig. Das Cochlear Implant sollte wohl spätestens dann indiziert sein, wenn die Sprache unverständlich wird. Kinder mit zusätzlichen sensorischen Störungen (etwa mit Blindheit) haben wir nicht operiert. Das Für und Wider ist in jedem Einzelfall zusammen mit den Eltern und den Neuropädiatern abzuwägen.

Zu Herrn Müller-Deile: Der Stapediusreflex, ausgelöst über das Implantat, wird eine notwendige Hilfe sein bei sehr kleinen Kindern; bislang sind wir ohne ihn ausgekommen. Bei Erwachsenen versuchen wir derzeit Erfahrungen über die Beziehungen zwischen Stapediusreflexschwelle und dem Level maximaler Behaglichkeit (C-Level) zu sammeln. Gut, wenn der normale Speech traking-Wert unter 100 Wörtern pro Minute liegt – um so höher sind die Patientenwerte einzustufen.

Zu Herrn Schönfeld: Wenn kongenital gehörlose Kinder mit dem Cochlear Implant versorgt werden sollen, dann sollte dies so früh wie möglich erfolgen. Dazu aber müssen die Möglichkeiten einer halbjährigen stationären Anpassung des Sprachprozessors gegeben sein – nach unseren derzeitigen Vorstellungen im dreiwöchigen Wechsel und in enger Zusammenarbeit mit den Gehörlosenlehrern. Die bisherigen schlechten Erfahrungen mit dem „Stecker-Gerät" haben die Gehörlosenlehrer und die von ihnen beeinflußten Eltern sehr zurückhaltend gemacht.

Zu Herrn Matschke: Einkanalige Cochlear Implants können indiziert sein bei begrenzten Erwartungen, also beispielsweise bei gehörlosen Erwachsenen; aber soll man sich – allein aus finanziellen Gründen – mit bewußt minimalen Ergebnissen zufriedengeben? Eine gezielte Indikation für die einkanalige *extra*kochleäre Implantation sehe ich, wie erwähnt, bei gehörlos geborenen Kleinkindern, solange mögliche Hörreste nicht auszuschließen sind. Doch auch das ist dann nur als passagere Lösung zu verstehen, weil das einkanalige Implantat später gegen ein mehrkanaliges intrakochleäres auszutauschen wäre.

Auf mögliche Mittelohrinfektionen bei implantierten Kindern bin ich schon eingegangen. Der Implantation bei ertaubten wie gegebenenfalls bei gehörlos geborenen Kindern sollte in jedem Fall ein Langzeitversuch mit Hörgeräten vorausgegangen sein; selbstverständlich wird man derzeit noch auf ein Cochlear Implant verzichten, solange vom Hörgerät ein wenn auch nur geringer Erfolg zu erkennen ist. Zu glauben, man könne gehörlos geborenen Erwachsenen akustische Informationen zuleiten, halte ich für einen Widerspruch per se; entweder es bestehen noch verwertbare Hörreste, dann ist es möglich, oder das Innenohr ist außer Funktion und damit ist eine auditive Wahrnehmung in der Tat unmöglich.

Zur Frage des Kollegen nach eventuell notwendigem Wechseln der Elektroden während des Wachstums: Wir befestigen den Elektrodenträger möglichst nahe der Kochlea, d. h. anulusnahe an der knöchernen hinteren Gehörgangswand und lassen den Elektrodenträger in einer weiten Schlaufe von hier bis zum Implantat verlaufen. So hoffen wir, die Zunahme dieser Strecke während des Wachstums auffangen zu können.

Zu Herrn Hortmann: Natürlich können Sie für das Cochlear Implant auch bei gehörlos geborenen Erwachsenen plädieren, weil auch sie einen Gewinn dadurch beim Lippenlesen haben. Doch meines Erachtens sind wir nicht aufgerufen, möglichst viele Patienten zu implantieren, sondern vorrangig die Patienten zu versorgen, die mit Cochlear Implant wieder ein Sprachverstehen erwarten dürfen. Darüber hinaus sind die Gehörlosen, wie ich betonte, keineswegs immer glücklich mit dem Cochlear Implant, weil sie sich damit aus dem Kreis ihrer Leidensgefährten herauslösen, ohne eine neue Gemeinschaft zu finden.

190. Ch. Harnisch, R. Hartmann, R. Klinke (Frankfurt a. M.): Die Aktivierbarkeit von Einzelfasern des Hörnervs durch verschiedenartige Elektrodensysteme

Der Einfluß unterschiedlicher Elektrodensysteme (Cochlea Implantate) auf die Aktivierbarkeit des Hörnerven bei elektrischer Reizung wurde anhand von Einzelfaserableitungen aus dem VIII. Hirnnerven bei normalhörenden Katzen untersucht. Folgende Mehrkanalelektroden wurden in die Scala tympani implantiert: ein spezielles 4-Elektroden Katzenimplantat sowie zwei Cochlea Implantate mit 8 bzw. 22 Elektroden wie sie bei Menschen verwendet werden. Bei einem elektrischen 100 Hz Sinus-Dauerreiz wurde eine Erhöhung der Nervenantworten um 20 Aktionspotentiale pro Sekunde als Schwelle definiert. Die Schwellen sind abhängig: a) von der Lage des Neurons gegenüber den Reizelektroden, b) vom Abstand zwischen differenter und indifferenter Elektrode und c) von der Verteilung der einzelnen Widerstandskomponenten zwischen Reizelektrode und dem erregten Neuron.

Die Erregung eines Neurons ist durch jeden Kanal einer Mehrkanalelektrode möglich. Lediglich die Schwellen unterscheiden sich. Betrachtet man die Schwellenänderung über dem Reizort in der Cochlea, so zeigt sich, daß diese kleiner ist als die Schwellenunterschiede innerhalb einer Fasergruppe. Daher muß es bei simultaner, elektrischer Reizung benachbarter Elektroden zu unerwünschten Interaktionen kommen. Verkleinert man den Abstand zwischen differenter und indifferenter Elektrode, so verbessert sich die Separation. So wurde mit dem 22-Elektroden Cochlea Implantat die beste Kanaltrennung erreicht. Gleichzeitig kommt es jedoch bei Verringerung des Abstandes zwischen den Elektroden eines Kanales zu einem deutlichen Anstieg der notwendigen Schwellenströme, da der größte Teil des fließenden Stromes als Kurzschlußstrom direkt von Elektrode zu Elektrode fließt und die Neurone unbeeinflußt läßt. Hoher Strombedarf führt zu technischen und klinischen Problemen, die bauartliche Änderungen begrenzen. Will man mit Cochlea Implantaten die Funktionen des intakten Hörorganes noch besser imitieren, muß man also andere Wege finden, ein Übersprechen zwischen den Reizkanälen zu verringern, um mehrere Fasergruppen parallel reizen zu können.

Gefördert durch die DFG, SFB 45 und die Schillingstiftung.

E. Lehnhardt (Hannover): Wenn Sie bei Ableitungen vom Hörnerven der Katze keine hinreichende Ortsauflösung finden, die Nucleus-Patienten aber Tonhöhenunterschiede bei Stimulation zweier benachbarter Elektrodenpaare erkennen und wenn beide Messungen korrekt sind, dann dürfen wir doch annehmen, daß innerhalb der Hörbahn zwischen Hörnerv und Rinde eine Verschärfung des Ortscodes stattfindet. Für den Kliniker ist es jedenfalls beeindruckend, daß die Patienten innerhalb eines schmalen Basilarmembran-Areals unterschiedliche Tonhöhen wahrnehmen. Welche Bedeutung dies für das Sprachverstehen hat, bleibt dahingestellt.

C. Harnisch (Schlußwort):
Leider scheint in der Schlußbemerkung nicht deutlich genug ausgedrückt worden zu sein, daß bei Reizung mit einem Kanal sehr wohl eine ortsabhängige Reizung möglich ist. Dies ist auch mit Einzelfaserableitungen zu zeigen. Es ging bei unserer Arbeit um eine Weiterentwicklung des bestehenden Systems dahingehend, daß es eine simultane Reizung verschiedener Fasergruppen wünschenswert aber derzeit nicht durchführbar ist. Zur Fortentwicklung eines Systems, das sich in der Klinik bewährt hat, gehört m. A. nach auch, daß man mit dem, was man hat, nicht zufrieden ist und nach kritischer Betrachtung nach neuen Wegen sucht.

191. R. Laszig, R. D. Battmer, A. Laubert, D. Becker (Hannover): Erste Erfahrungen mit teilimplantierbaren Knochenleitungshörern

Mit gehörverbessernden Operationen und den üblichen modernen Hörgeräten können die meisten Schwerhörigen zufriedenstellend behandelt werden. Dennoch verbleiben einige Patienten, die von diesen Möglichkeiten keinen Nutzen haben. Für diejenigen, die bisher mit konventionellen Knochenleitungshörgeräten versorgt wurden, bieten sich jetzt Möglichkeiten, sie mit teilimplantierbaren Hörhilfen zu versogen.

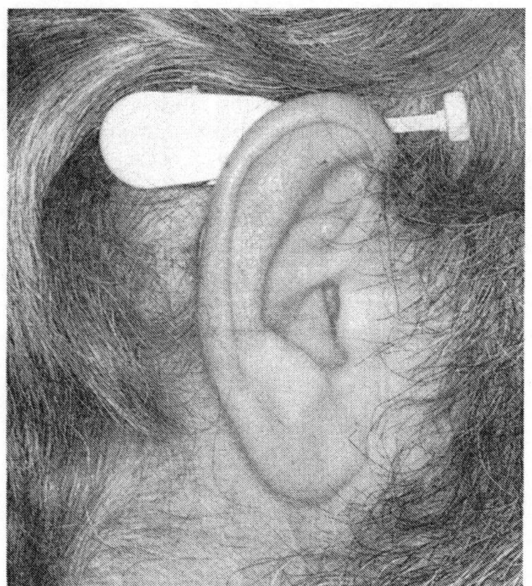

Abb. 1. Hinter dem Ohr zu tragendes Teil des Audiant

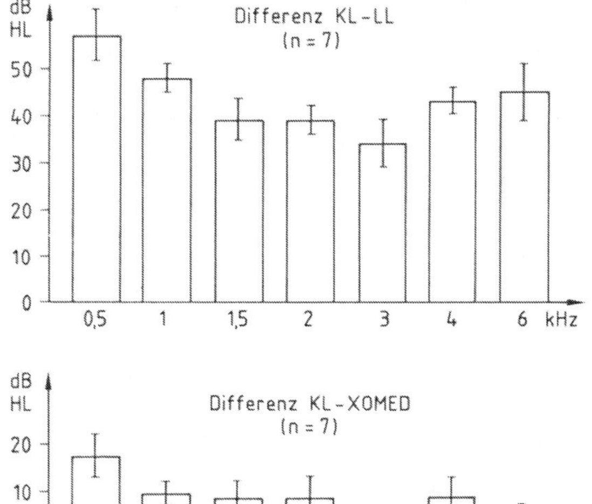

Abb. 2. Knochenleitungs-Luftleitungsdifferenz bei $n = 7$ Patienten vor der Operation (*oben*) und Knochenleitungs-Implantat-Differenz unmittelbar nach der Anpassung (*unten*)

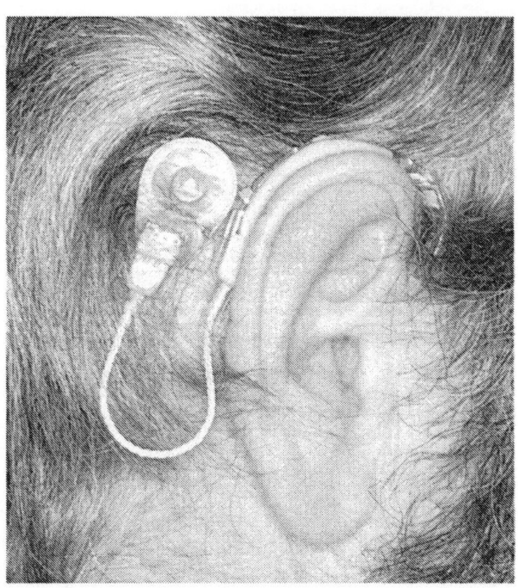

Abb. 3. Prototyp des weiterentwickelten Knochenleitungshörer. Die externe Spule ist über einen Audio-Schuh mit einem modernen HdO-Gerät gekoppelt

Wir haben uns, insbesondere wegen der transcutanen Signalübertragung, für das von Dormer et al. (1986) sowie Hough et al. (1986) entwickelte Audiant entschieden.

Die Indikation ist grundsätzlich immer dann gegeben, wenn konventionelle Knochenleitungshörgeräte anzuwenden sind, d. h. also die Verbesserung einer Schalleitungsschwerhörigkeit oder kombinierten Schwerhörigkeit mit anderen Mitteln zu gefährlich, nicht sinnvoll oder wünschenswert ist (Mißbildungen, feuchte Radikalhöhlen, letztes Ohr usw.). Die audio-

logischen Voraussetzungen sind bei einer mittleren Knochenleitungshörschwelle in den Frequenzen 500–2000 Hz von 25 dB HL gegeben (Hough et al. 1986). Dabei sollte die Luftleitungshörschwelle nicht besser als 40 dB HL sein. Bezogen auf die sprachaudiometrischen Meßwerte scheinen die Patienten optimal von einem implantierbaren Knochenleitungshörer zu profitieren, deren Hörverlust für Zahlen nicht besser als 40 dB ist und die mehr als 60% Einsilber bei 110 dB verstehen. Diese Erfahrungswerte müssen in ihrer Validität allerdings noch an einem größeren Kollektiv statistisch überprüft werden. Vor der Operation ist neben der audiometrischen Untersuchung eine Computertomographie sinnvoll, da gerade bei Mißbildungen des äußeren und Mittelohres die Kalottenstärke erheblich variieren kann.

Direkt oberhalb der Linea temporalis, etwa 3–4 cm retroaurikulär, wird die Schraube mit einer Gewindelänge von 4 mm für Erwachsene und 3 mm für Kinder implantiert. Die speziellen Gewindeschneider sind allerdings nach höchstens 8 Operationen stumpf und sollten ausgewechselt werden. Um Hautnekrosen über dem Implantat vorzubeugen, passen wir den Prozessor erst 8–10 Wochen nach der Operation an (Abb. 1). Von bisher 12 implantierten Patienten sind bisher 10 auswertbar, von denen 7 wiederum ein befriedigendes Ergebnis zeigten. Durchschnittlich waren nach der Implantation lediglich Knochenleitungs-Luftleitungs-Differenzen bei der Messung im Freifeld mit dem Audiant von 10 dB HL oder weniger gemessen worden (Abb. 2). Die geringere Verbesserung im Tieftonbereich ist in der Frequenzübertragungscharakteristik des Prozessors begründet. Optimale Verstärkungen sind nur im Mittel- und Hochtonbereich zu erwarten. Die technische Ausstattung des Audiants ist insofern noch nicht befriedigend, als die Einstellungsmöglichkeiten sehr beschränkt sind. Durch fehlende AGC und PC-Schaltungen können bei extremen Lautstärken und ungünstigen Knochenleitungswerten Gefahren für das Innenohr entstehen. Das HdO-Gerät ist außerdem gegen mechanische Erschütterungen sehr störanfällig. Allein durch die Magnetkräfte ist nicht in allen Fällen ein sicherer Halt hinter dem Ohr gewährleistet. Deshalb haben wir die externe Spule mit einem Kabel und einem Audio-Schuh gekoppelt, mit dem jedes dafür geeignete HdO-Gerät verbunden werden kann (Abb. 3). Die Verstärkungsleistung moderner Hörgeräte und individuelle Anpassungsfähigkeit kann ausgenutzt werden. Durch die Verbesserungen könnte der Indikationsbereich erweitert werden, und eine Alternative für sonst nicht oder nur unzureichend zu versorgende Schalleitungsschwerhörigkeiten bieten.

R. G. Matschke (Recklinghausen): Die technische Ausstattung ist z. Z. noch unbefriedigend. So verursacht die Metallkugel des Halstragebandes beim Taschengerät direkt neben dem Mikrofon bei jeder Bewegung heftigste Klappergeräusche, die die Patienten erheblich irritieren. Weiterhin bedarf es unbedingt einer deutlichen Leistungssteigerung beim ATE-Prozessor, der bei weitem nicht die akustisch audiologisch wünschenswerte Leistung des Taschengerätes erreicht, zugleich aber von unseren Patienten wegen des Rückfalls in die Zeit der Kastenhörgeräte abgelehnt wird. Auch die Leistung der Magneten erfüllt noch nicht die Forderungen, die sportlich-dynamisch orientierte Erwachsene an die Hörhilfe stellen. Sporttreiben ist weder mit dem einen noch mit dem anderen Gerät möglich. Bei uns haben sich medizinische Probleme bisher nicht ergeben.

P. Federspil (Homburg/Saar): Wir wenden die knochenverankerten Epithesen und Hörgeräte der Firma Nobelpharma an. Nach den Angaben von Tjellström kann das Nobelpharmasystem bei Patienten mit Innenohrschäden von 45 dB –, ja sogar von 65 dB-Hörverlust noch gute Dienste leisten. Darüber hinaus bietet die direkte Knochenübertragung, d. h. die Vermeidung des Hautwiderstandes, sicherlich Vorteile, ebenso wie die Möglichkeit, das Hörgerät während sportlicher Betätigungen zu tragen. Können Sie die beiden Systeme miteinander vergleichen und eventuell auf die unterschiedlichen Indikationen eingehen?

G. Kittel (Erlangen): Die Vorteile einer Cross-Versorgung bzw. einer beidohrigen Hörgeräteanwendung sind bekannt. Haben Sie Erfahrungen auch mit *beidseits* teilimplantierten Knochenleitungshörern, eine Frage, die sich ja auch bezüglich einer beidohrigen Cochlear-Implantversorgung stellt, da diese ein besseres Frequenzauflösungsvermögen bewirken könnte?

T. P. U. Wustrow (München): Wie hoch ist die Verstärkung des Gerätes und ändert sich diese durch die Koppelung an das HdO-Gerät? Ändert sich durch die Verwendung des Gerätes Ihre Indikation zur Operation des letzten hörenden Ohres?

R. Laszig (Schlußwort):
Zu Herrn Matschke: In der Tat sind technische Verbesserungen notwendig, so wie Sie es z. B. vorgeschlagen haben. Insbesondere muß auch die Verstärkungsleistung verbessert werden. Wie ich es bereits angedeutet habe, würde sich das Gerät – wäre es kleiner – gut in den Haaren verstecken lassen, um die Akzeptanz zu erhöhen.

Zu Herrn Federspil: Die Indikationen sind praktisch als gleich anzusehen. Ein wesentlicher Unterschied besteht aber im Preis der beiden Systeme. Die Entscheidung über das Implantat ist im wesentlichen davon abhängig, ob der Patient bereit ist, eine perkutane Steckerverbindung zu akzeptieren. Bei Stoffwechselstörungen wie z. B. Diabetes mellitus mit möglichen Blutzirkulationsstörungen scheint das Audiant günstiger zu sein. Beim Sport kann das Audiant z. B. durch ein Stirnband ergänzend fixiert werden.

Zu Herrn Kittel: Wie auch beim Cochlear Implant ist eine beidseitige Versorgung nicht sinnvoll aus hörphysiologischen Gründen.

Zu Herrn Wustrow: Die Verstärkungsleistung liegt bei 40–50 dB; das Taschengerät hat eine um 6 dB größere Verstärkungsleistung. Das letzte Ohr muß selbstverständlich bei dringender z. B. vitaler Indikation operiert werden. Wenn aber wegen der audiologischen Daten eine offene CROS-Versorgung ausscheidet und der Patient eine Otorrhoe entwickelt, die z. B. durch eine Otoplastik begünstigt wird, ist der Implantation der Vorzug zu geben. Eine strenge Überwachung des Ohres ist jedoch weiterhin erforderlich.

Laser

192. F. Rolfs, A. Kottysch, M. Schröder, A. Schauer (Göttingen): Photodynamische Therapie mittels Excimer-gepumpten Dye-Lasers

Die photodynamische Therapie beruht auf dem Prinzip der prävalenten Tumoranreicherung von Hämatoporphyrinen nach systemischer Applikation. Durch Anregung mit Rotlicht von 630 nm wird in dem lichtexponierten Areal in Anwesenheit von Sauerstoff eine Tumornekrose induziert. Üblicherweise wird hierzu ein Dauerstrichlaser, z. B. ein Argon-Dye-Laser, verwendet. Die Tumornekrose wird durch eine photochemische Reaktion, insbesondere über den Weg des Singulett-Sauerstoffs und nicht durch thermische Lasereffekte vermittelt.

Neue Möglichkeiten sowohl in der photodynamischen Diagnostik als auch in der photodynamischen Therapie eröffnet ein gepulster, Excimer-gepumpter Dye-Laser. Ein Xenon-Chlorid-Excimer-Laser mit 308 nm Wellenlänge pumpt einen Farbstofflaser, in dem Rhodamin 101 in einem Methanol/DMSO-Gemisch zirkuliert. Der Farbstofflaser imitiert Licht der Wellenlänge 630 nm + 2,6 nm, einer Impulsdauer von 20 ns bei einer Repetitionsrate von maximal 200 Hz. Die Lichtauskopplung erfolgt über eine flexible 1 000 µm dicke Quarzfaser.

Wir berichten über den tierexperimentellen Einsatz dieses Lasersystems in der photodynamischen Therapie.

Auf 6–8 Wochen alte Nacktmäuse wurde subcutan ein menschliches Larynxkarzinom der Linie HLAC 79 transplantiert. 24–48 Std nach intravenöser Gabe von 7,5 mg/kg KG Photosan, einer Substanz ähnlich dem Photofrin II, wurden die 6–8 mm im Durchmesser und 2–3 mm in der Dicke messenden Tumoren mit dem Laserlicht bestrahlt. Die durchschnittliche Leistungsdichte betrug 90 mW/cm^2 bei Einzelimpulsenergien von 9 und 6 mJ/Puls/cm^2 und Repetitionsraten von 10 und 15 Hz. Die Gesamtenergiedosis betrug 150 J/cm^2, entsprechend einer Bestrahlungszeit von 27,74 min. Über Mikrothermistorfühler wurden die Rektal- und Subcutantemperaturen fortlaufend registriert. Die rektale Temperatur blieb konstant, während die subcutan gemessene Temperatur um etwa 2 °C anstieg. Als Kontrollgruppe dienten tumortragende Tiere, die keinerlei Behandlung, nur die Hämatoporphyrinapplikation oder nur die Laseranwendung erhielten. 1–6 Std nach der PDT beobachteten wir eine zunehmende hämorrhagische Einblutung der Tumoren. Die Ermittlung der Proliferationsaktivität an Gefrierschnitten mit dem monoklonalen Antikörper KI 67 ergab für diesen Zeitraum weiterhin proliferationsaktive Zellen. 3 Tage nach der PDT fanden sich in histologischen Untersuchungen bei 7 von 10 Mäusen komplette Tumornekrosen. Die Präparate markierten sich mit dem Antikörper KI 67 nicht. Bei 3 Tieren waren im Tumorrandgebiet kleine vitale Tumorzellnester feststellbar. Wir führten dies auf eine ungenügende periphere Laserausleuchtung zurück.

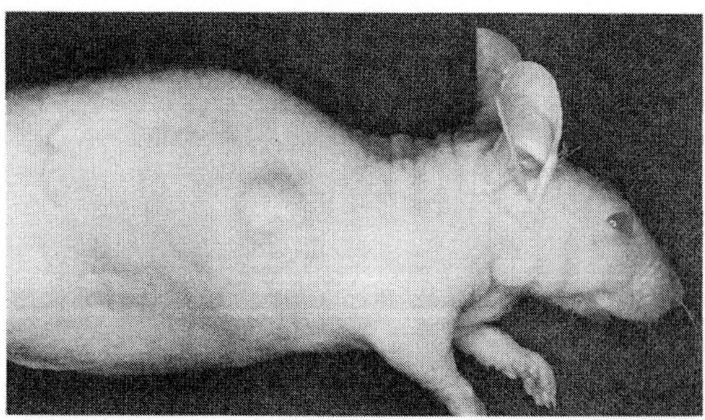

Abb. 1. Vor PDT

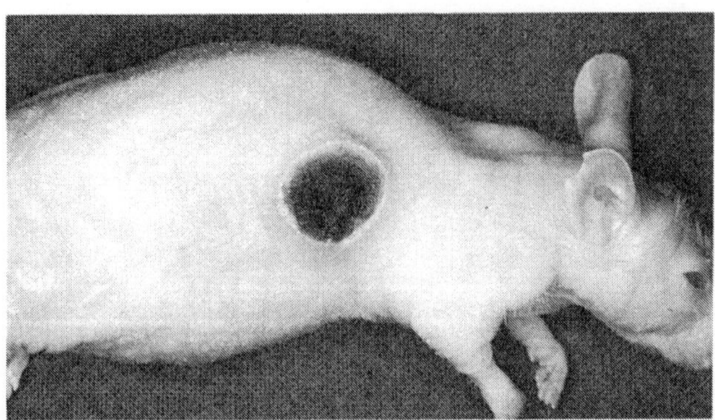

Abb. 2. 3 d nach PDT

Die Abb. 1 und 2 zeigen das auf die Nacktmaus transplantierte Larynxkarzinom vor und 3 Tage nach der PDT. Durch die Speicherung der Hämatoporphyrine in der Haut, kommt es zu einer Hautnekrose, die im weiteren Verlauf narbig abheilt.

Die Tiere der Kontrollgruppe wiesen keine induzierten Tumor- oder Organschädigungen auf.

Excimer-gepumpte Dye-Laser in der PDT sind wirkungsvoll und im täglichen Einsatz störunanfällig. Thermische Begleiteffekte lassen sich im niedrig gepulsten Modus minimieren. Die Tumornekrose wird initiiert durch eine Unterbrechung des Blutflusses der tumorversorgenden Gefäße.

Mit Förderung des BMFT, Kennzeichen 0706903.

B. P. E. Clasen (München): Die Wirkungen des Laserlichts in Kombination mit Hämatoporphyrinen als photodynamische Therapie sind in Japan experimentell nachgewiesen. Große

Schwierigkeiten bereiten bisher noch folgende Fragen: wo lagern sich die Hämatoporphyrine an – intrazellulär, extrazellulär, im Bereich der Tumorzellen selbst oder in den Zellen des Tumorgefäßsystems? Wie kommt die Wachstumshemmung oder Nekrose der oberflächlichen Tumoren zustande: durch direkte Tumorzellzerstörung oder durch Hämostase oder Einblutungen, wie sie besonders für die Tumorperipherie nachgewiesen wurden? Haben Ihre Untersuchungen hierüber Auskunft gegeben?

F. Rolfs (Schlußwort):
Der Dye-Laser ist sowohl für die photodynamische Diagnostik als auch für die photodynamische Therapie einsetzbar. Bei der Diagnostik stellt sich das Problem, daß die derzeit verwendeten Hämatoporphyrinderivate ein Gemisch vieler Einzelkomponenten darstellen und die therapeutisch nicht wirksamen Monomere stärker fluoreszieren als die therapeutisch wirksamen Obligo-Polymere. Wegen der variablen Einstellungsmöglichkeiten des gepulsten Lasersystems bedarf es zukünftig intensiver Untersuchungen, um die optimalen Modalitäten zu ermitteln.

193. H. Scherer, P. Gundlach, J. Hopf, W. Babaka et al. (Berlin): Laserlithotrypsie von Speichelsteinen – In vitro-Untersuchungen und ihre ersten Ergebnisse

Die Stoßwellenapplikation stellt das wirksamste und gewebeschonendste Verfahren zur Desintegration von Steinen dar, wie die experimentellen und klinischen Erfahrungen der intracorporalen endoskopisch kontrollierten Stoßwellenlithotrypsie mittels Laserlicht in der Urologie und Gastroenterologie zeigen.

Ein häufig eingesetzter Laser zur mechanischen Zerstörung von Nieren- und Gallensteinen ist der gepulste Neodym-Yag-Laser. Mittels sogenannten Q-switsch-Anordnungen werden dabei sehr kurze Impulse von hoher Intensität erzeugt, so daß so hohe Leistungsdichten erreicht werden, bei denen es dann zum optischen Durchbruch in gasförmigen, flüssigen und festen Medien kommt. Dabei wird durch die sehr hohe elektrische Feldstärke der Laserstrahlung Materie ionisiert, was zur Bildung eines Plasmas und zur Entstehung von mechanischen Stoßwellen führt.

Angetrieben von den Versuchen in der intracorporalen Stoßwellenlithotrypsie in der Urologie und Gastro-Enterologie gingen wir der Frage nach, ob auch zur Behandlung von Speichelsteinen der Einsatz von Laser geeignet ist.

Verschiedene in üblicher Weise operativ entfernte Speichelsteine aus der Glandula parotis und Glandula submandibularis mit bis zu 1 cm Durchmesser Größe wurden mit verschiedenen Lasertypen (Nd-Yag-, Excimerlaser) bestrahlt. Die Applikation erfolgte sowohl im cw-Betrieb, als auch kurzgepulst. Es stellte sich entsprechend den Untersuchungen bei Nieren- und Gallensteinlithotrypsie heraus, daß es mit cw-betriebenen Lasern nur zu einer geringen Schädigung der Speichelsteine kommt, die auf thermische Abschmelz- und Bohreffekte zurückzuführen ist.

Bei Einsatz gepulster Lasersysteme konnten Absprengungen an den Konkrementen beobachtet werden. Der Excimerlaser mit einer Wellenlänge von 308 nm zeigte sich dabei entsprechend den Reflexions- und Absorptionsspektren von Steindünnschliffen als besonders geeignet.

Bei allen Proben – verglichen mit urologischen Steinen – waren die Absorptionsmaxima zum kurzwelligen Bereich verschoben. Chemisch und röntgendiffraktometrisch handelte es sich ausschließlich um Kalziumphosphatsteine.

Die starke Absorption im kurzwelligen Bereich (in etwa bei 308 nm) erklärt damit die gute in vitro-Zerberstung der Steine mit dem Excimerlaser. Es konnten dabei in einem Zeitraum von ca. 15–20 min Steine von 1 cm Durchmesser in mm-große Teilchen zertrümmert werden bei einer Energiedichte von 13,5 J/cm² und einer Wiederholfrequenz von 40 Hz.

In einer weiteren Untersuchung gingen wir der Frage nach, inwieweit das Speichelgangsepithel durch Laserstrahlung geschädigt wird. Es wurde dabei Speichelganggewebe mit einem Excimerlaser von 308 nm mit unterschiedlichen Energiedichten von 3,5 J/cm² bis 13,5 J/cm² und unterschiedlicher Pulsfrequenz (2 Hz, 10 Hz, 20 Hz, 40 Hz) bestrahlt.

Die Laserglasfaser hatte einen Durchmesser von 260 µm. Der Abstand Laserglasfaser zu Speichelgangsepithel betrug 1 mm.

Dabei fanden sich neben der durch das Laserlicht zerstörten Gewebezone bei höheren Energiedichten wohl durch die Stoßwellenwirkung bedingte Gewebezerreißungen und Eintreibungen von Zelldebris in tiefere Gewebeschichten.

Weiterführende tierexperimentelle Untersuchungen sollen zeigen, inwieweit eine Regeneration bzw. eine Restitutio ad integrum möglich ist.

Aus oben genannten Beobachtungen ist zu folgern, daß die Lithotrypsie von Speichelsteinen mittels Laserlicht entweder mit einem in dem Lasersystem integrierten Rückkopplungssystem zur Auswertung spektraler Informationen oder unter endoskopischer Kontrolle zu erfolgen hat.

Letzteres wurde in vitro mittels eines flexiblen Endoskopes durchgeführt. Dieses Endoskop mit einem Durchmesser von 2 mm und einem darin integrierten Führungskanal für die Laserfaser wurde in den Ausführungsgang einer wegen einer Sialolithiasis exstipierten Gl. submandibularis eingebracht und unter optischer Kontrolle das drüsennahe Konkrement mit einem Excimerlaser in kleine Teile zerlegt. Die dabei entstandene Teilchengröße lag zwischen Staubkorn und etwa 2 mm Durchmesser.

Zusammenfassung

Entsprechend den ausgedehnten Untersuchungen bei der in vitro-Laserlithotrypsie von Nieren- und Gallensteinen zeigte sich, daß eine thermische Steinzerstörung durch einen Dauerstrichlaser für die Zerstörung von Speichelsteinen ungeeignet ist. Die dabei auftretenden viel zu hohen Temperaturen – es werden in der Literatur Temperaturen bis zu 1 000 °C angegeben – müssen zur thermischen Schädigung des Ausführungsgangepithels und des Drüsengewebes einschließlich der nervalen Strukturen führen.

Als geeignet zeigt sich die mechanische Steinzerstörung mittels eines kurzgepulsten Lasers mit Pulslängen von 7 ns bis 3 µs, wobei entsprechend den Absorptions- und Reflexionsspektren von Speichelsteinen der Excimerlaser mit einer Wellenlänge von 308 nm am besten geeignet ist.

Ziel unserer Arbeit ist der klinische Einsatz der Methode. Dazu müssen noch tierexperimentelle Untersuchungen über die Regeneration von durch Laserlicht geschädigtem Speichelgangsepithel erfolgen. Die Weiterentwicklung von flexiblen Endoskopen mit kleinerem Durchmesser und integriertem Führungskanal für die Laserfaser ist in vollem Gange.

Das Projekt wird durch das Bundesministerium für Forschung und Technologie finanziell gefördert.

194. J. A. Werner, H. Rudert (Kiel):
CO$_2$- und Nd: YAG-Laser – Beschreibung und Vergleich
ihres Wirkungsgrades am biologischen Gewebe

Infolge der Variabilität von Gewebeart-, feuchtigkeit und -durchblutung ist es nicht möglich, bestimmten Laserleistungsdichten allgemeingültige Schädigungstiefen im Gewebe zuzuordnen. Vielmehr sollte man energieabhängige Tendenzen zur Gewebswirkung aufzeigen und auf maximal mögliche Gewebsschädigungen hinweisen.

Die Untersuchung zur Gewebswirkung zweier Dauerstrichlaser (1. vom CO$_2$-Laser: a) Sharplan 1040, b) Heracure LS 500 und 2. vom Nd:YAG-Laser: mediLas 40 N) erfolgte bei Laserenergiedichten von 0,2–4 J/mm^2 – dieses entspricht Leistungen von 2–40 W/mm^2, die über 0,1 s appliziert wurden – v.a. an der Rattenleber, die infolge ihres homogenen Gewebsaufbaus exakte Messungen zur Eindringtiefe zuläßt und wurde ergänzt an Zunge und Larynx des Menschen.

Die beiden CO$_2$-Laser unterscheiden sich u.a. darin, daß der Heracure-Laser eine schneidende und eine koagulierende Betriebsform besitzt, während der Sharplan-Laser neben der Grundbetriebsform einen sog. Superpuls bietet.

Die CO$_2$-Laserstrahlung wird nahezu ausschließlich durch das Zellwasser – also gleich an der Gewebsoberfläche – absorbiert, während die Strahlung des Nd:YAG-Lasers weit überwiegend durch Gewebspigmente absorbiert wird. Auch spielt die Streuung beim YAG-Laser eine viel größere Rolle als beim CO$_2$-Laser. Die bei diesen Vorgängen in Wärme umgewandelte Energie wird in den Schnittrandbereich weitergeleitet und führt eben dort zur Ausbildung einer Karbonisations-, Nekrose- und Ödemzone.

In der Karbonisationszone sind keine Gewebsanteile mehr zu erkennen. Es handelt sich hier um eine Schicht verkohlter Gewebsreste, in welcher zumeist vacuolige Hohlräume lokalisiert sind, die sich von der nächsttieferen Nekrosezone abheben. In der Nekrosezone erfolgt eine Umwandlung von Zellen durch Koagulationsnekrose in Eiweißkonglomerate und Zellschollen. Die Ödemzone schließlich ist gleich nach der Laserinzision an den weitgestellten Gefäßen zu erkennen, aus denen das Plasma ins Gewebe übertritt, was letztlich zum interstitiellem Ödem führt.

Abgesehen vom Sharplan-Superpuls (s.u.) fallen zwischen dem Sharplan und dem Heracure-Laser keine signifikanten Unterschiede hinsichtlich der Gewebswirkung im Schnittrandbereich auf (Karbonisationszone bis 100 µm, Nekrosezone bis zu 400 µm, Ödemzone bis zu 900 µm). Im getakteten Betrieb sind Karbonisations- und Nekrosezone etwas schmaler als im kontinuierlichen Betrieb, was darauf zurückzuführen ist, daß die entstandene Hitze zwischen den einzelnen Takten besser abgeführt werden kann. Dieses ist mit dem getakteten Betrieb des Sharplan und beim Heracure-Laser mit dem in sich getakteten, sogenanntem schneidenden Betrieb zu erreichen, der fälschlicherweise auch als Soft Superpuls bezeichnet wird. Demgegenüber verbreitern sich Karbonisations- und

Nekrosezone gleichermaßen geringfügig beim kontinuierlichen Betrieb des Sharplan und dem sog. koagulierenden Betrieb beim Heracure-Laser.

Beim YAG-Laser ist die Nekrosezone hingegen deutlich breiter (bis zu 6250 µm) und auch die Ödemzonenausdehnung übertrifft mit Werten bis zu 2000 µm diejenige des CO_2-Lasers.

Beim Superpulsbetrieb des Sharplan-Lasers ist der Schnittrand infolge einer massiven Gewebszerreißung deutlich weniger gut als beim getakteten und kontinuierlichen Betrieb, wodurch ein präzises Arbeiten mit dem Superpuls erschwert ist.

195. W. F. Thumfart, H. E. Eckel (Köln): Neue Techniken in der Laser-Chirurgie von Larynxkarzinomen

Da Kehlkopf-Karzinome von ihrem Ursprungsort erst allmählich in die tieferen Strukturen penetrieren, werden sie durch die gut definierten fibro-elastischen Membranen und Ligamente in ihrer Ausbreitung behindert. Diese Grenzregionen wurden von Kirchner u. Carter (1987) anhand von Serienschnitten des Kehlkopfes bei Tumorerkrankungen nachgewiesen. So wird der Kehlkopfkrebs zunächst begrenzt durch das Ligamentum vocale und die Sehne der vorderen Kommissur. Bei der weiteren Ausbreitung des Tumors bilden der Conus elasticus, das thyreoglottische Ligament, das innere Perichondrium von Thyreoid und Cricoid und schließlich die Membrana cricothyreoidea Barrieren, die die Ausbreitung des Karzinoms zumindest initial abgrenzen. Das hier vorgestellte Konzept der endolaryngealen Laser-Chirurgie basiert auf diesen anatomischen und pathologischen Kenntnissen.

Der Arbeitsstrahl eines CO_2-Lasers – an der Kölner Universitäts-HNO-Klinik ein Heracure LS 500 – wird unter dem Operations-Mikroskop anhand eines sichtbaren Helium-Neon-Laserstrahls mit einem Mikromanipulator gesteuert. Dabei kann Gewebe auf zwei verschiedene Arten entfernt werden:

1. Nach einer Probebiopsie zur histologischen Definierung wird die Läsion komplett vaporisiert, bis gesundes Gewebe im Randbereich und zur Tiefe zu erreicht wird. Dieses Vorgehen scheint allenfalls für prämaligne Läsionen erlaubt, da es keine definitive histologische Absicherung zuläßt.
2. Kann mit einer nach unserer Meinung besseren Technik der Laserstrahl als Skalpell benutzt werden, um einen Tumor mit adäquaten Rändern als Blockresektat zur histologischen Untersuchung zu entfernen.

Bei einem T_{is}-Tumor schließt die Typ 1-Resektion das Epithel der Stimmlippe bis auf den M. vocalis ein. Die Inzision beginnt am Übergang zum Arytaenoidknorpel und wird begrenzt am Ligament der vorderen Kommissur. Damit kann die Läsion komplett entfernt und histologisch aufgearbeitet werden. Das Resultat ist eine Narbenbildung, die die Stimmlippe in oft verblüffend natürlicher Weise ersetzt.

Ein T 1 a-Tumor erfordert eine Typ 2-Resektion im Sinne einer kompletten Chordektomie, beginnend am Prozessus vocalis des Arytaenoidknorpels unter Einschluß des Ligaments der vorderen Kommissur und des Sinus Morgagni-Bereiches. Letzteres macht gelegentlich eine Randresektion der Taschenfalte zur Herstellung einer besseren Übersichtlichkeit erforderlich.

Ein T 1 b-Tumor erfordert eine Typ III-Resektion im Sinne einer kompletten Chordektomie einschließlich der vorderen Kommissur.

Ein T 2-Tumor erfordert eine Typ 4-Resektion im Sinne einer Exenteratio des Kehlkopfes mit Stimm- und Taschenbandresektion sowie Resektion der vorderen Kommissur auch bilateral oder mit Arytaenoidektomie einer Seite. Dabei wird die Exenteratio bis auf die Grenzschichten des Thyreoidknorpels incl. des Perichondriums, der Membrana cricothyreoidea, die in die Resektion mit eingeschlossen wird und bis zum Ringknorpeloberrand incl. dessen Perichondrium durchgeführt.

In ähnlicher Weise kann ein supraglottisches Karzinom mit der Laser-Chirurgie als horizontale

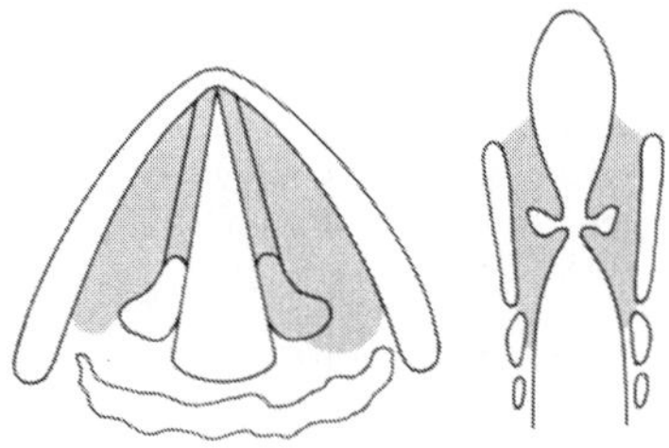

Abb. 1. Endolaryngeale Laserresektion Typ IV – Resektion von Stimm- und Taschenband. „Endolaryngeale Exenteration"

Kehlkopf-Teilresektion analog ALONSO durchgeführt werden. Wegen relativ geringerer Fallzahlen ist eine Kategorisierung in Resektionstypen noch nicht endgültig erfolgt.

E. Kastenbauer (München): Sie haben in neun Fällen nachbestrahlt. Bei welchen Patienten haben Sie dies getan? – Noch ein Zusatz zur Nomenklatur: Wir sollten besser von der Stimmlippe statt vom Stimmband und von der Taschenfalte statt vom Taschenband sprechen.

W. Steiner (Göttingen): Der Titel „Neue Techniken ..." wird dem Inhalt nicht gerecht. Es werden 4 Resektionstypen vorgestellt, z. B. beim T_{1a}-Tumor ein Typ II, der einer Chordektomie entspreche.

Der Versuch einer Typeneinteilung analog den Ohroperationen ist m. E. weder notwendig noch sinnvoll. Der Tumor muß entsprechend seiner Ausdehnung im Gesunden entfernt werden. Es gibt T_{1a}-Tumoren, bei denen eine umschriebene Resektion, die etwa einer Dekortikation entspricht, ausreichend ist. Es muß also nicht immer eine komplette Chordektomie erfolgen.

Bei fortgeschrittenen Tumoren, z. B. im Stadium T_3, die nicht im Gesunden lasermikrochirurgisch entfernt werden können, empfiehlt sich nach unserer Erfahrung eine Bestrahlungsbehandlung, bevor man dem Patienten zu einer Laryngektomie rät. Man muß nach Laserresektionen mit dem Patienten über die beiden Alternativen sprechen.

H. Scherer (Berlin): Günstiger als das Aufträufeln von Fibrinkleber ist das motorische Besprühen.

W. F. Thumfart (Schlußwort):
Der Delphische Lymphknoten bei supra- und insbesondere subglottischen Carcinomen des Kehlkopfes wird nach unserem Schema regelmäßig durch die an der Laser-Resektion anzuschließende Neck-dissection mit entfernt. In unseren bisher durchuntersuchten 18 Neck-dissection-Präparaten war dieser Knoten jedoch noch nie befallen. Dennoch muß nochmals ausdrücklich betont werden, daß aus onkologischen Gründen bei supra- und subglottischen Tumoren die Neck-dissection beiderseits durchgeführt werden muß.

Das trifft auch die paratrachealen Lymphknoten, wobei für die Neck-dissection nach Laser-Resektion anzumerken bleibt, daß der Nervus recurrens sorgfältig geschont werden muß. Die Beweglichkeit der Arytaenoidknorpel auch bei ausgedehnter Laser-Resektion im Kehlkopf, muß wegen des gesicherten Schluckvorganges gewährleistet bleiben. – Der supraglottische Fettkörper wird bei Resektion supraglottischer Tumoren wie im Video gezeigt, zwischen Zungenbein und Thyreoidoberrand erreicht.

Zu Herrn Kastenbauer: Die Frage der Nachbestrahlung vor allem der supra- und subglottischen Carcinomen kann damit beantwortet werden, daß bei positivem Lymphknotenbefall im Neck-dissection-Präparat eine Nachbestrahlung aus onkologischen Gründen angeschlossen wird.

Zur erneuten Begriffsdefinition Stimmlippe und Taschfalte kann ich nur zustimmen, denn nur eine Stimmbandresektion durchzuführen, würde den Möglichkeiten der Laser-Resektion nicht gerecht.

Zu Herrn Steiner: Der Vortragstitel würde besser „neue Resektionsrichtlinien für die endolaryngeale Laser-Chirurgie" lauten. Selbstverständlich lassen auch wir uns vom Tumor, hinsichtlich der Ausdehnung des Laser-Eingriffes leiten. Als Ausbildungsklinik scheint es uns dennoch eine wichtige Aufgabe, grundlegende Resektionslinien für die verschiedenen Tumorausdehnungen zu definieren, vor allem um auch die postoperative Kontrolle systematisieren zu können.

Die Resektion von T_3-Kehlkopfcarcinomen mit anschließender Nachbestrahlung ist in unserem Konzept zur Zeit nicht vorgesehen, da eine Laryngektomie für diese Fälle kurativ anwendbar ist.

Zu Herrn Scherer: Das Aufsprühen des Fibrinklebers könnte eventuell die Applikation des Klebers über größere Resektionsflächen erleichtern. Dennoch erscheint es wichtig, mit dem Fibrinkleber auch Unregelmäßigkeiten im Resektionsbereich aufzufüllen, was mit Aufsprühen eines dünnen Kleberfilms weniger gut möglich scheint.

196. H. E. Eckel, P. Zorowka, W. F. Thumfart (Köln): Onkologische und funktionelle Ergebnisse nach endolaryngealer Laserresektion von Kehlkopfkarzinomen

Vom 1.1.1986 bis zum 31.12.1988 wurden 94 Patienten wegen bösartigen Tumoren und schweren Dysplasien des Kehlkopfs endolaryngeal-laserchirurgisch therapiert. Diese wurden bisher während eines Zeitraums von 3–39 Monaten, im Mittel 23 Monate, nachuntersucht. Von 90 in kurativer Absicht therapierten Patienten behandelten wir 69 wegen eines Karzinoms der Glottis, 6 wegen eines Karzinoms der Subglottis und 15 wegen eines supraglottischen Tumors. Histologisch handelte es sich in 8 Fällen um Carcinomata in situ und in 72 Fällen um infiltrierend wachsende Plattenepithelkarzinome. Bei 7 Patienten gelang die vollständige Entfernung des Tumors auf endolaryngealem Weg nicht, so daß eine Laryngektomie nachgezogen werden mußte.

Bei insgesamt 3 Patienten mußten wir bisher ein Rezidiv im Kehlkopf diagnostizieren. In einem Fall trat es 2,5 Jahre nach Resektion eines T1a-Stimmlippenkarzinoms auf, in einem Fall 1 Jahr nach Resektion eines T3-Tumors der Glottis und in einem Fall wenige Monate nach Entfernung eines T2-Karzinoms einer Stimmlippe. Alle 3 Patienten wurden laryngektomiert und sind seitdem tumorfrei. Lymphknotenrezidive wurden nach Behandlung je eines supraglottischen und eines subglottischen T2-Tumors beobachtet.

Mit Ausnahme des bereits erwähnten mußten Rezidive in der Gruppe der T1a ($n=22$)- und T1b ($n=8$)-Karzinome der Glottis bisher nicht beobachtet werden. Ein Patient ist mittlerweile interkurrent verstorben, zwei Patienten konnten nicht nachuntersucht werden. Von 27 endolaryngeal resezierten T2-Karzinomen der Glottis hat bisher eins rezidiviert und mußte dann einer totalen Laryngektomie zugeführt werden. Eine primäre Laryngektomie wegen fehlgeschlagener Laserresektion eines T2-Tumors der Glottis wurde in keinem Fall erforderlich. Es muß besonders hervorgehoben werden, daß sämtliche Patienten mit einem T2-Karzinom der Glottis, die in dem hier berichteten Zeitraum unsere Klinik aufsuchten, endolaryngeal operiert wurden; d. h., in keinem Fall wurde wegen eines solchen Stimmlippenkarzinoms eine totale Laryngektomie, eine konventionelle Kehlkopfteilresektion oder eine alleinige Radiatio durchgeführt. Die Operationsergebnisse der T3-Karzinome zeigen ein genau entgegengesetztes Bild. Von 10 laserchirurgisch angegangenen Karzinomen dieser Ausdehnung gelang die Resektion primär bei 7 Patienten nicht im Gesunden, so daß eine Laryngektomie unverzichtbar wurde. Bei einem Patienten mußte nach Ablauf eines Jahres die totale Laryngektomie wegen eines Rezidivs im Kehlkopf durchgeführt werden. Zwei dieser Patienten sind bis heute rezidivfrei geblieben. In der Gruppe der sub- und supraglottischen T1-T2-Karzinome ($n = 15$) zeigen sich erwartungsgemäß die nach Abschluß der Primärbehandlung manifest gewordenen Lymphknotenmetastasen. Rezidive im Kehlkopf wurden bisher nicht beobachtet, allerdings mußte bei einem Patienten nach Resektion eines ausgedehnten T2-Karzinoms der Supraglottis wegen anhaltender Aspiration schließlich eine funktionelle Laryngektomie erfolgen. Das Laryngektomiepräparat war tumorfrei.

Eine Tracheotomie im Zusammenhang mit einer endolaryngealen Laserresektion von Kehlkopfkarzinomen ist nur ausnahmsweise erforderlich. In unserem Patientengut wurden 5 Patienten präoperativ und 3 postoperativ tracheotomiert. Phoniatrische Untersuchungen zur Beschreibung der stimmlichen Leistung nach endolaryngealer Laserresektion von Kehlkopfkarzinomen, die wir an 31 unserer Patienten durchgeführt haben, ergeben ein uneinheitliches Bild. Einerseits kann auch nach sehr ausgedehnten endolaryngealen Resektionen eine sehr befriedigende Stimme resultieren, andererseits führen gelegentlich auch eng begrenzte Resektionen zu einer ausgeprägten Dysphonie. Ein Vergleich mit den konventionellen Chordektomien oder Kehlkopfteilresektionen ist uns derzeit nicht möglich, wird aber angestrebt und Gegenstand weiterer Untersuchungen sein.

Zusammenfassung:

1. Die endolaryngeale Laserchirurgie scheint dazu geeignet zu sein, in einigen Fällen Kehlkopfkarzinome kurativ organerhaltend zu operieren, die nach klassischen Kriterien einer totalen Laryngektomie zugeführt würden. Dazu zählen die ausgedehnten und speziell die beidseitig entwickelten T2-Karzinome der Glottis und der Subglottis sowie einige T2-Karzinome der Supraglottis, die wegen des Befalls einer oder beider Stimmlippen durch eine horizontale Teilresektion nicht angehbar sind. Die Methode ist nicht geeignet zur Behandlung von T3-Karzinomen, also von Tumoren, die durch Tiefeninfiltration zur Fixierung eines Arytaenoidknorpels geführt haben.

2. Die onkologische Sicherheit der endolaryngealen Laserresektion von Kehlkopfkarzinomen kann wegen der begrenzten Nachbeobachtungszeit derzeit noch nicht endgültig bewertet werden. Immerhin deuten unsere Zahlen jedoch nicht darauf hin, daß die Methode den heute gebräuchlichen Behandlungsmethoden unterlegen wäre.

3. Die Beurteilung der stimmlichen Funktion nach laserchirurgischer Resektion von Kehlkopfkarzinomen bedarf noch weiterer Untersuchungen, insbesondere ist ein Vergleich mit anderen Behandlungsmethoden erforderlich.

In den Fällen, in denen durch eine endolaryngeale Laserresektion eine Laryngektomie vermeidbar wird, liegen die funktionellen Vorteile klar auf der Hand. Auch eine hochgradig dysphone Stimme wird von den Patienten einer noch so gut entwickelten Ructusprache bei weitem vorgezogen. Die Vorteile einer physiologischen Atmung durch den Kehlkopf und der Wegfall der äußerlich sichtbaren Verstümmelung durch ein Tracheostoma sprechen für sich selbst.

W. Steiner (Göttingen): Angesichts der kurzen Beobachtungszeit wäre es besser, im Titel von „vorläufigen Ergebnissen" zu sprechen. Wenn über funktionelle Resultate noch keine detaillierten Ergebnisse vorliegen bzw. nicht darüber berichtet wird, sollte man diesen Aspekt im Titel besser fortlassen.

H. W. Eckel (Schlußwort):
Zu Herrn Steiner: Selbstverständlich handelt es sich hier um eine vorläufige Mitteilung. Bei einem so kontrovers diskutierten Thema wie der endolaryngealen Laser-Kehlkopf-Teilresektion scheint mir allerdings die Mitteilung exakter Daten unverzichtbar.

197. U. Reker, M. Detlef, U. Wesselmann, H. Rudert (Kiel):
Stimmqualität nach Laserresektion und nach vertikaler Teilresektion

Bei der Wahl der Therapieform eines Larynxcarcinoms steht naturgemäß der Gesichtspunkt der Heilungsrate im Vordergrund. Insbesondere bei den kleinen Stimmlippencarcinomen mit sehr guten Heilungschancen kann aber die Frage der Stimmfunktion nicht unberücksichtigt bleiben. Während bezüglich der Hei-

Tabelle 1. Lupenstroboskopische Befunde bei 21 Patienten nach Laser-Chordektomie und 33 Patienten nach frontolateraler Kehlkopfteilresektion

	Laser $n=21$	„Frontolaterale" $n=33$
Glottisschluß:		
Gut	5	1
Mäßig	9	5
Schlecht	7	26
Pseudostimmlippe:		
Normal	12	3
Dünn	7	21
Fehlend	2	9
Schwingungsfähigkeit der Pseudostimmlippe:		
Gut	–	–
Mäßig	3	–
Schlecht	18	33
Taschenfalten-Phonation:	4	12

lungsrate eine Reihe von Statistiken vorliegt, finden sich von seiten der Stimmfunktion nur wenige Veröffentlichungen und kaum vergleichende Untersuchungen. Ziel der vorliegenden Arbeit sollte es sein, die Stimmleistungen nach Laser-Chordektomie und frontolateraler Kehlkopfteilresektion vergleichend zuanalysieren. Die Weiterentwicklung der phoniatrischen Methoden erlaubt es, neben einer subjektiven Beurteilung eine Reihe von objektiven Kriterien heran-

zuziehen. Hierzu gehört unter anderem auch die akustische Analyse über einen Computer.

Wir untersuchten 21 Patienten nach endoskopischer Laser-Chordektomie und 33 Patienten nach frontolateraler Teilresektion, mindestens seit einem halben Jahr rezidivfrei. Es erfolgte eine lupenendoskopische Untersuchung, eine Stroboskopie, eine Stimmfeldmessung. Tonhaltedauer und Vitalkapazität wurden bestimmt, um den Phonationsquotienten zu berechnen, der angibt, wieviel ml Luft pro Sekunde für die Phonation verbraucht werden. Neben der subjektiven Einschätzung der Stimme nach dem Gehör erfolgte eine objektive Stimmqualitätsanalyse mit dem Computer mit Hilfe einer verbesserten Autokorrelationstechnik. Hierbei ist die Bestimmung des additiven Rauschens, das der Glottisschlußinsuffizienz bzw. der Verhauchung entspricht, möglich und die Bestimmung des multiplikativen Rauschens, das der Unregelmäßigkeit der Stimmlippenschwingung entspricht.

Die Tabelle 1 zeigt die lupenstroboskopischen Befunde.

Die Überlegenheit der Laser-Chordektomie ist unter anderem darauf zurückzuführen, daß die narbige Ersatzstimmlippe, wohl durch den Reiz der verkohlten Gewebsreste, sehr viel dicker ist als bei der vertikalen Teilresektion. Wenngleich die narbige Ersatzstimmlippe keine feinere Schwingungsfähigkeit hat und sich dadurch stets eine recht rauhe Stimme ergibt, so ist doch immerhin oft ein Glottisschluß und damit größere Lautstärke und längere Tonhaltedauer möglich. Unter der noch offenen Voraussetzung gleicher Heilungschancen ist von phoniatrischer Seite her der Laser-Chordektomie eindeutig der Vorzug vor den ausgedehnteren vertikalen Teilresektionen zu geben.

Nervus facialis und andere Hirnnerven

198. R. Rödel, C. Herberhold, U. Reinhardt (Bonn): Evozierte Potentiale bei antidromer Fazialisreizung

Probleme auf der antidromen Fazialisreizung, die durch Reizartefakt, Gewebeaufladung und myogene Überlagerung entstehen, können unter Verwendung eines ausschwingungsfreien Austastverstärkers bei optimierter Reiz-Ableitgeometrie und nachträglicher Filterung (Finite Impulse Response) gelöst werden. Bei transkutaner Reizapplikation nahe am Foramen stylomastoideum mit supramaximalen, alternierenden Rechteckimpulsen von 0,2 ms Dauer und einer Reizwiederholungsfrequenz von 1 Hz läßt sich im Mittelungsverfahren ein vertex-positives Potential von der Schädeloberfläche ableiten mit einer Latenzzeit von 3 ms. Bei distaler Verschiebung des Reizortes vergrößert sich die Latenzzeit des antidrom evozierten Potentials bei gleichzeitiger Latenzzeitverkürzung der myogenen Komponenten. Die antidrome Reizleitungsgeschwindigkeit liegt zwischen 50 und 60 m/s, so daß der Generator im Bereich von Hirnstamm und Basalganglien vermutet werden kann. Nach proximaler Durchtrennung des N. facialis ist das antidrom erzeugte Potential nicht vorhanden, bei einer nicht vollständigen Läsion noch nachweisbar. Bei vollständiger Muskelrelaxierung ist das antidrom evozierte Potential vorhanden bei Abwesenheit der myogenen Anteile, wodurch ein myogener Ursprung des antidrom evozierten Potentials ausgeschlossen werden kann.

Es ist somit die Möglichkeit gegeben, den N. facialis in seiner Funktionsstrecke über einen Defekt hinweg zu erfassen.

P. Bumm (Augsburg): Es ist ein alter Traum aller Elektrophysiologen, die ANAP cortical abzuleiten. Dies ist uns und vielen Arbeitsgruppen in aller Welt nicht gelungen. – Reizvoll wäre der Vergleich der ANAP bei corticaler und Gehörgangsableitung. Neue Ergebnisse zur Pathophysiologie der Bellschen Parese wären zu erwarten. – Welcher Generatorort ergibt sich für Ihr Potential, wenn Sie die Latenzzeiten mit unseren Latenzen vergleichen?

J. Müller-Deile (Kiel): Wie erklären Sie sich den angegebenen Generator und die antidrome Reizleitung über die Synapsen hinweg? – Bei synchroner Messung vom orbicularis oris und des ANAP aus dem äußeren Gehörgang finden wir ein myogenes Potential bei etwa 3,5 ms. Wie läßt es sich von dem von Ihnen angegebenen trennen?

W. F. Thumfart (Köln): Auffallend sind Ihre verkürzten Latenzzeiten, die auch bei Magnetstimulationen anfallen. Haben Sie beide Methoden schon verglichen?

R. Rödel (Schlußwort):
Zu Herrn Bumm: Es wird die sehr vereinfachte Annahme einer konstanten antidromen Reizleitungsgeschwindigkeit angenommen, hieraus ergeben sich die vermuteten Orte für die Generatoren im Hirnstamm und Basalganglion.

Zu Herrn Müller-Deile: Die bisherigen veröffentlichten Untersuchungen beziehen sich auf ein Nervenaktionspotential; die durch uns gefundene antidrome Reizleitungsgeschwindigkeit ist vergleichbar mit der der Aktionspotentiale. – Der Sprung über eine Synapse hinweg verwundert uns auch, jedoch sprechen alle bisherigen Ergebnisse dafür, daß dies möglich ist. Reizartefakte, Ein- und Ausschwingungsvorgänge des Verstärkers und myogene Reaktionen sind ausgeschlossen.

Zu Herrn Thumfart: Vergleiche mit der Magnetstimulation liegen nicht vor.

199. M. Schröder, P. Volling, E. Loibnegger, E. Stennert (Kassel/Köln/Göttingen): Fazialisrekonstruktion bei Parotismalignomen – Funktionelle Resultate

In der 1984 erschienenen Monographie über die Pathologie, Klinik und Therapie der Speicheldrüsenkrankheiten wird bei bestimmten Malignomen der Ohrspeicheldrüse die definitive Opferung des Nervus facialis gefordert. Inwieweit diese Forderung aufrechterhalten werden kann, soll anhand einer Analyse von 37 Patienten mit Parotismalignomen unterschiedli-

cher Histologie, bei denen eine Rekonstruktion des Nervus facialis durchgeführt wurde, im folgenden untersucht werden.

Alle 37 Patienten litten an einem T2- und T3-Malignom der Ohrspeicheldrüse (Klassifikation nach Spiro). 8 Patienten zeigten präoperativ eine Facialisparese. Als Rekonstruktionsverfahren kamen in einem Fall eine End-zu-End-Anastomose, bei 22 Patienten eine Rekonstruktion mittels freiem Nerventransplantat, bei 2 Patienten eine Cross-Face-Anastomose und bei 6 Patienten eine Hypoglossus-Facialis-Anastomose sowie bei weiteren 6 Patienten ein kombinierter Aufbau zur Anwendung.

Der kombinierte Aufbau beinhaltete die Rekonstruktion des Sphinktersystems der Augenregion mittels freiem Nerventransplantat zwischen Stamm und Peripherie. Die Reinnervation der perioralen Muskulatur wurde durch eine Anastomose zwischen dem Nervus hypoglossus und dem zervicofacialen Hauptast erreicht. Alle Patienten wurden postoperativ in 3 Monatsabständen klinisch und elektromyographisch kontrolliert. Für die vorliegende Funktionsanalyse wurde das Ergebnis 1 Jahr nach Durchführung der Nervenrekonstruktion herangezogen. Zur Beurteilung der Endresultate gelangte das Schema nach House mit einer Schweregradeinteilung zwischen I–VI zur Anwendung. Unter Anwendung dieser Analysekriterien zeigten die funktionellen Endresultate bei einem Patienten eine normale Facialisfunktion, $^2/_3$ der Patienten wiesen ein gutes bis befriedigendes funktionelles Endresultat auf. Bei 8 Patienten waren die Ergebnisse nicht zufriedenstellend.

Bei der weitergehenden Analyse wurde versucht zu ermitteln, ob es Abhängigkeiten zwischen der Art des Malignoms und dem funktionellen Endresultat gab. Bei einer Gesamtzahl von 37 Parotismalignomen ist die Patientenzahl in den einzelnen Untergruppierungen so klein, daß eine statistische Analyse nicht sinnvoll erscheint und die Aussage hinsichtlich der Abhängigkeit der Tumorart und dem funktionellen Endresultat nur im Trend ermittelt werden kann. Aufgrund der vorliegenden Daten kann jedoch keine Abhängigkeit zwischen Tumorart und funktionellem Endresultat gefunden werden.

Weiter stellt sich die Frage, ob möglicherweise die chirurgische Rekonstruktionstechnik Einfluß auf das funktionelle Endresultat nimmt. Hierbei fällt auf, daß die vorwiegende Zahl der Mißerfolge in der Gruppe der freien Nerventransplantation zu finden ist. Das kombinierte Aufbauverfahren hingegen zeigt bei allen 6 Patienten gute funktionelle Endergebnisse.

Um herauszufinden, welcher Faktor den meisten Einfluß auf die Rekonstruktionsmißerfolge ausübt, wurde die Gruppe der freien Nerventransplantate näher untersucht. Dabei fiel auf, daß alle 5 Mißerfolge mit einem sehr langen Interponat versorgt wurden, welches vom Mastoid bis weit in die Peripherie reichte. Alle anderen kürzeren Interponate zeigten gute bis zufriedenstellende Ergebnisse. Dies ist um so bedeutender als bei den kombinierten Aufbauverfahren zur funktionellen Rekonstruktion der Augenregion auch lange Interponate zur Anwendung kamen. Man muß davon ausgehen, daß gerade bei den kombinierten Aufbauverfahren der wesentliche funktionelle Einfluß von der Hypoglossus-facialis-Anastomose bestimmt wird.

Aufgrund dieser Ergebnisse wird bei Nervendefekten zwischen Mastoid und Peripherie zur Erreichung guter Funktionswiederherstellung von uns der kombinierte Aufbau empfohlen.

Zusammenfassend läßt sich anhand der Analyse von 37 Patienten mit Parotismalignomen zur Rekonstruktion des Nervus facialis folgendes festhalten: Unabhängig vom Tumortyp sollte in jedem Fall die Rekonstruktion des Nervus facialis durchgeführt werden. Defekte des extratemporalen Facialisfächers unter 3 cm lassen bei Rekonstruktion durch ein freies Nerveninterponat gute Endresultate erwarten. Bei größeren Defekten ist der kombinierte Aufbau zu empfehlen. Der inzwischen erreichte operative Standard der Nervenrekonstruktion sollte es uns zur ärztlichen Pflicht machen, bei Parotismalignomen nicht allein sanierend und damit rein destruierend zu operieren, sondern gleichzeitig alle Möglichkeiten der chirurgischen Rehabilitation auszuschöpfen.

200. P. Roggenkämper, Z. Nüßgens (Bonn):
Behandlung des essentiellen Blepharospasmus und des Spasmus hemifacialis mit Botulinus-Toxin

Mit dem Zweck, eine Augenmuskeloperation gegen das Schielen zu ersetzen, prüfte Anfang der 70er Jahre A. B. Scott in San Francisco eine Reihe von Substanzen, die einen Muskel gezielt und ohne zu große Nebenwirkungen schwächen können. Das von der Fleischvergiftung her bekannte Botulinustoxin erwies sich als das für diesen Zweck allein geeignete Pharmakon. Nachdem 1978 die ersten Schielpatienten behandelt wurden, besteht heute Klarheit über die Indikationen für spezielle Formen des Strabismus, bei denen das Mittel sehr wertvoll ist. Die Applikation erfolgt unter EMG-Kontrolle.

Anfang der 80er Jahre wurde Botulinus-Toxin erstmalig in der Behandlung des essentiellen Blepharospasmus eingesetzt und später beim Spasmus hemifacialis – mit überraschend gutem Erfolg, obwohl ein solcher theoretisch nicht zu erwarten war: Botulinus-Toxin hemmt die Freisetzung von Acetylcholin, und dadurch wird der Muskel geschwächt; die Wirkung bei den genannten Erkrankungen besteht aber vor allen Dingen darin, daß auch – dieses konnte elektromyographisch klar nachgewiesen werden – die unzweckmäßigen Innervationsimpulse (durch einen noch nicht näher bekannten Rückkopplungsmechanismus) sistieren.

Inzwischen (seit 1985) stehen an die 500 Patienten mit dem im allgemeinen beidseitig auftretenden essentiellen Blepharospasmus und über 100 Patienten mit Spasmus hemifacialis bei uns in Behandlung. Analog zum Ablauf einer Botulismus-Vergiftung tritt die Toxin-Wirkung langsam innerhalb einer Woche ein und hat dann eine individuell sehr unterschiedlich lange Wirkung auf die Lidkrämpfe. Rund 55% der Patienten mit essentiellem Blepharospasmus sind für durchschnittlich 10 Wochen völlig ohne Beschwerden und nur 5% zeigten bei der ersten, eher gering dosierten Injektion, keinen Effekt. Je nach Art der Beschwerden werden pro Seite 6–10 Injektionen im Augenbereich vorgenommen. Grundsätzlich hat eine höhere Dosierung auch eine längere Wirkungsdauer zur Folge. Langfristig bleibt aber die Wirkung einer bestimmten Dosis stets etwa gleich, wie eine Auswertung von Patienten mit inzwischen mehr als 10 durchgeführten Injektionen ergab. Die Dosierung wird unter anderem unter Kontrolle der Lidschlußkraft vorgenommen, die bei einem Gesunden zwischen 100 und 200 g beträgt, bei voller Wirkung des Medikaments 10–40 g.

Grundsätzlich ähnliche Beobachtungen machten wir beim Spasmus hemifacialis, mit der Besonderheit, daß bei Injektion des Augenbereiches auch meist die restlichen Gesichtsmuskeln keinen Spasmus mehr zeigten. Außerdem war die Wirkungsdauer deutlich länger als beim beidseitigen Blepharospasmus, ohne daß wir dieses erklären können, nämlich ¾ der Patienten wiesen Beschwerdefreiheit über durchschnittlich 17 Wochen auf. Eine weitere Gruppe stellten 5 Patienten mit Synkinesien im Orbikularisbereich dar, die früher eine Facialisparese durchgemacht hatten. Ebenfalls wider Erwarten kam es auch bei diesen Patienten jeweils zu (unterschiedlich langen) Verminderungen der Beschwerden. Wir behandelten aus Sicherheitsgründen allerdings nur Patienten, deren Lidschlußkraft über 60 g betrug, um durch die Botulinus-Wirkung nicht eine zusätzliche Fazialisschwächung mit Gefahr des Lagophthalmus zu riskieren.

Systemische Nebenwirkungen der Behandlung wurden in keinem Fall, auch weltweit nicht bei anderen Anwendern beobachtet. Lokale Nebenwirkungen sind demgegenüber möglich: In 11% der Fälle tritt wegen der verschlechterten Tränenpumpe störende Epiphora auf, gegen die wir adstringierende Augentropfen verordnen. Ptosis bzw. Diplopie tritt dann auf, wenn vom Orbikularismuskel ausgehend das Toxin bis zu einem anderen Augenmuskel diffundiert (5% bzw. 3% der Fälle). Sämtliche Nebenwirkungen sind jedoch reversibel und wurden von dem Patienten als von untergeordneter Bedeutung angesehen.

201. R. Laskawi, W. Damenz, P. Roggenkämper, M. Schröder (Göttingen/Bonn): Hemispasmus facialis / Blepharospasmus und Botulinus-Toxin – Eine elektrophysiologische Untersuchung

Bei der Behandlung des *Hemispasmus facialis* und des *essentiellen Blepharospasmus* ist die Lokalbehandlung mit Botulinus-Toxin in den Vordergrund getreten. Für den Elektrophysiologen ist dabei interessant, daß hier ein Behandlungsmodell vorliegt, welches primär am „Erfolgsorgan Muskel" ansetzt. In der vorliegenden Arbeit wurden insgesamt 41 Patienten mit der Diagnose eines *Hemispasmus facialis* und 46 Patienten mit der Diagnose eines *essentiellen Blepharospasmus* elektrophysiologisch untersucht. Bei der Messung der trigemino-facialen Reflexe zeigten sich bei beiden Krankheitsbildern reproduzierbare pathologische Reflexveränderungen bei injizierten wie bei nicht injizierten Patienten. Bei den Patienten mit *Hemispasmus facialis* handelte es sich, abgeleitet auf der kranken Seite, um einen direkten R_1/R_2-Übergang, um eine kontralaterale frühe Komponente mit und ohne Übergang in die R_2-Komponente sowie um einen R_1-Verlust. Auf der gesunden Seite fanden sich bis auf den R_1/R_2-Übergang die gleichen Reflexveränderungen.

Beim *Blepharospasmus* konnte ebenso eine kontralaterale Frühkomponente mit und ohne Übergang in die R_2-Komponente abgeleitet werden sowie ein direkter R_1/R_2-Übergang.

Beim *Blepharospasmus* handelte es sich fast ausschließlich um einen beidseitigen Befall. Abbildung 1 stellt die Reflexveränderungen exemplarisch dar.

Willer et al. (1984) fanden bei willkürlich vorinnervierter Muskulatur eine frühe kontralaterale Komponente. Kimura et al. (1976) konnten eine Verlängerung der R_2-Dauer bei schlafenden Probanden zeigen. In beiden Fällen (Willkürinnervation, Schlaf) handelt es sich um supranukleäre Veränderungen als Ursache für den cerebralen Zustand bei der Messung. Die eigenen erhaltenen Reflexveränderungen weisen ebenso auf eine „supranukleäre Veränderung" hin. Die Messungen des trigemino-facialen Reflexes wur-

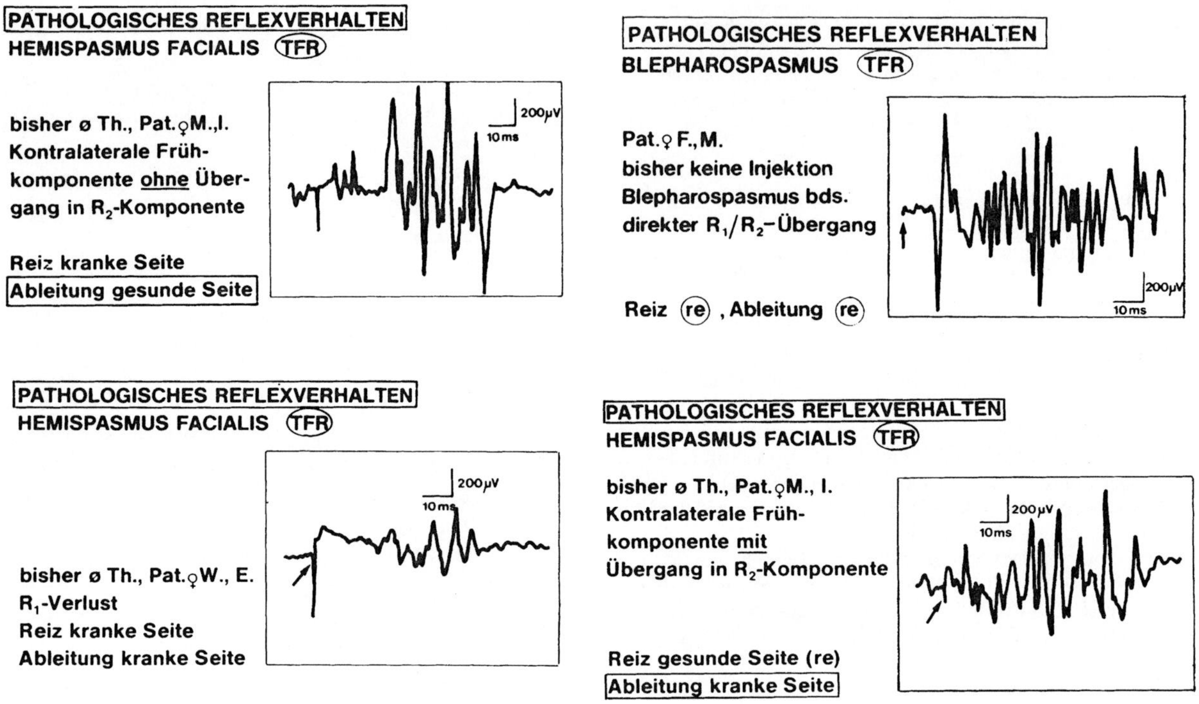

PATHOLOGISCHES REFLEXVERHALTEN
HEMISPASMUS FACIALIS TFR
bisher ø Th., Pat.♀M.,I.
Kontralaterale Früh-
komponente ohne Über-
gang in R₂-Komponente
Reiz kranke Seite
Ableitung gesunde Seite
200µV
10ms
PATHOLOGISCHES REFLEXVERHALTEN
BLEPHAROSPASMUS TFR
Pat.♀F.,M.
bisher keine Injektion
Blepharospasmus bds.
direkter R₁/R₂-Übergang
Reiz re, Ableitung re
200µV
10ms
PATHOLOGISCHES REFLEXVERHALTEN
HEMISPASMUS FACIALIS TFR
bisher ø Th., Pat.♀W., E.
R₁-Verlust
Reiz kranke Seite
Ableitung kranke Seite
200µV
10ms
PATHOLOGISCHES REFLEXVERHALTEN
HEMISPASMUS FACIALIS TFR
bisher ø Th., Pat.♀M., I.
Kontralaterale Früh-
komponente mit
Übergang in R₂-Komponente
Reiz gesunde Seite (re)
Ableitung kranke Seite
200µV
10ms

Abb. 1. Beispiele für pathologische Reflexveränderungen des trigemino-facialen Reflexes

den unmittelbar vor der nächsten folgenden perioculären Botulinus-Toxin-Injektion durchgeführt. Das heißt, zum Zeitpunkt der Messung war bei allen Patienten der Spasmus vorhanden, bzw. wieder vorhanden.

Abbildung 2 zeigt die Tendenz einer abnehmenden Amplitude (R_1, R_2) mit der Anzahl der Injektionen, obwohl bei *allen* Patienten der Spasmus wieder existiert (!). Tritt die Wirkung der Substanz ein, ist vorübergehend keinerlei Reflexantwort abzuleiten.

Ampl. µV
Anzahl Inj./Ampl. R₂
Hemispasmus facialis
2000
1500
1000
500
1
2
3
4
5
6
7
8
No. Inj.
Ampl. µV
Anzahl d. Inj./Ampl. R₁
Hemispasmus facialis
1500
1000
500
1
2
3
4
5
6
7
8
No. Inj.

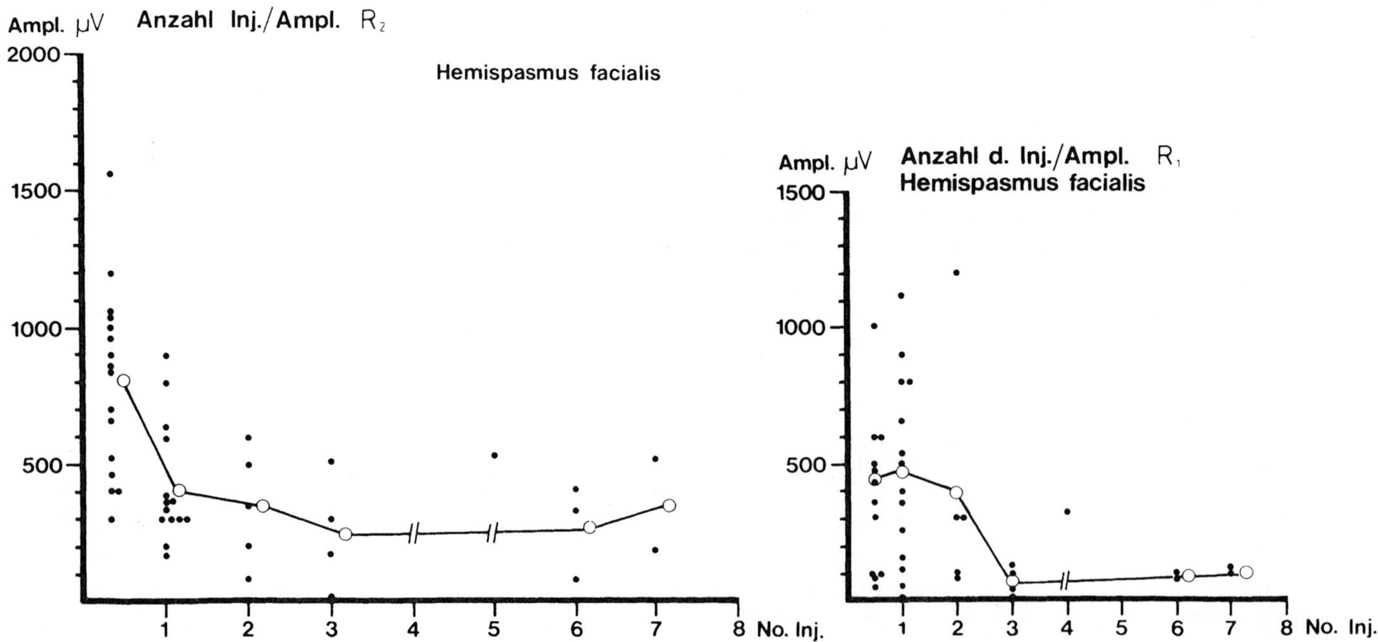

Abb. 2. Amplitude (R_1 und R_2) in Abhängigkeit von der Anzahl der erfolgten Injektionen mit Botulinus-Toxin

Bei somit noch nachgewiesener Wirkung der Substanz auf den Muskel, ist der Spasmus wieder vorhanden, was für eine Veränderung der „Spasmusschwelle" spricht durch afferente Einflüsse auf den Fazialiskern, z. B. über den N. trigeminus. Die Latenzen der einzelnen Reflexkomponenten zeigen keine wesentliche Änderung in Abhängigkeit von der Anzahl der Injektionen.

Abschließend soll noch anhand eines Fallbeispiels die Wichtigkeit der *Kombination* von elektrophysiologischen Methoden (Magnetstimulation, trigeminofacialer Reflex, Neuromyogramm) herausgestellt werden. Bei einer Patientin mit *Hemispasmus facialis* fand sich bei Anwendung aller angegebenen Meßverfahren ausschließlich eine Verlängerung der Reflexantwort nach *corticaler Stimulation (Magnetstimulation)*. Die übrigen Latenzen waren auch nach wiederholter Reizung normal bzw. nicht verlängert. Dies spricht in vorliegendem Fall für einen supranukleären Läsionsort.

W. F. Thumfart (Köln): Haben Sie Erfahrungen mit Botulinustoxininjektion beim Spasmus des Gaumensegels, der einen objektiven Tinnitus auslöst?

R. Laskawi (Schlußwort):
Zu Herrn Thumfart: Eine Anwendung am Gaumensegel ist bisher nicht beschrieben. Im Larynxbereich (Musc. vocalis) wurde die Substanz mit gutem Erfolg angewandt.

202. H. Strenge, B. Benz, H. Weber (Kiel/Stuttgart): Elektrophysiologische Differenzierung von pathologischen Mitbewegungen nach Fazialisparese

Trotz vermehrter Kenntnis über die Entstehungsbedingungen und Dynamik einer peripheren Fazialisparese ist die Entwicklung pathologischer Mitbewegungen im Einzelfall nach wie vor ein schwer abzuschätzendes Problem. Ziel der vorliegenden Studie war es, über eine klinisch-elektrophysiologische Analyse zu einem besseren Verständnis dieses Phänomens beizutragen.

40 Patienten im Alter von 11–76 Jahren wurden 1 ½ bis 6 Jahre nach Auftreten einer einseitigen peripheren Fazialisparese (17 klinisch komplette, 23 inkomplette Lähmungen) nachuntersucht.

Nach standardisierter klinischer Analyse von Synkinesien erfolgte eine Untersuchung mit dem elektrisch ausgelösten Blinkreflex bei simultaner bilateraler Ableitung über Nadelelektroden aus dem unteren Teil des M. orbicularis oculi und aus dem M. orb. oris. Bei unveränderter Nadellage wurde mittels Elektromyographie (EMG) die Fähigkeit zur isolierten Aktivierung einzelner mimischer Muskeln systematisch überprüft, wobei dem Patienten eine akustische Rückmeldung über jede Mitinnervation in den Orbicularis-Muskeln angeboten wurde.

Die Studie ergab als weitaus häufigsten Einzelbefund eine willentlich nicht zu beeinflussende EMG-Koaktivierung (Koakt.) in einzelnen Muskeln auf der Pareseseite. Diese war bei insgesamt 29 Patienten (73% der Fälle) vorhanden, wobei die Mitinnervation im M. orb. oris bei festem Augenschluß zahlenmäßig an erster Stelle stand (25 Pat.). Klinisch nachweisbare Synkinesien (Synk.) fanden sich bei insgesamt 24 Patienten (60%), wobei auch hier die Erregungsausbreitung vom Auge zum Mundwinkel im Vordergrund

stand (17 Pat.). Eine pathologische Ausbreitung des Blinkreflexes (Blink.) auf den M. orb. oris als Ausdruck einer heteromorphen Reneurotisation ließ sich bei 13 Patienten registrieren. Die Kovariation der genannten pathologischen Befunde (Koakt., Synk., Blink.), bezogen auf die Mitinnervation des Orbicularis oris bei Augenschluß, ist in Abb. 1 mit Angabe der jeweiligen Fallzahlen dargestellt. Bei 12 Patienten waren Koaktivierung und abnorme Reflexausbreitung kombiniert, in 9 Fällen zusätzlich auch klinisch sichtbar. 13 Patienten hingegen, davon 6 mit Synkinesien, zeigten lediglich eine Koaktivierung bei Willkürinnervation im EMG ohne reflektorische Hinweise auf eine Fehlaussprossung. In anderen Fällen traten einzelne Symptome auch völlig isoliert in Erscheinung. Eine Beziehung einzelner Symptomkonstellationen zum

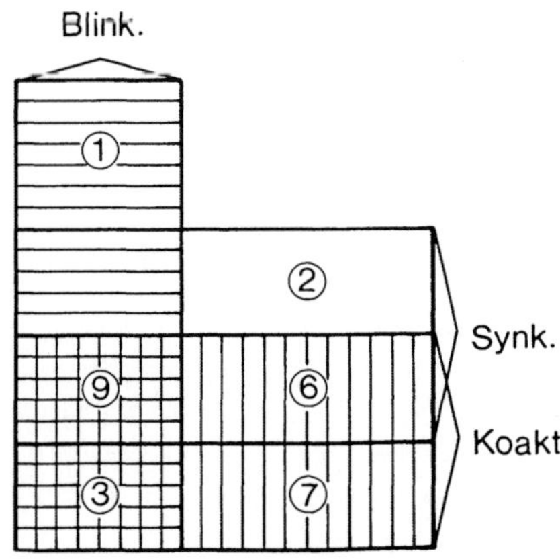

Abb. 1. Häufigkeit und Kovariation pathologischer Befunde bei 28 Patienten: Blinkreflex, Synkinesien und Koaktivierungen

Lebensalter oder zum initialen Schweregrad der Parese ließ sich nicht herstellen.

Nach diesen Befunden handelt es sich bei Koaktivierungen und Synkinesien um Phänomene heterogenen Ursprungs. Regenerative Veränderungen an motorischen Einheiten auch außerhalb der Blinkreflexbahn auf peripherer oder nukleärer Ebene scheinen ursächlich ebenfalls von Bedeutung und sind nur über eine mehrkanalige EMG-Ableitung zu erfassen.

A. Miehlke (Göttingen): Wie kommt es zu spontanen Lockerungen von Synkinesien in manchen Fällen noch nach Jahren ihres Bestehens?

H. Strenge (Schlußwort):
Aus eigener Anschauung ist uns dieses Phänomen nicht bekannt, es lenkt aber das Augenmerk auf dynamische Funktionszustände, die sich möglicherweise in Analogie zu den für die Regenerationsphase diskutierten Veränderungen im Fazialis-Kerngebiet abspielen könnten und zu gezielten Untersuchungen anregen.

203. C. Pototschnig, E. Stennert, W. F. Thumfart (Köln): Magnetstimulation – Eine umfassende Methode zur Diagnostik von Schädigungen der kaudalen Hirnnerven

Lähmungen der Hirnnerven fordern eine frühzeitige und aussagekräftige Prognostik zur Einleitung adäquater Therapiekonzepte. Hier zeigt sich ein hnospezifisches Problem.

Aufgrund der anatomischen Gegebenheiten liegen die häufigsten Schädigungsorte für die Hirnnerven im intracraniellen oder tief visceralen Bereich, so daß der gesamte Nervenverlauf einer nichtinvasiven Stimulationstechnik meist nicht zugänglich ist.

Einen Ausweg für die Routinediagnostik bietet nun erstmalig die von Barker et al. (1985) entwickelte Magnetstimulation:

Sie ermöglicht am wachen Patienten die Stimulation aller kaudalen Hirnnerven mit Beurteilung der Antwortpotentialmuster.

Die Magnetspule induziert im umliegenden elektrisch leitenden Gewebe des Gehirns oder der peripheren Nerven einen impulsförmigen Stromfluß. Dies führt je nach Spulenpositionierung zur Erregung im Cortex bzw. peripheren Nerven und zur muskulären Reizantwort mit der Möglichkeit der Beurteilung der gesamten Verlaufsstrecke ab dem motorischen Cortex.

Zusätzlicher Vorteil ist die völlige Schmerzlosigkeit der Magnetstimulation. Nicht gereizt werden sollten Patienten mit bekanntem Krampfleiden, magnetischen intracraniellen Fremdkörpern sowie mit Herzschrittmachern.

Nach Ruhe- und Willkür-Elektromyographie erfolgt wenn möglich die konventionelle Neuromyographie, dann die Magnetstimulation.

Die Spule wird hierzu in der cisternalen Verlaufsstrecke des jeweiligen Nerven der ipsilateralen Seite positioniert. Zur corticalen Stimulation erfolgt die Positionierung zwischen Vertex und äußerem Gehörgang der kontralateralen Seite.

Bei der Ableitung mittels Hooked-wire Elektroden aus dem M. vocalis fanden sich bei der bei uns erstmalig durchgeführten Magnetstimulation des Kehlkopfes im Normalkollektiv für die ipsilaterale cisternale Stimulation terminale Überleitungszeiten von 5–8 ms sowie bei der contralateralen corticalen Stimu-

lation Zeiten von 9,5–12 ms, abhängig von der Anspannungssituation des Patienten.

Bei geschädigten Nerven zeigten sich demgegenüber Latenzen bis zu 30 ms.

Im Vergleich zu den gebräuchlichen Stimulationsmethoden zeigt sich hier der Vorteil der Magnetstimulation.

Während sich beim NMG, soweit überhaupt durchführbar, in den ersten Tagen nur geringe Veränderungen zeigen, findet sich bei der Magnetstimulation bereits sofort ein verändertes Antwortmuster mit Amplitudenverminderung, Latenzverlängerung und häufig Verbreiterung und Aufspaltung der MAP.

Bei noch fehlender Willkür und noch nicht aufgetretenen evtl. möglichen Spontanaktivitäten zeigt dabei die vorhandene Überleitung eine bestehende Durchgängigkeit des Nerven als Zeichen einer zumindest teilweise nur neurapraktischen Schädigung.

Natürlich zeigt auch die Magnetstimulation Grenzen in ihrer Aussage und Einsatzfähigkeit. So sind schwere neuropraktische Schädigungen häufig proximal der Läsionstelle nicht stimulierbar und lassen sich damit von degenerativen Lähmungen zum Teil nicht unterscheiden.

Vorteil der Magnetstimulation ist jedoch die sofortige Veränderung der MAP nach Auftreten der Lähmung, die Möglichkeit der Stimulation bisher nicht zugänglicher Hirnnerven sowie die Schmerzfreiheit der Methode.

B. P. E. Clasen (München): Aus der Elektrotechnik ist bekannt, daß ein Magnetfeld dann einen Strom induziert, wenn es plötzlich aufgebaut wird bzw. zusammenbricht. Die induzierte Spannung hat einmal positives, das andere Mal negatives Potential. Der resultierende Strom ist u. a. abhängig vom Abstand und der Art des Mediums, in dem er induziert wird. Wie läßt sich bei der Magnetstimulation der induzierte Strom bzw. die Spannung messen und für mehrere Impulse nachprüfbar konstant halten?

C. Pototschnig (Schlußwort):
Induktion eines Stromes erfolgt in polarisiertem Gewebe entsprechend anderen elektrisch leitenden Strukturen wie in einer elektromagnetischen Spule. – Die Stärke am Ort ist abhängig von der Pelottendicke, der Reizstärke der Spule sowie von der Entfernung von den zu reizenden Strukturen. Entscheidend ist jedoch vor allem die Latenz bei der Ableitung, die weitgehend unabhängig von der Stimulationsstärke ist.

204. V. M. Bonkowsky, K. F. Hamann, B. Clasen (München): Neurogene Tumoren im Kopf- und Halsgebiet

Anhand einer 4-Jahresübersicht (1985–1988) werden die verschiedenen Tumoren des peripheren Nervensystems dargestellt. Die Tumoren werden klassifiziert nach den entsprechenden neuralen Elementen, aus denen sie entstehen, in:

1. Nervenscheidentumoren (Schwannome, Neurofibrome),
2. Ganglionzelltumoren (sympathisches Nervensystem),
3. Paraganglionzelltumoren (parasympathisches Nervensystem).

Gemeinsam ist diesen Tumoren, daß sie alle aus Zellen der Neuralleiste entstammen. Die Tabelle 1 zeigt eine Aufstellung der in der HNO-Klinik und Poliklinik des Klinikums Rechts der Isar diagnostizierten und operierten neurogenen Tumoren. Anhand zweier Fallbeschreibungen (1 schädelbasisnahes Hypoglossusneurinom, 1 malignes Paragangliom der rechten Carotisgabel) werden die differentialdiagnostischen Schwierigkeiten und die Therapie dieser Tumoren diskutiert.

Ein für die Onkogenese wichtiger Aspekt ist, daß Paragangliome und Neurinome familiär gehäuft vorkommen. Mehrere Faktoren sprechen dafür, daß beide Tumoren auf einem Gendefekt beruhen. Normalerweise bewirkt ein sogenanntes Differenzierungsgen, daß sich aus undifferenzierten Zellen der Neuralleiste spezielle Nervenzellen entwickeln. So entwickelt sich unter Einfluß eines Differenzierungsgens auf Chromosom 22 eine Schwannsche Zelle. Fehlt nun dieses Differenzierungsgen oder

Tabelle 1. Extrakranielle Tumoren des Nervensystems im Kopf-Halsgebiet

Tumorart	Betroffener Nerv	Anzahl der Fälle
Neurinom	N. vagus	3
	N. hypoglossus	2
Neurofibrom	N. infraorbitalis	2
	N. auricularis magnus	1
Neuroblastom	T. sympathicus	1
	N. olfactorius	1
Paragangliome		
a) Benigne	Glomus jugulare	4
b) Maligne	Glomus caroticum	1

geht es durch eine Mutation verloren, kommt es zu einer unkontrollierten Wucherung der Schwannschen Zellen, also zu einem Schwannom. Den zugrunde liegenden Gendefekt konnten Seizinger et al. (1986) bei Akustikusneurinomen nachweisen. Fehlt nun das für die Entwicklung der Paraganglionzellen erforderliche Differenzierungsgen, so müßte es – analog zur Bildung von Schwannomen – zu einem Paragangliom kommen. Der dafür verantwortliche Gendefekt konnte bisher jedoch noch nicht nachgewiesen werden.

Da es ein sehr attraktives Ziel darstellt, diesen Gendefekt zu lokalisieren, andererseits diese Tumoren jedoch selten sind, wäre es wünschenswert, daß mehrere Kliniken zusammenarbeiten und Teile dieser Tumoren an entsprechende genetische Institute zur cytogenetischen Analyse senden.

205. Th. Disselbeck, E. Stennert, W. F. Thumfart, F. Zanella et al. (Köln): Familiäre Chemodektome am Beispiel von 3 Geschwistern mit Glomustumoren

Chemodektome, auch Glomustumoren oder nicht-chromaffine Paragangliome genannt, sind insgesamt seltene, in der Regel benigne Tumoren im Kopf-Halsbereich, die von den paraganglionären Zellen insbesondere des Glomus caroticum und des Bulbus venae jugularis ausgehen. Multilokuläres Wachstum ist ebenso wie familiäre Häufung als Besonderheit bekannt.

Vorgestellt werden 3 Schwestern im Alter von 39, 42 und 46 Jahren mit insgesamt 11 Glomustumoren, die seit 1985 in der HNO-Univ.-Klinik Köln betreut werden. Die Anamnesedauer variierte von 5–25 Jahren. Symptome waren Druckgefühle oder

Schmerzen prälaryngeal oder an den Halsseiten, bis auf tastbare pulsierende Knoten waren die Spiegelbefunde ebenso wie die audiologischen und vestibulären Befunde unauffällig. Besonderer diagnostischer Akzent lag auf den kernspintomographischen Untersuchungen.

Bei der ersten Schwester bestanden beidseits Glomus-Caroticum-Tumoren, die im Abstand eines halben Jahres operativ entfernt wurden.

Bei der zweiten Schwester fanden sich im MRI beidseits Glomus-Caroticum- und Glomus-Jugulare-Tumoren sowie ein retromaxillärer Tumor. Wegen starker Beschwerden wurde der rechtsseitige Glomus-Caroticum-Tumor exstirpiert, die MRI-Kontrolle ein Jahr später wies eine Tumorprogredienz der verbliebenen 4 Tumoren, insbesondere des Glomus-Jugulare-Tumors nach, der in die Schädelbasis eingedrungen war. Angesichts der Multiplizität wurde eine Bestrahlung durchgeführt; kernspintomographische Kontrollen weisen bislang ein Sistieren des Tumorwachstums nach.

Bei der dritten Schwester, bei der beidseitige Glomus-Caroticum-Tumoren, ein Glomus-Jugulare-Tumor links und ein Vagusneurinom rechts bestanden, wurden wegen zunehmender Schmerzen die rechts gelegenen Tumoren exstirpiert. Wegen einer Defektheilung – insbesondere mit Recurrensparese – werden die verbliebenen linksseitigen Tumoren bestrahlt.

Auf einige Besonderheiten sei zusammenfassend hingewiesen: Familiäre Häufung und damit ebenfalls gehäuft einhergehend multilokuläres Vorkommen sind ein bekanntes Phänomen der Glomustumoren. Über 160 Fälle familiären Auftretens von Glomustumoren sind in der Literatur beschrieben. Demnach müßte ein screening familiär prädisponierter Personen überlegt werden.

Das Dilemma zwischen Strahlentherapie einerseits und Operation andererseits wird bei der zuletzt vorgestellten Patientin deutlich. Hier war die operative Entfernung eines rechtsseitigen Glomustumors mit erheblichen Problemen behaftet, es resultierte eine Defektheilung in Form von Hirnnervenparesen. Die Indikation zur Operation kontralateral ist dadurch deutlich eingeengt, obwohl eine Operabilität grundsätzlich gegeben wäre. Hinzu kommt, daß eine Vielzahl von Autoren der alleinigen Bestrahlung ohnehin eine gute Chance bei der Behandlung der Glomustumoren einräumt. Als klinischer bzw. radiologischer Parameter kann nicht die Verkleinerung der Tumormasse angesehen werden, vielmehr ist ein Sistieren des Wachstums zu postulieren. Mittels der neuesten bildgebenden Verfahren ist eine exakte Verlaufskontrolle möglich.

D. Plester (Tübingen): Die guten Ergebnisse einer Bestrahlung von Glomustumoren habe auch ich beobachtet. Bei 18 großen Glomustumoren im Mittelohrbereich wurde von mir eine radiologische Behandlung durchgeführt. Der Tumor verschwindet nicht, das Wachstum sistiert jedoch. Beobachtungen seit z.T. über 20 Jahren.

Tumorbehandlung

206. A. Klima, R. Bettinger, Chr. Desloovere, R. Knecht (Frankfurt/Main): Zur Frage inkompletter Tumorresektionen im Oro-Hypopharynxbereich

Alle Therapiemaßnahmen bei Krebsträgern können ab einem noch unbestimmten Krebsstadium die Patienten nicht mehr heilen, ob es die Chemo- oder Radiotherapie ist oder die bis an die Grenzen des möglichen gesteigerte Operationstechnik. Dies beweisen die Überlebenszeiten der Patienten seit über 20 Jahren.

Bei 55 Patienten führten wir vor dem sanierenden Tumoreingriff eine Chemotherapie mit den Substanzen Cis-Platin und Bleomycin durch. Die Therapieergebnisse lagen im erwartetem Rahmen und mit 45/55 Remissionen (=82%). Alle Operationspräparate sind histologisch in Serienschnitten nachuntersucht worden und deren Analyse zeigte als überraschendes Ergebnis einen unerwartet hohen Anteil von unvollständigen Resektion des Primärtumors. In 25/55 Fällen erfolgte eine „non in sano"-Resektion.

Hat die präoperative Chemotherapie die hohe Rate der Non-In-Sano-Resektionen bedingt? Diese Frage können wir nicht eindeutig beantworten, da uns gleichartige Kontrollgruppen fehlen. Unsere klinische Erfahrung zeigt, daß die Rate inkompletter Tumorresektionen mit dem Aufwand der histologischen Untersuchungstechniken steigt. Setzt man gar Tumormarker ein, findet sich in fast jedem Lymphknoten des Halses proliferationsfähiges Zellmaterial. Inwieweit es sich hier um Tumorresiduen handelt, ist Gegenstand pathologischer Diskussion.

In der Literatur wird berichtet, daß auch nach primären Operationen, also ohne vorausgegangene Radio- oder Chemotherapie, mit einer hohen Rate inkompletter Tumorresektionen zu rechnen ist. Auch hier schwanken die Zahlenangaben in Abhängigkeit der Untersuchungstechnik. Die Autoren Batsakis, Looser oder Byers betonen aber, daß in Abhängigkeit der anatomischen Region (das Larynxkarzinom ist nicht mit dem Oropharynxkarzinom vergleichbar) mit bis zu 50%iger Rate Tumorgewebe im Organismus nach den Operationen verbleiben kann. Darüber hinaus sind etwa 5–10% der Tumoren aller T-Stadien primär chirurgisch nicht beherrschbar. Die Berichte über die Überlebenschancen der unvollständig resezierten Patienten sind widersprüchlich, und sie gleichen sich um so mehr an, je aggressiver die postoperative Behandlung durchgeführt wurde.

C. Herberhold (Bonn): Sie schrieben Überlebenswahrscheinlichkeiten. Handelt es sich bei den Bilanzen um Extrapopulationen oder konkrete Beobachtungen? In einem weiteren Diapositiv sprechen Sie von „in sano-Resektionen" in Abhängigkeiten von der Chemotherapie. Warum wurde bei nicht in sano-Resektionen nicht nachreseziert?

R. Siegert (Lübeck): Haben Sie Ihre chemotherapeutischen Remissionsraten bestimmt und zu Ihren postoperativen histologischen Ergebnissen in Beziehung gesetzt? – Konnten Sie Ihre Ergebnisse mit nicht chemotherapeutisch vorbehandelten Patienten vergleichen? – Haben Sie Ihre Ergebnisse mit der im vergangenen Jahr abgeschlossenen prospektiv-randomisierten, multizentrischen Studie der DÖSAK zur präoperativen Chemotherapie in Beziehung gesetzt?

A. Klima (Schlußwort):
Wir halten den Einsatz der Chemotherapie zur Verkleinerung von Tumoren, um sie operabel zu machen, für verfehlt. – Kontrollgruppen hatten wir nicht gebildet, die Berechnung der Remissionsraten erfolgte nach den Regeln der WHO. – Die Überlebenswahrscheinlichkeit ist das Ergebnis der statistischen Tests zur Berechnung der Überlebenszeit. – Eine Möglichkeit der Nachresektion bei mikroskopischer Tumorausbreitung jenseits der Operationsgrenzen sehen wir nicht.

207. W. Kehrl, R. Zschaber, A. Rauchfuß (Hamburg): Phase-II-Therapiestudie mit Carboplatin/5-FU bei Patienten mit fortgeschrittenem Karzinom im Kopf-Hals-Bereich

Die Prognose der Patienten mit lokal fortgeschrittenem, nicht resektablem Karzinom des HNO-Bereiches ist schlecht. Mit der als Standardtherapie geltenden Strahlentherapie ist eine dauerhafte Kontrolle des Tumorwachstums nicht zu erreichen. In zahlreichen Studien wurde und wird deshalb der Wert einer zusätzlichen Chemotherapie überprüft. Als besonders effektiv gilt die Kombination Cisplatin/5-FU.

Tabelle 1. Patienten-Charakteristika   (2)

Evaluierbare Patienten	28
Primärtumorlokalisation	
Zunge	5
Nasopharynx	5
Oropharynx	6
Hypopharynx	6
Naso-Oro-Hypopharynx	3
Larynx	3
Tumorstadium	
$T_4 N_0$	7
$T_4 N_1$	
$T_4 N_2$	6
$T_4 N_3$	15
Tumorausdehnung	
Locoregional	25
Distant (Lunge 2, Leber 1)	3

Tabelle 2. Resultate

Evaluierbare Patienten	28 Anzahl	(%)
CR (klinisch/histologisch)	4	(14,3)
Dauer (Mon.): $9+$, $11+$, $12+$, $12+$		
PR (klinisch/histologisch)	4	(14,3)
Dauer (Mon.): $5+$, $7+$, $8+$, $9+$		
NC	17	(60,7)
Dauer (X, Mon.): $6+$		
Progression	3	(10,7)

3 Patienten verstarben nach 1 Zyklus, davon 1 Patient therapiebedingt (Karotisarrosionsblutung)

Bei unbehandelten Patienten wurden hohe Remissionsraten und damit bessere Voraussetzungen für eine nachfolgende Tumorresektion und Strahlentherapie beschrieben. Weniger nebenwirkungsreich bei gleicher Effektivität soll die Kombination Carboplatin/5-FU sein. In der vorliegenden Studie wird die Wirksamkeit und Toxizität dieser Kombination evaluiert.

Zwischen August 1987 und November 1988 wurden 33 Patienten mit unbehandeltem, fortgeschrittenem Plattenepithel-Karzinom im Kopf-Hals-Bereich in die Studie aufgenommen. 28 Patienten sind evaluiert. Bei ihnen lagen 5 Nasopharynx-, 3 Naso-Oro-Hypopharynx-, 5 Zungen-, 6 Hypopharynx- und 3 Larynx-Karzinome vor. Es handelte sich ausschließlich um T_4-Tumoren mit unterschiedlichem Ausmaß einer Lymphknotenmetastasierung. Bei 3 Patienten bestand zusätzlich eine Fernmetastasierung (Tabelle 1).

Die Chemotherapie bestand aus Carboplatin 100 mg/m² Tag 1, 3 und 5 als Kurzinfusion und 5-FU 1 000 mg/m² Tag 1–5 als Dauerinfusion; Wiederholung alle 4–5 Wochen. Bei guter hämatologischer Verträglichkeit wurde Carboplatin ab dem 2. Zyklus auf 120 mg/m² erhöht. Patienten mit stabiler Erkrankung nach einem Kurs und solche mit Teil (PR)- oder Vollremission (CR) nach 2 Kursen erhielten insgesamt 3 Therapiekurse. Im Anschluß daran konnte bei den PR/CR-Patienten eine Tumorresektion und/oder Strahlentherapie vorgenommen werden. Bei Tumorprogression nach dem ersten Kurs wurde die Chemotherapie beendet. Patienten mit Fernmetastasen und PR oder CR nach 3 Zyklen erhielten noch 2 zusätzliche Kurse.

4 Patienten erhielten einen Zyklus, 12 Patienten 2, 11 Patienten 3 und 1 Patient 5 Zyklen. 20 Patienten wurden protokollgerecht behandelt; bei 8 Patienten unterblieb die Steigerung der Carboplatin-Dosis. 24 von 28 Patienten wurden nachbestrahlt. Es wurden 4 klinische (histologische) Vollremissionen und 4 klinische (histologische) Teilremissionen erzielt; bei 17 Patienten blieb der Tumor unverändert, bei 3 Patienten war die Erkrankung progredient. 3 Patienten sind nach jeweils einem Zyklus verstorben, davon 1 Patient therapiebedingt (Karotisarrosionsblutung). Die Dauer der CR beträgt bisher $9+$, $11+$, $12+$, $12+$ Monate ($x=11$ Mon.), der PR $5+$, $7+$, $8+$, $9+$ Monate ($x=7$ Mon.); Patienten mit stabiler Erkrankung überleben bisher im Mittel $6+$ Monate (Stand November 1988) (Tabelle 2). Nebenwirkungen und Toxizität (nach WHO) waren minimal: Übelkeit Grad 1 und 2 bei 8 bzw. 3 Patienten; Thrombozytopenie Grad 1 und 2 bei 2 bzw. 4 Patienten; Leukozytopenie Grad 1 bei 7 Patienten; Anämie Grad 1 bei einem Patienten. Alle Patienten gaben eine subjektive Verbesserung ihres Allgemeinbefindens an. Der durchschnittliche Gewichtsverlust während der Therapie betrug 3 kg.

Die Ergebnisse dieser Studie sind schlechter als die bisherigen, teilweise euphorischen Resultate anderer Arbeitsgruppen. Carboplatin/5-FU ist jedoch eine objektiv und subjektiv gut verträgliche, zumindest palliative Therapieform, mit der sich bei allen Patienten eine Verbesserung des Allgemeinbefindens erreichen ließ. Die weitere Verlaufsbeobachtung an diesem hinsichtlich der Tumorlokalisation heterogenen Patientengut muß allerdings erst zeigen, ob mit der vorgeschalteten Carboplatin/5-FU-Chemotherapie die Ergebnisse der Chirurgie/Strahlentherapie beim fortgeschrittenen Kopf-Hals-Karzinom signifikant verbessert werden können.

208. A. Beigel, R. Solich, C. Schubert, T. Henseler (Kiel): Die mikroskopisch kontrollierte Chirurgie des Basalioms im Kopf-Hals-Bereich

Die Chirurgie von Tumoren im Gesichtsbereich stellt den Operateur vor besondere Probleme, soll das Ergebnis zum einen Tumorfreiheit garantieren, zum anderen den Patienten eine funktionell und ästhetisch befriedigende Rehabilitation ermöglichen. Vor allem Nahlappen haben sich zur Rekonstruktion von Defekten im Gesichts-Hals-Bereich bewährt.

In der Mehrzahl der Tumoren im Gesichtsbereich handelt es sich um Basaliome. Sie haben eine ausgesprochene Rezidivneigung, die der charakteristischen Wachstumsform des Basalioms zuzuschreiben ist: in aller Regel besitzen die Tumoren einen sichtbaren klinischen und einen mikroskopisch nicht sichtbaren subklinischen Anteil. Das Ausmaß der Resektionen wird durch den subklinischen Anteil bestimmt.

Zur Ausdehnungsbestimmung dieses subklinischen Basaliomanteils wurden unterschiedliche Methoden angegeben: die geläufigsten Methoden sind die einfachen histologischen Querschnittsbestimmungen und die vielerorts noch üblichen Stanzbiopsien. Beiden Verfahren haftet der Nachteil an, daß schmale Tumorausläufer nur unzuverlässig erfaßt werden. Als dritte Methode hat sich die bei uns seit 1981 eingeführte Operation mit histologischer Schnittrandkontrolle bewährt. Das Prinzip besteht darin, daß neben dem Tumorresektat circuläre Randproben entnommen werden und auf Tumorfreiheit untersucht werden. Besonders wichtig ist es zu untersuchen, ob auch zur Tiefe hin die Excision ausreichend gestaltet wurde. Erst wenn an allen Präparatgrenzen Tumorfreiheit garantiert ist, sollte die Rekonstruktion durchgeführt werden.

Anhand von 690 Pat. mit 1 062 Basaliomen im Kopf-Hals-Bereich (Krankengut der Univ.-Haut- und Hals-Nasen-Ohrenklinik in Kiel), die wir länger als 5 Jahre nachuntersuchen konnten, haben wir in einer retrospektiven Studie überprüft, ob das aufwendige Verfahren der mikroskopischen Schnittrandkontrolle bessere Resultate im Rezidivverhalten nach Basaliomexstirpation erbringen würde. Genau kontrollierbar waren 503 Patienten mit 773 Basaliomen. Es handelte sich um 594 Primär- und 179 Rezidivbasaliome. Bei 115 Patienten mit Primärbasaliomen wurde die mikroskopisch kontrollierte Chirurgie durchgeführt, hier beobachteten wir nur ein Rezidiv. Bei 57 Patienten mit Rezidiv-Basaliomen traten nach Operation mit histologischer Schnittrandkontrolle 3 Rezidive auf. Der Vergleich mit der Gruppe, bei denen Operationen ohne histologische Schnittrandkontrollen durchgeführt wurden, zeigte deutlich, daß die prozentuale Rezidivrate nach mikroskopisch kontrollierter Chirurgie wesentlich gesenkt wurde. Bei den Primär-Basaliomen konnte die Rezidivrate von 7,3 auf 0,8 und bei den Rezidiv-Basaliomen von 36,8 auf 5,3% gesenkt werden.

Durch die Einführung der Operation mit histologischer Schnittrandkontrolle hat die Chirurgie der Basaliome eine enorme Bereicherung erfahren. Die Rezidivrate kann bei konsequenter Durchführung dieses Verfahrens deutlich verringert werden. Voraussetzung dafür ist eine gute interdisziplinäre Zusammenarbeit zwischen den Dermapathologen und den Operateuren.

209. E. K. Walther, R. Rödel (Bonn): Die Rehabilitation der Schluckfunktion bei Patienten mit Pharynxkarzinomen

Gegenwärtige Chirurgie pharyngealer Karzinome ist durch plastisch-rekonstruktive Verfahren gekennzeichnet, um operationsbedingte Organdefekte unmittelbar zu beseitigen. Trotz guter Wundheilung kommt es bei einer Anzahl von Patienten zu narbigen Schrumpfungsphänomenen im Rekonstruktionsbereich. Die Folgen sind überwiegend Schluckbeschwerden.

Von 113 Oro- und Hypopharynxkarzinomen der letzten 4 Jahre wurden 35 Patienten gezielt nachuntersucht. Der chirurgische Eingriff lag mindestens 8 Wochen zurück. Das Patientenalter betrug durchschnittlich 53 Jahre. Die Schluckfunktion der Patienten wurde anhand subjektiver Angaben in einem Fragebogen überprüft. Damit sollten solche Nahrungsmittel und ihre Konsistenz identifiziert werden, die Schluckprobleme bereiten. Die Speisentemperatur wurde ebenso beachtet wie die Eßdauer. Die persönliche Einstellung der Patienten zu ihrer Schluckfähigkeit wurde mit der Frage ergründet, ob sie es vermeiden, in Gesellschaft zu essen. Diese subjektiven Angaben wurden mit einer kinematographischen Darstellung des Schluckaktes sowie manometrischen Messungen am pharyngoösophagealen Übergang reproduzierbar objektiviert. Zur Auswertung des Fragebogens wurde eine künstliche Werteskala von 7 für eine sehr gute bis 1 für eine sehr schlechte Schluckfunktion zugrunde gelegt.

Nach lokaler Tumorexzision resultiert ein sehr gutes Testergebnis von 5,8 mit einer Eßdauer von nur 17 min. Schlechtere Testergebnisse liegen nach Pharynxteilresektion, Pharyngektomie, Pharyngolaryngektomie und Defektdeckung mittels myokutanem Insellappen vor. Dabei scheint aber bei annähernd gleichen Werten von 4,5 bis 4,9 das eigentliche Ausmaß der Operation für die Schluckfunktion nicht so evident zu sein. Deutlichere Unterschiede ergeben sich bei der Eßdauer, vor allem nach Pharyngektomie und Lappenplastik (35 min). Bei der Pharynxmanometrie in Höhe des pharyngoösophagealen Überganges werden im untersuchten Patientenkollektiv im Vergleich zur Normalperson beim Leerschlucken um den Faktor 10 kleinere Maximaldrucke (3,5 hPa) produziert. Diese Krafteinbuße wird in einer Verlängerung des Schluckaktes teilweise kompensiert, wobei sich typischerweise ein stufenförmiger Druckanstieg darstellt, der erst nach Überwindung eines Druckplateaus ausgeglichen wird. Bei der videogesteuerten Pharynxkinematographie imponiert nach lokaler Tumorexzision im Zungengrundbereich nicht nur eine eingeschränkte Bolusformierung durch die Zunge, sondern auch eine Abflachung des Zungengrundes mit narbiger Steilstellung der Epiglottis. Defektheilungen des weichen Gaumens führen zu einer Beeinträchtigung des velopharyngealen Verschlusses und verursachen einen nasalen Reflux vor allem bei dünnflüssigen Speisen. Werden bei einer Pharyngektomie neben dem Zungengrund auch Anteile des Zungenkörpers und Mundbodens reseziert, fließt Kontrastmittel unmittelbar in einen dilatierten Pharynx über. Die fehlende Stempelwirkung der Zunge beim Schluckakt führt zu einem diagonal ausgerichteten druckpassiven Pharynx. Nach plastischer Rekonstruktion der Kontinuität zwischen Zungengrund und Ösophagusstumpf durch myokutane Lappenplastik resultiert ein weitlumiger Neopharynx, der unter Vermittlung des Zungengrundes passiv mitbewegt werden kann. Entscheidend für die Schluckfunktion nach pharyngealen Tumoroperationen ist die Rekonstruktion sowohl der horizontalen als auch der vertikalen Schluckstraße. Dabei ist weniger das Ausmaß der Resektion als vielmehr die Verfügbarkeit kontraktilen Gewebes vor allem im Zungengrundbereich bedeutsam und wegbereitend für einen zwar verzögerten aber druckaktiven Schluckvorgang.

H. R. Nitze (Berlin): Kommt es nach einer Pharynx-Zungenresektion tatsächlich zu einer problemlosen Nahrungsaufnahme oder handelt es sich nicht vielmehr um einen doch sehr komplizierten zeitaufwendigen passiven Vorgang?

U. Denecke-Singer (Ladenburg): Wie häufig trat bei Ihren Patienten mit postoperativer Dysphagie eine Aspiration auf? – Welche Operationstechniken wenden Sie an, wenn bei Ihren Tumorpatienten, die plastisch rekonstruiert wurden und bei denen keine Laryngektomie durchgeführt wurde, trotzdem eine schwere Aspiration auftritt?

E. K. Walther (Schlußwort):
Lediglich in zwei Fällen mit Ösophaguscarcinomen trat Aspiration ein, allerdings lag der chirurgische Eingriff erst acht Wochen zurück, so daß der Endzustand noch nicht erreicht war und die Indikation zur operativen Aspirationsprophylaxe gleich welcher Technik nicht gestellt zu werden brauchte. – Legt man die Selbsteinschätzung der Patienten zugrunde, so scheint bei annähernd gleichen Testergebnissen das eigentliche Ausmaß der Resektion für die Schluckfähigkeit nicht so evident zu sein. Natürlich bezieht sich die genannte Formulierung nur auf die Möglichkeit der oralen Ernährung, wobei die Qualität der Nahrungsmittel überwiegend flüssige Kost ist.

210. S. Kellermann, B. P. E. Clasen, G. Böhme, C. Hannig et al. (München): Schluck- und Stimmfunktion nach Laryngektomie – Ein interdisziplinäres Untersuchungsprogramm

Die postoperative Wiedereingliederung von Laryngektomierten in das soziale, berufliche und familiäre Umfeld stellt die Betroffenen vor oft große Probleme.

Postoperativ auftretende Schluckbeschwerden und mangelhafte Ausbildung einer Ersatzstimme, bzw. die Unfähigkeit des Erlernens einer adäquaten Ösophagusstimme, sind oft Folge der Operationsmethode und des Umfanges des Eingriffes.

Im Klinikum rechts der Isar der TU München wird seit 1988 im Rahmen einer aus HNO-Ärzten, Phoniatern, Radiologen und Gastroenterologen bestehenden, interdisziplinären Studie die Stimm- und Schluckfunktion von Laryngektomierten untersucht. Es werden im folgenden vier sich notwendig ergänzende Untersuchungsmethoden vorgestellt.

1. HNO-ärztliche Untersuchung mit Anamnese bezüglich Operationsmethode, postoperativer Therapie und postoperativ aufgetretenen Schluckbeschwerden sowie Gebrauch der Ösophagusstimme, bzw. elektronischer Sprechhilfen.
2. Phoniatrische Untersuchung mit dem von Zenner und Phrang entwickelten Post-Laryngektomie-Telefon-Verständlichkeits-Test und dem Blom-Singer-Insufflations-Test.
3. Die von Janker u. Schwab (1957) entwickelte Hochfrequenz-Röntgenkinematographie zur Darstellung von Morphologie und Pathophysiologie des Schluckaktes nach Laryngektomie.
4. Ösophagusmanometrie zur Objektivierung von Funktionsstörungen im Bereich des pharyngoösophagealen Überganges und des tubulären Ösophagus.

Ziel der Studie ist es, anhand der erhobenen Befunde eine Indikationsstellung zur chirurgischen Therapie von Stimm- und Schluckstörungen bei Laryngektomierten im Sinne einer cervicalen Myotomie zu ermöglichen.

H. R. Nitze (Berlin): Wie oft stellen Sie mit Ihren Untersuchungsmethoden die Indikation zur cricopharyngealen Myotomie? Würde es danach Ihrer Ansicht nach sinnvoller sein, diesen Operationsschritt primär durchzuführen?

S. Kellermann (Schlußwort):
Im Zeitraum von 1988–1989 wurden 25 laryngektomierte Patienten in unserer Studie untersucht. Einer kompletten Untersuchung d. h. incl. Ösophagusmanometrie wurden fünf Patienten unterzogen. Bei diesen fünf Patienten, die alle seit Jahren über Schluckbeschwerden nach Laryngektomie klagten, konnte in zwei Fällen anhand übereinstimmender Rö.-Kinematographie und Ösophagusmanometrie die Indikation für eine Cricopharyngeus-Myotonie gestellt werden.

211. J. J. Manni, P. van den Broek (Nijmegen, Niederlande): Ergebnisse und Komplikationen der Groningen-Prothese für Sprachrehabilitation nach Laryngektomie

In der Nijmeger Klinik wird normalerweise im Anschluß an eine Laryngektomie die Groningen-Prothese zur Sprachrehabilitation plaziert. Mit dieser Methode wurden bei 80% der Patienten gute Ergebnisse erzielt (Manni u. a. 1985). Bislang sind nur wenige Veröffentlichungen publiziert worden, die sich mit den Komplikationen der Prothese selbst und/oder deren Plazierung befassen. Wir führten eine Untersuchung durch, um die Komplikationen zu inventarisieren, die mit der tracheoösophagealen Punktionstechnik und der Groninger Prothese verbunden sind. Bei 124 Patienten wurde die Prothese primär, d. h. während der Laryngektomie plaziert. Bei 8 wurde die Prothese einige Zeit nach der Laryngektomie sekundär eingebracht. Dreiviertel unserer Patienten wurde einer vollständigen Strahlentherapie unterzogen, wovon 12 mit der Prothese in situ. Die Nachkontrolle betrug im Mittel 21 Monate.

Komplikationen infolge der chirurgischen Technik ergaben sich nicht. Am Ende des Untersuchungszeitraums befand sich die Prothese bei 89 Patienten (68%) in situ, wobei die durchschnittliche Verweildauer 21 Monate (1 bis 72) betrug. Bei 20 Patienten wurde die Prothese entfernt (Tabelle 1). Von den 15 Patienten, bei denen die Prothese wegen schlechter Verständlichkeit entfernt worden war, gelang es nur einem, eine gut verständliche Ruktussprache zu erlernen; 12 gebrauchen den Elektrolarynx. Tabelle 2 gibt die Probleme mit der Prothese wieder. Alle diese Probleme waren zu lösen, so daß die Prothesensprache erhalten bleiben konnte mit Ausnahme von 3 Patienten. Bindegewebs- und Granulationsbildung stellen die häufigsten Probleme dar. Die Behandlung besteht in einer Exzision des überschüssigen Gewebes, normalerweise unter Lokalanästhesie. Solitäre Granulationen, werden auf einfache Weise instrumentell oder mittels chemischer Kauterisierung entfernt. Kein Patient aspirierte Nahrung oder die Prothese. In der Literatur wird von einer Anzahl schwerer Komplikationen infolge der chirurgischen Technik berichtet (Sil-

ver u. a. 1985; Andrews u. a. 1987). Sie traten meistens bei der sekundären Plazierung auf und standen in signifikanter Relation zu bestehenden Stenosen des Ösophagus oder Hypopharynx. Es ist unwahrscheinlich, daß diese ernsten Komplikationen auch bei der sekundären Plazierung der Groningen-Prothese auftreten, da das Punktionsinstrument gleichzeitig für die retrograde Plazierung der Prothese verwandt wird. Es müssen folglich die Instrumente nicht gewechselt wer-

Tabelle 1. Gründe für Entfernung der Groningen-Stimmprothese

Konsekutive Chirurgie; Stoma (3) Zunge (1)	4
Auswanderung Australien	1
Schlechte Verständlichkeit	15
Befriedigende Ructussprache	8
Motivationsmangel	4
Hustenanfälle } bei Stoma	2
Große Angst } bei Verschluß	1
zu großes Stoma	2
Exzessive Bindegewebs- und Granulationsbildung	1
Anhaltendes Leckage	2
Total	40 (33%)

Tabelle 2. Komplikationen

Verlust der Prothese	3
Granulations- und Bindegewebsbildung mit Prothesendislokation (3)	9*
Rezidivierende Granulationen	7
Inzidentelle Granulationen	6
Exhalation, Prothese replaziert	2
Lokale Zellulitis	1
Fistel, chirurgisch nicht zu verschließen	1
Fistelpapillom	1
Stomaplastik	1
Wiederholte Replazierungen der Prothese	6*
Total	37 (28%)

* Entfernung der Prothese in 3 Fällen

den, was das Risiko, den gerade angelegten Fistelgang zu verlieren und weitere Manipulationen unternehmen zu müssen, vermeidet. Außerdem ist das Einbringen eines Platzhalters, der bei anderen Verfahren 7 bis 10 Tage liegen muß, unnötig, da die Prothese selbst als Platzhalter fungiert. In Zusammenhang mit der Groningen-Prothese wurden bei 28% nicht ernsthafte Komplikationen beobachtet (Tabelle 2). Für andere Prothesen variieren die Angaben in der Literatur zwischen 20 und 45%. Der Großteil der in der Literatur beschriebenen Komplikationen entstanden infolge von Problemen, die zu Hause bei der Pflege der Prothesen durch den Patienten, beim regelmäßigen Herausnehmen, Reinigen, Wiedereinbringen und Refixieren auftraten. Uns scheint die Schlußfolgerung zulässig, daß es von Vorteil ist, eine Sprachprothese zu verwenden, die in situ bleibt wie die Groningen-Prothese und kaum Pflege durch den Patienten bedarf; die Verwendung der Groningen-Prothese ist komplikationsarm und eine definitive Entfernung ist selten notwendig.

B.P.E. Clasen (München): Sie zeigten bei der Literaturübersicht der schweren Komplikationen auch eine HWS-Fraktur. Können Sie diese erklären?

G.H. Weerda (Lübeck): Kann man manche Komplikationen nicht durch Wahl einer größeren Prothese beheben?

J. Manni (Schlußwort):
Der Patient mit der HWS-Fraktur soll vom OP-Tisch gefallen sein. – Die Groninger Stimmprothese hat Typen mit verschiedenen Längen (5–12 mm) und zur Behandlung einer Subluxation könnte man auch eine neue Prothese mit größerer Länge verwenden.

Varia

212. J. Müller, H. Aydin, F. X. Brunner (Würzburg):
Rezidivierende Halsabszesse und persistierende Schluckbeschwerden – Das klinische Erscheinungsbild der Sinus-piriformis-Fistel als seltene Hypopharynxmißbildung

1825 beschrieb Rathge als Erster ausführlich den Kiemenbogenapparat. Ascherson stellte 1832 die Beziehung zu klinischen Anomalien des Halses her.

In der 3. bis 5. Embryonalwoche vollzieht sich die Differenzierung des Kiemenbogenapparates.

In diesem Zeitraum entstehen als Aussackungen vom Schlunddarm fünf Schlundtaschen. Sie wölben sich von innen gegen das umgebende Mesenchym vor. Auf der Oberfläche des Embryos erscheinen gegenüber den Schlundtaschen vier Kiemenfurchen, die sich ebenfalls in das Mesenchym einschnüren.

So wird das Aussehen eines 5 Wochen alten Embryos in charakteristischer Weise von den Kiemenbögen geprägt.

Die weitere Entwicklung des Embryos ist durch unterschiedliche Wachstumstendenzen und Proportionsveränderungen des Kopfbereiches gekennzeichnet. Durch Einkrümmung des vorderen Körperendes wird das Gebiet der ersten, zweiten und dritten Kiementasche in die Tiefe versenkt. So kommt es zur Entstehung des Sinus cervicalis.

Er obliteriert schließlich und bildet die Vesicula cervicalis, die sich beim Menschen vollständig zurückbildet.

Abweichungen in der Genese des Kiemendarmes und der Kiementaschen können zur Entstehung von lateralen, branchiogenen Halsfisteln führen (Starck 1975).

In den meisten Fällen handelt es sich um Fisteln, die aus dem 2. Kiemenbogenapparat hervorgegangen sind.

Weniger häufig sind die Fisteln, die ihren Ausgang vom ersten Kiemenbogen nehmen, die sogenannten Hals-Ohr-Fisteln.

Sehr selten werden die Fisteln des 3. und 4. Kiemenbogens beobachtet. 1973 beschrieb Tucker erstmals eine solche, vom Sinus piriformis ausgehende Fistel.

Die Fisteln der 4. Schlundtasche öffnen sich im Sinus piriformis. Sie verlaufen neben dem Larynx und der Trachea hinter der Schilddrüse in die Tiefe und können bis ins Mediastinum reichen.

In der Praxis ist die Unterscheidung zwischen Fisteln der 3. und 4. Schlundtasche recht schwierig.

Wir hatten Gelegenheit drei Patienten mit klinisch ähnlichem Verlauf zu beobachten. Es kam jeweils zu rezidivierenden Abszessen der linken Halsseite.

Die Ösophagus-Breischluckuntersuchung mit Hypopharynxdarstellung sicherte die Diagnose. Es ließ sich ein Kontrastmitteldepot in einer vom linken Sinus piriformis ausgehenden, blind endenden Fistel nachweisen.

Eine Darstellung der Fistel im CT ist für die Operationsplanung, insbesonders im zum Teil mehrfach voroperierten Weichteilgebiet, von Vorteil.

Auch sonographisch gelang es, die Fistel darzustellen.

Die Therapie der Wahl besteht in der endoskopischen Identifikation der Fistel und Abtragung über einen Zugang von außen, nachdem der primär bestehende Abszeß drainiert wurde und die akute Entzündung abgeheilt ist.

Nach operativer Sanierung sind alle drei Patienten beschwerdefrei.

Für die Klinik ergibt sich die Konsequenz, daß bei rezidivierenden Halsabszessen und persistierenden Schluckbeschwerden an das seltene Krankheitsbild einer vom Sinus piriformis ausgehenden Fistel gedacht werden muß.

213. K.-H. Ahrens, W. W. Schlenter, H. Weerda (Lübeck):
Zenkersches Divertikel – Endoskopische Schwellenspaltung oder äußerer Zugang

Wie allgemein bekannt, konkurrieren in der Chirurgie des Zenkerschen Divertikels die Divertikulektomie mit äußerem Zugang und die endoskopische Schwellendurchtrennung. Bei der letzteren wird die unkontrollierbare Blutung sowie die postoperative Mediastinitis gefürchtet und deshalb von vielen Kollegen gemieden. Doch gerade die in der Endoskopie geschulten HNO-Ärzte sollten die Vorteile der endoskopischen Schwellenspaltung, die niedrige Komplikationsrate, deutlich kürzere Krankenhausaufenthalte, die geringe Belastung des Patienten sowie das Fehlen postoperativer Beschwerden nicht aus den Augen verlieren. Wir haben deshalb die präoperative Diagnostik um die DSA des Aortenbogens erweitert. Die gleichzeitige Kontrastfüllung des Divertikels erlaubt dann die Bestimmung der Gefäßlage in Relation zur Schwelle. Eine Arteria lusoria, arterielle Gefäße bis zu 1 mm Durchmesser und ein aberrierender Verlauf der Arteria thyreoidea inferior können mit Sicherheit ausgeschlossen werden.

Durch die Entwicklung eines Spreizdivertikuloskops sind die Verwendung eines CO_2-Lasers und eines OP-Mikroskops, und damit optimale Arbeitsbedingungen gegeben. Die postoperative Verklebung der Wundränder mit Fibrin stellt evtl. Sickerblutungen und ist ein zusätzlicher Schutz gegen eine Mediastinitis, deren Risiko wir weiterhin durch perioperative Antibiotikaprophylaxe und Sondenernährung für ca. 7 Tage verringern.

Bei 10 Patienten, die in den letzten drei Jahren nach diesen Grundsätzen behandelt wurden, traten keine Komplikationen auf. Die bei 2 Patienten in der Röntgenkinomatographie aufgefallene Kontrastmittelretention war wegen der präoperativen Größe des Divertikels zu erwarten.

Das subjektive Ergebnis ist auch bei diesen Patienten zufriedenstellend, so daß wir von einer Nachschlitzung, die ohne Komplikationszunahme bei dieser Methode möglich ist, absehen konnten.

In einem Literaturvergleich der seit 1950 durchgeführten Divertikeloperationen zeigten die Operationen von außen eine Gesamtkomplikationsrate von ca. 12%. Die Mortalität lag bei 1,2%. Es traten häufig Recurrensparesen und seltener Mediastinitiden auf. Die endoskopische Schwellenspaltung hatte eine Gesamtkomplikationsrate von 4%, also ein Drittel von dem der Divertikulektomie. Die Mortalität ist mit 0,63% etwa halb so hoch wie bei der Operation von außen. Die gefürchtete Blutung trat bei 0,4%, die Mediastinitis bei 1,5% auf.

Dieser Vergleich spricht für sich allein schon für die Propagierung der endoskopischen Operationen. Durch die weitere Verbesserung des Instrumentariums, die Risikominderung der Blutung durch die präoperative Gefäßdarstellung und die postoperative Verklebung des Mediastinums kann man ein weiteres Absinken der Komplikationsrate erwarten. Für uns ist die endoskopische Schwellenspaltung damit als Methode der Wahl zu sehen.

U. Denecke-Singer (Ladenburg): Zu welchem Zeitpunkt führen Sie die angesprochene Nachschlitzung durch?

K. H. Ahrens (Schlußwort):
Beim Laser hat man den Vorzug, keine Instrumententeile im Gesichtsfeld zu haben. Eine Indikation zur Nachschlitzung ist bis jetzt bei uns nicht aufgetreten. Wir machen den Eingriff abhängig vom Beschwerdebild des Patienten und einer zusätzlichen Rö.-Kinomatographie. Frühestens würden wir den Eingriff nach einem halben Jahr durchführen.

214. G. Gavalas, G. Dokianakis, E. Chatzimanolis (Athen): Kongenitale Fistel der 4. Kiemenfurche und Pharynxtasche

Die kongenitalen Mißbildungen des Branchial-Apparates sind in der Kopf- und Hals-Chirurgie von besonderem Interesse. Diejenigen, die aus der 2. Kiemenfurche und Schlundtasche hervorkommen, stellen die erdrückende Majorität der Mißbildungen dieser Region dar (92%). Zu einem kleinen Prozentsatz folgen die Anomalien der 1. Kiemenfurche und die Anomalien der 3. Kiemenfurche bzw. Schlundtasche. Mißbildungen aus der 4. Kiemenfurche und 4. Schlundtasche waren aber bis 1972 nur theoretisch beschrieben worden. Seitdem haben bestimmte Autoren einige seltene Fälle mit blinden Fisteln aus der 4. Kiemenfurche oder aus der 4. Schlundtasche veröffentlicht. Dabei hat es sich in keinem Fall um eine echte Fistel gehandelt. Es wurde nur angenommen, daß eine echte Fistel entstehen könnte, falls eine Anomalie die 4. Schlundtasche und die 4. Kiemenfurche gleichzeitig beteiligen würde. Diese Vermutung haben wir bei einer Patientin:

Es handelt sich um eine 62jährige Frau, die zur Untersuchung vorgestellt wurde, weil Speichel aus einer kleinen Öffnung der Haut der linken anterio-lateralen Hals-Region herausfloß

(Abb. 1). Diese Dysplasie war von Geburt an vorhanden. Keine anderen Symptome, Entzündungen oder Versuche zum chirurgischen Verschluß der Öffnung haben stattgefunden.

Bei der klinischen Untersuchung wurde eine kleine Öffnung entsprechend zur äußeren Larynx-Grenze in Höhe des Ringknorpels festgestellt. Bei wiederholten Schluckbewegungen traten 1–2 Speicheltropfen aus und die Öffnung folgte den Larynx-Bewegungen. Mit einer Sonde wurde die Durchgängigkeit der Fistel versucht. Ein Zentimeter nach der Einführung aber geht die Sonde nicht weiter, was auf den gekrümmten Verlauf des Fistelganges zurückzuführen ist. Die Kontrastmittelfüllung von der Fistelöffnung aus brachte befriedigenden Aufschluß über den Verlauf der Fistel und seine Beziehungen zum umgebenden Gewebe (Abb. 2).

Bei der Operation konnte der Fistel-Verlauf verfolgt werden. Sie zog zunächst oberhalb der Eintrittstelle des N. recurrens zum unteren Horn des Schildknorpels, wendete sich danach nach innen, drang in den Larynx ein, verlief dann endolaryngeal und endete am Sinus piriformis. Der Fistelstrang konnte vollständig extirpiert werden. Ein Jahr nach dem Eingriff ist die Patientin symptomfrei.

Diskussion

Demgemäß können wir die Dysplasie folgendermaßen definieren: Sie befand sich unterhalb des N. laryn-

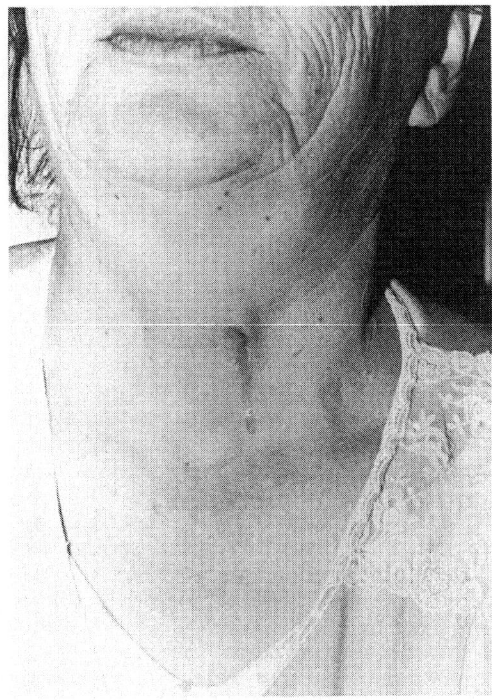

Abb. 1

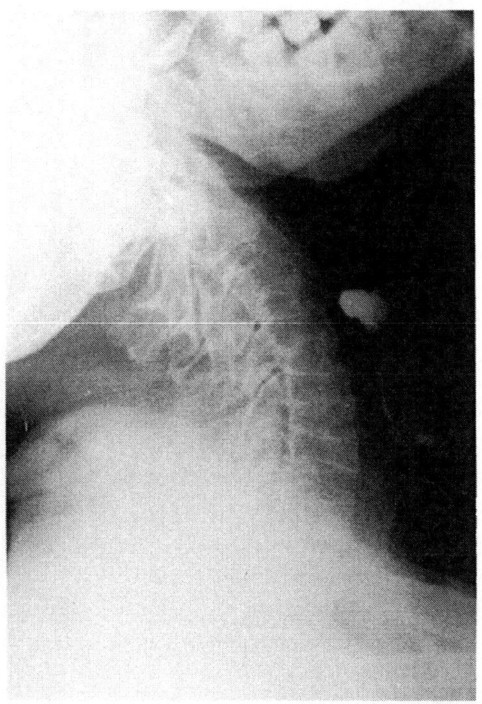

Abb. 2

geus superior (4. Kiemenbogen) und oberhalb und außerhalb des N. recurrens (6. Kiemenbogen). Sie zeigt endolaryngealen Verlauf hinter dem Schildknorpel (4. und 5. Kiemenbogen) und zieht oberhalb den Ringknorpel (5. und 6. Kiemenbogen). Sie bringt den Sinus piriformis (3. und 4. Schlundtasche) mit der Haut in Höhe der Articulatio cricothyreoidea in Verbindung und innerhalb des Vorderrandes des M. scm. In einer Region also, in der die Verschmelzung des Kiemendeckels des 2. Kiemenbogens mit der ventralen Wand des Herzwulstes stattfindet, in der der Sinus cervicalis entsteht, der bei den weiteren Entwicklungsvorgängen verschwindet. Bei unserem Fall wurde offensichtlich diese Verschmelzung gestoppt und gleichzeitig entstand eine Ruptur der Trennmembran zwischen der 4. Kiemenfurche und der 4. Schlundtasche.

Der histologische Befund mit dem Fistelendothel, bestehend aus respiratorischem Epithel (4. Schlundtasche) rostral und mehrschichtiges Plattenepithel (4. Kiemenfurche) caudal, ist ein weiterer Hinweis für die doppelte Herkunft der Dysplasie.

215. R. Schauer, G. Reuter, P. Bumm (Kiel/Augsburg): Die Rolle O-azetylierter Sialinsäuren in menschlichem Nasenmuzin bei einer Infektion mit Influenza-C-Viren

Manuskript nicht eingegangen

216. A. Scherlacher, F. Beaufort-Spontin (Graz): Sucralfat-Behandlung zur Prophylaxe bestrahlungsbedingter Entzündungsreaktionen der Mund-Rachenschleimhaut

Zu den wichtigsten begleitenden Maßnahmen während einer Strahlentherapie von Kopf-Hals-Tumoren gehören Schutz und Pflege der gesunden Schleimhaut. Bei der überwiegenden Mehrzahl der Patienten bestehen Belastungsfaktoren, die durch Nikotinabusus, Alkoholismus, Lebererkrankungen, Vitamin A-Mangel, Xerostomie, schlechte Mundhygiene mit Devastierung des Kauapparates und allgemeiner Mangelernährung bereits a priori zu wesentlicher Beeinträchtigung der Schleimhaut führen. Komplikationen im Sinne von Mucositis, Ulzera, Sekundärinfektionen und die daraus resultierenden Folgen können dann die Kontinuität der Behandlung und schließlich auch den therapeutischen Effekt gefährden.

In einer klinischen, prospektiven Studie wurde die prophylaktische, schleimhautprotektive Wirkung einer Sucralfat-Suspension (Ulcogant) bei Kopf-Hals-Tumorpatienten während einer Strahlentherapie untersucht. Sucralfat, ein Aluminiumsalz von Sacharoseoktasulfat, hat sich als effiziente Substanz in der Behandlung der Ulkuskrankheit erwiesen. 24 Patienten erhielten zusätzlich zu standardisierten Zahn- und Mundpflegemaßnahmen 4×1 g Sucralfat Suspension je 5 min zur Mund- und Rachenspülung verabreicht. Dieser Studiengruppe (SG) wurde eine Kontrollgruppe (KG) von 21 Kranken gegenübergestellt, deren Schleimhautpflege bis auf die Sucralfat-Prophylaxe ident war. Die Radiotherapie (RT) erfolgte mittels Telekobaltbestrahlung mit zwei opponierenden Feldern im Shrinking-Field-Verfahren und einem Elektronenboost der dorsalen Lymphknoten in einer Gesamtdosierung von 60–70 Gy mit einer täglichen Fraktionierung von 2 Gy. Die Entwicklung des Schleimhautzustandes, der Schluckbeschwerden, der Lokalschmerzen und die Gewichtsentwicklung wurden überwacht und dokumentiert.

Während der etwa 6–7 Wochen dauernden RT war eine Unterbrechung in insgesamt 7 Fällen notwendig geworden. Einmal mußte bei 48 Gy abgebrochen werden, da der Patient eine Fortsetzung der Behandlung kategorisch ablehnte. Dieser und 6/7 Kranke, bei denen eine Unterbrechung erfolgt war, entstammen der KG. In allen Fällen war die Ursache eine massive Mucositis, bei 2 Patienten zusätzlich eine Strahlendermatitis. Die Dauer der Unterbrechung lag durchwegs bei 7 Tagen und wurde nach 14, 36, 46, 50, 54 Gy begonnen. Die einzige Unterbrechung in der Studiengruppe wurde durch eine dringlich indizierte Beinamputation bei 36 Gy erzwungen.

Eine Soorinfektion trat insgesamt bei 11 Patienten auf (6 SG, 5 KG), wobei nur 5mal ulzerierende Schleimhautveränderungen zugrundelagen. In der Regel entstand durch Candida albicans kein signifikanter Einfluß auf Schmerzen und Schluckakt. Der Schleimhautzustand war in beiden Gruppen bis etwa 20 Gy gleich, verschlechterte sich dann in der SG und in der KG auf signifikant unterschiedlichem Niveau. Rötung und Ödem traten gewöhnlich in der SG um 2 Wochen später auf als in der KG. Schleimhautulzera zeigten sich unter Sucralfat nur bei 3 Patienten (12,5%), während sie in der KG bei 12 Kranken (57%) auftraten ($p = 0,05$). Die Schleimhautdefekte traten bei primärer und adjuvanter RT etwa gleich häufig auf. Bei 80% der Patienten kam es erst ab 50 Gy zur Läsion. Korrelierend damit war auch die Entwicklung des Lokalschmerzes, wobei es ebenfalls zunächst zu keiner auffälligen Differenz kam, aber im Verlauf der RT zu einem zunehmenden, schließlich signifikanten Unterschied. Der Anteil beschwerdefreier Patienten war mit 20/24 (83%) in der SG höher als in der KG (11/21 = 52%). Auch die Schluckbeschwerden der Patienten zeigten im Verlauf der RT eine immer deutlicher werdende Differenz zwischen beiden Kollektiven. 11 Kranke der SG (45,8%) gaben bis zuletzt keine Dysphagie gegenüber nur 2 (9,5%) der KG an. Bei 3 Patienten der SG (12,5%) entwickelten sich die Beschwerden soweit, daß nur mehr flüssige Ernährung möglich war, während das bei 9 Kranken (42,8%) der KG zutraf. In bezug auf die Gewichtsentwicklung zeigte sich ein Trend zugunsten geringerer Reduktion in der SG. Dieses Ergebnis wurde jedoch durch den Einfluß tumor- und operationsbedingter, unterschiedlicher Ausgangspositionen überlagert und ergab einen deutlichen, vom Kollektiv unabhängigen Vorteil der laryngektomierten Patienten.

Die lokale Wirkung von Sucralfat zeigte aufgrund unterschiedlicher Benetzungszeit geringere Effekte im Hypopharynx verglichen mit Mundhöhle und Oropharynx. Der vorwiegend prophylaktische Effekt der Behandlung wird durch unsere Beobachtung, daß bei bereits eingetretener Ulzerierung keine bessere Heilungstendenz durch Sucralfat zu erkennen war, betont. Die Behandlung wurde von allen Patienten aufgrund ihrer einfachen und zeitunaufwendigen Applikation sowie aufgrund des Fehlens jeglicher Nebenwirkungen problemlos akzeptiert und durchgeführt. Sie erwies sich als wirkungsvoller Schleimhautschutz der Mund-Rachenregion während der Strahlentherapie.

C. Herberhold (Bonn): Es drängt sich die Frage nach der klinischen Anwendbarkeit bzw. nach einem Handelspräparat auf.

P. Bumm (Augsburg): Welche naturwissenschaftlichen Parameter wollen Sie messen, um die Wirkung Ihrer protektiven Substanz randomisiert prospektiv nachzuweisen? Der klinische Eindruck allein ist dazu nicht ausreichend.

A. Scherlacher (Schlußwort):
Die Substanz ist unter dem Präparatenamen Ulcogant seit kurzem auch als Suspension erhältlich. Die Suspension bietet sich als geeignete Applikationsform an. – Eine experimentelle Untersuchung liegt für die Schleimhaut des Gastrointestinaltraktes vor und ist sicherlich teilweise übertragbar. Spezielle experimentelle Modelle für den HNO-Bereich wären wünschenswert.

217. K. Hörmann, F. Bernecker, Donath (Kaiserslautern/Hamburg): Biokompatibilität von Hydroxylapatit-Implantaten – Tierexperimentelle Untersuchungen

Hydroxylapatit (Pentakalziumhydroxylphosphat) als anorganischer Bestandteil des Knochens nimmt eine Sonderstellung unter den Biokeramiken ein. Wenngleich synthetisch hergestellt, begünstigt es wohl durch Aufbau und Chemismus des Hydroxylapatit die reparative Osteoneogenese. Osborn schrieb dem Material gar eine Osteoinduktion zu. Ziel dieser tierexperimentellen Studie ist es, die Biokompatibilität hochdichter Hydroxylapatitkeramik ohne Makroporen an verschiedenen Implantationsorten unterschiedlicher mechanischer Belastung im zeitlichen Ablauf zu untersuchen. Blocks von hochdichten Hydroxylapatit wurden im Unterkiefer, im Mittelohr sowie im Bereich des Ohrknorpels bei Meerschweinchen implantiert. 24 erwachsene Tiere trugen die Hydroxylapatitkörper 5, 9, 12, 18, 23, 28, 56, 112, 224 und 483 Tage. Zusätzlich wurden bei 12 Tieren einer Kontrollgruppe die gleichen operativen Defekte angelegt *ohne* das Implantatmaterial einzubringen. Die morphologische Aufarbeitung erfolgte entkalkungsfrei nach der Kunststoffeinbettungs-Säge-Dünnschlifftechnik nach Donath mit Toluidinblaufärbung. Die Hydroxylapatitblöcke wurden in Bohrlöcher des Unterkiefers stabil eingebracht. Die überragenden Anteile blieben im Muskelkontakt. Beginnend vom originären Knochen ist eine Knochenneubildung auf den Hydroxylapatitblock zuwachsend zu beobachten. Eine vom Hydroxylapatit ausgehende Osteoneogenese ist nicht erkennbar. Nach 112 Tagen Osteointegration des Biomaterials. Kein Hinweis für Resorption des Hydroxylapatits auch an der durch Muskelkontakt mechanisch stark belasteten Implantatoberfläche. Hier ist eine bindegewebige Einscheidung zu beobachten. Die Hydroxylapatitblöcke wurden frei in die Bulla des Meerschweinchens durch Bohrlöcher eingebracht. Dies simuliert die Situation eines Hydroxylapatit-TORP oder PORP bei Gehörknöchelchenersatz.

Im zeitlichen Verlauf wird der Hydroxylapatitblock in der Bulla des Meerschweinchens ohne Resorptionszeichen von einer zarten Mucosaschicht überzogen. Eine vom Hydroxylapatit ausgehende Knochenneubildung im Sinne der von Osborn postulierten Osteoinduktion ist nicht zu beobachten.

In absolut mobiler Situation nach Implantation subperichondral am Ohrmuschelknorpel fehlen jegliche Hinweise für Knochenneubildung oder Resorption. Das Hydroxylapatit ist bindegewebig eingescheidet.

Die Ergebnisse zeigen, daß hochdichtes Hydroxylapatit biokompatibel ist und nicht resorbiert wird. Das Verhalten des Implantates im Körper ist abhängig lediglich von der Lokalisation und von der Motilität bzw. Stabilität des Implantates im Implantatlager. Das hochdichte Hydroxylapatit wurde im stabilen Kontakt zum originären Knochen osteointegriert, wie es bei der Radikalhöhlenverkleinerung erforderlich ist.

Dagegen hatte die mobile Implantation im Weichgewebe eine bindegewebige Einscheidung zur Folge. Es bildet sich eine gelenkartige Verbindung aus, wie beim Gehörknöchelchenersatz erforderlich.

Steht das Implantat in keinem direkten oder stabilen Kontakt mit dem umgebenden Knochen, konnte weder Resorption noch Osteoneogenese festgestellt werden. Es wird von einer dünnen Mucosa überkleidet – eine Biointegration, wie es für ein Gehörknöchelcheninterponat bei hörverbessernden Operationen gefordert wird. Hinweise für die von Osborn und Newesely postulierte Osteoinduktion durch Hydroxylapatit finden sich somit nicht.

218. R. Polsak, R. Reck, St. Störkel (Mainz): Histologische Untersuchungen an Ceravital-Titan-Keramik im Kaninchenmittelohr

In der Universitäts-Hals-Nasen-Ohrenklinik Mainz werden seit 10 Jahren bei Tympanoplastiken Gehörknöchelchenprothesen aus der bioaktiven Glaskeramik Ceravital verwendet. Die klinische Erfahrung konnte die tierexperimentellen Befunde bestätigen, daß Ceravital-Prothesen im direkten Kontakt zum Trommelfell oder Trommelfelltransplantat hervorragend toleriert werden. Die Beobachtungen an 1300 Tympanoplastiken haben bewiesen, daß die Prothesen sich im direkten Kontakt zum Trommelfell wie autologe Ossikel verhalten. Sie sind dauerhaft stabil. An schleimhautbedeckten Oberflächen wurden in entzündeten Mittelohren Abbauerscheinungen und somit Stabilitätsverluste der Ceravital-Prothesen gesehen. Diese sogenannten Lysezonen an den Implantatoberflächen erreichen gelegentlich in 2 Jahren eine

Tiefe von 520 µm. Auch wenn die Mittelohren, bei denen solche Auflösungserscheinungen an den Implantaten beobachtet werden, in aller Regel aus anderen Gründen operativ revidiert werden müssen, sind dennoch Implantate mit höherer Stabilität bei gleichzeitiger unveränderter bioaktiver Eigenschaft wünschenswert.

Von der Firma Leitz in Wetzlar wurde daher ein Material entwickelt, welches aus bioaktiver Glaskeramik Ceravital und Titan besteht. Die von uns untersuchten Implantate bestanden zu 70% aus Ceravital und 30% aus reinem Titan. Die Ceravital-Partikel sind in ein Titangerüst eingebettet und bilden 75% der Implantatoberfläche. Muster dieses Materials standen uns zur tierexperimentellen und klinischen Prüfung zur Verfügung.

Bei 22 Kaninchen wurden 31 Mittelohroperationen durchgeführt. 23 × wurde bei den Tieren die hintere Gehörgangswand durch einen epitympanalen Deckel und 26 × der Amboß durch ein Implantat ersetzt. Die Implantatliegezeit betrug zwischen 6 Wochen und 4 Monaten.

Die histologische Untersuchung erfolgte nach der von uns angegebenen Hartschnittechnik.

Es ist bekannt, daß Ceravital mit dem Lagerknochen einen bindegewebsfreien Verbund eingeht. Diese Eigenschaft ist auch an den Ceravital-Titanprothesen zu beobachten.

Die Ceravital-Partikel nehmen am physiologischen Remodeling des Lagerknochens teil. Im Mittelohr werden die Implantate von der Schleimhaut reizlos überwachsen. 4 Monate nach der Implantation zeigt sich auch bei rasterelektronenmikroskopischer Untersuchung, daß einschichtiges flaches Epithel die Prothese überdeckt. Lysezonen sind nicht vorhanden.

An der Oberfläche von bioaktiven Implantaten finden Umbau- und Abbauprozesse statt. Um das Ausmaß dieser Veränderungen im Kontakt zu unterschiedlichen Geweben im Tierexperiment beurteilen zu können, wurde von uns das transossäre intradurale Implantationsmodell entwickelt. Dabei steht ein Implantat gleichzeitig in Kontakt zu Subkutangewebe, Periost, Cortikalis und Spongiosa sowie den Meningen und dem subarachnoidalen Raum. Die Implantation in den Subarachnoidalraum wurde gewählt, da der Liquor – neben der Vorderkammerflüssigkeit des Auges – für die Implantate die schwierigsten und aggressivsten Lagerbedingungen bietet. Bereits nach 4 Monaten Liegezeit in diesem Bereich wurden an den Implantatoberflächen deutliche Abbauerscheinungen gesehen. Die Stabilität und Form der Prothesen wird jedoch durch das Titangerüst dauerhaft gewährleistet. Damit ist das Verbundmaterial dem reinen Ceravital überlegen.

Die begonnene klinische Prüfung kann nicht fortgeführt werden, da die Produktion des Materials von der Industrie eingestellt wurde.

Nach unserer langjährigen Erfahrung mit bioaktiven Implantaten halten wir jedoch die Entwicklung von Verbundmaterialien, bei denen zur bioaktiven Komponente eine stabilisierende Komponente hinzukommt, für zwingend geboten.

219. K. B. Hüttenbrink (Münster):
Die Bewegung der Gehörknöchelchen durch die Mittelohrmuskelkontraktion

Während der akustischen Bedeutung der Mittelohrmuskeln sehr viel Aufmerksamkeit gewidmet wurde, ist die grundlegende Wirkung der Kontraktion der Mittelohrmuskeln, die Bewegung der einzelnen Ossikel, noch nie systematisch untersucht worden. An Felsenbeinpräparaten wurden die Muskelbäuche mit einer Dehnungsmeßstreifentechnik kontrolliert mit 1 g bis 20 g belastet und die Verlagerungen des Hammergriffs, des Proc. lenticularis und beider Stapesschenkel dreidimensional mikroskopisch ausgemessen. Alle Kettenglieder werden durch jeden Muskel bewegt. Der M. tensor tympani, der den Hammergriff bei 10–20 g z.T. über 100 µm weit einwärts zieht, drückt den Steigbügel aufgrund der zwischengeschalteten Gelenke höchstens 10 µm in das Vestibulum hinein. Eine zusätzliche Vorwärtskomponente am Stapes wirkt antagonistisch zum M. stapedius. Der M. stapedius zieht den Steigbügel und Proc. lenticularis hauptsächlich nach hinten. Der vordere Stapesschenkel wird dabei herausgezogen, der hintere hineingedrückt (s. Abb. 1). Diese Kippbewegung um eine in der Fußplattenmitte gelegene Achse bewirkt eine viel geringere Perilymphdruckänderung als die bislang postulierte, im hinteren Pol gelegene Kippachse. Diese frühere Vorstellung war erforderlich, um über den um diese hintere Achse nach außen kippenden Steigbügel die immer wieder feststellbare Auswärtsbewegung des Trommelfells bei einer Kontraktion des M. stapedius zu erklären. In der Hälfte der Fälle verlagert sich der Amboß jedoch sogar etwas einwärts. Wesentlich für diesen Bewegungsablauf des Hammergriffes ist vielmehr die 5mal größere Rückwärtsbewegung des Steigbügels, die ja auch der anatomischen Zugrichtung des M. stapedius entspricht. Durch den Gleitvor-

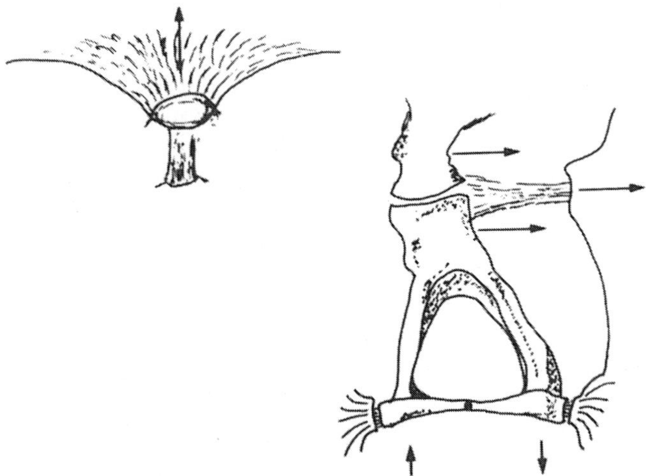

Abb. 1. Der Zug des M. stapedius kippt nicht den gesamten Steigbügel nach außen um eine Achse am hinteren Fußplattenpol, wie bislang angenommen, sondern der Stapes dreht sich um eine Achse etwa in der Fußplattenmitte

gang im Hammer-Amboß-Gelenk wird diese Rückwärtsbewegung umgelenkt, ähnlich dem Schutzmechanismus bei excessiven, z. B. druckausgelösten Bewegungen. Durch diese ausgeklügelte Mechanik kön-

nen die Mittelohrmuskeln die Gelenke antagonistisch bewegen und so die zur Ernährung des hochdifferenzierten hyalinen Knorpels erforderliche Zirkulation der Synovialflüssigkeit in Gang halten. Die Mittelohrmuskeln erhalten somit den für die Schutzfunktion unabdingbaren Gleitvorgang in den Ossikelgelenken. Diese Bewegungsumlenkung macht zwanglos auch die bislang unerklärte senkrechte Zugrichtung der Mittelohrmuskeln zueinander in Relation zur Rotationsachse der Ossikel verständlich.

C. Herberhold (Bonn): Können Sie erklären, wie man sich die exzellenten Hörergebnisse bei Stapesprothesen von 0,4–0,6 mm Durchmesser in Relation zur doch wesentlich größeren Perilymphanlagerungsfläche der Stapesfußplatte erklären sollte?

K. B. Hüttenbrink (Schlußwort):
Für die Schallübertragung muß nicht nur über das Flächenverhältnis der Schalldruck verstärkt werden, sondern es muß auch die Flüssigkeitssäule im Innenohr in Schwingungen versetzt werden. Zwar ist das Flächenverhältnis bei der Piston-Prothese besser, aber gleichzeitig die Kontaktfläche im Innenohr kleiner. Beide Mechanismen wirken gegeneinander und führen so nicht zu einer meßbaren Hörminderung. Ohnehin entspricht eine 50%ige Verbesserung bzw. Verschlechterung der Schalleitung nur 3 dB und liegt somit noch unter der Nachweisgrenze der üblichen Audiometrie.

220. H. Neumann, W. Zan, H. Hildmann, W. Opferkuch (Bochum): Perioperative Antibiotikaprophylaxe mit Cefazedon bei der Tonsillektomie

Intraoperativ hervorgerufene Bakteriämien sind bei 25% aller Patienten, die sich einem kleinen HNO-chirurgischen Eingriff unterziehen, nachweisbar. Bei der Tonsillektomie liegt die nachweisbare Bakteriämierate mit 36% recht hoch.

Nicht immer sind die körpereigenen humoralen und zellulären Abwehrmechanismen in der Lage, eine persistierende Septikämie und denkbare Folgeerkrankungen (bakterielle Endokarditis, akutes rheumatisches Fieber, akute Glomerulonephritis) zu vermeiden. Zumindest bei Risikopatienten sollte daher eine perioperative Antibiotikaprophylaxe durchgeführt werden.

Bei einer klinischen Studie wurde der Einfluß einer Ein-Dosis-Antibiotikagabe mit 2 g Cefazedon i. v. auf postoperativ entnommene Blutkulturen untersucht und mit einem nicht behandelten Klientel verglichen. Außerdem wurden Serum- und Gewebespiegel in den Tonsillen bestimmt und die MHK sowie MBK der häufigsten in den Tonsillen angesiedelten Keime bestimmt.

Während bei 18 von 50 Patienten ohne Antibiotikagabe (36%) eine Bakteriämie mit 21 verschiedenen

Keimen in Mono- oder Mischkultur nachweisbar war, konnte bei 57 mit Cefazedon behandelten Patienten (i. v.-Applikation von 2 g Cefazedon 1 Std vor OP-Beginn) keine positive Blutkultur gewonnen werden. Auch in den 24 Std nach der Tonsillektomie beimpften Blutkulturen gelang nur einmal, vermutlich kontaminationsbedingt, der Nachweis von Staphylokokkus epidermidis.

Ohne Antibiotikagabe waren im Mittel 4 verschiedene Erregerspezies im Tonsillengewebe nachweisbar. In Anwesenheit von Cefazedon gelang der Nachweis von Mikroorganismen nach Inkubation des Gewebestückes in Soja-Bouillon nur selten. So war ein Staphylokokkennachweis bei nicht abgedeckten Patienten bei 50% der Patienten, nach Antibiotikagabe nur bei etwa 20% der Patienten möglich.

Die Bestimmung der Erregerempfindlichkeit wies 100% der Stämme von Staphylokokkus aureus bei einer MHK unter 0,5 µg/ml als sensibel aus. Auch die verschiedenen Streptokokken der unterschiedlichen serologischen Gruppen waren bei einer MHK von weniger als 0,125 – max. 0,25 µg/ml zu 100% sensibel. Bei der Gattung Hämophilus waren 90% der isolierten Stämme sensibel bzw. mäßig sensibel, 10% der Stämme waren resistent. Die Enterobacteriaceen, die viermal angezüchtet wurden, waren zu 75% resistent, ebenso ein Keim aus der Pseudomonasgruppe.

Die Bestimmung der Konzentrationen im Serum und im Gewebe wiesen hohe und langanhaltende Gewebe- und Serumspiegel auf. So wurden im Serum Maximalwerte von über 70 µg/ml bei einem Mittelwert von 41,5 µg/ml nach etwa 90 min gemessen. Die Maximalwerte im Tonsillengewebe lagen nach 90 min bei 31,8 µg/g, einem Mittelwert von 14,3 µg/g.

Das Cefazedon (Refosporin) ist ein geeignetes Präparat zur Vermeidung von Folgeerkrankungen, die durch intraoperativ verursachte Bakteriämien bei HNO-Eingriffen wie der Tonsillektomie entstehen. Serum- und Gewebespiegel liegen nach den Ergebnissen klinischer Studien hoch, ein rascher Wirkungseintritt und eine lange Wirkdauer sind bei einer Halbwertzeit von 2 Std vorteilhaft. Etwa 90% der Erreger, die im Tonsillengewebe nachweisbar sind, wiesen eine Cefazedonsensibilität auf.

221. P. Schenk, K. Konrad (Wien): HIV-Viruspartikel im Tonsillengewebe

Bei der vorletzten Jahresversammlung in Bad Neuenahr berichteten wir über das Vorkommen von HIV-Viruspartikeln in den Langerhanszellen der Mundschleimhaut. Die Langerhanszellen sind durch verschiedene Oberflächenmerkmale wie z. B. HLA-DR/DQ, CD1, T200 und CD4 gekennzeichnet, wobei das CD4-Molekül die spezifische Rezeptorstruktur für das HIV-1-Virus, den Erreger des erworbenen Immunschwächesyndroms AIDS, darstellt. Dieses Molekül findet sich auch an der Oberfläche von T4-Helferzellen (T4-Lymphoyzten) sowie von Monozyten und Makrophagen.

In der Folge konnten wir auch zeigen, daß die Langerhanszellen die einzigen epidermalen Zellen sind, die mit einem spezifischen, gegen das HIV-1-Core-Protein p17 und p24 gerichteten, monoklonalen Antikörper reagieren.

Aus epithelialen Sheets der oralen Mucosa von HIV-1-seropositiven Patienten wurde von uns eine Zellkultur angelegt, in welcher sich die typische Ultrastruktur der HIV-1-Viruspartikel besonders deutlich erkennen läßt. Sie besitzen einen Durchmesser von 90–110 nm; die Außenmembran des Virus, die ja von der Zellmembran der Wirtszelle stammt, trägt die charakteristischen Glykoprotein-Spikes; im Inneren des Virus findet sich das Core, welches das virale Genom enthält und welches bei querem Anschnitt exzentrisch, rund und im Längsschnitt zylindrisch, konusförmig erscheint.

In Ergänzung unserer immunhistologischen und elektronenmikroskopischen Befunde führten wir in Zusammenarbeit mit dem National Institute of Health (NIH) in Bethesda (USA) eine Messung der Reversen-Transkriptase-Aktivität in der Zellkultur aus epithelialen Sheets durch und diese ergab eine in vitro-Virusproduktion vom Tag 25 beginnend, welche übe 20 Tage auf einem hohen Niveau anhielt und erst am 60. Tag sistierte.

Bei der DNA-Analyse im Southern Blot erwies sich das epitheliale HTLV-III-WR-SK/86-Isolat hinsichtlich seines viralen Genoms unterschiedlich von den beiden anderen Isolaten HTLV-III-B/83 und HTLV-III-Ba-L/85 aus unserem Labor, wodurch eine Kreuzkontamination mit Laborisolaten ausgeschlossen werden konnte.

Ferner interessierte uns die Frage, inwieweit die Tonsille Zielorgan einer HIV-1-Infektion sein könnte. Wir fanden in der Tonsille von HIV-1-seropositiven Patienten ultrastrukturell mit dem HIV-1 identische Viruspartikel im Interzellularraum und an der Oberfläche von etwa 5% aller intraepithelialen Langerhanszellen. Aber erst der Nachweis des budding-Phänomens an der Zelloberflächenmembran der Langerhanszellen erbrachte den eindeutigen Beweis einer Virusreplikation in den Langerhanszellen.

In etwa einem Drittel aller Langerhanszellen fanden sich morphologische Zeichen einer Zellschädigung als Ausdruck des zytopathischen Effektes der HIV-1-Infektion. Es kam unter anderem zu einer zunehmenden Vakuolisierung des Zytoplasmas der Langerhanszellen und schließlich zu einer Zytolyse der Langerhanszellen mit Austritt des zytoplasmatischen Inhaltes mitsamt Langerhansgranula in das extrazelluläre Kompartment.

Die Langerhanszelle, die nicht nur in der Haut, sondern auch in den Schleimhäuten des oralen, vaginalen und des Cervixepithels vorkommt, ist somit auch im Tonsillengewebe Zielzelle, Reservoir und Überträger der HIV-1-Infektion.

222. G. A. Wild, P. Schulz, H. Wolf (München):
Expression viraler DNA im Plattenepithel von lateralen Halszysten

Manuskript nicht eingegangen

223. I. Breimeier, A. Berghaus (Berlin):
Langzeitergebnisse nach tierexperimentellem Trachealersatz

Zur Überbrückung eines längerstreckigen Defekts der Halstrachea wurde eine Prothese entwickelt und im Tierexperiment geprüft. Ein Spiralgerüst aus porösem Polyethylen ist mit einer Silikonfolie ausgekleidet, die das Gerüst an den Enden überragt. Um Stenosen an den Anastomosen zu vermeiden, wurde der Silikonüberstand mit einer Metallfeder verstärkt. 12 Landschweinen wurde die Prothese implantiert, 10 wiesen Überlebenszeiten von 4 bis 18 Monaten auf, zwei sind noch im Versuch. Endoskopisch fanden sich funktionell unerhebliche Schleimauflagerungen auf der Protheseninnenwand, jedoch keine Stenosen durch Granulationsgewebe an den Anastomosen. Bei der Sektion stießen wir 4 Monate nach der Implantation auf ein stabiles knorpeliges Rohr, das die Prothese umschloß. Wir markierten die Trachealenden mit Draht, um den Reparationsmechanismus aufzuklären. Es stellte sich heraus, daß die Defektreparation nicht durch Knorpelneubildung zustandegekommen war, sondern daß sich die Trachealstümpfe über der liegenden Prothese einander angenähert hatten. Histologische Untersuchungen ergaben, daß der Knorpel der Trachealenden aus reifem hyalinen Knorpel bestand. Eine Neubildung von Knorpel fand nicht statt. Offenbar löst sich die anfängliche Verankerung des porösen Polyethylens mit der Umgebung im weiteren Verlauf wieder, so daß eine Verschiebung des Implantats gegenüber dem Implantatlager dadurch nicht verhindert

wird. An der Grenzfläche zum Kunststoff fanden wir auf der Innenseite der Trachea eine kontinuierliche Schleimhautauskleidung mit teilweise mehrreihigem, teilweise mehrschichtigem Aufbau.

Nach den vorliegenden Ergebnissen gehen wir davon aus, daß die Prothese wieder entfernt werden kann, sobald der Defekt durch ein stabiles Knorpelrohr überbrückt ist. Der beste Zeitpunkt hierfür ist Gegenstand jetziger Untersuchungen. Die Innenseite der Prothese wird zur Zeit modifiziert, um einen besseren Schleimtransport zu erreichen.

C. Herberhold (Bonn): In der Klinik wird bei Querresektionen der Trachea mit End-zu-End-Vereinigung der Stümpfe Spannung mit Recht gefürchtet. Verfügen Sie über Langzeitbeobachtungen bei Ihren Tieren nach Entfernung der implantierten Endothese, da die narbenbedingte Stumpfannäherung in Ihren Versuchen doch deutliche Narbenspannungen belegt?

I. Breimeier (Schlußwort):
Restenosierungen nach Explantationen sind noch nicht beobachtet worden, jedoch sind die Beobachtungszeiten nach diesem neuerlichen Eingriff bisher zu kurz, wir werden später darüber berichten. Da bei der Prothesenentnahme keine komplette Querresektion durchgeführt, sondern die Prothese nur durch einen Schnitt in der vorderen Zirkumferenz entfernt werden kann, fürchten wir die zirkuläre Stenose, die bei End-zu-End-Anastomose bei Querresektion durch Zugspannung auftritt, weniger. Darüber hinaus ist der Prozeß der Narbenschrumpfung zu diesem Zeitpunkt bereits abgeschlossen.

224. R. Bleier, R. Rochels, A. Ettemeyer (Mainz/Neu-Ulm):
Holographische Deformationsanalyse der Schädelbasis

Die anatomische Zusammensetzung der Schädelbasis aus einer Vielzahl unterschiedlich geformter und belastungsfähiger Knochenelemente, die in Suturen verzahnt und über die Dura miteinander verbunden sind, erklärt die großen Schwierigkeiten, die während eines Traumas hier ablaufenden dynamischen Vorgänge quali- und quantitativ zu erfassen. Helms u. Geyer (1983) sowie Schadel u. Stratmann (1986) konnten in

experimentellen Untersuchungen zeigen, daß bei starken Deformierungen der Schädelbasis Knochenverschiebungen auftreten, die als Ausdruck der hohen Elastizität 5- bis 10mal größer sind als die hierdurch entstehenden Frakturen.

Ziel eigener Experimente war es, die bei horizontalen Belastungen des Schädels auftretenden Deformationen der Basis zu analysieren, bevor diese zu Frakturen führen. Humane Schädelbasen wurden an verschiedenen Stellen in horizontaler Richtung statisch und dynamisch mit Drücken von 1 cPa bis 1 dPa belastet. Die hierbei auftretenden Deformationen wurden mit der holographischen Interferometrie sichtbar gemacht und ausgewertet. Hierzu wird die Basis zunächst in unbelastetem Zustand holographisch erfaßt; nach entsprechender Verformung wird ein zweites Bild der Basis auf derselben, noch nicht entwickelten Photoplatte aufgenommen. Es sind mithin zwei unterschiedliche Zustände der Basis in einem Hologramm gespeichert, die zeitlich nacheinander aufgetreten waren. Bei der Rekonstruktion des Hologramms werden die Bilder beider Objektzustände in einem Bild gleichzeitig wiedergegeben. Es entstehen Interferenzlinien, die aus der Überlagerung der beiden Momentanzustände resultieren und die ein direktes Maß für die Verformung der Basis sind. Der Abstand zweier Streifen entspricht einem Deformationsunterschied von der Hälfte der verwendeten Wellenlänge. Bei unseren Untersuchungen mit dem Modular Holo-Analyzer MA 2 wurde ein Argon-Ionen-Laser mit einer Wellenlänge von 514,5 nm benutzt; es können mithin Mikrodeformationen von 0,2 μ erfaßt werden.

Die Verformungen der Schädelbasis bei seitlicher Belastung des Schädels in Höhe der kranialsten Stelle der Pars squamosa ossis temporalis sollen exemplarisch besprochen werden. Bei mäßigem Kraftaufwand wird die ipsilaterale Basis vom Druckeinwirkungsort ausgehend von einer Wellenfront eng beieinanderliegender Interferenzstreifen nahezu kontinuierlich überzogen. Änderungen in der Kraftwirkungsrichtung werden an den Suturen und im Bereich der Foramina der Basis beobachtet. Das Felsenbein steht ipsilateral unter mäßiger sagittaler Spannung. Die kontralaterale Basis ist bis auf geringe Druckspitzen im Bereich der Lamina cribrosa fast frei von Interferenzstreifen. Bei zunehmendem Druck wird der Abstand der Linien als Ausdruck größerer Deformationen deutlich geringer, die gesamte Basis steht – auch kontralateral – überwiegend unter Längsspannung. Bei weiterer Krafterhöhung bricht dieses Spannungsmuster abrupt zusammen: die ipsilaterale Basis gerät in eine mehr quere Belastungsrichtung, wobei vom Druckeinwirkungsort aus radiäre Interferenzstreifen

in die vordere und hintere Basis verlaufen. Das Felsenbein ist ipsilateral längs- und kontralateral querverspannt. Konzentrische Spannungsspitzen entwickeln sich in den Orbitadächern. Bei weiter zunehmendem Druck rücken die Interferenzlinien immer enger aneinander. Um die Foramina der mittleren Basis entstehen Spannungszentren. Das ipsilaterale Felsenbein ist längs-, das kontralaterale stark querdeformiert. Bevor es zu Frakturen der Basis kommt, ist diese sehr eng von Wellenfronten überzogen, die konzentrisch zur Krafteinwirkungsstelle verlaufen.

Die Ergebnisse dieser Untersuchungen zeigen, daß minimale Belastungen des Schädels zu Verformungen seiner Basis führen. Zunächst breitet sich eine Spannungswellenfront von der Krafteinwirkungsstelle über die ipsilaterale Basis aus, wobei vor allem an den Suturen abrupt Änderungen im Interferenzmuster als Ausdruck der hier hohen Elastizität auftreten. Nach initialer Sagittaldeformation ist eine Phase der Quer- und später wieder der Längsverformung zu beobachten. Identische Spannungsverläufe treten auch bei frontaler, diagonaler und okzipitaler Druckbeanspruchung des Schädels auf. Dies unterstreicht die Feststellung von Wigand (1983), daß trotz unterschiedlicher Traumaformen und -faktoren die hieraus resultierende Frakturmorphologie relativ uniform ist; dies gilt besonders für das Felsenbein. Längsbrüche desselben entstehen nach Boenninghaus (1960) als direkte Biegungsbrüche durch unmittelbare Krafteinwirkung am Ort. Dies kann durch die holographischen Befunde eindeutig untermauert werden: bei Belastung wird das ipsilaterale Felsenbein in longitudinaler Richtung, das kontralaterale hingegen stets in querer Richtung deformiert. Querfrakturen sind mithin holographisch gesichert als indirekte Brüche das Ergebnis einer Deformation der gesamten Schädelbasis, wie dies von Boenninghaus (1960) und zuletzt auch von Thumfart u. Stennert (1988) herausgestellt wurde.

Posterausstellung

225. B. Plinkert, P. K. Plinkert, H. P. Zenner (Tübingen):
Lektinbindungsstudien zur Charakterisierung der Glykokalix
an der kochleären äußeren Haarzelle

226. M. Galić, W. Giebel, C. Brunner (Tübingen):
Quantitative Morphometrie zur Degeneration der Stria vascularis
und des Ligamentum spirale bei Verschluß der Kochleagefäße

Eine völlig atraumatische und lokal begrenzte Induktion der Ischämie der Cochlea wurde beim Meerschweinchen durchgeführt. Dazu eignet sich die intravenöse Injektion von Eisenpartikeln und die Einführung des Magneten in den äußeren Gehörgang. An solchermaßen geschädigten Cochleae ließ sich der Grad der Degeneration der Stria vascularis und des Ligamentum spirale mit Hilfe der quantitativen Morphometrie bestimmen.

Der höchste Grad der Degeneration fand sich in der Stria vascularis. Das Volumen war auf die Hälfte des Normalwertes reduziert. Dieser Degenerationsgrad trat in den Gebieten, die dem Magneten am nächsten lagen, bereits nach einer Woche auf und blieb auch bei Versuchszeiten von bis zu sieben Wochen konstant. In anderen Gebieten, die weiter vom Magneten entfernt lagen, war nach einer Woche noch keine Degeneration zu finden. Sie wurde erst nach vier Wochen deutlich und erreichte nach sieben Wochen dasselbe Ausmaß wie in den magnetnahen Bezirken.

Es liegen in diesem tierexperimentellen Modell der lokalen Ischämie des Innenohres in derselben Cochlea unterschiedliche Grade der Störung der Blutversorgung vor. Dadurch bietet sich die Möglichkeit unterschiedliche Stadien der Degeneration an derselben Kochlea zu untersuchen. Dies eröffnet neue Perspektiven bei der tierexperimentellen Forschung über die Ischämie der Cochlea mit den Methoden der Biochemie, der Elektrophysiologie und der Zellbiologie an isolierten äußeren Haarzellen.

227. M. Schünke, J. A. Werner, H. Rudert (Kiel):
Das Epithel der Crista ampullaris des Meerschweinchenlabyrinths –
elektronenmikroskopische Untersuchungen

228. M. Rudert, A. H. Gitter, P. K. Plinkert, H. P. Zenner (Würzburg/Tübingen):
Über die zelluläre Grundlage der kochleären Verstärkungsprozesse

229. J. Müller-Deile, U. Wesselmann, G. Tholen (Kiel):
Der Einfluß des Cochlear-Implants auf das Sprechen

Wir untersuchten den Einfluß der akustischen Rückkopplung auf Stimme und Sprache bei ertaubten Patienten. Drei ertaubte Patienten lasen jeweils vor und nach Versorgung mit dem 22kanaligen Kochlea-Implantat eine längere Passage aus einer Fabel und sprachen acht gehaltene Vokale. Das Sprachsignal wurde digitalisiert und im Rechner analysiert.

Wir berichten über erste Ergebnisse der Grundfrequenzanalyse, der Formantextraktion und der Breitbandsonagramme.

Für vorgelesenen Text liegt die Grundfrequenz der Sprache gewöhnlich im Bereich einer Oktave, wobei die Häufigkeit des Auftretens der Frequenzen etwa normalverteilt ist. Aus dem Grundfrequenz-Histogramm läßt sich anhand des Maximums der Verteilung die mittlere Sprechstimmlage bestimmen. Sie ist bei Einsatz des Implantats in den betrachteten Fällen um bis zu zwei Halbtöne tiefer. Die Verteilung der Grundfrequenz nähert sich bei Nutzung des Implantats stärker der Normalverteilung.

Mit einem autoregressiven Sprachanalyseprogramm wurde die Lage der Hauptformanten von acht gehaltenen Vokalen und deren Schwankungen bestimmt. Es lassen sich Frequenz- und Amplitudenschwankungen erkennen. Es findet sich eine Verringerung der Schwankungen in der Lage des ersten Formanten, die sich beim zweiten Formanten nicht nachweisen läßt.

Die Auswertung der Computer-Sonogramme ergab weichere Übergänge und stärker strukturierte Darstellungen in den Breitbandsonagrammen nach Implantation. Bei zwei Patienten dokumentierte sie eine verringerte Sprechgeschwindigkeit sowie eine verbesserte Artikulation.

Es lassen sich bei den drei untersuchten Patienten übereinstimmend mit rechnergestützter Sprachanalyse und den subjektiven Befunden von vier Logopädinnen Verbesserungen hinsichtlich Stimmqualität, Artikulation und sprachlicher Gestaltung nachweisen.

230. B. Schmidt, J. Müller-Deile (Kiel):
Elektrisch ausgelöster Stapediusreflex bei Cochlear-Implant-Patienten

231. A. Schramm, G. Grevers, U. Beimert (München):
Bilaterale Hypakusis als Erstsymptom bei schwerer Aspirinvergiftung mit Hirnödem

Acetylsalicylsäure als Monosubstanz oder in Kombinationspräparaten ist das meistgebrauchte, ohne ärztliche Anordnung verwendete Pharmakon. Bei hoch dosierter Anwendung (Serumspiegel 40 mg/100 ml) kann es anfänglich zu einer reversiblen, pantonalen meist beidseitigen Hypakusis evtl. kombiniert mit Tinnitus und Schwindel kommen. Die Übergänge zur Salicylatintoxikation sind fließend. Bei 60–80% der Patienten tritt eine agitierte Verwirrtheit, oft kombiniert mit vegetativer Enthemmung (Tachykardie, Hyperthermie) auf, was auf eine „toxische Enzephalopathie) zurückgeführt wird.

Die Mortalität beträgt ca. 10–30% auf der Intensivstation, die Todesursachen sind nach Häufigkeit:

1. Toxische Enzephalopathie
2. Gastrointestinale Blutungen
3. Lungenödem
4. Hirnblutungen
5. Exsikkose, Nierenversagen
6. Therapierefraktäre Hyperthermie.

In unserer Klinik stellte sich eine 53jährige Patienten mit einer seit 2 Tagen bestehenden bilateralen Hörminderung vor. Während der stationär durchgeführten rheologischen Infusionstherapie traten plötzlich folgende Symptome auf: Fieber, intermittierende Desorientiertheit und beidseitige Stauungspapillen. Im sofort durchgeführten Schädel-CT zeigte sich ein generalisiertes Hirnödem. Die Patienten wurde auf die neurologische Intensivstation verlegt, sediert, intubiert und antiödematös behandelt.

Die klinische Diagnosestellung erfolgte erst nach 12 Std aufgrund der Kombination der Kardinalsymptome: Agitierte Verwirrtheit, Hyperventilation mit niedrigem Bikarbonat und biaurikuläre pantonale Hypakusis.

Der Serumsalicylatspiegel betrug 575 mg/l.

Im klinischen Verlauf ergab sich eine rasche Besserung der Symptome unter Hirndrucktherapie und forcierter Giftelimination durch Gabe von Furosemid und Natrium-Bikarbonat. Die Patientin war nach 48 Std voll orientiert und gestand die Einnahme von 30–50 Tabletten Aspirin in suizidaler Absicht. Nach ca. 7 Tagen bildete sich die Hirnschwellung sowie das Hörvermögen vollständig zurück.

Bilaterale, pantonale Hörminderung, in der Regel gepaart mit Tinnitus, kann das auffälligste Symptom einer schweren Salicylatvergiftung sein. Zahlreiche wissenschaftliche Untersuchungen führen dies auf einen im Vergleich zum Blutserum höheren Salicylatspiegel in Liquor und Perilymphe zurück. Hierdurch kommt es unter anderem zu einer Schädigung der Mitochondrien der Stria vascularis und der äußeren Haarzellen sowie einer intralabyrinthären Druckerhöhung und Hämorrhagie.

Auch wenn die Arzneimitteleinnahme, wie bei dieser Patientin, verneint wird, sollte auf Symptome und Laborzeichen einer Salicylatintoxikation (Verwirrtheit, Hyperventilation, Dyspnoe, Fieber, auffälliges Gerinnungslabor) geachtet werden. Es sei darauf hingewiesen, daß Salicylatspiegel nach Ingestion großer Mengen trotz Magenentleerung noch nach über 12 Std ansteigen. Die Spiegel im ZNS steigen und fallen mit Verzögerung gegenüber den Blutspiegeln.

Bei schweren Intoxikationen liegt die Letalität bei über 10%, die Prognose ist abhängig von einer schnellen Diagnose. Bei entsprechender Therapie sind alle Symptome insbesondere die Hypakusis und der Tinnitus voll reversibel.

232. H.-G. Kempf (Tübingen): Hörsturz als Erstsympton eines Hypophysentumors

Bericht über einen 25jährigen Patienten, bei dem im Rahmen der Abklärung eines Hörsturzes links ohne Besserungstendenz unter Infusionstherapie ein Hypophysenadenom entdeckt wurde. Die klinischen, audiometrischen und röntgenologischen (konventionell, CT, NMR) Befunde werden dargestellt.

233. H. Ganz, H. Niehaus (Marburg): Artefakte bei der Tympanometrie

234. K. B. Hüttenbrink (Münster): Ein dreidimensionales bewegliches Modell der Ossikelkette

Zur Überprüfung und besseren Verdeutlichung der Mechanik der Ossikelkette wurde ein 20fach vergrößertes Mittelohrmodell gebaut. Besonderer Wert wurde auf leicht gleitende Gelenke gelegt, deren Konturen mit Silikonfolie überzogen wurde. Durch die manuell beweglichen Ossikel läßt sich der Schutzmechanismus der biologischen Kette nachvollziehen. Aufgrund der variablen Gelenkmotilität können Physiologie und Pathologie der Ossikelmechanik anschaulich demonstriert werden.

235. B. Hövelmann, A. Rauchfuss (Hamburg): Untersuchungen zu Struktur und Histogenese der Gehörknöchelchen

Licht- und elektronenmikroskopische Untersuchungen unterschiedlicher Entwicklungsstadien von Gehörknöchelchen des Menschen und von Primaten (Rhesus-Affen) werden vorgelegt. In den einheitlichen Entwicklungsfeldern von Hammer und Amboß folgt die Entwicklung der Gelenkflächen den Prinzipien, wie sie auch in den Epiphysen anderer Knochen gelten. Elektronenmikroskopische Untersuchungen zeigen aber, daß die Chondrozyten des Gelenkknorpels in den Gehörknöchelchen einen Funktionswandel durchmachen und zu Osteozyten werden. Die Ossifikation der Gelenkflächen im Laufe der Entwicklung ist von Vorteil für die akustische Übertragung.

236. B. Benz (Stuttgart):
Minimalpaukenröhrchen – Ein neues Konzept zur kurzzeitigen Paukenbelüftung

Die transtympanale Belüftung ist unbestritten die schnellste Therapie des Mucoserotympanons. Natürlich muß vorher versucht werden, den entscheidenden ätiologischen Faktor zu finden und parallel zu beeinflussen. Wie lange diese Belüftung erforderlich ist, hängt von der Grundkrankheit und dem Grad der Becherzellmetaplasie bzw. der Viskosität des Ergusses ab. Es ist daher oft schwierig, vorher abzuschätzen, ob eine Paracentese ausreicht oder ein Paukenröhrchen erforderlich ist. Versuche, diese Flexibilität der Belüftungsdauer durch die Größe der Paracentese oder Thermoparacentese zu erreichen, haben sich in der Praxis nicht allgemein durchsetzen können.

Methodik: Die Forderung nach einer flexibleren Behandlungsdauer sowie das Ziel, sowohl den Aufwand als auch das Trauma und die Nebenwirkungen der Therapie mit Paukenröhrchen zu minimieren, führten zur Entwicklung eines selbstschneidenden Minimalpaukenröhrchens. Es wird nach Oberflächenanästhesie mit DMSO-Lidocain ohne vorherige Paracentese mit Hilfe eines Alligatorzängelchens eingesetzt (Abb. 1). Einsetzen, Austausch und Entfernung sind extrem einfach und können im Untersuchungsstuhl vorgenommen werden.

Wichtig ist dabei, das Schildchen mit dem Zängelchen fest zu fassen und den Anschliff nach oben zu richten. Oft fließt das Sekret schon durch die Belüftung zur Tube hin ab. Der Vorgang läßt sich beschleunigen durch Überdruck mit der Ohrlupe nach Siegle bei gleichzeitigem Toynbee-Manöver.

Ergebnisse: Mucoserotympanon (MST) allergischer, toxischer oder viraler Genese ($n = 6$): sofortige Hörverbesserung. Liegedauer < 4 W, 1mal Wechsel des PR wegen Verlegung, 1mal vorzeitige Abstoßung nach 3 Tagen wegen vorheriger Paracentese, 1mal Sekretion durchs Röhrchen, spontan sistierend.

MST nach Irradiatio ($n = 2$): sofortiger Hörerfolg, keine Komplikationen.

MST nach Rhinoseptumplastik ($n = 1$): sofortiger Hörerfolg, komplikationsloser Verlauf. Liegedauer 1 W.

MST bei chron. polypöser Pansinusitis ($n = 1$): Liegedauer 2 W perioperativ ohne Besonderheiten, Pansinusoperation.

Autophonie bei Syndrom der offenen Tube, versuchsweise ($n = 2$): ohne Erfolg, nach 3 Tagen entfernt.

MST mit Labyrinthdysfunktion ($n = 6$): 5mal erfolgreich, 1mal probatorisch bei Unterdruck ohne Erguß, Tympanosklerose: keine Hörverbesserung.

MST bei Z. n. Tympanoplastik oder Trommelfellatrophie ($n = 5$): 4mal erfolgreich, keine Komplikationen, 1mal probatorisch bei MST und Tympanosklerose: keine Hörverbesserung, nach 1 Woche wieder entfernt. 2mal Wechsel des Röhrchens wegen Verlegung.

Diskussion

Befürchtungen, daß das sehr kleine Minimalpaukenröhrchen leicht verstopfen würde, haben sich bei uns nicht bestätigt. Bei Vermeidung des Valsalva-Manövers und einmaligem Herausdrücken des Ergusses kam es nur 3mal bei 23 Fällen zur Verklebung des Röhrchens.

Das für Patienten und Arzt oft unangenehme und nicht immer erfolgreiche Reinigen des Paukenröhrchens entfällt.

Statt dessen läßt sich ein verlegtes Minimalpaukenröhrchen leicht und schmerzlos austauschen. Eine vorzeitige Spontanabstoßung haben wir 1mal nach vorheriger Paracentese gesehen.

Normalerweise sollte das Röhrchen ohne Paracentese eingesetzt werden. Es klemmt sich dann bei ausreichender Paukentiefe fest. Wie lange ein Minimalpaukenröhrchen im Durchschnitt spontan liegen bleibt, haben wir bisher noch nicht untersucht. Die Entfernung durch den Arzt gehört anders als bei konventionellen Paukenröhrchen zum Therapiekonzept.

Ein zu lange liegendes nicht mehr notwendiges Paukenröhrchen stellt eine Belastung und Gefährdung des Patienten dar. Demgegenüber ist die Entfernung des Minimalpaukenröhrchens atraumatisch. Eine bleibende Perforation ist nicht zu befürchten.

Zusammenfassend haben wir folgende Vorteile des Minimalpaukenröhrchens bei geplanter kurzer Liegedauer gesehen.

1. Minimales Trauma durch kleinen Durchmesser (0,9 mm), fehlenden Innenflansch und Wegfall der Paracentese. Daher auch bei Zustand nach Tympanoplastik und atrophischem Trommelfell verwendbar.
2. Praktisch schmerzfreie Applikation mit DMSO-Lidocain-Oberflächenanästhesie (15 min).
3. Einfaches Einsetzen, Wechseln und Entfernen ohne Schmerz und ohne Gefahr einer bleibenden Perforation.
4. Inertes Material, dadurch selten allergische oder entzündliche Reaktionen, keine „Plastikinfektionen". Aufgrund des geringen Risikos kann die Indikation auch in Zweifelsfällen weiter gestellt werden als beim konventionellen Paukenröhrchen.

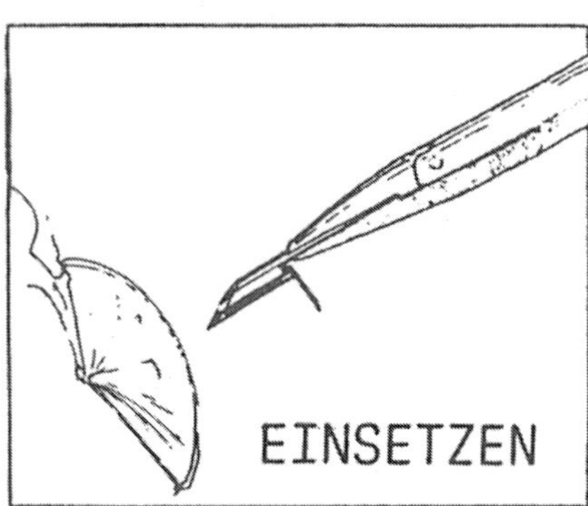

Abb. 1

237. J. Hartwein, F. Stamer, H.-W. Pau (Hamburg):
Untersuchungen zur akustischen Resonanz des äußeren Ohres beim Ohrgesunden

238. Ch. Palm, G. Goebel, H. Abeken, M. Bräuherr (Prien):
**Gestaltungstherapie bei Patienten mit chronischem Tinnitus –
Integration in ein verhaltenstherapeutisch
orientiertes stationäres Behandlungskonzept**

239. H. Hart, U. Beimert, Th. Vogl (München):
Vestibulärer Schwindel als Initialsymptom eines Parotisrezidivtumors

Das adenoidzystische Karzinom ist ein durch langjährige Krankheitsverläufe und große Rezidivfreiheit gekennzeichneter maligner Speicheldrüsentumor, dessen Sitz in 20% der Fälle die Gl. parotis ist.

Der vorliegende Fall berichtet von einem Rezidiv, das 16 Jahre nach radikaler Parotidektomie durch eine ungewöhnliche Symptomatik apparent wurde:

Hierbei litt die 67jährige Patientin erst seit wenigen Wochen vor Diagnosestellung unter uncharakteristischen Schwindelattacken. Bei der klinischen Untersuchung fand sich eine derbe Schwellung des rechten Mastoids. Durch Palpieren dieser Region ließ sich regelmäßig ein grobschlägiger Rechtsnystagmus auslösen.

Im kranialen Computertomogramm zeigte sich ein großer raumfordernder Prozeß im Bereich des rechten Mastoids. In der selektiven arteriellen DSA der rechten A. vertebralis fand sich kein Nachweis von Tumorgefäßen sowie eine regelrechte Darstellung der A. basilaris. Dies kann als Hinweis auf eine primär extrakranielle Raumforderung betrachtet werden.

Operative Entfernung und histologische Aufarbeitung des extradural gelegenen Tumors bestätigten den Verdacht eines Rezidivs des adenoidzystischen Karzinoms. Die Schwindelsymptomatik verschwand postoperativ innerhalb von 10 Tagen.

Anhand des skizzierten Falles muß auf die Dringlichkeit einer lebenslangen, regelmäßigen Tumornachsorge nach Auftreten eines adenoidzystischen Karzinoms – und seiner vermeintlichen radikalen Entfernung – hingewiesen werden.

240. U. Wesselmann, U. Reker, K. Wolschendorf (Kiel):
Objektive Analyse von Rauhigkeit und Verhauchung einer Stimme

Rauhigkeit und Verhauchung der Stimme entstehen durch Aperiodizitäten des Glottissignals bzw. Strömungsturbulenzen. Dabei entspricht die Rauhigkeit einer multiplikativen oder aufmodulierten Störung, hervorgerufen durch unterschiedliche Spannung oder differente Massen beider Stimmlippen. Eine Verhauchung ist hingegen mehr als ein additives Geräusch bei Schlußinsuffizienz der Glottis anzusehen. Durch die Bestimmung von additivem und multiplikativem Geräusch wird demnach eine Differenzierung der Stimmstörung hinsichtlich Rauhigkeit und Verhauchung geliefert.

Zur Stimmreinheitsanalyse wird der gehaltene Vokal [a:] herangezogen. Für einen 812 ms langen Ausschnitt aus dem digital aufgezeichneten Vokal wird die Autokorrelationsfunktion (AKF) berechnet. Die AKF beschreibt die Regelmäßigkeit des akustischen Signals; die Periodizität des Glottissignals wird also durch den Korrelationskoeffizienten nach jeweils einer Grundperiode charakterisiert. Es werden deshalb jeweils nur die Korrelationskoeffizienten der Grundschwingung aus der AKF bestimmt. Der Korrelationskoeffizient nach der ersten Schwingungsperiode liegt um so dichter an 100%, d.h. dem Wert für totale Korrelation, je geringer die dem Stimmsignal überlagerten Störungen sind. Der weitere Abfall des Korrelationskoeffizienten für die folgenden Perioden wird hauptsächlich durch die dem Signal aufmodulierten Störungen bestimmt. Aus dem Periodenautokorrelogramm läßt sich demnach ein Wert für das additive und das multiplikative Rauschen im Stimmsignal bestimmen.

241.   J. A. Werner, W. Schade, V. Helbig, H. Rudert (Kiel):
Vergleichende Untersuchungen zum Verhalten von Endotracheallasertuben
unter CO$_2$-Laserbestrahlung

242.   M. Schrader, H. Guggenberger (Essen/Tübingen):
Pulsoxymetrie als Indikator zum Tracheostomaverschluß nach Lateralfixation

Ziel der Untersuchung ist es, ein objektives Meßverfahren zu entwickeln, mit dem die subjektive Angabe des Patienten zur Verträglichkeit nach probatorischem Verschluß eines Tracheostoma nach Lateralfixation vorausgesagt werden kann. Die Methode soll ungefährlich und ohne Belastung für den Patienten sein, und sie soll vom Patienten unabhängig durchgeführt werden können. Diese Voraussetzungen erfüllt die beat-to-beat Puls-Oxymetrie. Dabei wird spektralphotometrisch die arterielle Sauerstoffsättigung im peripheren Blut gemessen.

Nach einer 5minütigen Ruhepause und einer 3minütigen Meßphase, um einen *Ausgangswert* zu erhalten, erfolgte ein provisorischer Tracheostomaverschluß durch Abkleben, eine 5minütige Ruhepause und wiederum eine 3minütige Meßphase, um den *Ruhewert* festzustellen. Anschließend erfolgte eine körperliche Belastung von 5 min Dauer oder bis zum Abbruch (*Belastungsphase*). Falls vom Patienten Luftnot angegeben wurde, wurde die Untersuchung abgebrochen und das Tracheostoma neu eröffnet. Zum Schluß erfolgte eine 5minütige *Erholungsphase* – je nach Verlauf der Untersuchung mit offenem oder geschlossenem Tracheostoma.

Untersucht wurden 18 Patienten mit einer beidseitigen Rekurrensparese. Entweder erfolgte eine Arytaenoidektomie und Lateralfixation nach Kleinsasser oder nach Langnickel und Koburg oder eine Arytaenoidektomie und Chordektomie mit dem CO$_2$-Laser.

Während der körperlichen Belastung klagte ein Teil der Patienten (3 von 18) über Atemnot, die zum Abbruch der Untersuchung führte. In dieser Gruppe kommt es trotz Neueröffnung des Tracheostoma zu einem erheblichen Abfall der Sauerstoffsättigung auch in der Erholungsphase. Patienten, die erfolgreich operiert wurden, zeigten nach Tracheostomaverschluß eine deutliche Zunahme der respiratorischen Schwankung der Sauerstoffsättigung, die auch unter der Belastung anhält. Ursache ist die bessere Blähung der Lunge bei relativ erhöhtem exspiratorischem Atemwegswiderstand. Bei Patienten, bei denen der Versuch abgebrochen werden mußte, fehlen diese Schwankungen zu Beginn. Sie setzen erst in der Erholungsphase ein als Zeichen der reaktiven Hyperventilation bei vorheriger Hypoxämie.

Überraschenderweise muß festgestellt werden, daß zum Zeitpunkt der subjektiven Beschwerde „Luftnot" noch keine Hypoxämie vorliegt. Ein Ergebnis kann also mit der Pulsoxymetrie nicht vorhergesagt werden. Das Ausmaß der Insuffizienz läßt sich jedoch im weiteren Verlauf deutlich und unabhängig vom Patienten demonstrieren.

243.   P. Gundlach, Chr. Radtke, J. A. Weisemann (Berlin):
Seltener Fall eines kongenitalen Larynxchondroms – Eine Fallbeschreibung

244.   J. Kainz, G. Friedrich, F. Anderhuber (Graz):
Morphologische Charakteristika einer komplexen Hemmungsmißbildung
des Kehlkopfskelettes

An 6 erwachsenen Patienten konnte mit Hilfe der Computertomographie eine „ventrale Umfassung des Schildknorpels durch das Zungenbein" nachgewiesen werden. Durch deskriptive Beurteilung und Vermessung des Schildknorpels an den CT-Bildern entsprechend der von uns entwickelten Methode nach erfolgter laryngologisch-phoniatrische Exploration war es uns möglich, erstmalig die morphologischen und klinischen Charakteristika dieser komplexen Hemmungsmißbildung aufzuzeigen:

1. Persistieren der phylogenetisch und ontogenetisch zumindest vorübergehend vorhandenen Lagebeziehung zwischen Zungenbein und Schildknorpel.
2. Normale Lage des Gesamtkehlkopfes bezogen auf die HWS.
3. Weibliche Schildknorpelkonfiguration: Der Thyroidwinkel der 3 männlichen Patienten lag sogar über den weiblichen Durchschnittswerten.
   Weibl.: Supraglottis 102°, Glottis 115°,
   Männl.: Supraglottis 80°. Glottis 94°.
4. Neigung zu Wachstumsstörungen des Schildknorpels: Asymetrisches Wachstum der Schildknorpelplatten, Überkreuzungsphänomen der Arytaenoidknorpel, Glottisschiefstand.
5. Uncharakteristischer Typ des Zungenbeines: Parabelförmig, hyperbelförmig oder hufeisenförmig.
6. Breites Corpus ossis hyoidei.
7. Eindeutig verkürzter Zungenbein-Stimmlippenabstand, gemessen im seitlichen Topogramm: Mittelwert von 7,4 mm gegenüber 14,8 mm (männl.) und 13,0 mm (weibl.).
8. Die „Posteriore Verbindung" zwischen großem Zungenbeinhorn und oberem Schildknorpelhorn stellt das zweite atavistisches Merkmal dar, bei dem die embryonale Lagebeziehung zwischen Hyoid und Thyroid bestehenbleibt. Es kommt jedoch unabhängig von der ventralen Umfassung vor, sodaß nur einer der 6 Patienten diese aufwies.

Aus den Computertomographiebildern wurde ein drei-dimensionales Bild des Kehlkopfskelettes mit dem von uns beschriebenen atavistischen Merkmal – Ventrale Umfassung des Schildknorpels durch das Hyoid – rekonstruiert und in der Air-Brush-Technik dargestellt. Die Gegenüberstellung mit einem „normal" entwickelten Kehlkopfskelett eines Menschen sowie eines platyrrhinen Affen unterstreicht die Formbesonderheiten dieses atavistischen Merkmales.

245. J. A. Werner, M. Schünke, H. Rudert (Kiel): Das submuköse Lymphgefäßsystem des Sinus Morgagni – Struktur und deren Analyse aus onkologischer Sicht

246. V. Gerein, B. Zapf, H.-P. Zenner, G. Schlöndorff et al. (Frankfurt/Tübingen/Aachen/Fulda/Erlangen): Humana Papilloma Virus (HPV)-Nachweis im Verlauf der alpha-Interferon (IFN)-Therapie der juvenilen Larynxpapillomatose und dessen Bedeutung für die Prognose

Die juvenile Larynxpapillomatose ist die häufigste Tumorerkrankung des Larynx im Kindesalter. In den letzten Jahren wurde die HPV-Ätiologie durch elektronenmikroskopischen, immunhistochemischen und direkten Virusnachweis belegt. Untersuchungen der HPV-Persistenz im Genitalbereich von Frauen haben gezeigt, daß eine Korrelation zwischen HPV-Typ und der Pathohistologie der induzierten Läsionen vorliegt. Aus diesem Grund schien es uns wichtig zu prüfen, welche HPV-Typen bei den einzelnen Patienten mit juveniler Larynxpapillomatose vorliegen. Inwieweit eine Korrelation zwischen nachgewiesenem HPV-Typ und Alter bei Erkrankungsbeginn, Lokalisation, Ausbreitung, Rezidivhäufigkeit und Erkrankungsdauer besteht, war ebenso zu prüfen wie die Frage, wie die HPV-Persistenz während der alpha-Interferon-Therapie nach dem individuell ermittelten Dosierungsschema abläuft. In die Studie wurden 63 Patienten aufgenommen, von denen 28 einer Therapie mit einer Dosierung von $2-6 \times 10^6$ U/m² i. m. zwei- bis dreimal pro Woche unterzogen wurden. Im Verlauf der Therapie wurde mit der Southern-blot-DNA-Hybridisierungsmethode ein HPV-Nachweis im Biopsiematerial dieser Patienten durchgeführt. Bei den auswertbaren Daten von 22 Patienten (6 sind $< \frac{1}{2}$ Jahr in Beobachtung) fand sich keine Korrelation zwischen HPV-Typ und dem Erkrankungsbeginn bzw. der Erkrankungsdauer, jedoch zwischen dem HPV-Typ und der Lokalstatusausbreitung der rezidivierenden Larynxpapillomatose. Alle 3 Patienten mit Lungenbefall hatten HPV 11. Bei 12 Patienten mit Ausbreitung der Papillomatose in die Trachea hatten zwei Patienten HPV 18, neun HPV 11 und nur einer HPV 6. Unabhängig von der Lokalisation und dem HPV-Typ haben alle Patienten auf die IFN-Therapie angesprochen. Im Vergleich zu Patienten mit einem anderen HPV-Typ ist ein Remissionsstatus bei JLP mit isoliertem Kehlkopfbefall und HPV 6-Nachweis unter IFN-Therapie leichter zu erreichen. Bei einer Patientin mit HPV-Nachweis in dem Epithelium, das aus dem früheren Papillomgebiet entnommen wurde, kam es nach dem Absetzen der IFN-Therapie trotz klinisch-histologischer Remission zum Rezidiv. Bei fünf Patienten, bei denen die Langzeit-IFN-Therapie erst abgesetzt wurde, nachdem sie die letzten 2 Jahre der Therapie HPV-frei blieben, ist kein Rezidiv aufge-

treten. Die posttherapeutische Beobachtungszeit beträgt $^6/_{12}$ bis 2 Jahre. Einer der 63 beobachteten Patienten hat sich einer Behandlung nur unregelmäßig unterzogen; er verstarb im Alter von 12 Jahren an der malignen, entarteten Papillomatose mit Lungenbefall nach jahrelang progressiv verlaufener Erkrankung. Im Papillomgewebe dieses Patienten wurde HPV 11 nachgewiesen.

247. M. Lörz, R. Bettinger, M. Steegmüller, M. Albrecht (Frankfurt/Main): Untersuchungen zum Tumormarker SCC – Bestimmungen im Serum und im Zytosol von Tumorpatienten

Durch die Bestimmung des Tumormarkers SCC sowohl im Serum, als auch im Zytosol der Tumorzellen wird versucht, ein besseres Verständnis für das bisher bekannte Verhalten dieses Markers zu erhalten. Die Wertigkeit dieser Untersuchungen wird durch die immunhistochemische Darstellung des Tumormarkers am histologischen Schnitt verbessert. Unsere Ergebnisse zeigen keine eindeutige Korrelation zwischen SCC-Gehalt im Serum und den verschiedenen klinischen Parametern. Es läßt sich allerdings ein Trend ableiten, daß mit zunehmendem histopathologischen Differenzierungsgrad auch der SCC-Wert ansteigt.

Dies steht im Einklang mit den Resultaten anderer Arbeitsgruppen. Die Bestimmung von SCC im Zytosol der Tumorzellen bringt zunächst keine Verbesserung für die Anwendbarkeit dieses Tumormarkers.

Die verschiedenen Befundkonstellationen (z.B. hoher Serum- und hoher Zytosolgehalt; niedriger Serum- und hoher Zytosolgehalt ...) können durch Membranstörungen (defekter release-Mechanismus, unterschiedliche Diffusionsgradienten) erklärt werden. Die Immunhistochemie ist dabei ein wertvolles Hilfsmittel um nachzuweisen, daß der Tumormarker auch wirklich exprimiert wird.

248. P. Kraus, I. Weirauch, F. X. Brunner (Würzburg): Retrospektive Studie verschiedener primär und sekundär eingesetzter Zytostaseschemata bei Kopf-Halstumoren

249. H.-J. Welkoborsky, I. Wissen-Siegert, M. Bernal-Spekrelsen (Mainz): Ergebnisse und unerwünschte Nebenwirkungen der Polychemotherapie ausgedehnter Oro-Hypopharynxkarzinome mit Carboplatin/5-Fluorouracil

Im Rahmen einer randomisierten prospektiven Studie wurden 30 Patienten mit ausgedehnten Oro-Hypopharynxkarzinomen mit einer primären Chemotherapie behandelt. 15 Patienten erhielten die Zytostatikakombination 5-Fluorouracil/Cisplatin (1 000 mg 5-Fluorouracil/m² Körperoberfläche an Tag 1 bis Tag 5 als Dauerinfusion, 100 mg Cisplatin/m² Körperoberfläche an Tag 1), 15 Patienten erhielten die Zytostatikakombination 5-Fluorouracil/Carboplatin (1 000 mg 5-Fluorouracil/m² Körperoberfläche an Tag 1 bis Tag 5 als Dauerinfusion, 400 mg Carboplatin/m² Körperoberfläche an Tag 1). Es wurden die Remissionsraten, die unerwünschten Nebenwirkungen sowie die nephro-, myelo- und ototoxischen Effekte dokumentiert.

Die Zytostatikakombination 5-Fluorouracil/Carboplatin zeichnete sich durch deutlich geringere unerwünschte Nebenwirkungen aus: bei keinem Patienten konnte eine Leukopenie von <4000 Leukocyten/µl beobachtet werden. Eine mäßige Alopecie bestand nur bei einem Patienten, eine ulceröse Mucositis wurde bei 2 Patienten beobachtet, therapiebedürftiges Erbrechen nur bei einem Patienten.

Die Veränderungen des Tonschwellenaudiogramms als Hinweis für eine ototoxische Wirkung des

Carboplatin betrafen vornehmlich den Hochtonbereich. Die Welle I der akustisch evozierten Potentiale (cochleäre Antwort) zeigte einen Anstieg der durchschnittlichen Latenz um ca. 10% bei Einsatz von Carboplatin, ca. 20% bei Einsatz von Cisplatin.

Hinsichtlich der antineoplastischen Wirksamkeit wurden bei Einsatz von 5-FU/Cisplatin in 3 Fällen komplette Tumorremissionen erzielt, in 11 Fällen partielle Remissionen. Demgegenüber fanden sich in der 5-FU/Carboplatingruppe in nur einem Fall eine komplette Remission, in 9 Fällen partielle Remissionen.

Die Zytostatikakombination aus 5-FU/Carboplatin ist insbesondere bei Patienten mit Einschränkung der Nierenleistung, Anämie, Innenohrschäden und reduziertem Allgemeinzustand als Alternative zu der Kombination aus 5-FU/Cisplatin anzusehen.

250. D. Höhmann (Würzburg):
Vorstellung einer kombinierten Nähr- und Saugsonde zur Hypopharynx- und Ösophagusdrainage

251. W. Goertzen, K. Jach (Erlangen):
Simultane Manometrie und Elektromyographie – Funktionsdiagnostik pharyngealer Schluckstörungen

252. U. Beimert, G. Grevers, Th. Vogl (München):
Differentialdiagnose zervikaler Schwellungen – Thrombose der Vena subclavia

In die Differentialdiagnose zervikaler Schwellungen müssen sehr viele verschiedene Krankheitsbilder einbezogen werden. Gefäßprozesse spielen dabei quantitativ eine untergeordnete Rolle.

In der vorliegenden Kasuistik wird der Fall einer Patientin geschildert, die sich mit einer akut aufgetretenen Raumforderung im Bereich der linken Regio supraclavicularis notfallmäßig vorstellte. Innerhalb weniger Stunden kam es zusätzlich zu ziehenden Schmerzen im linken Arm und einer leichten Schwellung der linken Hand.

Computertomographisch zeigten sich im Bereich der beschriebenen Schwellung regelrechte anatomische Strukturen. Allerdings konnte auch nach Kontrastmittelgabe die linke V. subclavia nicht dargestellt werden. Auffällig war weiterhin ein Netz von offenbar dilatierten kleineren Venen.

Der dem Krankheitsgeschehen zugrundeliegende thrombotische Gefäßverschluß konnte exakt erst mittels der digitalen Subtraktionsphlebographie nachgewiesen werden.

Da eine Thrombolyse bei der Patientin wegen einer vorbestehenden hämorrhagischen Diathese kontraindiziert war, wurde eine Antikoagulantientherapie mit Heparin in Form einer intravenösen Dauerinfusion eingeleitet. Hierdurch konnte eine Rekanalisation des Gefäßes mit einer Rückbildung sämtlicher Symptome innerhalb von 5 Tagen erreicht werden.

Tiefe Venenthrombosen sind im Bereich der oberen Körperhälfte eher seltene Ereignisse. Ursächlich liegt dem Krankheitsgeschehen meist eine Tumorkompression, eine Komplikation nach Venenverweilkatheter oder ein Schultergürtelkompressionssyndrom (z. B. Halsrippe) zugrunde. Gelegentlich – wie in unserem Fall – gelingt die ätiologische Klärung nicht. Wegen der drohenden thromboembolischen Komplikationen (z. B. Lungenembolie) ist die Erkrankung als lebensbedrohliches Geschehen zu werten. Therapeutisch wird neben einer sofortigen Immobilisation des Patienten die möglichst frühzeitige Thrombolyse angestrebt. Bei Kontraindikationen wird statt dessen eine Antikoagulantientherapie durchgeführt. Die operative Thrombektomie ist primär bei einer drohenden Extremitätengangrän indiziert.

253. B. Schuknecht, M. Ratzka, J. Müller (Würzburg):
Sinusthrombose-Hirnabszeß. Stellenwert neuer bildgebender Verfahren in der Diagnostik endokranieller Komplikationen entzündlicher Nebenhöhlen- und Ohrenerkrankungen

254. W. Kehrl, A. Rauchfuss, N. Freckmann (Hamburg):
Die Neurofibromatose im Kopf-Hals-Bereich

255. W. Posawetz, R. Einspieler, A. Scherlacher, F. Ebner (Graz):
Zum Einsatz der Magnetresonanztomographie in der Diagnostik
von malignen Expansionen der Mundhöhle und des Pharynx

256. J. U. Quetz (Kiel):
Ultraschalldiagnostik bei Indikation und Planung operativer Eingriffe

257. A. Riederer, Th. Vogl, E. Wilmes, G. Grevers et al. (München):
Wertigkeit der Kernspin-Tomographie bei Erkrankungen der HIV 1-Infektion
im Kopf-Hals-Bereich

Unter den neueren radiologischen Untersuchungsmethoden eignet sich vor allem die Kernspin-Tomographie zur Bestimmung von Lokalisation, Ausdehnung und Gewebebeschaffenheit bei Weichteilveränderungen im Kopf-Hals-Bereich. Diese Untersuchungstechnik basiert auf der Verwendung speziell konstruierter Oberflächenspulen, die eine verbesserte räumliche Auflösung gestatten. Mit Hilfe eines paramagnetischen Kontrastmittels (*KM*), Gd-DTPA, können der Vaskularisierungsgrad einer Läsion bestimmt und Nekrosen lokalisiert werden. Verschiedene Aufnahmeparameter erlauben die Unterscheidung zwischen aktiven entzündlichen Prozessen und tumorösen Raumforderungen. So sind Entzündungen durch stark verlängerte T2-Zeiten bei unauffälligen T1-Werten und einem signifikanten Kontrastmittel „uptake" gekennzeichnet. Neoplasien dagegen weisen nur mäßig verlängerte T2-Zeiten, bei verlängertem T1-Wert und geringer KM-Aufnahme auf. Weitere Vorteile sind: das Fehlen der Strahlenbelastung, das Vermeiden von Artefakten durch Zahnmetall sowie die multiplen dreidimensionalen Abbildungsmöglichkeiten.

Im Rahmen einer prospektiven Studie wurden 11 von 105 HIV-positiven Patienten mit Erkrankungen unterschiedlicher Beschaffenheit und Lokalisation im Kopf-Hals-Bereich untersucht. In allen Fällen erwies sich die Kernspin-Tomographie als vorteilhaft. Im Bereich des Gesichtsschädels fanden sich ein Siebbein„tumor" und eine Sinusitis maxillaris, im Bereich der Gl. parotis eine chronische Sialadenitis, ein Burkitt-Lymphom und zweimal lymphoepitheliale Zysten, im Bereich des Mundbodens ein Plattenepithelkarzinom, im Bereich der Gl. submandibularis ein weiteres Burkitt-Lymphom, im lateralen Halsdreieck ein Hodgkin-Lymphom und im Oropharynx zweimal Kaposi-Sarkome sowie einmal eine massive Zungengrundtonsillenhyperplasie.

Die *Kernspin-Tomographie* ermöglicht gerade bei einem Krankheitsbild, wie der *HIV-Infektion*, welche durch *Weichteilveränderungen* (Tumoren und Entzündungen) geprägt ist, eine *verbesserte Diagnostik*.

258. B. Weber, M. Schrader, R. Iniger (Tübingen):
Das maligne Hämangioperizytom

1% aller Gefäßtumoren sind Hämangioperizytome. Die Diagnostik (Histologie) und Therapie dieser Tumoren, von denen ein Drittel im Kopf-Hals-Bereich auftritt, ist oft problematisch. Wir berichten über 9 Patienten, die von 1970–1988 an der HNO-Klinik der Universität Tübingen behandelt und nachbetreut wurden. Die Primärlokalisationen waren: Felsenbein 2 ×, Keilbeinhöhle 2 ×, Siebbeinzellsystem 1 ×, nuchale Halsweichteile 1 ×, Schädelbasis 1 ×, Parotis 1 × und weicher Gaumen 1 ×. Bei drei dieser Patienten kam es zu Metastasierung in Lunge, Leber, die Weichteile des Halses und ins Skelettsystem. Trotz intensiver Therapie – auch Chemotherapie – verstarben alle diese Patienten. Um die Histologie mit dem klinischen Verlauf zu korrelieren, wurden alle vorhandenen Präparate unserer Patienten histologisch nachuntersucht. Es ließ sich bei unseren Patienten keine Korrelation zwischen histologischem Erscheinungsbild und klinischem Verlauf finden, was auch in der Literatur kontrovers diskutiert wird. Die Therapie der Wahl ist die großzügige lokale Excision eventuell mit Radiatio kombiniert. Bei unseren Patienten konnte durch Radiotherapie (70 Gy) eine Tumormassenre-

duktion und über Jahre hinweg anhaltende Remission erreicht werden. Besonders bei Tumoren des Nasen/Nasennebenhöhlensystems, bei denen die großzügige lokale Excision unmöglich oder äußerst problematisch ist, konnten wir langanhaltende Remissionen beobachten. Die in vier Fällen angewandte Chemotherapie hatte keinen Erfolg. Lebenslange Kontrolluntersuchungen und Selbstbeobachtung sind unabdingbar, da unabhängig von der Therapie nach vielen Jahren noch Rezidive auftreten. Die schwierige Prognose muß auch im Hinblick auf regelmäßige Kontrolluntersuchungen mit dem Patienten besprochen werden.

259. W. Hosemann, M. Kammel, G. Röckelein (Erlangen): Ist die Grundlamelle der mittleren Nasenmuschel eine verläßliche anatomische Struktur?

Nach der von den Autoren bereits veröffentlichten Technik wurden 52 Siebbein-Präparate im Sektionssaal gewonnen, bei 45 Präparaten konnte die Grundlamelle der mittleren Nasenmuschel präparatorisch dargestellt und vermessen werden.

Die genannte Grundlamelle trennte vorderes und hinteres Siebbein stets komplett, sie war „wasserdicht". Der Winkel von vorderer Grundlamelle zur Schädelbasis betrug in 80% der Fälle 80–90 °. Die A. ethmoidalis anterior lag in 40 Fällen anterior, in 5 Fällen posterior dieses Haftpunktes an der Schädelbasis. Der gleiche Punkt lag durchschnittlich 8,7 mm (0–22 mm) entfernt von dem anterioren Übergang der Frontobasis in die Stirnhöhlenrückwand. Die Gesamtlänge der Grundlamelle betrug im Mittel 40,89 mm (29,6–58,2 mm), sie ließ sich unterteilen in

ein anteriores und sagittal-frontales Drittel und zwei posteriore und horizontale Drittel.

In 6 Fällen (13%) war die Grundlamelle derart nach anterior ausgelenkt, daß eine oder zwei Siebbeinzellen des Bulla-Wulstes bereits als zum hinteren Siebbein gehörig betrachtet werden mußten. Der Operateur hätte in derart gelagerten Fällen bei der Eröffnung der Bulla bereits eine Drainage des hinteren Siebbeines vorgenommen.

24 Grundlamellen wurden histologisch in routinemäßigen Schnitten und Färbungen untersucht. In $^2/_3$ der Fälle war die zum vorderen Siebbein gehörige Mukosa der Grundlamelle eindeutig drüsenreicher als die posteriore Schleimhaut. In einem weiteren ¼ war die Grundlamelle beidseits von gleichartiger Schleimhaut überzogen.

260. G. Grevers, U. Heinzmann (München): Ultrastrukturelle Gefäßveränderungen der pathologischen Nasenschleimhaut

Nach der systematischen Bearbeitung der endonasalen Angioarchitektur am Tiermodell erscheint die Korrelation mit klinischen Fragestellungen sinnvoll.

Unter funktionell-morphologischen Gesichtspunkten – das ergaben die experimentellen Voruntersuchungen – schien die Auswertung ultrastruktureller Gefäß- bzw. Endothelveränderungen mit Hilfe der Transmissionselektronenmikroskopie (TEM) besonders erfolgversprechend zu sein.

Unter den in Frage kommenden Krankheitsbildern bot sich wegen der am ehesten zu erwartenden

Gefäßveränderungen zunächst die allergische Rhinopathie an. Als weiteres Krankheitsbild, dessen Genese noch weitgehend unklar ist und bei dem keine hypothetische Aussage zur Gefäßsituation möglich ist, wurde die Polyposis nasi in die Untersuchung miteinbezogen. Die intraoperativ gewonnenen Gewebeproben wurden für die TEM aufbereitet und unter einem ZEISS EM 10 A ausgewertet.

Besonders auf Endothelebene erbringen die gewonnenen Befunde einige neue Informationen zur speziellen Morphologie dieses Zellsystems unter pathologischen Bedingungen. Diese Ergebnisse vermögen Resultate früherer Untersuchungen einerseits zu ergänzen, andererseits aber auch zu widerlegen. In diesem Zusammenhang ist insbesondere das Phänomen der endothelialen Lückenbildung hervorzuheben, welches – zahlreichen Studien zufolge – bevorzugt im Rahmen akuter, pathologischer Reaktionen (z. B. experimentelles Ödem, mangelnde O_2-Zufuhr bei der Tumorvaskularisation etc.) auftreten soll. In der vorliegenden Arbeit wird nachgewiesen, daß diese ultrastrukturellen Besonderheiten durchaus auch bei chronischen Krankheitsprozessen und bei ansonsten intaktem Endothelzellverband verifizierbar sind. Unterschiede zu anderen Untersuchern haben sich außerdem in der Gefäßmorphologie bei allergischer Rhinopathie ergeben. Während diese Autoren an Muschelpräparaten „allergischer" Patienten teilweise schwerste Zellschädigungen auch in der Gefäßwand selbst feststellen konnten, fand sich an unseren Septumpräparaten kein Anhalt für Veränderungen der vaskulären Struktur und Ultrastruktur. Hieraus wird auf eine unterschiedliche Reagibilität von Muschel- und Septumschleimhaut geschlossen.

261. F. Härle, C. Hoffmann (Kiel):
Die Geschichte der Kieferhöhlenoperation

262. U. Heinzmann, G. Grevers, J. Plendl (München):
Prä- und perinataler Entwicklungsstand olfaktorischer Rezeptoren

Die Perzeption von Duftstoffen und Weiterleitung der Reize erfolgt mit Hilfe apikaler Zilien der Dendriten olfaktorischer Rezeptorzellen. Dabei reagieren, wie elektro-physiologische Untersuchungen zeigen, perinatale olfaktorische Rezeptoren spezifischer als fetale Rezeptoren (Gesteland et al. 1982). Bei dieser Studie steht daher der Vergleich von ultrastrukturellen Veränderungen und Lektin-Bindungsverhalten olfaktorischer Rezeptorneurone während der fetalen und perinatalen Entwicklung der NMRI-Maus im Vordergrund.

Diese Untersuchungen wurden an Albinomäusen des NMRI-Auszucht-Stammes der GSF, Neuherberg, während der Fetalentwicklung am 14. und 17. Gestationstag (GT) und zwei Tage postnatal durchgeführt. Die Feten wurden in phosphatgepufferter (pH 7,3), 1%iger Glutaraldehydlösung immersionsfixiert. Die 2 Tage alten Tiere wurden perfusionsfixiert und alle Proben gewaschen, entwässert, getrocknet, mit Gold beschichtet und in einem Raster-Elektronenmikroskop untersucht.

Die lektinhistochemischen Studien wurden an $HgCl_2$-fixierten, paraffineingebetteten Proben mit einem Horseradishperoxidase-Konjugat des Lektins Dolichos biflorus Agglutinin (HRP-DBA) durchgeführt.

Am 14. GT lassen sich im kaudo-dorsalen Bereich der Nasenhöhlen folgende charakteristische Merkmale des sich differenzierenden olfaktorischen Epithels erkennen: seine Oberfläche ist mit kurzen Mikrovilli besetzt und zeigt die Zellgrenzen der primitiven Stützzellen. Dazwischen ragen etwa 1 μm große, blasenförmig aufgetriebene Dendritenenden der Rezeptorzellen einzeln oder in Gruppen bis zu 5 angeordnet, über die Oberfläche des Epithels. Die Dendritenenden sind mit wenigen Ausnahmen jeweils mit einer 0,2–1 μm langen Primärzilie ausgestattet.

Mehrere Primärzilien sind in diesem Entwicklungsstadium nur an einzelnen Dendriten zu beobachten.

Möglicherweise sind diese schon weiter differenzierten olfaktorischen Neurone mit jenen vereinzelten identisch, die sich zu diesem Zeitpunkt mittels Lektinhistochemie darstellen lassen.

Am 17. GT sind die apikalen Feinstrukturen im olfaktorischen Epithel an den Conchae ethmoidales ausdifferenziert. Die Mikrovilli sind auf den Stützzellen auffällig verlängert. Inzwischen sind die Dendritenenden multiziliär ausgestattet und ein Teil dieser Zilien ist auf 10–30 μm in charakteristischer Weise verlängert. Ein kurzer Anfangsteil verschmälert sich rasch auf etwa die Hälfte seines Durchmessers und sein distales Segment kann teilweise noch über 50 μm auf der Epitheloberfläche verfolgt werden.

In den mit DBA markierten Schnitten sind die olfaktorischen Neurone einschließlich ihrer Dendriten und Axone positiv dargestellt.

Am 2. Tag nach Geburt sind auf den Conchae ethmoidales die apikalen Feinstrukturen des olfaktorischen Epithels – der olfaktorische Saum – so dicht, daß die Dendritenenden meist bei der Aufsicht verdeckt sind. Der olfaktorische Saum ist regional unterschiedlich dicht, so daß auch an manchen Stellen die olfaktorischen Rezeptoren gut beobachtet werden können. Die olfaktorischen Rezeptorneurone unterscheiden sich perinatal morphologisch von denen während der Fetogenese dadurch, daß die Mehrzahl ihrer Zilien jeweils ein dünneres, unterschiedlich langes distales Segment ausbildet.

Auch in diesem Entwicklungsstadium sind die olfaktorischen Neurone mittels DBA gut darstellbar. Während der Fetalentwicklung steigt der Prozentsatz lektinbindender Neurone stetig an, aber selbst im adulten olfaktorischen Epithel existieren sowohl lektinpositive als auch -negative Neurone nebeneinander (Plendl u. Schmahl 1988).

Sowohl die raster-elektronenmikroskopische (Heinzmann et al. 1988) als auch die lektin-histochemischen Untersuchungen (Plendl u. Schmahl 1988) zeigen, daß sich die olfaktorischen Neurone selbst bei der adulten Maus voneinander unterscheiden. Ob die Befunde auf dem unterschiedlichen Differenzierungsgrad der Neurone beruhen oder Ausdruck einer funktionellen Variabilität sind, ist unbekannt. Weitere Untersuchungen am olfaktorischen Epithel müssen klären, inwieweit elektronenmikroskopische und lektinhistochemische Befunde korreliert sind.

263. W. W. Kuchler, R. Kleinert (Graz): Immunhistochemische Darstellung der Riechbahn des Menschen

264. V. Reiman, S. Holtmann, U. Beimert et al. (München): Nicht-invasive Beurteilung von Tumoren im Kopf-Hals-Bereich mittels der in vivo-MR-Spektroskopie

Eine klinische Untersuchung des Stoffwechsels von Tumoren, die nicht-invasiv durchgeführt werden kann, ist heute mittels der Magnetresonanzspektroskopie (MRS) bereits in einigen Fällen möglich.

An einer SIEMENS 1.5 Tesla Ganzkörperanlage wurden primäre Tumoren, Metastasen sowie benigne Raumforderungen im Kopf-Halsbereich mittels Phosphor MRS und Oberflächenspulen untersucht. Aufgrund der Spektren ist sowohl der Energie- als auch der Membranstoffwechsel analysierbar. Für diagnostische Aussagen sind dabei insbesondere die Veränderungen der Konzentration und der Zusammensetzung der Phospholipide der Zellmembran verwendbar.

Die Spektren der verschiedenen Gewebsarten und Raumforderungen zeigen im Bereich der Phosphomonoester(PM)- und der Phosphodiester(PD)-Verbindungen, die Bausteine von Membranlipiden enthalten, charakteristische Veränderungen. Man findet, daß die PM- mit dem Aufbau, die PD-Konzentration mit dem Abbau der Zellmembranen und damit des Gewebes korrelieren. Dementsprechend ist im gesunden Gewebe eine niedrige, gleichhohe Konzentration im PM- und PD-Gebiet feststellbar. Dagegen weisen wachsende Neoplasmen eine Konzentrationserhöhung in diesen Bereichen auf, wobei die PM-Konzentration um so stärker überwiegt, je höher die Wachstumsgeschwindigkeit ist. In vitro Untersuchungen zeigen, daß im Normalgewebe und in benignen Tumoren die polare Gruppe der Membranphospholipide hauptsächlich Ethanolamin enthält, in malignen Neoplasmen dagegen zusätzlich vermehrt Cholin eingebaut wird. Dieser Stoff ist bei malignen Primärtumoren sowohl im PM- als auch im PD-Gebiet nachweisbar, bei Metastasen jedoch nur im PM-Gebiet. Dieser Befund liefert Hinweise dafür, daß maligne Tumorzellen einen sehr stark erhöhten Anteil Cholinhaltiger Phospholipide in der Membran enthalten, wodurch möglicherweise die Fähigkeit zur Metastasierung mitverursacht wird.

Bei einer therapiebedingten Regression von Tumoren konnte ein Anstieg der PD-Konzentration nachgewiesen werden, so wie es bei einem verstärkten Abbau von Zellmembranen und damit Gewebe zu erwarten ist. Diese Veränderung im Tumorstoffwechsel ist wesentlich frühzeitiger meßbar als irgendein anderer klinisch feststellbarer Parameter für das positive Ansprechen der Therapie.

Diese Ergebnisse zeigen, daß mittels der MRS auf nicht-invasive Weise solche Erkenntnisse über das Wachstumsverhalten und die Dignität einer Raumforderung gewonnen werden können, die für die Prognose und Therapieplanung von großer Bedeutung sind und die darüber hinaus auch zur Klärung der Mechanismen für das metastatische Wachstum maligner Tumoren beitragen können.

Verzeichnis der Vorträge

Archives of Oto-Rhino-Laryngology
Verhandlungsbericht 1989 der Deutschen Gesellschaft für Hals-Nasen-Ohren-Heilkunde

Abeken H, s. Palm Ch   247

Adamopoulos G, s. Ferekidis E   141

Adler D, Stell PM: Phase I-Studie zur Toxizität eines Cisplatin-Albumin-Komplexes bei vorbehandelten Plattenepithelkarzinomen im Kopf-Hals-Bereich   65

Adler D, s. Stell PM   99

Aero R: Zur Rolle von Nasennebenhöhlenkrankheiten bei allgemeinen HNO-Erkrankungen   169

Ahrens K-H, Schlenter WW, Weerda H: Zenkersches Divertikel – Endoskopische Schwellenspaltung oder äußerer Zugang   233

Ahrens K-H, s. Moldenhauer H   165

Ahrens K-H, s. Schlenter WW   178

Albanese S, s. Glanz H   130

Albanese S, s. Kleinsasser O   130

Albanese S, s. Schroeder H-G   46

Albrecht M, s. Lörz M   250

Anderhuber F, s. Kainz J   248

Anger Ch, s. Deitmer T   163

Arnhold-Schneider M, Schall H: Nichtmetaplastisches Plattenepithelvorkommen im Kehlkopfinneren und seine Beziehung zur Karzinomentstehung   22

Augspach F, Carmona S: Die späten akustisch-evozierten Potentiale bei nicht kooperativen Industriearbeiten   109

Aurbach G: Anleitung zur Entnahme der mittleren und hinteren Anteile des Nasennebenhöhlenkomplexes aus dem Leichenschädel   168

Aust G, Lohrer R, Waiß E, Obladen M: Frühe akustisch evozierte Potentiale als Hörscreening bei gefährdeten Neugeborenen   111

Aydin H, s. Müller J   233

Babaka W, s. Scherer H   213

Bachert C, Möller P, Ganzer U: Ist die Nasenschleimhaut zu einer selbständigen Immunglobulinsynthese fähig?   163

Bannert Ch, s. Bumm P   24

Bart Th, s. Giebel W   74

Bartsch HH, s. Gerlach R   64

Battle E, s. Gammert Ch   166

Battmer R-D, s. Gnadeberg D   127

Battmer RD, s. Laszig R   209

Bauer G, s. Silberzahn J   40

Baumeister R, s. Mees K   93

Baumgartner U, s. Löhle E   71

Beaufort F, s. Loidolt D   137

Beaufort-Spontin F, s. Scherlacher A   236

Beck Chl, s. Blessing R   40

Becker D, s. Laszig R   209

Becker H, s. Mayer-Brix J   197

Behbehani AA, s. Beimert U   128

Behbehani AA, s. Rasp G   167

Beigel A: Myokutane Pectoralis-major-Insellappenplastik und gefäßgestieltes Dünndarmtransplantat – Ein Langzeitvergleich zweier bewährter Methoden zur Defektrekonstruktion im Pharynx   92

Beigel A, Solich R, Schubert C, Henseler T: Die mikroskopisch kontrollierte Chirurgie des Basalioms im Kopf-Hals-Bereich   229

Beimert U, Behbehani AA, Walser E, Holtmann S: Zur operativen Therapie des Blepharospasmus gravis   128

Beimert U, Grevers G, Vogl Th: Differentialdiagnose zervikaler Schwellungen – Thrombose der Vena suclavia   251

Beimert U, s. Hart H   247

Beimert U, s. Reiman V   255

Beimert U, s. Schramm A   244

Benz B: Minimalpaukenröhrchen – Ein neues Konzept zur kurzzeitigen Paukenbelüftung   246

Benz B, s. Strenge H   223

Berg P-A, s. Wei N-R   75

Berg PH, s. Zanetti F   44

Berger P, Koja S, Rogowski M, Vollrath M: Der Lymphozytenstimulationstest (LST) mit Kollagen Typ II als Antigen zum Nachweis autoimmun bedingter Innenschwerhörigkeit (IOS)   79

Berghaus A, Hellmich S, Staindl O: Jacques Josephs Elfenbeinspäne für die Sattelnasenkorrektur – Spätergebnisse nach über 40 Jahren   158

Berhaus A, s. Breimeier I   241

Berghaus A, s. Gundlach P   99

Berghaus A, s. Jovanović S   105

Berghaus A, s. Wünsche B   100

Bergler W, Bier H, Ganzer U: Cisplatin-induzierte EGF-Rezeptorenverminderung   185

Bergler W, s. Bier H   187

Bernal-Spekrelsen M, s. Welkoborsky H-J   250

Bernecker F, s. Hörmann K   237

Bernhards J, s. Laubert A   60

Bertram G, Luckhaupt H, Krueger GRF: Das nasopharyngeale Karzinom (NPC) – Beeinflussung peripherer zellulärer Parameter durch Applikation von Interferon (IFN)   192

Bertram G, s. Luckhaupt H   177

Bettinger R, Knecht R, Lörz M, Ilberg Ch von: Zur Bedeutung des lymphophagozytären Zellinfiltrates bei Plattenepithelkarzinomen der Mundhöhle und des Pharynx   180

Bettinger R, s. Klima A   227

Bettinger R, s. Knecht R   192

Dettinger R, s. Lörz M   250

Bettingen R, s. Meyer-Breiting E   57

Bier H, Stoll Ch, Bergler W, Ganzer U: Serumfreie Wachstumsmedia für die humane Plattenepithelkarzinomlinie HLac 79   187

Bier H, s. Bergler W   185

Bleier R, Rochels R, Ettemeyer A: Holographische Deformationsanalyse der Schädelbasis   241

Blessing R, Schlenter WW, Beck Chl: Langzeitergebnisse der intratympanalen Gentamicintherapie des Morbus Menière   40

Blessing R, s. Schlenter WW   178

Bock B, s. Wilmes E   189

Böhme A, s. Clasen BPE   46

Böhme G, s. Kellermann S   230

Bömmel Th von, s. Deitmer T   163

Bonkowsky V, s. Clasen BPE   59

Bonkowsky VM, Hamann KF, Clasen B: Neurogene Tumoren im Kopf- und Halsgebiet   225

Bootz F: Der radiale Unterarmlappen: Anwendung,
    modifizierte Entnahmetechnik und Verschluß des Entnah-
    medefektes   128
Bootz F, Müller GH: Der radiale Unterarmlappen – Seine viel-
    seitige Anwendbarkeit in der plastischen Rekonstruktion
    des Kopf-Hals-Bereiches   94
Bowdler D, s. Stelle PM   99
Brandau P, s. Glanz H   60
Bräuherr M, s. Palm Ch   247
Braun R, s. Glaß W von   29
Brauneis J, Schröder M, Laskawi R: Plattenepithelkarzinome
    im Bereich der Glandula parotis – Metastase oder
    Primärtumor?   31
Breimeier I, Berghaus A: Langzeitergebnisse nach tierex-
    perimentellem Trachealersatz   241
Broek P van den, s. Manni JJ   231
Brunner C, s. Galić M   243
Brunner FX, Hagen R, Müller J: Möglichkeiten und Techniken
    mikrovaskulärer Defektrekonstruktion   128, 158
Brunner FX, Sold J, Buschmann W, Müller J: Chirurgische Or-
    bitadekompression durch erweiterte Ethmoidektomie bei
    endokriner Orbitopathie   90
Brunner FX, s. Eckstein MH   138
Brunner FX, s. Kraus P   250
Brunner FX, s. Müller J   233
Brusis T, s. Michel O   38
Bumm P, Bannert Ch: Ein neuer Speichel- und Schleimersatz
    für die oberen Luft- und Speisewege   24
Bumm P, s. Schauer R   235
Bunarecić A, s. Krmpotić-Nemanić J   72
Bursa-Zanetti Z, s. Zanetti F   44
Buschmann W, s. Brunner FX   90
Büttner M, s. Jolk A   34

Carmona S, s. Augspach F   109
Chatzimanolis E, s. Gavalas G   234
Clasen B, s. Bonkowsky VM   225
Clasen BPE, Hannig C, Böhme A, Wuttge-Hannig A: Der
    Schluckakt nach Laryngektomie – Eine
    röntgenkinomatographische Studie der Morphologie und
    Funktion des pharyngoösophagealen Übergangs   46
Clasen BPE, Töpfer M, Kneschaurek P, Bonkowsky V: High-
    Dose-Rate-Afterloading kombiniert mit interstitieller
    Hyperthermie bei der Rezidivbehandlung maligner Kopf-
    Hals-Tumoren   59
Clasen BPE, s. Kellermann S   230
Clasen BPE, s. Meier-Lenschow Th   67
Clasen BPE, s. Péré P   189
Clasen BPE, s. Steinhoff H-J   49

Damenz W, Laskawi R, Schröder M, Unger C: Hexadecyl-
    phosphochol in der topischen Therapie von Tumoren im
    Kopf-Hals-Bereich   194
Damenz W, s. Laskawi R   221
Daum B, s. Enzmann H   164
Deitmer T, Phadhana-anek S, Anger Ch, Bömmel Th von: Ver-
    halten des respiratorischen Flimmerepithels unter
    Narkose   163
Deitmer Th: Flimmertransport im subglottischen Raum bei
    Larynxkarzinomen   47
Desloovere Chr, Gerein V, Lodemann E, Draf W et al.:
    Langzeit-alpha-Interferon-Therapie bei rezidivierenden
    Larynxpapillomatose nach einem individuell ermittelten
    Dosierungsschema   193
Desloovere Chr, s. Klima A   227
Detlef M, s. Reker U   217

Diehl GE, Grevers G, Kastenbauer E: Zur Koinzidenz von Plat-
    tenepithelkarzinomen und Basaliomen des Kopf-Hals-
    Gebietes mit malignen Non-Hodgkin-Lymphomen   61
Dienes HP, s. Wlkoborsky H-J   62
Dietz H, s. Maier H   68
Disselbeck Th, Stennert E, Thumfart WF, Zanella F et al.:
    Familiäre Chemodektome am Beispiel von 3 Geschwistern
    mit Glomustumoren   225
Dokianakis G, s. Gavalas G   234
Döll W, s. Eckstein MH   138
Donath K, s. Hörmann K   237
Draf W, s. Desloovere Chr   193
Draf W, s. Filipponi K   102
Draf W, s. Mayer B   101

Ebeling O, s. Volling P   66
Ebert G, s. Kempf H-G   28
Ebner F, s. Posawetz W   252
Eckel HE, Zorowka P, Thumfart WF: Onkologische und
    funktionelle Ergebnisse nach endolaryngealer Laserresek-
    tion von Kehlkopfkarzinomen   216
Eckel HE, s. Thumfart WF   130, 215
Eckstein MH, Brunner FX, Döll W: Untersuchungen zur bak-
    teriellen Belastung von Rhinomanometriemasken   138
Ehrenberger K, s. Grasl MCh   92
Eichhorn Th, Roos M: Über die plötzlich gleichzeitig
    auftretende Minderung der Hör- und Gleichgewichtsfunk-
    tion unbekannter Genese   35
Eichhorn Th, s. Schroeder H-G   46
Eiffert H, s. Koch Th   188
Einspieler R, s. Posawetz W   252
Enzmann H, Daum B: Zephalgie bei Rhinosinusitis – Eine im-
    munologische Pathogenese   164
Erlach A: Hörverlust bei Schwindelpatienten   36
Erlach A, Glajcar N, Pinzker H, Türk R: Amplitudenkumula-
    tion bei thermischer und Pendelprüfung – Eine einfache
    Form der Vestibularisprüfung   47
Esser G, s. Schunicht R   119
Ettemeyer A, s. Bleier R   241
Eysholdt U, Gerlach R: Die Bedeutung der auditorischen
    Hirnstammpotentiale (ERA) für die Tinnitus-
    Diagnostik   107

Federspil P: Osteoplastische Stirnhöhlenchirurgie heute   90
Federspil P, s. Knöbber D   137
Federspil P, s. Koch A   46
Federspil P, s. Kurt P   77
Federspil P, s. Weich C   131
Feidt H, s. Knöbber D   137
Ferekidis E, Papafrangos K, Adamopoulos G: Über die
    Rekonstruktion der Gehörknöchelchenkette – Eigene Er-
    fahrungen   141
Filipponi K, Draf W: Spätergebnisse nach rekonstruktiven
    Eingriffen an der Nase   102
Fischer W, s. Schäfer J   114
Forssmann W, s. Meyer zum Gottesberge AM   75
Freckmann N, s. Kehrl W   252
Freidl W, s. Friedrich G   19
Frey K, s. Greven ChrO   172
Friedrich G, Kainz J, Freidl W: Das Kehlkopfskelett: Mor-
    phologische Abweichungen und deren klinische
    Bedeutung   19
Friedrich G, s. Kainz J   248
Friemel H, s. Nowak R   190
Funke I, s. Wilmes E   189

Gagelmann M, s. Meyer zum Gottesberge AM   75
Galić M, Giebel W, Brunner C: Quantitative Morphometrie zur
    Degeneration der Stria vascularis und des Ligamentum
    spirale bei Verschluß der Kochleagefäße   243
Galić M, s. Giebel W   74
Gammert Ch, Battle E, Weihe WH: Rhinomanometrisch er-
    faßte Veränderungen des Nasenwiderstandes in Abhängig-
    keit von der Temperatur der Atemluft   166
Ganz H, Niehaus H: Artefakte bei der Tympanometrie   245
Ganzer U: Zur Prognose des Kehlkopfkarzinoms – Vorstellung
    und Realität   58
Ganzer U, s. Bachert C   163
Ganzer U, s. Bergler W   185
Ganzer U, s. Bier H   187
Gavalas G, Dokianakis G, Chatzimanolis E: Kongenitale Fistel
    der 4. Kiemenfurche und Pharynxtasche   234
Gerein V, Zapf B, Zenner H-P, Schlöndorff G et al.: Humana
    Papilloma Virus (HPV)-Nachweis im Verlauf der alpha-
    Interferon (IFN)-Therapie der juvenilen Larynx-
    papillomatose und dessen Bedeutung für die Prognose   249
Gerein V, s. Desloovere Chr   193
Gerlach R, Bartsch HH, Schröder M: Intratumorale Applika-
    tion von rekombinantem Tumornekrose-Faktor alpha
    (r TNF-alpha) bei Patienten mit fortgeschrittenen
    Rezidiven bei Kopf-Hals-Tumoren   64
Gerlach R, s. Eysholdt U   107
Geyer G, Helms J: Rekonstruktion der hinteren
    Gehörgangswand mit einem Biozement – Vorläufige klini-
    sche Resultate   142
Giebel W, Galić M, Bart Th, Kazmaier F: Morphometrie ex-
    trasensorischer Zellgruppen des Cortischen Organs   74
Giebel W, s. Galić M   243
Giebel W, s. Wei N-R   75
Gitter AH, s. Rudert M   243
Glajcar N, s. Erlach A   47
Glanz H, Brandau P: Zunehmende Inzidenz von Mehrfachkar-
    zinomen der oberen Luft- und Speisewege – Bedeutung für
    die Nachsorge   60
Glanz H, Kruse E, Albanese S, Kleinsasser O: Funktionelle
    Ergebnisse nach vertikalen Larynxteilresektionen wegen
    Stimmlippenkarzinomen   130
Glanz H, s. Kleinsasser O   58
Glaß W von, Braun R, Krause J: Partielle oder komplette
    Parotidektomie bei gutartigen
    Ohrspeicheldrüsentumoren?   29
Gnadeberg D, Battmer R-D, Laszig R: Der elektrisch aus-
    gelöste Stapediusreflex bei Cochlear-Implant-
    Patienten   127
Göde U, s. Hosemann W   162
Goebel G, s. Palm Ch   247
Goertzen W, Haid T, Meier T, Wigand ME: Frühdiagnostik des
    Akustikusneurinoms – Eine Herausforderung an den HNO-
    Arzt   46
Goertzen W, Jach K: Simultane Manometrie und Elek-
    tromyographie – Funktionsdiagnostik pharyngealer
    Schluckstörungen   251
Gorgulla HT, Walther EK, Reinke W: Peri- und postoperative
    Antibiotikaprophylaxe bei Eingriffen an der Nase   161
Grasl MCh, Ehrenberger K, Neuwirth K, Piza H et al.:
    Hypopharynxrekonstruktion mit frei transplantiertem
    Jejunum   92
Greulich M, s. Gubisch W   156
Greven ChrO, Hommerich ChrP, Frey K: Die Kompensation
    bei einseitigen Vestibularisausfällen   172
Grevers G, Heinzmann U: Ultrastrukturelle
    Gefäßveränderungen der pathologischen Nasenschleim-
    haut   253

Grevers G, Vogl Th, Wilimzig C: Operationsplanung im Kopf-
    Hals-Bereich mittels 3D-Rekonstruktion – Erste
    Ergebnisse   159
Grevers G, s. Beimert U   251
Grevers G, s. Diehl GE   61
Grevers G, s. Heinzmann U   254
Grevers G, s. Riederer A   252
Grevers G, s. Schramm A   244
Gross M, s. Steuer MK   34
Gubisch W, Greulich M: Orbitarekonstruktion mit
    gefäßgestielten mikrovaskulär anastomosierten
    Transplantaten   156
Guggenberger H, s. Heumann H   139
Guggenberger H, s. Schrader M   248
Gundlach P, Berghaus A: Der myokutane Platysmalappen für
    die Defektdeckung nach tumorchirurgischen Eingriffen   99
Gundlach P, Radtke Chr, Weisemann JA: Seltener Fall eines
    kongenitalen Larynxchondroms – Eine Fallbe-
    schreibung   248
Gundlach P, s. Scherer H   213
Gundlach P, s. Weisemann JA   90
Güngör A, s. Gürsel B   154
Gürsel B, Kecik C, Güngör A: Transdermales Scopolamine in
    der vestibulären Symptomatik – Behandlung nach der
    Stapedektomie   154

Hagen R, Köcknitz G, Schweikert U: Androgenrezeptoren-
    bestimmung beim juvenilen Nasenrachenfibrom
    (JNF)   191
Hagen R, s. Brunner FX   128, 158
Haid T, Wigand ME: Neurektomie des Nervus vestibularis mit
    Neurolyse des Nervus VIII bei Morbus Menière   90
Haid T, s. Goertzen W   46
Hamann K-F, Hesse C, Svoboda M, Strauss K: Stabilisierung
    der Körperhaltung durch visuelles Bio-Feedback   122
Hamann KF, s. Bonkowsky VM   225
Hamann K-F, s. Krausen Ch   119
Handrock M: Langzeitergebnisse nach Stapedektomie   144
Hannig C, s. Clasen BPE   46
Hannig C, s. Kellermann S   230
Hannig Chr, s. Mahlo H-W   196
Hannig-Wuttke A, s. Mahlo H-W   196
Hansmann M-L, s. Wustrow J   192
Härle F, Hoffmann C: Die Geschichte der
    Kieferhöhlenoperation   254
Harnisch Ch, Hartmann R, Klinke R: Die Aktivierbarkeit von
    Einzelfasern des Hörnervs durch verschiedenartige Elek-
    trodensysteme   209
Hart H, Beimert U, Vogl Th: Vestibulärer Schwindel als
    Initialsymptom eines Parotisrezidivtumors   247
Hartmann R, s. Harnisch Ch   209
Hartwein J, Mensing H, Schaeg G: Elektronenmikroskopische
    Untersuchungen zur Kollagenfaserstruktur des
    menschlichen Trommelfells beim Adhäsivprozeß   151
Hartwein J, s. Pau HW   149
Hartwein J, Stamer F, Pau H-W: Untersuchungen zur akusti-
    schen Resonanz des äußeren Ohres beim Ohrgesunden   247
Hasenau Ch, s. Meier-Lenschow Th   67
Hasenburg A, s. Matschke RG   115
Hauser R, Löhle E, Pedersen P: Evozierte otoakustische Emis-
    sionen – Ein Vergleich mit der Verhaltens- und
    Spielaudiometrie   109
Hauser R, s. Riechelmann H   43
Hecht M, s. Lenders H   69
Heermann J: Intranasale Mikrochirurgie des Siebbeins und der
    Tränenwege mit Resektion präsacraler Stenosen   90
Heinrich A, s. Lamm K   82

Heinzmann U, Grevers G, Plendl J: Prä- und perinataler
    Entwicklungsstand olfaktorischer Rezeptoren   254
Heinzmann U, s. Grevers G   253
Heise E: Änderungen im Erregerspektrum und der Resistenz-
    entwicklung bei HNO-Erkrankungen   176
Helbig V, s. Werner JA   248
Heller G, s. Maier H   68
Heller U, Hoppe F, Sprotte G, Schedel R: Morbus Sjögren als
    Ursache von chronischem Gesichtsschmerz   28
Hellmich S, s. Berghaus A   158
Helms J, s. Geyer G   142
Hempel D, s. Wilmes E   189
Henseler T, s. Beigel A   229
Herberhold C:Tympano-Mastoid-Plastik   90
Herberhold C, s. Rödel R   219
Herzeg R, s. Rossbach Th   178
Hess M, Lamprecht K: Beobachtungen der Atemströmung
    durch den Nasopharynx   195
Hesse C, s. Hamann K-F   122
Hesse G, s. Vollrath M   41
Heumann H, Guggenberger H: Die Lokalanästhesie des
    Ohres   139
Hildmann H, s. Neumann H   239
Hoersch C, s. Kellner J   83
Hoffmann C, s. Härle F   254
Höhmann D: Vorstellung einer kombinierten Nähr- und Saug-
    sonde zur Hypopharynx- und Ösophagusdrainage   251
Höhmann D, Jurklies B, Krech S: Akustisches „Biasing" – Eine
    neue Technik zur Diagnostik des Morbus Menière   111
Holtmann S, Reiman V, Schöps P: Zervikookuläre Reaktionen
    bei Gesunden und bei Patienten mit einem oberen Zervikal-
    syndrom unter quantifizierten Reizbedingungen   123
Holtmann S, s. Beimert U   128
Holtmann S, s. Jolk A   34
Holtmann S, s. Reiman V   255
Hommerich ChrP, s. Greven ChrO   172
Hopf J, s. Scherer H   213
Hoppe F, s. Heller U   28
Hörmann K, Bernecker F, Donath K: Biokompatibilität von
    Hydroxylapatit-Implantaten – Tierexperimentelle Un-
    tersuchungen   237
Hörmann K, s. Siegert R   173
Hosemann W, Göde U, Wigand ME: Die Wundheilung der
    Nasennebenhöhlen – Klinische und tierexperimentelle Un-
    tersuchungen   162
Hosemann W, Kammel M, Röckelein G: Ist die Grundlamelle
    der mittleren Nasenmuschel eine verläßliche anatomische
    Struktur?   253
Hövelmann B, Rauchfuss A: Untersuchungen zu Struktur und
    Histogenese der Gehörknöchelchen   245
Hummel Th, s. Kobal G   120
Hüttenbrink K B: Die Bewegung der Gehörknöchelchen durch
    die Mittelohrmuskelkontraktion   238
Hüttenbrink K B: Ein dreidimensionales bewegliches Modell der
    Ossikelkette   245

Ilberg Ch von, s. Bettinger R   180
Ilberg Ch von, s. Knecht R   192
Iniger R, s. Weber B   252
Iro H, s. Wigand ME   90

Jach K, s. Goertzen W   251
Jahnke K, s. Kellner J   83
Jahnke K, s. Silberzahn J   40
Jakšić A, s. Krmpotić-Nemanić J   72
Janssen Th, s. Steinhoff H-J   49

Jolk A, Holtmann S, Büttner M: Die transkranielle Doppler-
    sonographie bei Hörsturzpatienten   34
Jovanović S, Berghaus A: Erfahrungen mit dem Konchaknor-
    peltransplantat für die korrektive Rhinoplastik   105
Jurklies B, s. Höhmann D   111

Kainz J, Friedrich G, Anderhuber F: Morphologische Charak-
    teristika einer komplexen Hemmungsmißbildung des
    Kehlkopfskelettes   248
Kainz J, s. Friedrich G   19
Kaiserlin E, s. Kempf H-G   28
Kammel M, s. Hosemann W   253
Kamprad F, s. Oeken F-W   59
Kastenbauer E, s. Diehl GE   61
Kastenbauer E, s. Mees K   93
Kau RJ, Kürten Ch, Kumazawa H, Koldovsky P: Mor-
    phologische Studien zur zytotoxischen Aktivität mensch-
    licher Lymphozyten in dreidimensional gewachsenen
    Tumorzellinien   183
Kau RJ, s. Kürten Ch   182
Kazmaier F, s. Giebel W   74
Kecik C, s. Gürsel B   154
Kehrl W, Rauchfuss A, Freckmann N: Die Neurofibromatose
    im Kopf-Hals-Bereich   252
Kehrl W, Zschaber R, Rauchfuß A: Phase-II-Therapiestudie
    mit Carboplatin/5-FU bei Patienten mit fortgeschrittenem
    Karzinom im Kopf-Hals-Bereich   227
Kehrl W, s. Schöttke H   84
Kellermann S, Clasen BPE, Böhme G, Hannig C et al.: Schluck-
    und Stimmfunktion nach Laryngektomie – Ein inter-
    disziplinäres Untersuchungsprogramm   230
Kellner J, Lutz F, Hoersch C, Jahnke K:
    Wirkungsmechanismus einer porenbildenden Komponente
    aus Pseudomonas aeruginosa: Effekte an der
    Meerschweinchen-Kochlea   83
Kellner J, s. Schrader M   86
Kempf H-G: Hörsturz als Erstsymptom eines
    Hypophysentumors   245
Kempf H-G, Steinbach E, Ebert G, Kaiserling E: Im-
    munsialadenitis und Non-Hodgkin-Lymphom der
    Parotis   28
Keßler L: Spätergebnisse nach Rhinobasisfrakturen   132
Kießling J, Steffens T: BERA-Parameter und ihre Korrelation
    mit einer psychoakustischen Lautheitsskalierung   108
Kießling S, s. Zöllner E   184
Kimmich T, s. Kleinsasser O   58
Klein R, s. Wei N-R   75
Klein R, s. Zanetti F   44
Kleinert R, s. Kuchler WW   255
Kleinsasser O, Glanz H, Kimmich T: Zur Behandlung der Kar-
    zinome des Sinus piriformis   58
Kleinsasser O, Kruse E, Albanese S: Subtotale Laryngek-
    tomie   130
Kleinsasser O, s. Glanz H   130
Klima A, Bettinger R, Desloovere Chr, Knecht R: Zur Frage in-
    kompletter Tumorresektionen im Oro-
    Hypopharynxbereich   227
Klinke R, s. Harnisch Ch   209
Knecht R, Bettinger R, Meyer-Breiting E, Ilberg Ch von: Die
    Bedeutung der Immunhistochemie für die pN-Klassifikation
    von Kopf-Halskarzinomen   192
Knecht R, s. Bettinger R   180
Knecht R, s. Klima A   227
Kneschaurek P, s. Clasen BPE   59
Knöbber D, Federspil P, Feidt H: Erregerspektrum bei akuter
    und chronischer Nasennebenhöhlenentzündung: Vergleich
    Direktpräparat – mikrobiologische Kultur   137

Kobal G, Hummel Th, Pietsch H: Chemosensorisch evozierte
  Potentiale (CSEP) bei Patienten mit
  Geruchsstörungen   120
Koch A, Kurt P, Federspil P: Ultraschalldiagnostik im HNO-
  Bereich – Methode und Anwendungsbeispiele   46
Koch Th, Eiffert H, Spindler MB: Squamous Cell Carcinoma
  Antigen (SCC) – Ein neuer Tumormarker für Plat-
  tenepithelkarzinome im Kopf- und Halsbereich   188
Koch U, s. Westhofen M   39
Köcknitz G, s. Hagen R   191
Koja S, s. Berger P   79
Koldovsky P, s. Kau RJ   183
Koldovsky P, s. Kürten Ch   182
Konrad K, s. Schenk P   240
Kottysch A, s. Rolfs F   212
Kraus P, Weirauch I, Brunner FX: Retrospektive Studie
  verschiedener primär und sekundär eingesetzter Zytostase-
  schemata bei Kopf-Halstumoren   250
Krause J, s. Glaß W von   29
Krausen Ch, Hamann K-F: Zur richtigen Durchführung des
  Gellé-Versuchs   119
Krech S, s. Höhmann D   111
Krmpotić-Nemanić J, Valković V, Jakšić A, Bunarević A:
  Spurenelemente im Labyrinth der Personen mit Down-
  Syndrom   72
Krueger GRF, s. Bertram G   192
Kruk-Zagajewska A, s. Szemja Z   66
Kruse E, s. Glanz H   130
Kruse E, s. Kleinsasser O   130
Kuchler WW, Kleinert R: Immunhistochemische Darstellung
  der Riechbahn des Menschen   255
Kuchler WW, Winkler L, Semmelrock HJ, Moser M et al: Die
  Bedeutung des Vitamin-A-Mangels für das menschliche
  Hörvermögen – Eine Studie anhand von Untersuchungen
  bei Patienten mit äthylischer Leberzirrhose   33
Kühn AG, Lamprecht J: Das subjektive Schwindelerleben –
  Eine prospektive Studie   123
Kumazawa H, s. Kau RJ   183
Kumazawa H, s. Kürten Ch   182
Kurt P, Federspil P, Schätzle W: Veränderungen der Cisplatin-
  Ototoxizität unter Furosemid   77
Kurt P, s. Koch A   46
Kurt P, s. Weich C   131
Kürten Ch, Kau RJ, Kumazawa H, Koldovsky P: Mor-
  phologische Studien zur Effektor-Zielzell-Interaktion   182
Kürten Ch, s. Kau RJ   183
Kurzeja A: Behandlung von kindlichen Inter-
  arytaenoidfibrosen   20

Lamm Ch, s. Lamm K   82
Lamm H, s. Lamm K   82
Lamm K, Lamm Ch, Lamm H, Heinrich A: Simultane Laser-
  Doppler-Flowmetry zur Bestimmung des kochleären Blut-
  flusses, Sauerstoffpartialdruckmessungen und Elek-
  trokochleographie während Hämodilution   82
Lamprecht J, Plum J: Atriales natriuretisches Peptid (ANP) im
  Plasma von Patienten mit Menièrescher Erkrankung
  während der Glycerol-Belastungsprobe   40
Lamprecht J, s. Kühn AG   123
Lamprecht K, s. Hess M   195
Langer L, s. Rauchfuss A   152
Laska M, s. Wedel H von   113
Laskawi R, Damenz W, Roggenkämper P, Schröder M:
  Hemispasmus facialis / Blepharospasmus und Botulinus-
  Toxin – Eine elektrophysiologische Untersuchung   221
Laskawi R, s. Brauneis J   31
Laskawi R, s. Damenz W   194

Laszig R, Battmer RD, Laubert A, Becker D: Erste Er-
  fahrungen mit teilimplantierbaren Knochenleitungs-
  hörern   209
Laszig R, s. Gnadeberg D   127
Laubert A, Mausolf A, Bernhards J, Le Blanc S: Un-
  gewöhnliche extranodale Lokalisationen von Non-
  Hodgkin-Lymphomen (NHL) in der Hals-Nasen-
  Ohrenheilkunde   60
Laubert A, s. Laszig R   209
Le Blanc S, s. Laubert A   60
Lehnhardt E: Derzeitiger Stand der Cochlear Implants   198
Lenders H, Hecht M: Ergebnisse dezentraler Bestrahlung von
  Tumoren im HNO-Fachgebiet der Universitäts-HNO-
  Klinik Ulm   69
Lierse W, s. Schöttke A   84
Limberg W, s. Pau H-W   48
Lobeck H, s. Müller W   25
Lobeck H, s. Schilling V   139
Lodemann E, s. Desloovere Chr   193
Loebe P, s. Nowak R   190
Loennecken I: Der Warthirntumor des Larynx als mögliches
  Fehlbildungssyndrom   21
Löhle E, Schölmerich J, Baumgartner U: Ultrastrukturelle
  Veränderungen im Ganglion spirale cochleae nach einem
  Zinkmangel   71
Löhle E, s. Hauser R   109
Lohrer R, s. Aust G   111
Loibnegger E, s. Schröder M   219
Loidolt D, Mangge H, Wilders-Truschnig M, Beaufort F et al.:
  Suppression der Lymphozytenfunktion bei Nebenhöhlen-
  mykosen   137
Lörz M, Bettinger R, Steegmüller M, Albrecht M: Un-
  tersuchungen zum Tumormarker SCC – Bestimmungen im
  Serum und im Zytosol von Tumorpatienten   250
Lörz M, s. Bettinger R   180
Loske Ch, s. Strauss P   134
Loweg Ch, s. Müller G   130
Luckhaupt H, Bertram G: Medikamentöse Therapie der
  Neuralgien im Kopf- und Halsbereich. Aktuelles
  Therapiekonzept für den HNO-Arzt   177
Luckhaupt H, s. Bertram G   192
Lukas P, s. Meier-Lenschow Th   67
Lutz F, s. Kellner J   83

Mahlo H-W, Hannig Chr, Hannig-Wuttke A: Anwendungen
  der Fernweichteilaufnahme des Schädels bei der Diagnose
  des Schnarchens und des Schlaf-Apnoe-Syndroms   196
Mahran A, Samii M, Penkert G, Ostertag H: Hämangiome des
  inneren Gehörgangs   153
Maier H, Dietz H, Zielinski D, Heller G: Chronischer Tabak-
  und Alkoholkonsum sowie berufliche Einflüsse als
  Risikofaktoren für die Entstehung von Plattenepithelkar-
  zinomen des oberen Aerodigestivtraktes   68
Mang W-L: Einsatz des Gewebeexpanders in der plastischen
  Chirurgie des Kopf-Halsbereiches   98
Mangge H, s. Loidolt D   137
Mann W: Ultraschalldiagnostik   8
Mann W, s. Riechelmann H   43
Manni JJ, Broek P van den: Ergebnisse und Komplikationen
  der Groningen-Prothese für Sprachrehabilitation nach
  Laryngektomie   231
Marangos N, Mausolf A, Ziesmann B: Elektrokochleographi-
  sche Möglichkeiten zur Differentialdiagnose zwischen
  hydropischer und neuraler Schwerhörigkeit   118
Marangos N, s. Vollrath M   41
Matschke RG, Hasenburg A, Plath P: Zur Wertigkeit der 40
  Hz-MLR in der pädaudiologischen Diagnostik   115

Matthias R: Wie unterscheidet sich die ototoxische Wirkung
    verschiedener Schmerzmittel? – Eine tierexperimentelle Un-
    tersuchung 76
Matthias R, s. Michel O 38
Matthias R, s. Preyer S 44
Matthias R, s. Steuer MK 34
Mauff G, s. Steuer MK 34
Mausolf A, s. Laubert A 60
Mausolf A, s. Marangos N 118
Mayer B, Rocha J, Draf W, Nassif T: Systematik und Indika-
    tion verschiedener freier Transferlappen im Kopf- und
    Halsbereich 101
Mayer-Brix J, Müller-Marschhausen U, Becker H, Peter JH:
    Die Häufigkeit pathologischer HNO-Befunde bei Patienten
    mit Verdacht auf obstruktives Schlaf-Apnoe-Syndrom 197
Mees K, Baumeister R, Kastenbauer E: Mikrovaskuläre kutane
    und osteokutane Transplantate in der rekonstruktiven
    Kopf- und Halschirurgie 93
Mees K, Vogl Th: Computertomographie und Kernspintomo-
    graphie des Gesichtsschädels und des Halses 7
Meier T, s. Goertzen W 46
Meier-Lenschow Th, Clasen BPE, Lukas P, Hasenau Ch et al.:
    Simultane Radiochemotherapie fortgeschrittener Kopf-
    Hals-Malignome – Eine Phase-III-Studie 67
Mensing H, s. Hartwein J 151
Menz E, s. Péré P 189
Meuser W: Adenektomie unter Sicht 129
Meuser W: Stellatumsblockade – stationär, ambulant, über-
    haupt? 174
Meyer H-J: Plastische Rekonstruktion von Mundhöhle,
    Pharynx und Larynx mit mikrovaskulär anastomosierten
    Transplantaten 91
Meyer-Breiting E, Bettingen R, Rotman A: Zur T-
    Klassifikation glottischer Karzinome 57
Meyer-Breiting E, s. Knecht R 192
Meyer zum Gottesberge AM, Gagelmann M, Forssmann W:
    Lokalisation der immunreaktiven Zellen des atrialen
    natriuretischen Peptides (ANP) im Innnenohrgewebe des
    Meerschweinchens 75
Michalski H, s. Oeken F-W 59
Michel O, Brusis T, Matthias R: Innenohrschwerhörigkeit nach
    Liquorpunktion 38
Milewski Ch: Ergebnisse nach Tympanoplastik mit Faszie oder
    Perichondrium-Knorpel 143
Milewksi Ch, Müller J: Problemfall „unstillbares Nasenbluten"
    – Eine Alternative zur Bellocq-Tamponade 128
Mischke D, Wild GA: Herstellung und Charakterisierung einer
    cDNA-Genbank aus dem Plattenepithel des Kopf-Hals-
    Bereiches 180
Mischke D, s. Müller W 25
Mischke D, s. Schilling V 139
Moldenhauer H, Schlenter WW, Ahrens K-H:
    Rhinomanometrische Untersuchungen zum Schwellver-
    halten der Nasenmuscheln nach endonasaler
    Nasennebenhöhlenoperationen und isolierten Muschel-
    eingriffen 165
Möller P, s. Bachert C 163
Moser M, s. Kuchler WW 33
Mösges R, s. Schlöndorff G 90
Müller G, Loweg Ch: Freies Jejunumtransplantat nach
    Laryngektomie beim Hypopharynxkarzinom 130
Müller GH, s. Bootz F 94
Müller J, Aydin H, Brunner FX: Rezidivierende Halsabszesse
    und peristierende Schluckbeschwerden – Das klinische
    Erscheinungsbild der Sinus-piriformis-Fistel als seltene
    Hypopharynxmißbildung 233
Müller J, s. Brunner FX 90, 128, 158

Müller J, s. Milewski Ch 128
Müller J, s. Schuknecht B 251
Müller W, Lobeck H, Wild GA, Mischke D: Keratin-
    Expression im Epithel der menschlichen Glandula sub-
    mandibularis 25
Müller-Deile J, Wesselmann U, Tholen G: Der Einfluß des
    Cochlear-Implants auf das Sprechen 244
Müller-Deile J, s. Schmidt B 244
Müller-Marschhausen U, s. Mayer-Brix J 197
Münker R: Nasenrekonstruktion mit dem expander-
    vorbereiteten paramedialen Stirnlappen 156

Nassif T, s. Mayer B 101
Neumann H, Zan W, Hildmann H, Opferkuch W: Perioperative
    Antibiotikaprophylaxe mit Cefazedon bei der Tonsillek-
    tomie 239
Neuwirth K, s. Grasl MCh 92
Niehaus H, s. Ganz H 245
Nowak R, Friemel H, Loebe P, Schock J et al.: Interleukin 2-
    Inhibitor-Aktivität im Serum von Patienten mit aus-
    gewählten Erkrankungen der HNO-Heilkunde 190
Nüßgens Z, s. Roggenkämpfer P 220

Obladen M, s. Aust G 111
Oeken F-W, Kamprad F, Michalski H: Therapieergebnisse bei
    Oropharynxtumoren mit kombiniert operativem und com-
    putergestütztem radiologischen Vorgehen 59
Opferkuch W, s. Neumann H 239
Orozco C, s. Potk M 73
Ostertag H, s. Mahran A 153

Palm Ch, Goebel G, Abeken H, Bräuherr M: Gestaltungs-
    therapie bei Patienten mit chronischem Tinnitus – Integra-
    tion in ein verhaltenstherapeutisch orientiertes stationäres
    Behandlungskonzept 247
Papafrangos K, s. Ferekidis E 141
Pau HW, Hartwein J: Lufttemperatur im äußeren Gehörgang –
    normale Ohren, Radikalhöhlen, operative Konsequen-
    zen 149
Pau HW, Limberg W: Zur Strömungskinetik im Vestibularis-
    system 48
Pau H-W, s. Hartwein J 247
Pedersen P, s. Hauser R 109
Penkert G, s. Mahran A 153
Péré P, Clasen BPE, Senekowitsch R, Menz E: Was leistet der
    neue Tumormarker SCC (Squamous Cell Carcinoma
    Antigen), bei der Initialdiagnostik von Kopf-
    Halskarzinomen? – Ergebnisse einer zweijährigen
    Studie 189
Pere P, s. Schmitz KC 89
Peter JH, s. Mayer-Brix J 197
Phadhana-anek S, s. Deitmer T 163
Pieren C, s. Probst R 80
Pietsch H, s. Kobal G 120
Pilgramm M: Hat der Bundeswehrdienst einen Einfluß auf die
    Innenohrfunktion des jungen Mannes? 39
Pinzker H, s. Erlach A 47
Piza H, s. Grasl MCh 92
Plath P, s. Matschke RG 115
Plendl J, s. Heinzmann U 254
Plinkert B, Plinkert PK, Zenner HP: Lektinbindungsstudien zur
    Charakterisierung der Glykokalix an der kochleären
    äußeren Haarzelle 243
Plinkert PK, Zenner HP: Zelluläre Grundlagen und klinische
    Relevanz otoakustischer Emissionen 79
Plinkert PK, s. Plinkert B 243
Plinkert PK, s. Rudert M 243

Plum J, s. Lamprecht J 40
Polsak R, Reck R, Störkel St: Histologische Untersuchungen an Ceravital-Titan-Keramik im Kaninchenmittelohr 237
Posawetz W, Einspieler R, Scherlacher A, Ebner F: Zum Einsatz der Magnetresonanztomographie in der Diagnostik von malignen Expansionen der Mundhöhle und des Pharynx 252
Pototschnig C, Stennert E, Thumfart WF: Magnetstimulation – Eine umfassende Methode zur Diagnostik von Schädigungen der kaudalen Hirnnerven 224
Pototschnig C, s. Thumfart WF 130
Prem B, s. Rettinger G 103
Preyer S, Schmidt K, Matthias R: Erste Ergebnisse einer Studie zur Untersuchung des Herzinfarktrisikos bei Hörsturzpatienten 44
Probst R, Pieren C: Durch cochleäre Distorsionsprodukte hervorgerufene otoakustische Emissionen beim Menschen 80
Ptok M, Orozco C, Zajic G, Rajan T et al.: Antikörper gegen Innenohrstrukturen: Vorläufige Ergebnisse tierexperimenteller Untersuchungen 73
Pult P, s. Strauss P 134

Qetz JU: Ultraschalldiagnostik bei Indikation und Planung operativer Eingriffe 252

Radtke Chr, s. Gundlach P 248
Rajan T, s. Potk M 73
Rasp G, Behbehani AA: Die diagnostische Wertigkeit der verschiedenen IgE-Klassen in Serum und Nasensekret bei der Rhinopathia allergica – Eine retrospektive Untersuchung bei 286 Patienten 167
Ratzka M, s. Schuknecht B 251
Rauchfuss A, Langer L: Spannungsoptische Untersuchungen zur Ermittlung der Hauptspannungsrichtungen im Stapes und in 7 Interponaten bei Tympanoplastik 152
Rauchfuss A, s. Hövelmann B 245
Rauchfuss A, s. Kehrl W 227, 252
Rauchfuss A, s. Schöttke H 84
Reck R, s. Polsak R 237
Reck R, s. Welkoborsky H-J 62
Reiman V, Holtmann S, Beimert U, Vogl Th et al.: Nichtinvasive Beurteilung von Tumoren im Kopf-Hals-Bereich mittels der in vivo-MR-Spektroskopie 255
Reiman V, s. Holtmann S 123
Reinhardt U, s. Rödel R 219
Reinke W, s. Gorgulla HT 161
Reiss G, Vollrath M: Mißbildung des Corti-Organs bei kongenitaler Taubheit – Eine raster- und transmissionselektronenmikroskopische Untersuchung 87
Reker U, Detlef M, Wesselmann U, Rudert H: Stimmqualität nach Laserresektion und nach vertikaler Teilresektion 217
Reker U, s. Wesselmann U 247
Rettinger G, Prem B: Spätergebnisse nach Septumersatzplastik 103
Reuter G, s. Schauer R 235
Riechelmann H, Hauser R, Vogt A, Mann W: Der Borrelien-Titer in der Hals-Nasen-Ohren-Heilkunde. – Untersuchungen in einem endemischen Gebiet 43
Riederer A, Vogl Th, Wilmes E, Grevers G et al.: Wertigkeit der Kernspin-Tomographie bei Erkrankungen der HIV 1-Infektion im Kopf-Hals-Bereich 252
Riederer A, Zietz C, Wilmes E, Vogl Th et al.: Speicheldrüsenveränderungen bei der HIV 1-Infektion 27
Rocha J, s. Mayer B 101
Rochels R: Traumatisches Orbitahämatom mit akuter Erblindung 133

Rochels R, s. Bleier R 241
Röckelein G, s. Hosemann W 253
Rödel R, Herberhold C, Reinhardt U: Evozierte Potentiale bei antidromer Fazialisreizung 219
Rödel R, s. Walther EK 229
Roggenkämper P, Nüßgens Z: Behandlung des essentiellen Blepharospasmus und des Spasmus hemifacialis mit Botulinus-Toxin 220
Roggenkämper P, s. Laskawi R 221
Rogowski M, s. Berger P 79
Rolfs F, Kottysch A, Schröder M, Schauer A: Photodynamische Therapie mittels Excimer-gepumpten Dye-Lasers 212
Roos M, s. Eichhorn Th 35
Rossbach Th, Herzeg R, Würtemberger G: Neue Erkenntnisse in der Inhalationstherapie 178
Rotman A, s. Meyer-Breiting E 57
Rudert H, s. Reker U 217
Rudert H, s. Schünke M 243
Rudert H, s. Werner JA 214, 248, 249
Rudert M, Gitter AH, Plinkert PK, Zenner HP: Über die zelluläre Grundlage der kochleären Verstärkungsprozesse 243

Sachse D, s. Vogt K 166
Samec P, Swoboda H: Die superselektive digitale Subtraktionsangiographie gefäßreicher Läsionen des HNO-Bereiches 46
Samii M, s. Mahran A 153
Saria A, s. Wolf G 136
Schade W, s. Werner JA 248
Schaeg G, s. Hartwein J 151
Schäfer J, Fischer W: Richtungsbestimmende Frequentbänder bei Mensch und Meerschweinchen 114
Schall H, s. Arnhold-Schneider M 22
Schätzle W, s. Kurt P 77
Schauer A, s. Rolfs F 212
Schauer R, Reuter G, Bumm P: Die Rolle O-azetylierter Sialinsäuren in menschlichem Nasenmuzin bei einer Infektion mit Influenza-C-Viren 235
Schedel R, s. Heller U 28
Schenk P, Konrad K: HIV-Viruspartikel im Tonsillengewebe 240
Scherer H, Gundlach P, Hopf J, Babaka W et al.: Laserlithotrypsie von Speichelsteinen – In vitro-Untersuchungen und ihre ersten Ergebnisse 213
Scherlacher A, Beaufort-Spontin F: Sucralfat-Behandlung zur Prophylaxe bestrahlungsbedingter Entzündungsreaktionen der Mund-Rachenschleimhaut 236
Scherlacher A, s. Posawetz W 252
Schilling V, Mischke D, Lobeck H, Wild GA: Das Cholesteatom – Ein autonomes, hyperproliferatives Krankheitsbild? 139
Schlenter WW, Ahrens K-H, Blessing R: Chronische Sinusitis – Erfolge einer konservativen Therapie mit bakteriellen Extrakten 178
Schlenter WW, s. Ahrens K-H 233
Schlenter WW, s. Blessing R 40
Schlenter WW, s. Moldenhauer H 165
Schlöndorff G, Mösges R: Intraoperative Bildverarbeitung – Neue Aspekte computerunterstützten Operierens 90
Schlöndorff G, s. Gerein V 249
Schmidt B, Müller-Deile J: Elektrisch ausgelöster Stapediusreflex bei Cochlear-Implant-Patienten 244
Schmidt K, s. Preyer S 44
Schmitz KC, Pere P: Kochleare Implantate: Auswahl von Ertaubungsmethoden für ein tierexperimentelles Modell 89
Schneider I, s. Wedel H von 113

Schobel H: Eine neue Technik in der Otosklerosechirurgie – Erste Erfahrungen bei rund 600 Fällen mit Prothesen ohne Draht oder Bügel   146

Schock J, s. Nowak R   190

Schölmerich J, s. Löhle E   71

Schöps P, s. Holtmann S   127

Schorn K, Zwicker E: Zusammenhänge zwischen gestörtem Frequenz- und gestörtem Zeitauflösungsvermögen bei Innenohrschwerhörigkeit   116

Schöttke H, Kehrl W, Rauchfuss A, Lierse W: Zur Histogenese des Musculus stapedius   84

Schrader M, Guggenberger H: Pulsoxymetrie als Indikator zum Tracheostomaverschluß nach Lateralfixation   248

Schrader M, Weber B, Kellner J: Kollagen-II-Verteilung bei der Otosklerose   86

Schrader M, s. Weber B   252

Schramm A, Grevers G, Beimert U: Bilaterale Hypakusis als Erstsymptom bei schwerer Aspirinvergiftung mit Hirnödem   244

Schreiber J, s. Straehler-Pohl H-J   157

Schröder M, Volling P, Loibnegger E, Stennert E: Fazialisrekonstruktion bei Parotismalignomen – Funktionelle Resultate   219

Schröder M, s. Brauneis J   31

Schröder M, s. Damenz W   194

Schröder M, s. Gerlach R   64

Schröder M, s. Laskawi R   221

Schröder M, s. Rolfs F   212

Schroeder H-G, Albanese S, Eichhorn Th: Real-time-Sonographie bei Speicheldrüsenerkrankungen   46

Schubert C, s. Beigel A   229

Schuknecht B, Ratzka M, Müller J: Sinusthrombose-Hirnabszeß. Stellenwert neuer bildgebender Verfahren in der Diagnostik endokranieller Komplikationen entzündlicher Nebenhöhlen- und Ohrenerkrankungen   251

Schulz P s. Wild GA   241

Schunicht R, Esser G: Wirkung von Störgeräuschen und Geräuschunterdrückung bei der Sprachübertragung durch Hörgeräte   119

Schünke M, Werner JA, Rudert H: Das Epithel der Crista ampullaris des Meerschweinchenlabyrinths – elektronenmikroskopische Untersuchungen   243

Schünke M, s. Tillmann B   11

Schünke M, s. Werner JA   249

Schweikert U, s. Hagen R   191

Segschneider P: Therapiesystem gegen die vasomotorischen Funktionsstörungen im HNO-Eingeweidebereich – Bericht über 10 Jahre manuelle Erfahrung   134

Semmelrock HJ, s. Kuchler WW   33

Senekowitsch R, s. Péré P   189

Siegert R, Hörmann K: Otologische Symptome beim chronischen Gesichtsschmerz   173

Silberzahn J, Jahnke K, Bauer G: Ergebnisse der transtympanalen Gentamicintherapie mit Cochlea-Protektion   40

Snow GB: Klinische Krebsforschung bei Kopf- und Halstumoren im Rahmen der EORTC   50

Sold J, s. Brunner FX   90

Solich R, s. Beigel A   229

Spindler MB, s. Koch Th   188

Sprotte G, s. Heller U   28

Staindl O, s. Berghaus A   158

Stamer F, s. Hartwein J   247

Stanek G, s. Stoiber L   42

Steegmüller M, s. Lörz M   250

Steffens T, s. Kießling J   108

Steinbach E, s. Kempf H-G   28

Steinhoff H-J, Clasen BPE, Janssen Th: Trends und Veränderungen im Register der Arbeitsgemeinschaft Klinische Onkologie   49

Stell PM, Adler D, Bowdler D: Die Rekonstruktion des Hypopharynx   99

Stell PM, s. Adler D   65

Stennert E, s. Disselbeck Th   225

Stennert E, s. Pototschnig C   224

Stennert E, s. Schröder M   219

Stephan K, s. Welzl-Müller K   126

Steuer MK, Gross M, Matthias R, Mauff G: Kindliche Schallempfindungsschwerhörigkeit und MHC Klasse III-Antigene   34

Stiglbrunner H, s. Welzl-Müller K   126

Stoiber L, Stanek G: Hörsturz und Vestibularisstörungen bei serologisch gesicherter Lyme-Borreliose   42

Stoll Ch, s. Bier H   187

Stoll W: Klassifizierung und Prognose von Fenster- und Bogengangsfisteln   147

Störkel St, s. Polsak R   237

Straehler-Pohl H-J, Schreiber J: Rekonstruktion von Orbitabodendefekten mit PDS-Schalen   157

Strauss K, s. Hamann K-F   122

Strauss P, Pult P, Loske Ch: Nasale Provokation bei ganzjähriger allergischer Rhinitis – Watteträger oder Spray?   134

Strenge H, Benz B, Weber H: Elektrophysiologische Differenzierung von pathologischen Mitbewegungen nach Fazialisparese   223

Strutz J: Der Reflexbogen des Stapediusreflexes: Experimentelle Anatomie   124

Svoboda M, s. Hamann K-F   122

Swoboda H, s. Samec P   46

Szmeja Z, Szyfter W, Kruk-Zagajewska A: Ergebnisse der erweiterten frontolateralen Laryngektomie nach Larynxrekonstruktion mit Hilfe eines Nasenseptum-Schleimhauttransplantates bei Larynxkrebs   66

Szyfter W, s. Szmeja Z   66

Tholen G, s. Müller-Deile J   244

Thumfart WF, Eckel HE: Neue Techniken in der Laser-Chirurgie von Larynxkarzinomen   215

Thumfart WF, Eckel H, Pototschnig C: Endolaryngeale Laser-Chirurgie von Kehlkopftumoren   130

Thumfart WF, s. Disselbeck Th   225

Thumfart WF, s. Eckel HE   216

Thumfart WF, s. Pototschnig C   224

Tillmann B, Schünke M: Untersuchungen zur Struktur der Plica vocalis des Menschen   11

Töpfer M, s. Clasen BPE   59

Türk R, s. Erlach A   47

Unger C, s. Damenz W   194

Valavanis A: Computertomographie, Kernspintomographie und digitale Subtraktionsangiographie des Felsenbeins und seiner Umgebung   7

Valković V, s. Krmpotić-Nemanić J   72

Vogl Th, s. Beimert U   251

Vogl Th, s. Grevers G   159

Vogl Th, s. Hart H   247

Vogl Th, s. Mees K   7

Vogl Th, s. Reiman V   255

Vogl Th, s. Riederer A   27, 252

Vogt A, s. Riechelmann H   43

Vogt K, Wernecke K, Sachse D: Rhinomanometrische Untersuchungen zur Funktion der Nasenklappe   166

Verzeichnis der Vorträge

Volling P, Ebeling O: Überlebenszeiten nach neoadjuvanter Chemotherapie bei primär operablen, fortgeschrittenen Kopf-Halskarzinomen 66

Volling P, s. Schröder M 219

Vollrath M, Marangos N, Hesse G: Die Dehydrationstherapie des Tieftonhörverlustes – Eine Alternative zur rheologischen Therapie? 41

Vollrath M, s. Berger P 79

Vollrath M, s. Reiss G 87

Vries N de: EUROSCAN: Intensives Screening und/oder Chemoprävention mit Vitamin A und/oder N-Acetylcystein von Zweitkarzinomen nach kurativer Behandlung von Erstkarzinomen des Larynx, der Mundhöhle und der Lunge 55

Waiß E, s. Aust G 111

Waitz G, Wigand ME: Endoskopische, endonasale Abtragung invertierter Papillome der Nase und ihrer Nebenhöhlen 169

Walger M, s. Wedel H von 113

Walser E, s. Beimert U 128

Walter C: Die Entwicklung der Rhinoplastik und ihre Beziehung zur ästhetischen Gesichtschirurgie 95

Walther EK, Rödel R: Die Rehabilitation der Schluckfunktion bei Patienten mit Pharynxkarzinomen 229

Walther EK, s. Gorgulla HT 161

Weber B, Schrader M, Iniger R: Das maligne Hämangioperizytom 252

Weber B, s. Schrader M 86

Weber H, s. Strenge H 223

Wedel H von, Walger M, Laska M, Schneider I: Einfluß schallleitungsbedingter Deprivation auf die Reifung der Potentiale mittlerer Latenz (MLR) beim Meerschweinchen 113

Weerda H, s. Ahrens K-H 233

Wei N-R, Giebel W, Klein R, Berg P-A: Immunhistochemische Befunde an Schnitten des Goldhamsterkopfes 75

Weich C, Kurt P, Federspil P: Spätergebnisse nach Tränenwegsoperationen 131

Weihe WH, s. Gammert Ch 166

Weirauch I, s. Kraus P 250

Weisemann JA, Gundlach P: Die Topodiagnostik der peripheren Fazialisparese – Ein Lehrfilm mit klinischen Beispielen 90

Weisemann JA, s. Gundlach P 248

Welkoborsky H-J, Wissen-Siegert I, Bernal-Spekrelsen M: Ergebnisse und unerwünschte Nebenwirkungen der Polychemotherapie ausgedehnter Oro-Hypopharynxkarzinome mit Carboplatin/5-Fluorouracil 250

Welkoborsky H-J, Wissen-Siegert I, Dienes HP, Reck R: Der Einfluß von Epitheldysplasien auf die Tumorrezidiventstehung nach radikalchirurgischer Entfernung und anschließender Bestrahlung von Hypopharynxkarzinomen 62

Welzl-Müller K, Stephan K, Stiglbrunner H: Stapediusreflex bei Patienten mit Cochlea-Implantat 126

Wernecke K, s. Vogt K 166

Werner JA, Rudert H: CO_2- und Nd: YAG-Laser – Beschreibung und Vergleich ihres Wirkungsgrades am biologischen Gewebe 214

Werner JA, Schade W, Helbig V, Rudert H: Vergleichende Untersuchungen zum Verhalten von Endotracheallasertuben unter CO_2-Laserbestrahlung 248

Werner JA, Schünke M, Rudert H: Das submuköse Lymphgefäßsystem des Sinus Morgagni – Struktur und deren Analyse aus onkologischer Sicht 249

Werner JA, s. Schünke M 243

Werner JA, s. Wustrow J 192

Wesselmann U, Reker U, Wolschendorf K: Objektive Analyse von Rauhigkeit und Verhauchung einer Stimme 247

Wesselmann U, s. Müller-Deile J 244

Wesselmann U, s. Reker U 217

Westhofen M, Koch U: Gentamicintherapie des Morbus Menière mit Hilfe autimatischer Nystagmusanalyse 39

Wigand ME, Iro H: Mikrochirurgische Anatomie des Felsenbeins I. Endaurale Mastoidektomie, Tympanotomie und Freilegung des Nervus facialis 90

Wigand ME, s. Goertzen W 46

Wigand ME, s. Haid T 90

Wigand ME, s. Hosemann W 162

Wigand ME, s. Waitz G 169

Wild GA, Schulz P, Wolf H: Expression viraler DNA im Plattenepithel von lateralen Halszysten 241

Wild GA, s. Mischke D 180

Wild GA, s. Müller W 25

Wild GA, s. Schilling V 139

Wilders-Truschnig M, s. Loidolt D 137

Wilimzig C, s. Grevers G 159

Wilmes E, Funke I, Hempel D, Bock B et al.: Epitheliale Zellen im Knochenmark von Patienten mit Plattenepithelkarzinomen im Kopf-Hals-Bereich 189

Wilmes E, s. Riederer A 27, 252

Winkler L, s. Kuchler WW 33

Wissen-Siegert I, s. Welkoborsky H-J 62, 250

Wolf G, Saria A: Die Behandlung der hyperreflektorischen Rhinopathie mit Capsaicin 136

Wolf H, s. Wild GA 241

Wolschendorf K, s. Wesselmann U 247

Wünsche B, Berghaus A: Amnion zur Deckung von Tumorresektionsdefekten 100

Würtemberger G, s. Rossbach Th 178

Wustrow J, Hansmann M-L, Werner JA: Neurogene Marker bei Glomustumoren 192

Wustrow TPU: Antigenspezifische Antikörperproduktion zur Analyse des Immunstatus bei Kopf-Halskarzinomen 185

Wuttge-Hannig A, s. Clasen BPE 46

Zajic G, s. Potk M 73

Zan W, s. Neumann H 239

Zanella F, s. Disselbeck Th 225

Zanetti F, Bursa-Zanetti Z, Klein R, Berg PA: Der zelluläre Immunstatus als Kriterium zur Therapieauswahl bei Patienten mit Innenohrerkrankungen 44

Zapf B, s. Gerein V 249

Zenner H-P, s. Gerein V 249

Zenner HP, s. Plinkert PK 79, 243

Zenner HP, s. Rudert M 243

Zielinski D, s. Maier H 68

Ziesmann B, s. Marangos N 118

Zietz C, s. Riederer A 27

Zöller E, Kießling S: Wie verhält sich die Leukozytenelastase bei Tumoren im Kopf-Hals-Bereich? 184

Zorowka P, s. Eckel HE 216

Zschaber R, s. Kehr W 227

Zwicker E, s. Schorn K 116